AF411303

PHYSIOLOGIE

DU

SYSTÈME NERVEUX.

TOME I.

PHYSIOLOGIE

DU

SYSTÈME NERVEUX,

OU

RECHERCHES ET EXPÉRIENCES

SUR LES DIVERSES CLASSES D'APPAREILS NERVEUX, LES MOUVEMENS,
LA VOIX, LA PAROLE, LES SENS ET LES FACULTÉS INTELLECTUELLES,

PAR J. MULLER,

PROFESSEUR D'ANATOMIE ET DE PHYSIOLOGIE A L'UNIVERSITÉ DE BERLIN,

Traduite de l'allemand, sur la troisième édition,

PAR A.-J.-L. JOURDAN,

MEMBRE DE L'ACADÉMIE ROYALE DE MÉDECINE;

Accompagnée de 80 figures intercalées dans le texte,
et de quatre planches gravées.

TOME PREMIER.

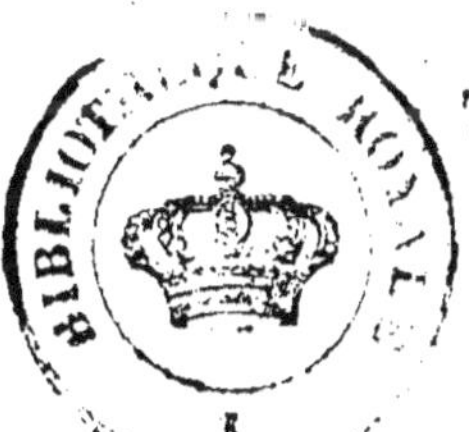

A PARIS,

CHEZ J.-B. BAILLIÈRE,

LIBRAIRE DE L'ACADÉMIE ROYALE DE MÉDECINE,
RUE DE L'ÉCOLE DE MÉDECINE, 17;
A LONDRES, CHEZ H. BAILLIÈRE, 219, REGENT-STREET.

1840.

AVIS DE L'ÉDITEUR.

Le livre que nous présentons au public forme la partie la plus considérable du Traité de physiologie de M. Muller. D'après l'intérêt général qu'inspirent en ce moment les recherches ayant pour but le système nerveux, il nous a semblé qu'on ne pouvait manquer d'accueillir une œuvre dans laquelle, indépendamment du tableau le plus complet des travaux entrepris sur ce sujet par les Allemands, les Anglais et les Français, se trouvent consignées une foule d'idées et d'expériences neuves et ingénieuses, surtout en ce qui concerne la théorie de l'action nerveuse, de la voix, de la vision, de l'audition, et en général des sens et des mouvemens. Les autres parties du Traité de M. Muller n'ont pas la même importance sous le rapport de l'actualité, et d'ailleurs ce qu'elles offrent de plus curieux et de neuf, les recherches sur la constitution physique du sang, se trouvent déjà consigné tout au long dans la grande Physiologie de Burdach (1), dont le célèbre professeur de Berlin a été le collaborateur pour ce qui concerne ce point de doctrine. Or,

(1) *Traité de physiologie considérée comme science d'observation*, par C.-F. Burdach, avec des additions de MM. les professeurs Baer, Moser, Meyer, J. Muller, Rathke, Siebold, Valentin, Wagner. trad. de l'allemand par A.-J.-L. Jourdan. Paris, 1837-1839, 8 vol in-8, fig.

comme la *Physiologie du système nerveux*, que nous publions, forme le complément naturel de ce dernier ouvrage, c'était éviter un double emploi que de rester dans les limites où nous avons cru devoir nous tenir. Mais, par contre, et toujours dans la vue d'offrir à nos compatriotes ce qui nous semble surtout digne de fixer leur attention, nous avons ajouté au chapitre de la voix humaine la version d'un opuscule que M. Muller vient de publier séparément, sur la compensation des forces physiques dans l'organe vocal de l'homme (1). De cette manière, nous avons présenté l'ensemble des recherches de cet habile et laborieux physiologiste sur un des sujets les plus épineux et les plus controversés de la physique animale. Dès que la partie consacrée aux fonctions intellectuelles aura paru, nous nous empresserons d'en donner aussi la traduction.

(1) *Ueber die Compensation der physischen Kræfte am menschlichen Stimmorgen.* Berlin, 1839, avec 4 planches.

PHYSIOLOGIE

DU

SYSTÈME NERVEUX.

PREMIÈRE PARTIE.

PHYSIQUE DES NERFS.

Section première.

Des propriétés des nerfs en général.

CHAPITRE PREMIER.

Des formes principales du système nerveux (1).

Le système nerveux se présente sous deux formes principales, dans le règne animal ; celle qui appartient aux animaux
vertébrés, et celle qui est propre aux animaux sans vertèbres. Chez les premiers de ces êtres, le cerveau est imper-
foré, et se termine par un prolongement, auquel on donne le
nom de moelle épinière ; chez les autres, il représente toujours un anneau, à travers lequel passe l'œsophage, et qui
offre deux renflemens, l'un à sa partie supérieure, constituant le cerveau proprement dit, le second situé au dessous
de l'œsophage : de ce dernier part le reste du système ner-

(1) D'après J. MULLER, *Nov. Act. Nat. Curios.*, t. IX, et MECKEL's
Archiv, 1828.

veux, qui, tantôt consiste en des nerfs distincts les uns des autres, tantôt, comme chez les Annélides, les Insectes, les Crustacés et les Arachnides, représente un cordon étendu d'avant en arrière, à la face ventrale du corps, sous l'intestin, et offrant des renflemens ganglionnaires de distance en distance.

La question du parallèle à établir entre le système nerveux des animaux sans vertèbres et celui des animaux vertébrés, occupe depuis long-temps les anatomistes et les physiologistes.

Ackermann, Reil et Bichat prétendaient que le système ganglionnaire des animaux invertébrés correspondait au nerf grand sympathique des vertébrés, et après de longues discussions à ce sujet, l'analogie a été admise, dans ces derniers temps, par Serres et Desmoulins.

D'un autre côté, Scarpa, Blumenbach, Cuvier, Gall et J.-F. Meckel ont rejeté toute idée de rapport entre les deux systèmes. Ces anatomistes se fondaient sur des argumens d'un plus grand poids que ceux de leurs adversaires, et, pour la plupart, ils ont comparé sans hésitation la moelle ventrale des animaux articulés à la moelle épinière des vertébrés. Meckel et Walther sont même allés plus loin, car ils ont soutenu que la continuation du cerveau dans le tronc, chez les invertébrés, devait être considérée comme la masse réunie du système de la moelle épinière et de celui du grand sympathique, qui se séparent plus tard l'un de l'autre, en sorte que le système nerveux des invertébrés, concentrant en lui les deux ordres de fonctions, se rapprocherait davantage du type du grand sympathique chez les Mollusques, et de celui de la moelle épinière chez les Articulés.

Enfin Treviranus et E.-H. Weber se sont crus fondés à ne voir dans les nœuds de la chaîne ganglionnaire des animaux articulés, que les représentans des ganglions des nerfs rachidiens. Il suit de là que, d'après leur opinion, les ganglions de la moelle ventrale des invertébrés résulteraient de la réunion ou fusion de ceux des nerfs rachidiens, et que les cordons qui les unissent ensemble figureraient les premiers rudimens de la moelle épinière des vertébrés.

La question est tranchée aujourd'hui. On sait que la plupart des animaux articulés, spécialement tous les Insectes, possèdent, indépendamment de la moelle ventrale ou de la chaîne ganglionnaire du côté inférieur, un second système nerveux, destiné d'une manière exclusive aux viscères. On sait encore que ce système nerveux, également composé d'une chaîne de ganglions très-petits, acquiert son plus grand développement sur le canal alimentaire, en particulier sur l'estomac, par des plexus déliés qu'il y forme, mais qu'il a aussi des connexions avec le cerveau, au moyen de racines.

Meckel et Treviranus avaient déjà signalé incidemment l'analogie existante entre le nerf grand sympathique et le nerf récurrent impair, décrit par Lyonnet et Swammerdam, qui marche le long de l'œsophage. Mais le nerf indiqué par Lyonnet n'est que l'expression la plus simple d'un système nerveux spécial, dont les formes complexes ont été étudiées par moi chez des Insectes de presque tous les ordres. Dans son état d'entier développement, il naît du cerveau par des racines déliées, et, marchant le long de la face dorsale de l'œsophage, entre ce conduit et le cœur, il va gagner l'estomac, où il produit un plexus particulier, qui tire son origine d'un ganglion assez volumineux. Sous cette forme, sa partie stomacale ou centrale est toujours plus forte que sa partie supérieure, qui tient au cerveau par des filets émanés de renflemens plus petits. Du reste, le tronc qui court à la surface du canal intestinal offre certaines diversités ; tantôt il est simple et impair en se rendant à l'estomac, où il forme son ganglion et son plexus, comme chez les Dytiques et autres ; tantôt il est double, comme par exemple chez les Taupe-grillons. Un seul individu, celui que j'ai décrit dans les Actes des curieux de la nature , m'a montré les deux nerfs se renflant en un petit ganglion commun , sur l'estomac musculeux ; chez tous les autres individus que j'ai examinés, chacun des deux nerfs formait un ganglion à part. Les recherches de Brandt ont donné une grande extension à nos connaissances relativement aux nerfs viscéraux des Insectes , des Crustacés , des Mollusques et des Annélides. Cet anatomiste a fait voir qu'il y en a, chez les Insectes, deux systèmes, l'un pair et l'autre impair. Les deux systèmes communiquent avec le cerveau. Le pair forme de petits ganglions sur l'œsophage , et parfois aussi, de chaque côté, sur l'estomac. L'impair est souvent peu prononcé, quand l'autre a beaucoup de développement , et *vice versa*. Lorsqu'il est très-marqué , il produit un ganglion impair sur l'estomac (1).

Ehrenberg a découvert des traces de système nerveux chez les Infusoires , ou du moins chez les Rotateurs.

Les formes les plus connues du système nerveux des animaux inférieurs peuvent être rapportées aux types suivans :

1° *Type des Radiaires ;* division en rayons périphériques ; parties similaires à la périphérie d'un centre.

La forme primordiale du système nerveux est celle d'un anneau , de ce qu'on nomme collier œsophagien chez les animaux sans vertèbres. Cet anneau apparaît sous sa forme la plus simple chez les Radiaires. Là il est encore dépourvu de ganglions , et ne se prolonge pas non plus en un cordon médullaire. La répartition de ses embranchemens est conforme à la configuration et à la division rayonnée de l'animal. Celui-ci ne s'alongeant pas en un corps articulé , il était impossible que le collier œsaphagien se continuât en un cordon médullaire. Répétition des mêmes parties à la périphérie du cercle , telle est ici la forme primordiale de l'animal. Ces conditions font que tous les nerfs du collier œsophagien sont égaux entre eux,

(1) *Mém. de l'Acad. de Pétersbourg*, 3.—*Annal. des sc. natur.* 5, 81.

qu'aucun n'est cordon médullaire de préférence aux autres, et que nulle partie du collier ne joue le rôle spécial de cerveau. L'ensemble des branches rayonnantes d'un cercle nerveux, dont aucune n'a la prééminence sur les autres, représente ce qui, chez les animaux supérieurs, est le prolongement du collier œsophagien en un cordon médullaire.

2° *Type des Mollusques ;* aboutissement des branches à un sac viscéral musculaire.

Dans la classe des Mollusques, cette conformation primordiale subit des changemens qui correspondent à ceux de l'organisation entière. La symétrie du type rayonné a cessé, et l'absence de la segmentation propre aux autres animaux sans vertèbres est un des caractères les plus essentiels. Le Mollusque n'est qu'un enroulement d'autant de viscères qu'il en faut pour constituer une individualité animale, dont les fonctions sensitives se bornent presque à un toucher purement passif et à une lente locomotion.

Nous retrouvons bien ici l'anneau nerveux comme type ; mais les nerfs égaux et rayonnans pour des parties périphériques égales ont disparu, puisque celles-ci n'existent point. Il y a des nerfs sensoriels, des nerfs viscéraux, des nerfs musculaires ; mais un système nerveux segmenté n'était point nécessaire, puisque les viscères n'offrent aucune symétrie dans leur situation ni dans leur succession, et qu'il n'y a point non plus de séries successives de segmens locomoteurs.

Ainsi le développement du système nerveux se réduit ici à ce que le collier œsophagien et ses nerfs produisent des ganglions, qui deviennent autant de centres pour le rayonnement de la moelle nerveuse. Les degrés qu'il présente dans cette sphère sont au nombre de deux.

a. Renflement supérieur et renflement inférieur du collier œsophagien (Gastéropodes) ; ganglions latéraux au collier, avec des renflemens épars le long des nerfs qui émanent de ces ganglions (Acéphales).

b. Collier œsophagien renflé en une masse cérébrale (Céphalopodes).

3° *Type des animaux articulés*. Succession de segmens analogues ou semblables, et dont le contenu est analogue ou identique ; segmentation dans le sens de la longueur.

Les animaux articulés ont pour caractère fondamental la répétition de parties analogues ou similaires dans le sens de la longueur. L'animal se compose d'une succession d'anneaux, analogues ou pareils, qui renferment également des parties analogues ou semblables du système vasculaire, des viscères. Les viscères ne sont plus enroulés et unis par un sac musculeux; ils s'étendent plus particulièrement suivant l'une des trois dimensions, celle en longueur, et le sac musculeux s'est divisé en une grande quantité de muscles distincts pour les parties articulées. Dans de telles conditions, le collier œsophagien et ses ganglions doivent se répéter, ce qui produit le cordon ventral et les ganglions médullaires du corps articulé. Ici se rangent les Annélides, les Insectes, les Crustacés et les Arachnides.

Du reste, le cerveau paraît être placé au dessus de l'œsophage chez tous les Insectes, Arachnides, Crustacés et Annélides, sans exception (1). En outre, chez les Insectes, on voit déjà le système nerveux particulier des viscères commencer à se montrer d'une manière plus prononcée, à la région dorsale du canal intestinal; c'est sur l'estomac qu'il acquiert son plus grand développement, et il tient par des racines tant au cerveau qu'à la moelle ventrale.

---

(1) Dans le Scorpion, l'œsophage traverse aussi le collier nerveux ; mais la partie postérieure ou inférieure du cerveau est plus grosse que l'antérieure ; ce qui m'avait conduit autrefois à dire, sans fondement, que le cerveau se trouvait placé au dessous de l'œsophage. Cette dernière disposition n'a pas lieu non plus chez les Phasmes, où j'avais cru la voir en 1826, et qui, d'après d'ultérieures recherches, sont conformés comme tous les autres Insectes.

Pendant la métamorphose de la larve en chrysalide et de celle-ci en insecte parfait, certains ganglions se confondent avec d'autres, et quelques uns disparaissent, le tout suivant les besoins des parties qui sont parvenues à un plus haut degré de développement.

Chez quelques Insectes, tous les ganglions et toutes les anses de la moelle ventrale sont réunis en un cordon médullaire solide, duquel tous les nerfs du corps articulé partent en rayonnant, et qui se trouve uni au ganglion cérébral par le collier œsophagien encore ouvert. Tel est le cas du Scarabée nasicorne, même à l'état de larve.

On voit ici le type d'un cordon à ganglions passer à celui d'un cordon simple ; de sorte que, sous le rapport morphologique, le cerveau et la moelle épinière, pris ensemble, semblent ne pas différer, autant qu'on pourrait le croire, du système nerveux des animaux sans vertèbres. Il ne reste qu'une disposition particulière à ces derniers, c'est que le collier œsophagien sert au passage de l'œsophage. D'un autre côté, nous remarquons, chez les animaux vertébrés *inférieurs*, que la formation ganglionnaire reparaît dans les points où des masses nerveuses considérables naissent de la moelle épinière; ce dont on peut citer pour exemples les ganglions multiples qui existent à la portion cervicale de la moelle rachidienne des Trigles, comme aussi les renflemens visibles à l'origine des nerfs brachiaux et cruraux chez les Chéloniens, les Oiseaux et les Mammifères.

On ne saurait non plus attacher la moindre valeur au parallèle que divers auteurs ont voulu établir entre le système nerveux des Mollusques et le nerf grand sympathique des animaux vertébrés. L'absence de la chaîne ganglionnaire chez ces animaux est une conséquence de celle du tronc articulé. La réunion des ganglions en une chaîne est une chose purement accidentelle, c'est-à-dire qui n'entre pas dans l'essence du système nerveux lui-même, et qui ne dépend que de la segmentation. Aussi, dans la classe même des animaux articulés, lorsque la forme segmentée disparaît, ou du moins s'efface en partie, les chaînes de ganglions sont-elles remplacées par des ganglions épars des nerfs cérébraux, de la même manière que chez les Mollusques, ce dont les espèces du genre *Phalangium* fournissent un exemple. Ainsi, d'un côté, les ganglions des Mollusques sont des ganglions de nerfs viscéraux, destinés aux actes de la nutrition ; d'un autre côté, les nerfs cérébraux et leurs ganglions, qui se répandent dans les organes locomoteurs, par exemple dans le manteau (Céphalopodes), et sont aptes à transmettre les ordres de la volonté, correspondent exactement aux nerfs musculaires de la chaîne ganglionnaire chez les animaux articulés, et ne sauraient en aucune manière être mis en parallèle avec des nerfs viscéraux.

CHAPITRE II.

De la structure des nerfs.

I. Fibres primitives des nerfs.

Les nerfs sont composés de faisceaux, les uns plus petits, les autres plus gros, disposés parallèlement les uns aux autres, qui possèdent un névrilème membraneux, et qui s'unissent quelquefois de distance en distance, sur la longueur d'un cordon, tandis que les fibres nerveuses primitives contenues dans leur intérieur ne sont qu'appliquées les unes contre les autres, et ne contractent jamais d'union ensemble, puisque, même dans les points où les faisceaux semblent s'anastomoser, elles ne font que passer de l'un dans un autre, pour s'accoller à d'autres fibres.

Les fibres primitives des nerfs se ressemblent beaucoup, quant à la forme et à la grosseur, chez des animaux différens. Il n'est aucun animal chez lequel elles résultent d'une agrégation de globules. Toujours et partout elles représentent des filamens simples. Celles des nerfs de l'homme ont, d'après Krause, depuis un quatre-centième jusqu'à un deux-centième de ligne. R. Wagner leur assigne un trois-centième de ligne, et il en donne un deux-centième à celles des nerfs de la Grenouille. Cependant leur diamètre varie à un point extraordinaire, et souvent elles sont beaucoup plus déliées, ce qui arrive surtout aux fibres organiques grises. Les vaisseaux capillaires ne se répandent plus à leur surface, car ils sont plus gros qu'elles; ils ne font qu'étaler leurs réseaux entre ces filamens élémentaires.

Fontana paraît être le premier qui se soit fait une juste idée de la structure délicate des fibres nerveuses primitives. Il distinguait dans ces fibres un tube extérieur et un contenu ; le tube paraît ridé quand on le contemple à un fort grossissement ; le filament logé dans son intérieur est lisse et homogène. Fontana est parvenu, sur quelques cylindres, à isoler le tube de son contenu solide. Voici comment il s'exprime à cet égard : « Les nerfs ou leurs extrémités étant dans l'eau, je glissai dessus la pointe d'une épingle, dans le sens de la longueur, afin de déchirer les cylindres, ou d'effacer jusqu'à un certain point les inégalités de leur surface. Je parvins enfin, de cette manière, à m'en procurer un dont la moitié environ consistait en un fil transparent et uniforme, tandis que l'autre moitié, d'une épaisseur presque double, était moins transparente, inégale, tuberculeuse. Je présumai alors que le cylindre nerveux primitif se composait d'un cylindre transparent, plus petit, plus uniforme, et couvert d'une substance de nature peut-être celluleuse. Les observations que je fis ensuite me confirmèrent de plus en plus dans cette hypothèse, qui finit par devenir une vérité démontrée. J'ai vu, dans beaucoup de cas, les deux parties qui constituent le cylindre nerveux primitif. L'une a tout l'extérieur inégal et tuberculeux; l'autre est un tube qui semble être formé d'une membrane particulière, transparente, homogène, et que remplit un liquide gélatineux, doué d'une certaine consistance. » Fontana donne ensuite la figure des cylindres primitifs ; il les représente encore couverts du tube en certains points, et à nu en d'autres. Ses observations sont parfaitement d'accord avec celles que Remak a faites dans ces derniers temps (1). Remak a vu le contenu des tubes nerveux sous la forme de filets un peu plus grêles et pleins, ou de rubans pâles, dont, à l'aide de la pression, on parvient à isoler une certaine longueur et à la séparer du tube, qui se fronce facilement. Il n'a pu constater de structure fibreuse dans ce ligament, qui néanmoins se divise quelquefois (2). En comparant le volume de ce qu'on nomme les fibres primitives des nerfs à celui des parties élémentaires des muscles, du tissu cellulaire, etc., qui sont beaucoup plus grêles, on reste indécis de savoir si les filamens contenus dans ces tubes primitifs doivent être considérés comme l'élément le plus ténu des nerfs. Schwann a remarqué, dans le mésentère de la Grenouille, des fibres nerveuses, du volume de celles qu'on nomme primitives, qui en contenaient d'autres beaucoup plus déliées, et il a vu celles-ci sortir de celles-là. Treviranus a remarqué, dans certains cylindres nerveux, des stries dirigées suivant le sens de la longueur ; et des fibres primitives d'un nerf spinal de Corassin, qui avaient 0,0053 millimètres de diamètre, lui ont offert des cylindres élémentaires plus grêles, dont le diamètre ne s'élevait qu'à 0,0013 millimètres. Dans le Lapin, les cylindres élémentaires avaient un diamètre de 0,0016, tandis que les cylindres plus gros, ou fibres primitives, qui les contenaient, en présentaient un de 0,0099.

II. Fibres cérébrales.

Fontana avait reconnu, dans le cerveau, des tubes remplis

---

(1) *Observationes anatomicæ et microscopicæ de systematis nervosi natura*, Berlin, 1838.

(2) MULLER, *Archiv*, 1837, p. IV.

d'un liquide gélatineux ; mais l'idée qu'il se faisait des circonvolutions analogues à celles de l'intestin décrites par ces canaux, était complétement inexacte. Il avait attaché beaucoup trop d'importance à ces flexuosités; car les fibres primitives du cerveau et de la moelle épinière sont pour la plupart assez droites, et leurs inflexions dépendent des procédés qu'on emploie pour disposer les parties dont on se propose de faire l'examen. C'est à Ehrenberg qu'appartient le mérite d'avoir décrit avec précision la structure tubuleuse des fibres cérébrales et leur disposition tant dans le cerveau que dans la moelle épinière. Les fibres tubuleuses marchent, pour le plus grand nombre, en ligne droite, et ne s'anastomosent pas ensemble. Rarement les voit-on se diviser, ce qui arrive quelquefois dans la moelle épinière. Cependant il est probable que le même phénomène a lieu souvent aussi dans le cerveau, puisque la masse des fibres va manifestement en augmentant de la moelle alongée à la couronne radiante. Jusqu'à présent on n'a pas encore pu se faire une idée bien nette du contenu des tubes, dont les parois membraneuses sont fort minces. A en juger d'après les apparences, il serait plutôt gélatineux que solide ; quelques observateurs ont même cru devoir lui attribuer une consistance huileuse. Suivant Remak, il consisterait, de même que dans les nerfs, en un filament, mais qui, comme le tube lui-même, serait bien plus délié que ceux qu'on observe dans les nerfs. Les fibres primitives du cerveau et de la moelle épinière, offrent, ainsi que celles du nerf optique, du nerf olfactif et du nerf auditif, une particularité qui les distingue de celles de tous les autres nerfs, et dont on doit la découverte à Ehrenberg (1) ; c'est que la moindre compression les fait paraître renflées sur certains points et amincies sur d'autres, d'où résulte qu'elles ressemblent alors à un collier de perles. Les

(1) Poggendorff , *Annalen*, XXVIII, cah. 3. — *Abhandlungen der Akademie der Wissenschaften zu Berlin*, Berlin , 1836, p. 605.

fibres de cette nature portent l'épithète de variqueuses. Ehrenberg n'en a rencontré de semblables que dans le cerveau, la moelle épinière, les nerfs des sens supérieurs, et un peu aussi dans le grand sympathique. Les autres nerfs lui ont offert des fibres cylindriques plus fortes, dans lesquelles la paroi du tube est aussi plus prononcée. Il a vu des fibres variqueuses et des fibres cylindriques, à la fois, dans le grand sympathique. On crut d'abord qu'il serait possible de partager les nerfs en plusieurs classes, d'après cette différence. Assurément la tendance des tubes à produire des varicosités indique quelque chose de particulier; mais elle paraît tenir uniquement à la délicatesse plus grande des parois. Examinées sans pression, les fibres primitives du cerveau, de la moelle épinière et des nerfs sensoriels supérieurs, sont, comme les autres, uniformes partout et sans varicosités, tandis que celles-ci s'observent sur les fibres des autres nerfs quand on les soumet à la compression. Treviranus a trouvé, dans le cerveau à l'état frais, la plupart des fibres droites et non renflées, de même que celles des nerfs (1). Volkmann a reconnu que les fibres variqueuses ne sont point constantes dans les nerfs sensoriels (2). Les observations de Lauth et de Remak démontrent aussi qu'il n'y a pas possibilité de classer les nerfs d'après la forme variqueuse ou cylindrique de leurs fibres, attendu que les fibres variqueuses se rencontrent en plus ou moins grand nombre dans les nerfs les plus différens. Il arrive quelquefois à une seule et même fibre de présenter des varicosités sur quelques points de son étendue, et les fibres nerveuses des jeunes animaux sont, généralement parlant, plus enclines que d'autres à offrir ce phénomène. D'après les ob-

(1) *Beitraege zur Aufklaerung des organischen Lebens*, Brême, II.

(2) *Neue Beitræge zur Physiologie des Gesichtssinnes*, Léipzick, 1836.

(3) MULLER, *Archiv*, 1836, 145.

servations de Treviranus, de Valentin, de Weber, les fibres du cerveau, de la moelle épinière, des nerfs sensoriels et de tous les nerfs, sont, à l'état frais, parfaitement uniformes et sans renflemens; mais on y fait naître des nodosités par la pression. Avec quelque facilité qu'on aperçoive des fibres variqueuses au cerveau et à la moelle épinière, je suis néanmoins parvenu souvent à couper des lamelles en produisant si peu de contusion, que les fibres étaient encore d'une uniformité parfaite et sans varicosités; j'ai obtenu aussi les mêmes résultats sur le nerf optique et la rétine. Il m'a semblé que le froissement était surtout considérable et nuisible lorsqu'on cherchait à détacher des tranches trop minces de la substance molle du cerveau. La valvule du cervelet fournit un excellent moyen d'examiner les fibres sans incision sur une plaque mince naturelle de substance cérébrale. Aussi Weber l'a-t-il soumise à ses observations. Cependant c'est un caractère des fibres du cerveau et des nerfs sensoriels de prendre très-facilement cette forme : car elles ne le partagent avec aucun autre tissu, de sorte qu'on ne saurait le négliger dans la définition qu'on donne d'elles. On ne sait pas encore bien d'où dépend cette propriété, reconnue par Ehrenberg. J'ai trouvé la moelle épinière élastique et très-extensible des Lamproies fort différente eu égard à la structure ; il est facile de la déchirer en filamens ; elle se compose en grande partie de filets minces, plats comme des rubans, dont la largeur égale celle des fibres primitives des nerfs du bœuf. Indépendamment de ces filets, il en existe d'autres plus déliés, et d'autres encore beaucoup plus grêles.

III. Faisceaux blancs et gris dans les nerfs.

On sait que les faisceaux des fibres nerveuses ont pour la plupart une teinte grise dans le nerf grand sympathique, tandis que ceux des nerfs cérébro-spinaux sont blancs. Mais les nerfs cérébro-spinaux eux-mêmes contiennent aussi quelques petits

faisceaux gris parmi les autres de couleur blanche. On peut
très-bien s'en convaincre sur le nerf trijumeau des grands
animaux, par exemple, du Bœuf et du Cheval. Ces petits-fais-
ceaux gris proviennent du nerf grand sympathique, et marchent sur les nerfs cérébro-spinaux du centre vers la périphérie ; tels sont ceux qui, sur la seconde branche, partent du
nerf vidien, ou qui, sur la troisième, procèdent du ganglion
otique. On peut également s'assurer sans peine du phénomène
sur les nerfs sacrés, qui reçoivent un faisceau délié du grand
sympathique. Ainsi les nerfs cérébro-spinaux contiennent des
fibres blanches, qui leur sont propres, qui viennent des racines
antérieures et postérieures des nerfs cérébraux et spinaux,
et qui président au mouvement et au sentiment ; mais ils renferment, en outre, un nombre moins considérable de fibres
grises, qui tirent leur origine du grand sympathique ou système des nerfs organiques, et qui probablement règlent les
effets organiques des nerfs. Cette composition qui, à l'époque
où j'ai publié ma seconde édition, était déjà prouvée pour moi
d'après les observations de Retzius et les miennes propres,
m'avait alors semblé appartenir probablement aussi au grand
sympathique, qui a des connexions avec les deux racines des
nerfs rachidiens, dont il reçoit des fibres motrices et sensorielles, tandis que la formation de ganglions et la teinte grise
prédominante me paraissaient être des caractères à lui propres.
Mais le grand sympathique diffère beaucoup sur plusieurs
points quant à sa composition. Le cordon qui le limite et plusieurs des nerfs qu'il fournit sont encore blanchâtres, comparativement aux filamens émanés des gros ganglions. Par
contre, la portion carotidienne de ce nerf est plus particulièrement grise ; ainsi, par exemple, la portion du grand sympathique qui s'accolle au nerf abducteur n'est formée que de fibres grises. De même, les filamens qui, chez le Veau, vont du
ganglion otique au nerf buccinateur, sont entièrement gris ;
le nerf du muscle tenseur du tympan est blanchâtre. Remak

a observé, sur un grand nombre de points du grand sympathique, des faisceaux blancs et des faisceaux gris à côté les uns des
autres ; vraisemblablement les premiers étaient des filets sensitifs et moteurs provenant des nerfs cérébro-spinaux , et les
seconds avaient pour destination de présider aux fonctions
organiques. La couleur grise des nerfs organiques dépend de
leurs fibres elles-mêmes, qui, d'après les remarques de Remak, diffèrent des blanches par leur structure. Les fibres
blanches ne sont pas seulement plus fortes; on y distingue de plus très-bien l'opposition de tube et de contenu.
Les fibres grises sont beaucoup plus déliées et transparentes, et
loin qu'on puisse y distinguer un tube et un contenu , elles ont
une apparence homogène. Leur surface est semée çà et là de
très-petites granulations. Ces granulations ont de l'analogie
avec celles qu'on aperçoit sur les ramuscules des plus petits
vaisseaux, par exemple , dans le cerveau. Les racines postérieures sensitives et les racines antérieures motrices des nerfs
rachidiens ne présentent aucune différence de structure, d'a-
près des observations qui ont été faites en commun par Ehrenberg et par moi.

IV. **Marche et mélange des fibres dans les nerfs.**

Il est d'une extrême importance de connaître la marche
des fibres primitives dans les nerfs ; car, quelque indispensable
qu'il soit de savoir avec précision comment ces derniers eux-
mêmes se distribuent, la physique du système nerveux se réduit, en dernière analyse, à un seul problème : où naissent
les fibres primitives qui sont contenues dans un faisceau , et
où s'en trouvent les extrémités. Peu importe, du moins quant
à beaucoup de questions, que ces fibres pénètrent dans tel ou
tel faisceau et en sortent là plutôt qu'ailleurs ; car, ainsi qu'on
ne tardera pas à le voir, elles y sont indépendantes et isolées
les unes des autres, depuis leur origine jusqu'à leur terminaison.

La première question, et la plus essentielle, est celle de savoir si les fibres nerveuses primitives se comportent de même que les nerfs, dont les cordons s'anastomosent fréquemment les uns sur les autres, dont les faisceaux même s'unissent de distance en distance. Si les fibres primitives ne se réunissent jamais ensemble, l'extrémité cérébrale de chacune ne peut non plus jamais aboutir qu'à une seule extrémité périphérique ; à chaque extrémité périphérique il ne correspond qu'un seul point dans le cerveau ou la moelle épinière, et autant il y a de millions de fibres primitives qui se rendent à la périphérie du corps, autant il y a de points de cette périphérie qui sont représentés dans le centre nerveux. Mais si les fibres primitives s'unissent ensemble, soit dans l'intérieur même des faisceaux des nerfs, soit dans les anastomoses et les plexus, et qu'elles ne soient pas simplement juxtaposées, l'extrémité cérébrale de l'une d'elles représente beaucoup de points de la périphérie, ou, pour préciser davantage, tous les points dont les fibres s'unissent ensemble durant leur trajet. Or, comme les nerfs s'anastomosent partout, du moins en apparence, si la même chose arrivait aux fibres primitives, il n'y aurait pour ainsi dire pas un seul point du corps qui fût représenté isolément dans le cerveau, et l'irritation d'une fibre primitive sur un point de la peau devrait se propager à toutes les anastomoses, c'est-à-dire qu'il serait impossible que la sensation d'un point se produisît au cerveau. En effet, la sensation d'un point dans le cerveau dépend évidemment de ce que, là où la conscience a lieu, il n'arrive non plus qu'une impression amenée par une seule fibre et provenant d'un seul lieu. On voit donc sans peine que si les anastomoses des nerfs avaient le même usage, par rapport à la transmission du principe nerveux, que celles des vaisseaux, eu égard aux liquides circulatoires, aucune action nerveuse locale ne pourrait s'accomplir, ni du cerveau aux parties périphériques, ni des parties périphériques au cerveau. La possibilité d'une physique

exacte du système nerveux dépend donc tout entière de la
solution du problème : les fibres primitives des nerfs s'anas-
tomosent-elles réellement ou non dans les anastomoses des
faisceaux ou plutôt de leurs gaînes? Déjà Fontana, puis plus
tard Prevost et Dumas, avaient remarqué que les fibres primitives des nerfs ne s'unissent point ensemble dans le faisceau, et
qu'elles ne font qu'y marcher côte à côte. A peine se doutait-on
alors de l'importance dont cette observation pouvait être
pour la physique des nerfs. Il y a quelques années, au temps
même où je publiais mes expériences sur les racines motrices
et sensitives, je me livrai à l'examen de la question. On
conçoit qu'il n'est possible de voir au microscope qu'un
champ limité ; mais, en faisant glisser peu à peu la pièce,
on arrive à des données plus certaines pour décider si de telles
anastomoses ont lieu ou non. Or, jamais je n'ai aperçu rien de
semblable, en examinant au microscope, et sur un fond
noir, les fibres primitives d'un petit faisceau nerveux préalablement écartées : constamment ces fibres marchent les
unes à côté des autres, ou les unes au dessus des autres, et
là même où deux petits faisceaux s'anastomosaient ensemble ,
je ne les ai jamais vues se réunir, je n'ai jamais remarqué
qu'une simple juxtaposition entre elles. On peut déjà s'en convaincre par la seule inspection des nerfs eux-mêmes avant et
après leurs anastomoses. Si les fibres primitives s'unissaient
ensemble, qu'elles se confondissent, et que par conséquent
leur nombre devînt moins considérable, le faisceau produit
par la réunion de deux fibres devrait être plus grêle de moitié
que les deux filets pris ensemble ; mais, à l'exception du seul
nerf grand sympathique, ce faisceau secondaire est toujours
exactement aussi gros que les deux qui lui ont donné naissance.
Lorsque des nerfs viennent à former un plexus, malgré l'entrecroisement qui a lieu dans ce dernier, il en sort tout autant de
masse nerveuse qu'il y en est entré. La même chose a lieu pour la
division des nerfs en branches. Un nerf qui fournit une branche

diminue ensuite en raison directe du nombre de fibres nerveuses qui passent du tronc dans cette branche. Et, avec le secours de la fine anatomie, on peut voir aisément qu'au départ d'une branche, chaque fibre elle-même ne se divise pas en deux portions, dont l'une reste dans le nerf, et l'autre passe dans la branche, mais que la séparation s'est bornée à changer le mode de répartition des fibres nerveuses déjà existantes dans le tronc. Voilà ce qui fait qu'un même tronc peut contenir des fibres différentes, c'est-à-dire des fibres motrices et des fibres sensitives à la fois, et que souvent un tronc renferme, déjà préformées, des branches nerveuses qui ne contractent aucune anastomose avec les autres parties de ce tronc, qui ne leur res-semblent même pas sous le point de vue des propriétés. Ainsi, par exemple, lorsqu'on n'examine qu'en bloc le mylo-hyoïdien, nerf exclusivement musculaire, on le considère comme une branche du dentaire inférieur, nerf exclusivement sensitif ; mais ces deux nerfs n'ont de commun ensemble que de se trouver accollés l'un à l'autre. La même chose arrive fort souvent. On voit, d'après cela, que l'identité des propriétés des faisceaux ne fait nullement partie de l'essence d'un tronc nerveux, et que, loin de là, ce tronc peut être, à quelque distance du point où il tire son origine du cerveau, un assem-blage de faisceaux totalement différens les uns des autres, et simplement juxtaposés, lorsque des faisceaux divers, qui sont destinés à une même partie que lui, viennent s'accoller à lui par occasion.

A cette hypothèse de l'indépendance des fibres primitives depuis le cerveau jusqu'aux parties périphériques, on pour-rait objecter que les nerfs augmentent de masse pendant leur cours. Mais c'est là une erreur, qui provient de Sœmmerring. Un nerf est plus grêle tant qu'il se trouve logé dans la dure-mère, et qu'il ne possède point encore de névrilème ; ensuite il conserve le même calibre aussi long-temps qu'il ne donne pas de branches, et les branches, prises ensemble, sont con-

stamment égales au tronc ; si l'on remarque une légère différence, c'est que ces mêmes branches, collectivement, ont
plus de névrilème que n'en avait le tronc.

Ce que je viens de dire des nerfs, quand ils se ramifient,
est vrai aussi du plexus de deux nerfs différens. J'ai disséqué avec tout le soin possible, il y a quelques années, les
anastomoses du nerf facial et du nerf sous-orbitaire à la face
du Lapin et de la Brebis, et je me suis convaincu, par un
examen attentif de la marche des fibres primitives des deux
nerfs, que les fibres ne font que se juxtaposer, quand elles
se distribuent en de nouveaux faisceaux.

En partant de ces principes, il faut donc, pour ce qui concerne les fibres primitives de tous les nerfs cérébro-spinaux,
les concevoir isolées depuis leur origine jusqu'à leur terminaison, et les regarder comme des rayons de l'axe du système nerveux. Rigoureusement parlant, ces rayons ne forment presque qu'une seule ligne, en quelque sorte un plan,
sur chacun des côtés de la moelle épinière d'où ils émanent ;
seulement, de distance en distance, il y en a plus ou moins
qui se réunissent en faisceaux, suivant qu'il est plus commode
qu'ils le fassent pour se porter à leur destination périphérique.

Il y a déjà plusieurs années que j'ai fait connaître les résultats de mes recherches dans les cours publics dont je suis
chargé. En 1830, j'eus occasion de les communiquer verba-
lement au professeur Schrœder van der Kolk, à Utrecht, avec
prière de les vérifier. Les opinions qui en découlent, et auxquelles se rattachent parfaitement celles de Fontana, de Prevost et de Dumas, ont acquis plus de poids encore dans mon
esprit, depuis que les observations de mon célèbre collègue
Ehrenberg sont venues confirmer les miennes. Cette question
a été examinée fort au long par Kronenberg (1).

(1) *Plexuum nervorum structura et virtutes.* Berlin, 1836. —L'indé

Au reste, tout ce qui vient d'être dit ne s'applique qu'aux fibres blanches des nerfs cérébro-spinaux et du grand sympathique ; car, pour ce qui regarde les fibres grises, il est assez probable qu'elles s'unissent ensemble, du moins par le moyen des ganglions.

V. Terminaison des nerfs.

Treviranus, Gottsche, Valentin, Emmert, Burdach fils, et Schwann se sont occupés du mode de terminaison des nerfs. Le point principal ici est de déterminer si les fibres nerveuses s'unissent ensemble, ou si elles se terminent isolément. Ou une fibre nerveuse, rebroussant chemin, et se réfléchissant sur elle-même, devient une seconde fibre récurrente, de manière que deux fibres s'unissent toujours en manière d'anse ; ou les fibres finissent par s'unir en une sorte de réseau, à la manière des vaisseaux sanguins ; ou enfin, elles se terminent toutes isolément et sans s'unir ensemble. La première de ces dispositions a été observée par Prevost, Dumas, Valentin et Emmert, dans les nerfs musculaires ; par Breschet, Valentin et Burdach, dans les nerfs sensoriels ; la seconde l'a été par

pendance des fibres nerveuses, dans toute l'étendue de leur trajet, était déjà admise par Kaau Boerhaave : *Omnes fibrillæ nerveæ post ortum manent in ipso fasciculo, intra proprias membranas distinctæ, ab ortu, in decursu, ad insertionem, junctæ modo intra membranam communem ad se invicem. Ergo nullus nervus proprie dat nec accipit ramos, ut anatomici doctrinæ causa loquuntur. Sed distinctæ fibrillæ nerveæ colligatæ in fasciculum secedunt ab aliis liberæ in fasciculus minores et minimos atque accedunt ad alios nervos compositæ in fasciculum proprium, junguntur cum illis, ad quos accedunt, manentes tamen distinctæ. Hos plexus vocant nervorum. Hæc est vera subdivisio, ramificatio et perperam dicta anastomosis in nervis. Hinc in omni anatomicis dicto nervo unaquaque fibrilla sibi decurrit solitaria, aliis modo in decursu juncta comes : cæterum nullum intercedit commercium.* (*Impetum faciens*, p. 162-167.) Willis partageait aussi cette manière de voir : *Supponimus, nervos omnes ad partes aut membra quævis particularia destinatos distincte et seorsim oriri atque ita in toto illorum ductu permanere* (*Cerebri anatome*, p. 127).

Schwann, dans le mésentère de la Grenouille et du *Bufo igneus*, ainsi que dans la queue des têtards de Crapauds ; la troisième, découverte par Treviranus, dans l'œil et l'oreille, a été confirmée par les recherches de Gottsche.

Il paraît que Prevost et Dumas n'ont point examiné les fibres primitives elles-mêmes dans les muscles. Quant à Valentin et à Emmert, ils ont reconnu dans ces organes, que chaque fibre décrit une anse à son extrémité et revient ensuite sur ses pas (1). Valentin a observé aussi la même disposition dans l'iris et le ligament ciliaire, dans la *lagena* du limaçon des Oiseaux, dans les lamelles auditives ou rides de ce limaçon , dans les follicules dentaires, et dans la peau de la Grenouille. Breschet l'a également remarquée dans le limaçon , dans les ampoules , et antérieurement dans les papilles cutanées (2). Burdach fils a vu aussi deux fibres passer de l'une à l'autre par une inflexion en forme d'anse, dans la peau de la Grenouille ; il a même aperçu entre les fibres différentes branches qui naissaient des anses (3).

Il n'est pas très-probable que les gros filets auxquels on donne le nom de fibres primitives , forment, soit en se réfléchissant sur eux-mêmes, soit en demeurant isolés , les dernières terminaisons des nerfs dans des parties dont les fibres primitives sont beaucoup plus déliées que celles auxquelles s'applique cette dénomination. Schwann a vu paraître des élémens d'une bien plus grande ténuité à l'extrémité périphérique des nerfs. Déjà il s'était aperçu, dans le mésentère des Grenouilles, que, des fibres nerveuses auxquelles on donne l'épithète de primitives, en sortent d'autres bien plus fines , formant, de distance en distance, de petits ganglions d'où partent plusieurs ramuscules. D'ultérieures recherches sur le

(1) Valentin, *Nov. Act. Nat. Cur.*, XVIII, P. 1, 51.—Emmert, *Ueber die Endingungsweise der Nerven in den Muskeln*, Berne, 1836, in-4.

(2) *Nouvelles recherches sur la structure de la peau*, Paris, 1835, in-8, fig.

(3) *Beitrag zur mikroskopischen Anat. der Nerven*, Kœnigsberg, 1837.

mode de terminaison des nerfs dans la queue des têtards de Grenouille, l'ont pleinement convaincu de l'exactitude de ses premières remarques. Les fibres nerveuses qui là sont produites par la scission de fibres ayant le calibre de celles qu'on a coutume d'appeler primitives, sont d'une excessive ténuité, et ne possèdent plus l'enveloppe tubuleuse, de couleur foncée, qui entoure les fibres primitives ordinaires. La présence des petits ganglions est un phénomène assez constant. Ces fibrilles, nées des fibres primitives, en donnent aussi çà et là d'autres plus déliées encore, qui préexistaient déjà toutes formées en elles, et il semble que les fibrilles les plus ténues, tant celles qui proviennent d'autres fibres que celles qui émanent en plusieurs sens des ganglions microscopiques, finissent par former un réseau.

Dans la rétine et dans l'oreille les fibres nerveuses se terminent isolément et sans s'unir ensemble. Fontana connaissait déjà la couche des fibres nerveuses de la rétine, et la couche granuleuse interne qui repose sur elle. Cette membrane possède aussi une couche granuleuse externe, composée de granulations accollées les unes aux autres en manière de pavé. Les fibres nerveuses occupent donc la couche médiane. Treviranus a découvert que les fibres de cette couche quittent la direction horizontale à un certain point de leur trajet, et se tournent vers le côté interne de la rétine. Aussitôt après l'inflexion, le cylindre passe par les ouvertures d'un réseau vasculaire qui naît des veines centrales. Avant de parvenir au côté interne de la rétine, il traverse un second réseau vasculaire, formé par les branches de l'artère centrale. Dès qu'il a traversé ce dernier, il est reçu par un prolongement vaginiforme du feuillet vasculaire de la rétine, qui le couvre, et se termine derrière le corps vitré, sous la forme d'une papille. Le diamètre transversal des cylindres de la rétine était de 0,001 millimètres dans le Hérisson; les papilles avaient 0,003 dans le Lapin, et 0,002 à 0,004 dans les Oiseaux; chez les Gre-

nouilles, les cylindres avaient 0,0014, et les papilles 0,0066 ;
celles-ci étaient de 0,0039 à 0,004 dans le Corassin. Les corpuscules que Treviranus regarde comme des anses de fibres
nerveuses, sont de courts cylindres faciles à détacher de la
couche sous-jacente. On les observe avec une grande facilité
sur les yeux bien frais des animaux ; ils ont été vus par
Gottsche , Ehrenberg, Volkmann, Weber et moi. Mais ce qui
n'est pas encore parfaitement clair, c'est de savoir si chacun
d'eux est la terminaison d'une fibre seulement, ou s'il en repose plusieurs sur une fibre. Quelques heures après la mort,
il n'est déjà plus possible de les apercevoir ; à leur place, on
ne découvre que des granulations, auxquelles doit être attribuée l'opinion fausse qu'on se formait autrefois de l'existence
d'une couche granuleuse interne à la rétine. Les papilles des
corps cylindracés paraissent n'être bien prononcées que chez
les Poissons , où Gottsche les a décrites (1).

Treviranus a reconnu la terminaison des filets nerveux par
des papilles non seulement dans la rétine , mais encore dans
les nerfs auditif et olfactif. Ici, les papilles sont plus filiformes. Celles du nerf auditif ont été vues par lui sur la lame spirale du limaçon chez de jeunes Souris. La portion osseuse est
entièrement couverte de papilles filiformes appliquées les unes
contre les autres. Les cylindres nerveux se rendent, moins
fortement serrés, à la bordure membraneuse de la lame , au
dessous de la membrane , et après avoir décrit des spirales
dans les petits canaux qui les reçoivent, ils apparaissent au
dehors par de petites ouvertures, sous la forme de globules
ayant 0,0016 à 0,0033 millim. Les cylindres du nerf auditif
lui-même avaient le même volume. Treviranus a trouvé, chez
le Renard, qu'à leur entrée dans les ampoules des canaux semi-
circulaires, les nerfs de ces canaux s'étalent, des deux côtés de
l'ampoule, en une plaque, dans laquelle leurs cylindres se

(1) Dans PFAFF, *Mittheilungen aus dem Gebiete der Medicin*, 1836,
cah. 3, 4, 5, 6.

résolvent en d'autres plus grêles, qui ensuite se réunissent en de nouveaux cylindres plus forts. Gottsche a aussi remarqué que les dernières extrémités des nerfs du limaçon des Lièvres et des Lapins, et celles du nerf optique des Poissons, étaient papilleuses. J'aperçois également des fibres isolées et sans anastomoses sur la lame spirale du limaçon des Oiseaux, que Windischmann a décrite : ici la masse principale du nerf cochléen correspond à un des bords du cartilage limacien, et de là elle se répand très-régulièrement sur la substance de ce cartilage, d'où partent de nombreuses fibres très-grêles, qui, serrées et parallèles, couvrent la plus grande partie de la largeur de la lamelle spirale.

Le mode de terminaison des fibres cérébrales a été étudié par Valentin. Les fibres primitives des nerfs, qui pénètrent dans la moelle épinière, ne s'y terminent pas, mais se prolongent jusqu'au cerveau. Celles qui parviennent à l'extrémité de cette moelle se portent en avant ; mais celles qui viennent latéralement des nerfs supérieurs vont d'abord transversalement jusqu'à la substance grise ou à son voisinage, après quoi elles continuent également leur marche vers le cerveau suivant une direction longitudinale. Dans la substance blanche, ces fibres sont placées les unes à côté des autres ; mais là où la substance blanche et la substance grise se touchent, elles admettent entre elles les globules de substance grise dont il sera parlé plus loin, et finissent par s'étaler en rayonnant dans la substance corticale. Là elles forment des anses, au moyen desquelles elles passent de l'une à l'autre. Cette disposition s'observe surtout très-bien dans les points où la substance blanche et la substance d'un gris rougeâtre s'unissent ensemble, ou dans la substance jaune placée à la périphérie des hémisphères du cerveau et du cervelet.

VI. Substance grise du cerveau, de la moelle épinière et des ganglions.

Ehrenberg a observé des corps coniques dans l'intérieur

des ganglions des animaux sans vertèbres (Sangsues, Limaces). Ces corps forment, chez les Sangsues, huit faisceaux, qui pénètrent deux à deux, par de longs tubes cylindriques, dans les quatre bras des ganglions. Leur portion renflée contient un noyau, et de plus quelques petits globules. Valentin a décrit des corps analogues dans les ganglions du cordon ventral de la Sangsue. Il a vu des globules possédant un noyau, comme les globules ganglionnaires des animaux supérieurs. Dans ce noyau, tout près de la surface, on remarque un petit corpuscule rougeâtre, accompagné parfois de plusieurs autres d'un moindre volume. Purkinje a remarqué des corps analogues, munis d'une queue, dans la masse jaune située entre les substances corticale et médullaire du cervelet. Ces corps ont un noyau clair, et présentent sur leur surface un petit *nucleus*, qui correspond à ce noyau. Ils sont rangés les uns à côté des autres, leurs extrémités arrondies tournées en dedans, vers la substance blanche, tandis que leurs prolongemens caudiformes regardent en dehors, vers la substance grise. Je les compare à certains corps coniques, contenant un noyau, que j'ai trouvés dans la moelle allongée des Cyclostomes (Lamproie dans l'alcool). Mais ici ils affectaient une forme particulière ; car leur extrémité la plus épaisse, rarement arrondie, était généralement déchiquetée ; la plupart du temps elle se partageait en plusieurs dentelures, tantôt deux, tantôt trois ou quatre, dont la configuration et la situation respective variaient beaucoup.

D'après les observations de Valentin, les élémens des ganglions, dans les nerfs des animaux supérieurs et de l'homme, consistent en d'assez gros globules, qui ne diffèrent des cônes dont je viens de parler que par leur forme plus arrondie ; car, du reste, ils renferment aussi un noyau, et à la circonférence un second noyau plus petit, outré qu'on aperçoit souvent des taches pigmentaires à leur surface. Un ou plusieurs faisceaux fibreux, qui pénètrent dans le ganglion, y forment un plexus par la distribution de leurs fibres suivant un autre ordre, et en sortent ensuite ; de plus. il y a des fibres primitives ou des faisceaux de fibres qui enveloppent de toutes parts les globules ganglionnaires, en décrivant des circonvolutions semblables à celles de l'intestin. Ces dernières fibres partent du tronc, et y retournent. Il est facile de constater que les globules des ganglions se comportent réellement ainsi, en général.

Au cerveau et à la moelle épinière, la substance grise est formée, selon Valentin, des mêmes globules absolument que les ganglions des animaux vertébrés. La structure finement grenue ne devient apparente que par la destruction des globules mous. La seule différence entre les globules de la substance grise du cerveau et ceux des ganglions, tient à ce que le tissu cellulaire enveloppant est beaucoup plus délicat.

La substance blanche du cerveau ne contient pas de globules, d'après Valentin. Ceux qu'on observe quelquefois ne doivent naissance qu'à la destruction des fibres. De l'accession d'une plus ou moins grande quantité de masse globuleuse grise, dépend la teinte plus ou moins éloignée de celle de la substance blanche ou fibreuse que présentent certaines parties du cerveau. Lorsque, le nombre des fibres primitives prédomine, la masse est d'un gris blanchâtre ; dans le cas contraire, elle paraît d'un gris rougeâtre. Les couleurs cérébrales foncées tiennent à de pigmens déposés sur les globules.

A la moelle épinière, il y a deux sortes de substance grise, comme l'a découvert Rolando. Celle à laquelle on donne communément ce nom, est appelée par lui *substantia cinerea spongiosa vascularis.* Sur le côté postérieur des cornes postérieures de cette substance se trouve une bandelette de substance tout-à-fait grise, qu'il nomme *substantia cinerea gelatinosa* (1). La première contient, d'après Remak, les gros globules ganglionnaires qui ont été décrits plus haut, avec beaucoup de fibres;

____

(1) *Saggio sopra la vera strutt. del cervello*, Turin, 1828, pl. **3**, fig. **2, 3.**

l'autre, au contraire, se compose de petits corpuscules qui ressemblent aux globules du sang de la Grenouille. La même structure appartient aussi au prolongement de la substance grise gélatineuse dans la moelle allongée. Remak l'a également observée dans quelques points du cerveau.

C'est une question importante que celle de savoir si les gros globules de la substance grise, dans le cerveau et dans les ganglions, sont privés d'union les uns avec les autres. Certains appendices qu'on en voit quelquefois partir rendent probable qu'ils s'unissent entre eux ou avec des fibres. J'ai aperçu ces dentelures pour la première fois sur les corps coniques de la moelle allongée des Lamproies. Remak les vit bientôt après sur les globules de la substance grise du cerveau et sur les globules des ganglions. Non seulement il découvrit des filamens qui partaient de la surface d'un globule de ganglion, mais encore il parvint quelquefois à les isoler dans une étendue qui égalait plusieurs fois la longueur du globule. Ces filamens ont quelque analogie avec ceux de couleur grise que le même observateur a remarqués dans le nerf ganglionnaire, et si ces derniers, qui forment les faisceaux gris du grand sympathique, sont des fibres organiques, il devient jusqu'à un certain point vraisemblable, ou du moins présumable, que les fibres grises des nerfs organiques en naissent.

VII. Distribution des systèmes fibreux blanc et gris dans les nerfs cérébro-rachidiens et dans le grand sympathique.

J'ai déjà mentionné les faits qui établissent que les nerfs cérébro-spinaux renferment quelques faisceaux organiques gris, indépendamment de la masse principale des fibres blanches, sensitives ou motrices, provenant des racines postérieures et antérieures du nerf mixte. J'ai dit aussi que le nerf grand sympathique ne se compose pas seulement de faisceaux organiques gris, mais qu'on y trouve encore quelques faisceaux blancs. Enfin j'ai présenté comme une hypothèse vraisemblable, que les fibres grises, de structure particulière, naissent des globules si abondans dans les ganglions du grand sympathique, mais plus rares dans les nerfs cérébro-spinaux, qui n'en offrent que sur les points où le grand sympathique entre pour une plus forte part dans la composition de ces nerfs, comme à l'inflexion géniculaire du facial, à la seconde et à la troisième branches du trijumeau. On voit donc qu'il n'y a qu'une simple différence relative entre le grand sympathique et les autres nerfs. Les nerfs cérébraux et cérébro-spinaux mixtes contiennent beaucoup de faisceaux de fibres sensitives et motrices, avec peu de faisceaux gris, qui ont de la tendance à produire des ganglions ; le grand sympathique renferme peu d'élémens sensitifs et moteurs, mais beaucoup de fibres organiques grises, et cela en vertu de sa distribution dans des parties qui servent principalement à l'élaboration chimique des liquides. Aussi les ganglions sont-ils très-communs dans ce nerf, tandis que, si l'on excepte les ganglions réguliers de leurs racines postérieures, les nerfs cérébro-spinaux en présentent rarement, et là seulement où ils reçoivent une grande quantité de faisceaux organiques gris.

VIII. Classification des ganglions.

Les ganglions des nerfs peuvent être rapportés à trois classes.

I. *Ganglions des racines postérieures des nerfs rachidiens et cérébraux, ganglion de la grande portion du nerf trijumeau, ganglion de la paire vague, ganglion jugulaire supérieur du nerf glosso-pharyngien.*

Tous ces ganglions ont cela de commun, que chacun d'eux appartient à un nerf sensitif.

On verra plus loin que les racines postérieures des nerfs rachidiens sont destinées au sentiment seul, et non au mouvement. Parmi les ganglions de ces nerfs, celui de la première paire offre quelquefois et ceux des deux dernières présentent toujours des anomalies sous le rapport de leur situation. Il arrive quelquefois au premier d'être placé en dedans de la dure-mère (1); quant aux deux derniers, Schlemm a découvert qu'ils s'y trouvent toujours (2).

Le même rapport qui, dans les nerf rachidiens , existe entre la racine postérieure et l'antérieure, se retrouve, dans le trijumeau, entre la grande portion, qui aboutit au ganglion de Gasser, et la petite, qui passe au devant de ce ganglion.

Gœrres est le premier qui ait comparé le nerf vague et l'accessoire aux racines postérieure et antérieure d'un nerf rachidien (3). En tous cas, le ganglion que le nerf vague produit dans le trou déchiré postérieur doit être considéré comme celui d'un nerf de sentiment, quoique, chez quelques animaux, plusieurs fibres du nerf passent au devant de lui , sans y entrer.

Santorini a quelquefois observé une racine postérieure du nerf hypoglosse (sans ganglion), et Mayer a découvert que , chez plusieurs Mammifères (Bœuf , Chien , Cochon), le nerf grand hypoglosse a une racine postérieure extrêmement déliée, qui naît de la face postérieure de la moelle alongée , passe sur le nerf accessoire, sans avoir de connexions avec lui, et forme en cet endroit un ganglion bien prononcé. De ce ganglion part un gros filet nerveux , qui traverse une ouverture de la première dent du ligament dentelé (ou , comme je l'ai vu depuis, passe au dessus de cette première dent), et va se rendre à la racine connue du grand hypoglosse. Jusqu'à présent Mayer n'a observé qu'une seule fois cette racine postérieure et ce ganglion chez l'homme.

A cette observation, s'en rattache une faite par moi sur l'homme (4). Indépendamment du ganglion pétreux, situé à la partie inférieure du trou déchiré postérieur, j'en ai

(1) MAYER , dans *Act. Nat. Cur.*, t. XVI, P. II.
(2) MULLER's *Archiv fuer Anatomie*, t. 1, p. 91. (1834).
(3) *Exposition der Physiologie*, Coblentz, 1805, p. 328.
(4) *Medizinische (Vereins-) Zeitung*. Berlin, 1833, n° 52.

trouvé un autre très-petit, placé au côté externe et postérieur de la racine du nerf, à la partie supérieure du trou déchiré, celle qui regarde le crâne. Ce petit ganglion a un millimètre de long. On l'aperçoit après avoir détaché la dure-mère de l'ouverture qui sert de passage, et enlevé le bord postérieur du rocher. Il n'appartient pas à la racine entière, mais seulement à un petit faisceau de quelques unes de ses fibres, faisceau qui, après l'avoir traversé, semble être devenu plus gros, mais qui d'ailleurs ne paraît pas avoir une origine différente de celle des autres filets radiculaires du nerf glosso-pharyngien. Ehrenritter découvrit le premier ce ganglion (1); mais il n'en a pas connu les rapports intimes avec les filets radiculaires du glosso-pharyngien. J'ai fait voir que ces filets, les uns avec ganglion, les autres sans ganglion, se comportent comme les racines du nerf trijumeau, et que le nerf lui-même est, ainsi que ce dernier, mixte à l'instar des nerfs rachidiens.

Le ganglion pétreux du nerf glosso-pharyngien, que l'on connaît depuis long-temps déjà, paraît ne point appartenir à la classe des ganglions des nerfs sensitifs, et se rapprocher davantage des renflemens qui ont lieu quelquefois lorsque des branches du grand sympathique se joignent à d'autres nerfs, comme est, par exemple, le petit renflement que le nerf facial offre au niveau du hiatus de Fallope, là où il reçoit le nerf pétreux superficiel venant du vidien. En effet, le ganglion pétreux s'unit avec une branche ascendante du ganglion cervical supérieur, et, par le moyen de son rameau auriculaire, avec le rameau carotido-tympanique du grand sympathique.

La structure de ces ganglions ne diffère pas essentiellement de celle des ganglions du grand sympathique. Mais on y distingue mieux les fibres, qui, disposées en pinceau, passent, sans subir de changement, entre les globules de la masse ganglionnaire. On ne sait point encore quel est l'usage des

(1) *Salzb. med. Zeitung*, 1790, t. IV, p. 319.

ganglions qui existent aux racines sensitives. Peut-être doit-on
en faire provenir les fibres organiques du grand sympathique,
qu'ils serviraient alors à mettre en relation avec les cordons
postérieurs de la moelle épinière. Les fibres blanches, sensitives et motrices, du grand sympathique communiquent avec
les racines antérieures et postérieures des nerfs rachidiens.
On se demande, en conséquence, si les racines postérieures
de ces derniers unissent à la moelle épinière et les fibres sensitives et les fibres organiques. Du reste, les ganglions du
grand sympathique lui-même paraissent être une source
principale des fibres organiques. Le cordon limitrophe du
grand sympathique est proportionnellement bien plus blanc
que les faisceaux qui partent des gros ganglions abdominaux.
La question de savoir si le nombre des fibres augmente dans
les ganglions des racines postérieures et dans le ganglion de
Gasser, n'est pas susceptible de solution aujourd'hui. Evidem-
ment les fibres blanches ne font que changer d'ordre en les
traversant. Mais des fibres grises peuvent naître des globules
ganglionnaires, et l'on sait, en effet, qu'à partir du ganglion
de Gasser, il y a des faisceaux gris qui marchent sur les branches du trijumeau (1).

II. *Ganglions du grand sympathique.*

La manière dont les fibres nerveuses se comportent dans
ces ganglions est si difficile à débrouiller, que nous ne savons
encore rien de positif à cet égard. Ici, comme partout, la
question principale se reduit, en dernière analyse, à ces termes ; les fibres primitives se confondent-elles réellement, ou
ne font-elles que se juxtaposer, en s'entrecroisant partielle-
ment ? Se divisent-elles, et par cela même se multiplient-elles
dans la direction du centre à la circonférence ? Si l'on est en
droit d'admettre quelque part une multiplication des fibres
dans les ganglions, c'est assurément dans ceux du grand sympathique ; du moins les fibres primitives qui se développent

(1) *Voy.* Wutzer, *de gangliorum fabrica,* Berlin, 1847.

dans les plexus abdominaux, et qui vont ensuite se répandre à la périphérie, paraissent être difficiles à réduire aux racines que ce nerf reçoit des nerfs rachidiens; car on sait que les fibres primitives ordinaires se comportent dans les ganglions du grand sympathique comme dans ceux des racines postérieures. Les ganglions du grand sympathique forment deux séries. Les uns, situés à l'endroit où les racines du nerf viennent des nerfs cérébraux et spinaux, s'unissent pour produire le cordon limitrophe; à cette série appartiennent tous les ganglions cervicaux, intercostaux, lombaires et sacrés. La seconde série comprend les ganglions centraux ou plexiformes, qu'on rencontre dans les plexus de l'abdomen.

III. *Ganglions des nerfs cérébro-spinaux dans les points où ceux-ci s'unissent avec des branches du grand sympathique.*

Ici se rangent le ganglion pétreux du glosso-pharyngien, l'intumescence gangliiforme du facial, le ganglion sphéno-palatin à la seconde branche du trijumeau, le ganglion ciliaire, peut-être aussi le ganglion otique, et quelques autres encore.

Les nerfs cérébraux ne présentent pas des ganglions partout où leurs filets viennent à rencontrer ceux du grand sympathique. C'est, au contraire, un cas assez rare, puisqu'en général on n'aperçoit pas de ganglions au point de départ des filets constituant les nombreuses origines de ce nerf. Comment se fait-il qu'il s'en produise à la rencontre de filets du grand sympathique avec d'autres filets de nerfs cérébraux? Cette particularité me semble tenir à ce que, dans le point où existe le renflement gangliiforme, ce ne sont pas des branches des nerfs cérébraux qui se rendent du cerveau au grand sympathique, mais des filets de ce dernier qui vont gagner les nerfs cérébraux, et qui, pour s'y rendre, suivent, non la direction du centre à la périphérie, mais celle de la périphérie au centre. Si cette opinion était fondée, toutes les fois qu'un nerf cérébral offrirait un renflement, non point à sa racine, mais sur son trajet et lorsqu'il s'unit avec le grand sympathique, on aurait là un moyen de reconnaître que les filets de ce dernier qui aboutissent au nerf cérébral ne jouent point le rôle de racine à son égard, et qu'ils sont des mélanges de fibres du grand sympathique avec des fibres de nerfs cérébraux. Ainsi le ganglion ophthalmique est un mélange de filamens du nerf trijumeau (racine longue), du nerf moteur oculaire commun (racine courte), et du grand sympathique, mélange qui a pour but, non de donner des racines nouvelles à ce dernier, mais de faire pénétrer dans les nerfs ciliaires des filets du grand sympathique avec les filets sensitifs de la première branche du trijumeau et les filets moteurs de l'oculo-musculaire commun. Le ganglion sphéno-palatin se comporte de même; car, le grand sympathique communiquant, dans son intérieur, d'après Bendz, avec le tronc du trijumeau, par des filets du ganglion otique, le ganglion ne paraît pas tant fournir des racines au grand sympathique, qu'en recevoir de lui qui vont se répandre à la périphérie avec la seconde branche du trijumeau. En effet, Retzius a très-bien vu, dans le Cheval et le Bœuf, et il a décrit ces filets du grand sympathique qui, en partant du ganglion sphéno-palatin, gagnent la périphérie avec la seconde branche du trijumeau. J'ai aussi cherché précédemment à établir que le ganglion pétreux n'est pas le ganglion ordinaire d'un nerf sensitif, rôle dévolu au ganglion jugulaire que j'ai découvert au dessus de lui, sur le trajet du nerf glosso-pharyngien, mais qu'il doit naissance à l'union de plusieurs branches du grand sympathique avec ce dernier. L'hypothèse que j'émets ici n'est point encore susceptible d'une application générale : on ne doit la considérer que comme une sorte de jalon qui, plus tard, pourra servir à la solution du problème tendant à déterminer lesquelles, parmi les nombreuses unions du grand sympathique avec des nerfs cérébraux, sont des vraies racines de ce nerf, et lesquelles aussi ne sont que des branches périphériques envoyées par lui aux nerfs de l'axe cérébro-spinal.

Quand bien même il viendrait à se confirmer que les ganglions qu'on rencontre *quelquefois* à l'union de branches du grand sympathique avec des branches de nerfs cérébraux sont tout simplement des points de jonction, et non des points d'origine du premier de ces nerfs, ces ganglions ne constitueraient pas pour cela une classe à part; ils rentreraient seulement dans la seconde, comme appartenant au domaine du grand sympathique, qui alors aurait trois sortes de ganglions : 1° les ganglions centraux ou plexiformes, dans les plexus de l'abdomen; 2° les ganglions des cordons limitrophes, tous placés aux points de jonction des différentes racines ; 3° enfin les ganglions situés à l'union des branches du grand sympathique avec des nerfs cérébraux, et qui modifient ceux-ci, sans imprimer aucune modification au premier.

CHAPITRE III.

De l'irritabilité des nerfs.

L'irritabilité, cette propriété des corps organisés , appartient aussi aux nerfs, dont les facultés se déploient partout à la suite d'excitations. Mais la physiologie ne se propose pas uniquement de rechercher les lois de cette propriété générale, seul problème dont Brown et ses successeurs se soient occupés ; elle examine encore les forces particulières qui peuvent être excitées. En cela elle a ouvert un champ neuf et fort étendu à l'observation. Pour connaître les forces dont les nerfs sont animés, il faut étudier les effets que produisent sur eux tous les genres possibles d'excitation. De cette manière, la physiologie acquiert autant de certitude empirique qu'en ont la physique et la chimie des corps inorganiques. Les réactifs ne donnent lieu, dans les opérations chimiques, qu'à des produits, à des combinaisons, à des séparations ; appliqués aux corps organisés, et spécialement aux nerfs, ils ne déterminent, quelque variés qu'ils puissent être , que des manifesta-

tions et des modifications de forces déjà existantes. On verra
que toutes les influences qui agissent sur les nerfs mettent
en jeu leur irritabilité, ou modifient cette irritabilité elle-même.
Dans le premier cas, elles agissent toutes de la même manière, quelque variées qu'elles soient, et les causes les plus
diversifiées amènent le même effet, parce que ce sur quoi elles
s'exercent ne possède qu'une seule et même faculté irritable,
et parce que les choses les plus différentes les unes des autres ne remplissent d'autre rôle que celui d'irritant, par rapport à cette faculté.

I. Action des irritans sur les nerfs.

Les irritations, tant intérieures et organiques qu'inorganiques, c'est-à-dire chimiques, mécaniques, caustiques, électriques, galvaniques, quand elles agissent sur des parties et
des nerfs sensibles, donnent lieu à des sensations, aussi long-
temps que la communication entre les nerfs et l'axe cérébro-
spinal demeure intacte. Toutes se comportent en cela de la
même manière. Modérées, elles ne produisent que des phénomènes de sensation ; plus intenses, elles opèrent des changemens dans la faculté sensitive. Quelle que soit celle qui
agit sur des nerfs de muscles ou sur des muscles eux-mêmes,
elle détermine une contraction des organes musculaires dans
lesquels le nerf irrité se répand ; et cet effet a lieu tout aussi
bien lorsque le nerf auquel on applique l'excitant tient au
cerveau ou à la moelle épinière, que quand il en a été séparé. Les nerfs ont donc, en vertu de leur irritabilité, le pouvoir d'exciter des contractions dans les muscles auxquels ils
se rendent; ils le conservent tant que ceux-ci vivent, ou, après
leur mort, tant que dure leur irritabilité propre. Pour que
les muscles se contractent sous l'influence d'une irritation appliquée aux nerfs, il est nécessaire que la portion de ceux-ci
qu'on irrite soit intacte jusqu'aux organes musculaires, quand

bien même sa communication avec le cerveau ou la moelle épinière aurait été détruite. D'un autre côté, toute irritation qui s'exerce sur un nerf entier ou mutilé produit une sensation, tant que la portion de nerf sur laquelle elle agit demeure en relation avec la moelle épinière ou le cerveau.

A. *Irritations mécaniques.*

Toute irritation mécanique, tiraillement, pression, piqûre, lorsqu'elle survient au milieu des conditions dont il vient d'être parlé, produit des sensations dans les nerfs sensitifs, pourvu que la force nerveuse ne soit point anéantie par l'intensité de l'influence elle-même, comme par une pression trop considérable. Lorsqu'on irrite mécaniquement, soit les extrémités ou les branches d'un nerf, soit son tronc raccourci, la sensation a lieu aussi long-temps que ce nerf demeure en communication avec la moelle épinière et le cerveau. Dans les nerfs tactiles du tronc, ces irritations ne donnent lieu qu'à des sensations tactiles, à de la douleur, à la sensation d'un choc; tandis que, dans les nerfs optiques et la rétine, elles n'occasionent point de douleur, suivant les observations de Magendie, mais seulement une sensation de lumière, effet que chacun sait avoir lieu toutes les fois que l'œil vient à être comprimé ou à recevoir un coup. Les irritations mécaniques qui agissent sur les nerfs auditifs, comme les oscillations des milieux conducteurs du son, et les ébranlemens de la tête ou de l'oreille, lorsqu'on voyage pendant long-temps en voiture, produisent la sensation du son; mais ces nerfs ne paraissent pas avoir celle de la douleur.

De même, toutes les fois qu'on tiraille un muscle, qu'on le pique, qu'on le frappe violemment, ou qu'on le distend, il se contracte, et avec tout autant de force qu'il pourrait le faire sous l'empire d'une irritation galvanique ou électrique. La portion de nerf qui tient aux muscles conserve cette faculté, quelque peu de longueur qu'on lui laisse. Mais il n'y a jamais de contractions lorsque l'irritation mécanique porte sur l'autre bout du nerf coupé en travers, sur celui qui tient à la moelle épinière et au cerveau.

Les mouvemens de muscles recevant des nerfs cérébraux et spinaux, qui succèdent à une irritation mécanique de ces muscles ou de leurs nerfs, consistent uniquement en des convulsions, qui durent aussi long-temps que l'irritation continue d'agir. Au contraire, dans les muscles dépendant du grand sympathique, comme à l'estomac, au canal intestinal, à la matrice, au canal cholédoque, à l'urétère, à la vessie, les mouvemens qui succèdent à une irritation mécanique de leurs fibres ne sont pas convulsifs, mais soutenus, et durent beaucoup plus long-temps que cette irritation. Le cœur réagit aussi pendant un temps bien plus long que la durée de l'irritation, et le rhythme de ses battemens demeure longtemps éloigné du type normal, alors même que l'organe n'a été irrité que d'une manière passagère. C'est donc une propriété empiriquement démontrée des muscles soumis au nerf grand sympathique, que la durée de la réaction l'emporte de beaucoup sur celle de l'irritation; tandis que, dans les muscles de la vie animale, la réaction ne dure pas plus que cette dernière, et cesse même fort souvent avant qu'elle soit éteinte.

Lorsque les irritations mécaniques agissent avec une grande intensité, de manière à léser la substance délicate des fibres primitives, la faculté d'exciter des sensations se trouve abolie par là dans les nerfs, pourvu, toutefois, que le point offensé soit intermédiaire entre celui sur lequel porte l'irritation et le cerveau. Un nerf musculaire perd également l'aptitude à provoquer des mouvemens sous l'influence d'une irritation quelconque, quand il vient à subir une compression ou une contusion entre le muscle et le point irrité, absolument comme s'il avait été coupé en travers. La faculté sensitive des nerfs est donc interrompue par toute destruction mécanique du cor don nerveux entre le cerveau et l'irritation, de même que leur faculté motrice l'est par toute destruction mécanique entre l'irritation et le muscle. La destruction mécanique ne paralyse que localement le pouvoir des nerfs ; de sorte qu'un nerf conserve le sentiment sur tous les autres points situés entre le cerveau et le siége de la contusion, ou qu'il exerce des mouvemens quand on l'irrite en tout point intermédiaire entre ce siége et le muscle. Mais, quand on tiraille en long un nerf musculaire, il lui arrive fréquemment de perdre son irritation dans toute sa longueur, et le muscle lui-même est fort souvent aussi dépouillé de sa faculté contractile, quelle que soit l'espèce d'irritation qui désormais agisse sur lui.

B. Température.

Le froid et le chaud excitent aussi des sensations et des contractions musculaires.

Lorsqu'on brûle un nerf musculaire et le muscle lui-même, celui-ci se contracte. Ses contractions sont extrêmement vives quand on expose le nerf à la flamme d'une bougie ; je m'en suis convaincu tant sur des Grenouilles que sur des Lapins. Une chaleur peu élevée, telle que celle d'un morceau de fer échauffé, n'agit pas avec assez de force sur les nerfs des muscles pour que ces derniers entrent en contraction.

Le froid se comporte de la même manière. Le fait anciennement connu qu'un muscle dans l'artère duquel on injecte de l'eau froide, est pris sur-le-champ de contractions violentes, en fournit la preuve. Des contractions ont lieu aussi quand on verse de l'eau froide sur la surface d'un muscle. La médecine pratique a tiré parti de ce phénomène : car on pousse de l'eau froide dans les vaisseaux du placenta encore adhérent, afin de remédier à l'atonie de la matrice et aux pertes utérines, après l'accouchement. L'iris se resserre également, par sympathie, quand on aspire de l'eau froide par le nez.

Du reste, les hauts degrés de froid et de chaud, qu'ils agissent avec rapidité ou seulement peu à peu, détruisent la force nerveuse, et amènent la mort ou l'asphyxie. Lorsque l'abaissement et l'élévation de la température ont lieu avec beaucoup de lenteur, ils peuvent faire passer l'irritabilité à l'état latent, ce qui donne lieu au sommeil d'hiver et au sommeil d'été, qu'on observe chez certains animaux.

La destruction purement locale de la puissance nerveuse par le froid et la chaleur détermine les mêmes phénomènes que celle qui dépend de causes mécaniques. Un froid artificiel très-intense anéantit, aussi bien que la chaleur, la faculté de sentir et celle de se mouvoir dans les parties qui en reçoivent l'impression. Mais tous les autres points des nerfs conservent leur irritabilité, et le nerf musculaire dont on a brûlé le bout éprouve des convulsions lorsqu'on l'irrite entre le point brûlé et le muscle ; j'ai été témoin de cet effet sur des Grenouilles et sur des Lapins.

C. *Irritations chimiques.*

Toutes les irritations chimiques agissent sur le pouvoir sensitif des nerfs, tant que ceux-ci demeurent en rapport avec le cerveau et la moelle épinière. Les alcalis provoquent des convulsions quand on les applique sur les nerfs. Beaucoup d'autres réactifs, au contraire, tels surtout que les acides et les sels métalliques, n'en font pas naître quand on les met en contact avec les nerfs, et n'en produisent qu'autant qu'ils agissent sur les muscles eux-mêmes. Les acides minéraux, l'acide sulfurique, l'acide azotique, l'acide chlorhydrique, le deuto-chlorure de mercure, le chlorure d'antimoine, l'alcool, sont dans ce cas. Tous ces réactifs, à l'état de concentration, détruisent sur-le-champ les facultés des nerfs, qu'ils rendent incapables d'être irrités par d'autres irritans, derrière le point avec lequel on les a mis en rapport, tandis que les nerfs conservent leur pouvoir moteur entre le muscle et le point détruit par l'agent chimique. Tous ces moyens détruisent aussi la chair musculaire; mais, au moment du contact, ils excitent des convulsions ; l'alcool est celui qui détermine les plus faibles de toutes, quoique je l'aie vu quelquefois en provoquer chez des Lapins. Quant aux alcalis, ils donnent lieu souvent aux convulsions les plus violentes dès qu'on les applique sur les nerfs, et dans beaucoup de cas même ils agissent avec plus d'intensité que le galvanisme d'une simple paire de plaques. J'ai vu, comme l'avait déjà observé Humboldt, l'application de la potasse caustique sur un nerf faire naître des convulsions soutenues dans tous les muscles qui recevaient de lui des branches. Le tremblement a duré quarante à cinquante secondes sous les yeux de Humboldt, qui a reconnu également que des convulsions surviennent alors même qu'on a préalablement entouré les nerfs d'une ou de plusieurs ligatures (1); dans ce cas, les ligatures servent de conducteur à l'alcali. Humboldt n'a jamais vu les acides provoquer de convulsions. Les seules substances qui, suivant lui, produisent cet effet, quand on les applique sur les nerfs, sont la potasse, la soude, l'ammoniaque (l'opium?), le chlorure de barium, l'acide arsénieux, le tartrate d'antimoine et de potasse (l'alcool, le chlore?). Je n'ai point vu de convulsions naître sous l'influence de ces deux derniers corps, quand on les appliquait sur les nerfs seuls, non plus que sous celle de l'opium employé pur et à l'état de dissolution dans l'eau. Humboldt s'est servi de la teinture spiritueuse, dont il est possible que l'alcool ait agi, quoiqu'elle se soit montrée inerte dans mes expériences. Les irritans déterminent aussi l'irritation des nerfs par l'intermède du sang. On sait que l'émétique exerce la même action, quand on l'injecte dans les veines, que si on l'avait introduit par le canal alimentaire : il

(1) *Versuche ueber die gereizte Muskel-und Nervenfaser*, Posen, 1787, t. II, p. 363.

suffit de frotter une plaie avec ce sel ou avec du chlorure de
barium, pour déterminer le vomissement (1).

D. *Irritations électriques.*

L'électricité détermine dans les nerfs les mêmes réactions
que les irritations mécaniques et chimiques. La compression
d'un nerf, par exemple du radial, fait naître une sensation semblable à celle qu'on éprouverait si l'on avait reçu un
coup : la même chose arrive quand une décharge électrique
s'opère à travers un de ces organes. On ne peut considérer
cette sensation que comme un phénomène tactile, et il ne faut
pas confondre la cause, c'est-à-dire l'électricité, avec la
réaction du nerf. La sensation de choc n'est point l'action de
l'électricité, mais celle du nerf, qui l'éprouve à chaque changement violent survenu dans l'état de ses molécules, que la
cause en soit d'ailleurs une irritation animale, ou une influence
mécanique, ou l'électricité. La découverte du galvanisme,
en 1790, a fourni l'occasion, en appliquant le stimulant électrique à certains nerfs, de mieux apprécier l'irritabilité de
ceux-ci, bien qu'on n'ait point appris à connaître, dans cet
important agent, un fluide agissant de la même manière
qu'eux, mais seulement un nouveau moyen de stimulation
devant accroître le nombre de ceux qu'on savait déjà posséder le pouvoir de les irriter (2). Les métaux hétérogènes et
beaucoup d'autres substances également hétérogènes, même
animales, tombent, par l'effet de leur contact mutuel, dans un
état de tension électrique qui, lorsqu'un corps conducteur se
trouve entre les deux électromoteurs, c'est-à-dire quand la
chaîne est fermée, repasse à l'équilibre, et donne lieu aux

______

(1) Scheel, *Nordisches Archiv*, t. II, cah. 1, p. 137.— Magendie, Sur
le vomissement, Paris, 1813, p. 16, 30.—Brodie, *Philos. Trans.*, 1812.

(2) C. Duméril, dans *Bulletin de l'Acad. royale de médecine*, Paris,
1840, t. IV, p. 545 et suiv.

phénomènes ordinaires que l'électricité produit toutes les fois que la chaîne comprend un corps susceptible de réagir à son occasion. Si l'on détache la cuisse , ou une partie musculeuse quelconque , soit d'une Grenouille , soit de tout autre animal récemment mis à mort , qu'on dépouille les muscles de leurs enveloppes cutanées , qu'on dissèque le nerf , de manière cependant à ménager ses liaisons organiques avec les muscles , qu'on étale la pièce ainsi préparée sur un disque de verre isolant , enfin qu'on mette deux plaques de métaux hétérogènes , par exemple , de zinc et de cuivre, en contact tant l'une avec l'autre qu'avec le muscle et le nerf simultanément, au moment où l'on ferme la chaîne , et souvent aussi à l'instant où on l'ouvre , on voit le muscle entrer en convulsion. Cet effet a lieu également lorsque les métaux mis en contact l'un avec l'autre touchent tous deux en même temps soit le nerf, soit le muscle. Exécutée de cette manière, l'expérience réussit toujours. Elle est susceptible d'une foule de modifications et de simplifications , dont nous devons la reconnaisance aux recherches d'Aldini , de Pfaff , de Ritter et de Humboldt, mais qui ne réussissent qu'à l'époque où les Grenouilles jouissent de toute leur irritabilité, c'est-à-dire avant l'acouplement , dans la saison froide de l'année , au sortir de l'engourdissement hivernal ; ces expériences échouent par conséquent en été ; j'ai constaté qu'elles sont également couronnées de succès en automne , lorsque le temps commence à redevenir plus froid. Leur simplicité est précisément ce qui leur donne beaucoup d'importance pour la théorie des phénomènes. Voici en quoi elles consistent :

1° *Expériences sans formation d'une chaîne.* Humboldt a découvert que, quand les Grenouilles sont très-irritables , il suffit du contact mutuel de deux métaux hétérogènes , ou même homogènes , dont l'un seulement touche le nerf , cas dans lequel il ne se forme pas de chaîne. Il y a même des circonstances , lorsqu'on opère sur des animaux extrêmement irritables, où le simple contact d'un seul métal homogène avec le nerf détermine des convulsions dans la cuisse de Grenouille, circonstance fort rare sans doute, mais que j'ai cependant observée moi-même. Pfaff a vu (1) des convulsions survenir chez des individus très-irritables, quand il se bornait à toucher la surface d'un bain de mercure avec l'extrémité coupée du nerf. Le phénomène s'est offert à moi plusieurs fois lorsque je touchais les nerfs avec la pointe de ciseaux que je tenais à la main, ou avec une lame de zinc, dont par conséquent les deux bouts étaient échauffés d'une manière différente. En admettant une légère différence soit dans la nature chimique de la masse métallique d'apparence homogène, soit dans la température des divers points de son étendue, on peut réduire ce cas à celui de métaux hétérogènes, puisque les découvertes de la physique moderne nous ont appris qu'il suffit d'une de ces deux causes pour mettre les deux extrémités d'une lame métallique homogène à l'état de tension électrique. Si on laisse tomber le nerf d'une certaine hauteur sur un métal, on favorise l'excitation de l'électricité, peut-être plus par la rapidité de la communication que par l'effet de la commotion. D'ailleurs, cette dernière n'est point la cause du phénomène, puisque la chute du nerf sur du verre ou sur de la pierre demeure sans résultat, comme nous l'apprennent les expériences de Humboldt, de Ritter et de Pfaff.

2° *Expériences avec formation d'une chaîne.* Les expériences avec la chaîne sont susceptibles aussi d'une grande simplification quand l'irritabilité est très-considérable ; mais on ne doit pas perdre de vue qu'ainsi faites, elles ne réussissent que pendant la saison froide, en hiver, au printemps et en automne. Humboldt a découvert que des convulsions surviennent, dans des cas rares, lorsque la chaîne se compose soit

(1) GEHLER, *Physikalisches Wœrterbuch*, t. IV, P. II, p. 709.

d'un seul métal et de parties animales, soit même uniquement de parties animales, qui remplacent alors les métaux hétérogènes.

Premier cas. La chaîne n'est formée que par un seul métal et par le nerf et les muscles de la cuisse de Grenouille. L'expérience m'a très-souvent et facilement réussi au printemps, avant l'époque de l'accouplement, et vers la fin de l'automne. Lorsque je posais les nerfs de la cuisse sur une plaque de zinc, et que je rapprochais celle-ci des muscles du membre, il survenait fréquemment une convulsion. Le succès était plus assuré encore quand le muscle et la plaque de zinc supportant le nerf se joignaient ensemble par le moyen d'un lambeau de Grenouille. On peut aussi prendre une plaque de zinc dans la main, en toucher le nerf, et fermer la chaîne avec son propre corps, en appliquant l'autre main sur la cuisse de l'animal.

Second cas. Le nerf crural et les muscles qui en reçoivent des filets sont unis au moyen de parties animales humides. Lorsque les cuisses de Grenouille ont beaucoup d'irritabilité, on peut y exciter des convulsions en plaçant, entre le nerf disséqué et son muscle, un morceau de chair musculaire fixé au bout d'un bâton de cire à cacheter, et mis en contact avec tous deux. J'ai été, plusieurs fois, témoin de cet effet, dont on doit la découverte à Humboldt. L'expérience que j'ai faite est plus compliquée : elle consiste à fermer la chaîne entre le nerf et le muscle, soit avec ses deux mains et son propre corps, soit avec une ou deux Grenouilles vivantes ou mortes, soit enfin avec des lambeaux de Grenouille ; peu importe même, s'il y a assez d'irritabilité, que les lambeaux soient déjà tombés en putréfaction. On obtient également ce résultat en plongeant le nerf dans une petite soucoupe pleine de sang ou d'eau, et mettant le liquide en rapport avec le muscle, par le moyen d'un morceau de chair musculaire, fraîche ou corrompue.

Troisième cas. Humboldt a montré qu'il n'est pas nécessaire que le muscle fasse partie de la chaîne, et qu'il suffit que son nerf y soit compris, pour qu'un arc purement animal détermine des convulsions. Il a vu ces dernières survenir quand il touchait seulement le nerf sciatique d'une main, et qu'il appliquait en même temps dessus un lambeau de chair musculaire, tenu de l'autre main. Elles cessaient dès qu'on remplaçait la chair par un morceau d'ivoire.

Quatrième cas. Dans les cas les plus rares, il s'accomplit même de petites convulsions lorsque l'on recourbe le nerf vers le muscle auquel il est uni par des liens organiques, et qu'on les met tous deux en contact.

Les premiers phénomènes de ce genre ont été observés par Humboldt. Il écorcha une Grenouille, et la prépara de manière que les cuisses ne tinssent plus au tronc qu'à l'aide des nerfs sciatiques mis à nu : de violentes convulsions eurent lieu toutes les fois qu'il renversa doucement la chair musculaire des lombes sur le nerf (1). Pour bien comprendre cette expérience, il faut savoir que Humboldt entend toujours par lombes de la Grenouille, les chairs de la cuisse ; par nerf sciatique, la partie des troncs nerveux destinés aux membres postérieurs, qui se trouve au dessus du bassin ; et par nerfs cruraux, les nerfs principaux de ces membres dans la cuisse elle-même (2). Son expérience consistait donc à enlever toutes les parties comprises entre le bassin et l'extrémité de la moelle épinière, excepté les nerfs, de sorte que le tronc et les membres postérieurs ne fussent plus en communication qu'à l'aide des cordons nerveux destinés à ceux-ci ; alors il renversait vers ces cordons la chair musculaire de la cuisse. Déjà Volta, en faisant allusion à une expérience analogue de Galvani, avait objecté que les convulsions qui surviennent dépendent uniquement du tiraillement des nerfs, et ne font point partie,

(1) *Loc. cit.*, t. I, p. 32.
(2) *Ibid.*, p. 35. *Note.*

en conséquence , des phénomènes galvaniques. Il résulte de mes observations qu'on peut en dire autant de l'expérience de Humboldt; car les convulsions ont souvent lieu long-temps avant que la cuisse dépouillée touche les troncs des nerfs spinaux. Il est fort difficile d'éviter les tiraillemens du nerf; car, pour arriver à la cuisse, il contourne la partie postérieure de l'extrémité inférieure du bassin, de sorte que, quand on renverse la cuisse en avant vers le tronc, il éprouve toujours en ce point une traction ou une distension. Or, toutes les fois que l'on tiraille ou que l'on distend un nerf, on provoque des convulsions. La même objection s'applique à l'expérience de Galvani, qui, après avoir écorché et vidé une Grenouille, enlevait presque entièrement la partie inférieure du rachis, de manière que les cuisses ne fussent plus jointes au tronc que par les cordons nerveux ; de violentes convulsions se déclaraient aussitôt qu'on rabattait les muscles du mollet vers les épaules. Dans ce cas, en effet, la moelle épinière entière éprouvait un tiraillement. Cependant on peut faire l'expérience de telle sorte que l'objection tombe. A la vérité, Humboldt n'a jamais obtenu de convulsions quand, après avoir séparé les nerfs du tronc, il renversait les cuisses vers celui-ci ; et il n'en a point vu non plus lorsque, sans toucher les muscles, et formant un arc avec un lambeau détaché de nerf, il touchait le nerf du muscle sur deux points. Mais l'avant-dernière expérience , qui est de Pfaff, réussit très-souvent, surtout quand le muscle crural est mis en contact , dans une étendue un peu considérable, avec la peau de la cuisse, et non avec les muscles immédiatement. C'est de cette manière , en effet , qu'elle m'a réussi. Au printemps , avant l'époque de l'accouplement des Grenouilles , je dépouillais les cuisses , je laissais pendre le nerf , et j'obtenais des convulsions en le rapprochant de la cuisse , par le moyen d'une baguette isolante , et le mettant en contact avec l'épiderme humide. Il en survenait aussi quand j'éloignais le nerf de la cuisse. Ici la chaîne se composait de substances hétérogènes, savoir de nerf, de muscle et de peau. Deux de ces élémens peuvent être considérés comme électro-moteurs, et le troisième comme conducteur. Il s'établit un courant électrique, et la force nerveuse du nerf est l'électromètre, puisqu'elle détermine des convulsions, quand elle vient à être excitée par suite du courant électrique. Toutes les fois, au contraire, qu'on se contente de renverser le nerf sur le muscle dépouillé de la peau, il n'y a que deux substances, dont l'une touche l'autre en deux points, mais entre lesquelles manque un troisième corps qui les réunisse à la façon d'une chaîne. On peut considérer la circonstance suivante comme condition générale de la production de convulsions par des causes galvaniques. Il faut trois choses pour que ces convulsions se manifestent dans la chaine : deux électromoteurs et un conducteur qui les unisse. Ces électromoteurs peuvent être des parties animales hétérogènes, vivantes ou non vivantes, telles que nerf et muscle, muscle et peau, etc. Une troisième partie animale peut aussi servir de conducteur, et il importe peu qu'elle soit homogène avec l'un des électromoteurs animaux. Un lambeau de nerf, plus un muscle et un nerf unis organiquement ensemble, forment déjà une chaîne ; mais le muscle et le nerf, en connexion organique l'un avec l'autre, n'en forment point une sans le concours d'un troisième corps, qui soit homogène ou hétérogène avec eux. Un nerf qu'on renverse vers un muscle ne détermine pas de convulsions, tandis qu'il en provoque si on le renverse sur la peau encore existante. Mais si le troisième corps, quoique homogène avec l'un des deux, le nerf ou le muscle, n'a pas de liaisons organiques avec lui, il peut dès-lors se comporter comme élément de la chaîne, et, par exemple, faire naître des convulsions ; ce qui arrive quand on touche à la fois ce nerf et le muscle avec un lambeau, soit de nerf, soit de chair musculaire.

Quand les électromoteurs sont des métaux, le nerf et le muscle organiquement liés ensemble jouent le rôle de conducteur et d'électromètre en même temps : de conducteur, parce qu'ils sont humides ; d'électromètre, parce que la force nerveuse détermine des contractions sous l'influence de l'irritation due au fluide électrique. Ils sont ici électromètre de la même manière que l'est, dans des circonstances analogues, un électromètre non animal, par exemple un multiplicateur magnétique. Mais les électromoteurs peuvent aussi être des parties animales ; le nerf et le muscle organiquement unis ensemble peuvent, en leur qualité de substances hétérogènes, le devenir tout aussi bien que deux parties animales hétérogènes privées de vie ; seulement, comme ils jouissent de la vie, ils sont en même temps électromètre par l'irritation que la force nerveuse éprouve à la suite de l'excitation électromotrice.

Dans les convulsions qui ont lieu sans chaîne, par l'application au nerf de l'un des deux métaux hétérogènes qui se touchent, ou par celle d'un seul métal, il faut considérer le nerf comme simple électromètre indiquant la tension électrique survenue dans les métaux hétérogènes ou même dans le métal homogène (par thermo-électricité).

Après avoir exposé les conditions les plus générales et les plus simples dans lesquelles le galvanisme détermine des contractions musculaires, il reste à parler de la manière dont les parties animales se comportent à la fermeture de la chaîne, à son ouverture, et pendant qu'elle est fermée. Si l'on emploie le métal positif pour l'armature du nerf, et le métal négatif pour celle du muscle, les convulsions ont lieu, la plupart du temps, à l'instant où l'on ferme la chaîne, et il n'y en a pas, ou du moins elles sont beaucoup plus faibles, quand on l'ouvre. La même chose arrive lorsque l'on met le métal positif en rapport avec l'extrémité centrale du nerf, et le métal négatif avec une partie de ce même nerf plus rapprochée des muscles. Cependant il y a différens états de l'excitement dans lesquels ces phénomènes subissent des modifications ; ainsi, quand les parties animales jouissent encore de leur maximum

d'irritabilité, les convulsions accompagnent la fermeture de
la chaîne, si le nerf est armé négativement, et son ouverture,
si le nerf est armé positivement; quand l'irritabilité diminue
peu à peu, au point de finir par s'éteindre, l'armature négative du nerf ou de son extrémité centrale détermine les
convulsions au moment de la séparation, et l'armature positive les fait naître au moment de la fermeture; l'état intermédiaire est celui dans lequel les convulsions d'ouverture et
de fermeture sont semblables, quelle que soit l'armature.
Cependant, d'après Pfaff, l'événement dépend beaucoup des
expériences qui ont déjà été faites auparavant: si, par exemple,
la chaîne demeure quelque temps ouverte pendant que le
nerf est armé négativement, le rapport ne se renverse point(1).
Marianini et Nobili ont, dans ces derniers temps, fait de nouvelles recherches sur cet objet. L'antagonisme que Ritter
avait admis entre les fléchisseurs et les extenseurs, sous le
rapport de la réceptivité pour l'irritation galvanique, ne s'est
point confirmé.

Les muscles demeurent en repos dans la chaîne fermée,
et leur excitabilité seule subit un changement. Pfaff a reconnu
que les chaînes fermées exerçaient une action déprimante ou
exaltante, suivant le mode de répartition des métaux aux
muscles et aux nerfs. Lorsqu'une Grenouille préparée se
trouve dans une chaîne où le métal positif (zinc) forme l'armature du nerf, l'irritabilité diminue plus rapidement qu'elle
ne le fait dans une autre cuisse de Grenouille située hors de
la chaîne, et, suivant Pfaff, un quart d'heure de séjour dans une
pareille chaîne suffit pour diminuer l'irritabilité, même la plus
énergique, à tel point que les excitans les plus forts ne puissent plus la faire réagir. La chaîne agit tout autrement, à ce
qu'il assure, lorsque le métal négatif (cuivre) est appliqué au
nerf; au bout de quelque temps, l'irritabilité se trouve portée

(1) Gehler, *Physikalisches Wœrterbuch*, t. IV, P. II, p. 724.

à son maximum d'intensité, de manière qu'à l'ouverture de la chaîne les muscles sont quelquefois frappés d'un violent tétanos.

Ce qui prouve que, dans l'excitement produit par le galvanisme, les muscles ne se comportent pas seulement comme conducteurs d'électricité, c'est que, quand on applique les deux armatures au nerf, de manière à occasioner un courant qui le traverse dans le sens de son épaisseur, ce nerf détermine bien des convulsions, mais qu'un nerf contus ou ligaturé, qu'on arme au dessus du point lésé, n'agit plus à travers ce même point. On voit donc qu'une contusion ou une ligature humide l'empêche d'être conducteur du principe actif. Cependant il n'en est pas moins bon conducteur de l'électricité qu'auparavant; car, si on l'arme au dessus et au dessous de la ligature, le courant électrique passe à travers le point entouré par le lien, et le principe nerveux détermine alors la convulsion dans la portion du nerf comprise entre la ligature et le muscle, parce que cette portion est excitée par le courant électrique, ou se trouve comprise dans la chaîne. Humboldt a observé une circonstance remarquable, c'est que, pour que l'armature d'un muscle et de son nerf préalablement lié excite des convulsions au dessus du point de la ligature, il faut de toute nécessité que le nerf soit encore libre depuis ce point jusqu'à son entrée dans le muscle; car, si on le lie au moment même où il pénètre dans le muscle, puis qu'on arme ce dernier et le nerf au dessus de la ligature, il n'y a point de convulsions; mais celles-ci ont lieu dès qu'on dissèque une certaine étendue du cordon nerveux, et elles cessent également, bien qu'on ait laissé un bout du nerf libre entre la ligature et le muscle, si l'on entoure ce bout de chair musculaire, d'éponge mouillée ou de métal. Il semble donc que, dans ce cas, le nerf doive être isolé entre la ligature et le muscle.

Les convulsions sont d'autant plus fortes, dans toutes les expériences tentées sur des Grenouilles, que le bout du nerf

qui se rend à un muscle a plus de longueur. Cette remarque
a été faite par Pfaff. En outre, les effets ont toujours lieu dans
la direction des ramifications du nerf ; il y a impossibilité ,
avec la simple chaîne , de déterminer , par le moyen d'un
nerf armé seul , des convulsions dans des muscles qui reçoivent à une plus grande hauteur des branches de son
tronc, tandis que, dans le cas d'armature d'un tronc nerveux,
on voit constamment entrer en convulsion tous les muscles
qui reçoivent des filets de lui au dessous du point armé. En
armant un tronc , on arme nécessairement toutes les fibres
déjà préformées en lui et qui passent dans les branches. Et
comme les fibres primitives des branches ne s'anastomosent
point ensemble dans le tronc qui les renferme , l'irritation
d'une branche ne peut pas non plus réagir sur les filets musculaires situés plus haut. Cependant l'action des nerfs dans la
direction de leurs ramifications tient peut-être aussi à ce
que les nerfs des muscles ne propagent le principe nerveux
ou son mouvement que dans le sens du centre à la circonférence. Du reste , l'intensité de la convulsion d'un muscle dépend toujours du nombre de ses fibres qui sont comprises
dans la chaîne; aussi n'a-t-elle jamais moins de force que
quand le muscle seul se trouve renfermé dans la chaîne, et ne
l'observe-t-on même alors que dans la partie de ce muscle
dont les branches nerveuses sont exposées au courant.

D'ailleurs , tout changement dans la statique du fluide électrique paraît devenir une cause d'excitation du principe des
nerfs ; car , d'après Marianini , on parvient à faire naître des
convulsions non seulement en ouvrant et fermant la chaîne,
mais encore en dérivant une partie du courant de la cuisse de
Grenouille , et suivant Erman , de nouvelles convulsions surviennent, la chaîne étant fermée , lorsqu'on replie le nerf
sur lui-même de telle façon qu'il se touche en des points nouveaux de son étendue.

Ritter et autres ont remarqué que, pendant l'extinction de

l'irritabilité dans les parties séparées du tout , cette extinction n'a pas lieu dans tous les points des nerfs simultanément, mais procède peu à peu de l'extrémité cérébrale à l'extrémité périphérique.

Quelques observation faites par moi , en 1831 , ont ouvert un nouveau champ aux expériences galvaniques sur les Grenouilles. Ces observations ont appris qu'il y a certains nerfs allant à des muscles par lesquels on ne peut, en les armant , déterminer aucune convulsion dans ces derniers. Telles sont les racines postérieures des nerfs rachidiens , qui se montrent absolument insensibles à une irritation galvanique modérée , tandis que les racines antérieures de ces mêmes nerfs y sont extrêmement sensibles , et que , quand on les arme d'une manière immédiate , elles provoquent les plus violentes convulsions dans les muscles auxquels les nerfs aboutissent. Pour exécuter ces expériences, on ouvre le rachis des Grenouilles dans sa moitié inférieure , on met la moelle épinière à découvert , on soulève doucement , avec une aiguille, l'une des racines postérieures des nerfs destinés aux membres postérieurs, et on la coupe, à l'aide de ciseaux très-fins , immédiatement au niveau de la moelle : on pose alors la racine détachée sur une très-petite plaque de verre, afin de l'isoler , et l'on en arme l'extrémité avec une plaque de zinc et une plaque de cuivre , qu'on joint ensemble de manière à établir un circuit. Jamais il ne survient de convulsions , tandis qu'on en observe en opérant ainsi sur les racines antérieures. On peut même faire agir une petite pile galvanique sur l'extrémité des racines postérieures , sans qu'il survienne de convulsions. On conçoit qu'il ne faut pas que la pile soit trop forte , ainsi qu'elle l'a été dans les expériences de Seubert , sans quoi le fluide électrique saute sur les racines antérieures , comme sur un conducteur humide avec lequel les postérieures seraient unies , et il peut survenir des convulsions. J'ai montré aussi que l'armature simple du nerf lingual ne détermine point de convulsions, tandis que celle du grand hypoglosse en provoque toujours. Ces dernières expériences ont été faites sur des Mammifères. D'autres ont appris que les nerfs qui n'occasionent pas de convulsions dans les muscles par le fait de leur simple armature, sont des nerfs de sentiment. On conçoit d'ailleurs qu'il peuvent, à titre de parties animales humides, agir comme conducteurs de l'électricité. Ainsi, par exemple, des convulsions surviennent quand on arme d'un côté le nerf lingual et d'un autre côté la langue, ou lorsqu'on applique l'armature sur la racine postérieure d'un nerf rachidien et sur les muscles, cas dans lequel le nerf se comporte comme conducteur, et non comme partie vivante. De ces expériences découle un résultat remarquable, c'est que certains nerfs qui ont des liens organiques avec des nerfs de muscles, n'agissent cependant point sur les muscles par le moyen du principe nerveux, quand ils viennent à subir l'excitation galvanique, ce qu'on peut expliquer de deux manières, ou parce qu'il n'y a que les nerfs moteurs qui possèdent la faculté vivante d'exciter les muscles, ou parce que ces nerfs n'amènent aux muscles que les effets centrifruges du principe nerveux, tandis que ceux du mouvement ne font que conduire des effets centripètes au cerveau et à la moelle épinière.

Quant à l'action du galvanisme sur les organes des sens, il a été reconnu que le fluide électrique produit des sensations différentes en eux, et dans chacun le genre de sensation qui lui appartient en propre.

Personne n'ignore qu'on éprouve une saveur particulière quand on vient à armer la langue. Cette saveur est aigrelette lorsqu'on pose une plaque de zinc sur le bout de l'organe, et une pièce d'argent sur sa partie postérieure ; elle est âcre ou alcaline quand on renverse les métaux. Ce phénomène peut même être produit à l'aide d'un seul métal et d'un excitateur humide, comme dans l'expérience suivante de Volta. Qu'on emplisse uu gobelet d'étain d'eau de savon , d'eau de chaux , ou même d'une lessive médiocrement chargée ; qu'on prenne ce gobelet d'une seule main, ou avec les deux mains, et qu'on mette le bout de la langue en contact avec le liquide; à l'instant même on éprouve la sensation d'une saveur aigrelette (1). Pfaff fait remarquer qu'il semble résulter de cette expérience que la saveur occasionée par le galvanisme ne dépend pas de l'acide et de l'alcali réunis, l'un au pole positif, l'autre au pole négatif , par suite de la décomposition du chlorure de sodium contenu dans la salive. En effet , il serait impossible ici que le contact de la langue avec une liqueur alcaline donnât lieu à une saveur acide. La saveur provoquée par le galvanisme tient, comme toute autre, à la réaction spécifique des nerfs gustatifs , de sorte qu'elle n'est qu'un état subjectif de ces nerfs, hors desquels elle n'a point de cause matérielle.

On a peu remarqué , jusqu'à présent, les odeurs particulières provenant de l'application du galvanisme à l'organe olfactif. Cependant Ritter (2) en a observé, et l'on sait aussi que l'électricité excitée par le frottement porte l'odeur du phosphore.

Dans l'œil , le galvanisme provoque la sensation particulière du nerf optique, celle de la lumière. Il faut, à cet effet, faire passer un léger courant galvanique à travers l'œil, en appliquant les deux métaux sur des parties humides qui avoisinent l'organe. Ritter et Purkinje ont expliqué la manière dont les sensations des couleurs sont produites dans l'œil. Nous n'en sommes plus au temps où l'on considérait ces apparitions de lumière comme le résultat d'un dégagement de matière lumineuse ; car , s'il en était ainsi , la lumière dégagée aurait la propriété d'éclairer , et l'on devrait pouvoir , avec son secours, distinguer les objets dans l'obscurité; mais c'est

(1) GEHLER, *loc. cit.*, t. IV, P. II, p. 736.
(2) *Beitraege zur nachern Kenntmiss des Galvanismus*, p. 160.

ce qui n'a point lieu. La sensation de lumière n'est ici que la réaction ordinaire du nerf optique, qui, sous l'influence d'une irritation quelconque, mécanique aussi bien qu'électrique, sent la lumière comme un état de lui-même, c'est-à-dire comme un état purement subjectif, comme une qualité inhérente à la sensation. Le plaisir et la douleur sont également des qualités ou des états d'autres nerfs, savoir de ceux du toucher. Quant au nerf optique, il n'est apte qu'à sentir la lumière et les couleurs, et il n'est point susceptible, d'après Magendie, d'avoir la sensation de la douleur. Cette manière d'envisager la nature des apparitions lumineuses provoquées par le galvanisme, théorie qu'établissent sur des bases inébranlables les belles recherches de Purkinje relativement à la vision subjective, et les expériences que j'ai faites moi-même en très-grand nombre, est professée aussi par des physiciens du premier rang. Pfaff, par exemple, s'exprime de la manière suivante à l'égard du phénomène : « Des irritations de la nature la plus diversifiée, no-» tamment certaines irritations mécaniques qui agissent sur » l'œil, produisent, dans le nerf optique, la sensation spéci-» fique par laquelle il réagit, des phénomènes de lumière » sous diverses formes, tels que éclairs, etc. »

Si l'électricité fait naître dans l'œil l'état du nerf optique qui constitue la sensation de lumière, elle produit aussi dans l'oreille celui du nerf auditif qui constitue la sensation du son. Volta, un jour que ses oreilles se trouvaient comprises dans la chaîne d'une pile de quarante paires de plaques, éprouva un ébranlement dans la tête au moment où le circuit fut fermé, et quelques instans après, il entendit un sifflement et un bruit saccadé, semblable à celui que produirait une matière visqueuse en ébullition ; le phénomène dura tant que le circuit demeura fermé (1). Ritter entendait, au moment de la fermeture de la chaîne, quand ses oreilles se trouvaient de-

(1) *Philos. Trans.*, 1800, p. 427.

dans , un son correspondant à *sol* ♯ ; s'il n'avait qu'une seule oreille dans la chaîne , le pôle positif lui faisait entendre un son plus grave que ce *sol* ♯ , et le pôle négatif un son plus aigu.

II. Changement que les irritations impriment à l'irritabilité.

Jusqu'ici nous n'avons examiné que les phénomènes qui surviennent sous l'empire des irritans. Il faut maintenant porter nos regards sur les changemens que subissent les forces elles-mêmes. Toutes les influences irritantes qui, en modifiant la matière des nerfs , déterminent des manifestations de leurs forces, peuvent changer aussi l'irritabilité. Une réaction quelconque entraîne une consommation des forces existantes, puisqu'elle ne saurait avoir lieu sans un changement dans la matière; et plus l'irritation dure long-temps, plus aussi ce changement est considérable. Dans l'état de santé, l'excitement n'est jamais assez fort pour amener un violent changement de matière, qui lèse d'une manière sensible l'aptitude à produire des phénomènes de vie. La reproduction incessante, la réparation des déperditions matérielles par le travail de la nutrition, effacent les changemens journaliers. Mais, quand l'excitement devient plus fort , la reproduction ne suffit bientôt plus pour couvrir les pertes, et l'excitement peut aller jusqu'au point d'épuiser la somme des forces existantes. Ces particularités, dont l'exercice du mouvement musculaire , des facultés génératrices et des fonctions intellectuelles nous fournit chaque jour des exemples, ont lieu aussi dans le cas d'application immédiate des stimulans aux nerfs. Lorsqu'on galvanise un nerf pendant long-temps, les réactions faiblissent de plus en plus ; elles finissent par se réduire à rien , et il faut un certain laps de temps pour qu'elles puissent se reproduire , il faut que la force nerveuse se répare par le contact avec le sang. Il en est de même des sensations. Plus on fixe long-temps une image colorée, plus elle devient sale; un moment arrive même où elle disparaît dans le gris ; c'est que la force de réagir va toujours en diminuant dans le point sur lequel frappe la lumière, et que ce point finit par ne plus voir du tout. Dans tous ces cas, l'irritabilité est épuisée par l'excitement, et non par l'action spéciale des excitans. Elle peut aussi, ce que Brown ne croyait pas, mais ce qui a été reconnu surtout par la théorie du contro-stimulus, elle peut être épuisée par des influences, sans excitement préalable, lorsqu'une puissance étrangère s'établit immédiatement aux dépens des combinaisons organiques, et qu'elle anéantit les nerfs, avec la force nerveuse. C'est ainsi qu'agissent l'électricité dans la foudre, la compression et la contusion des nerfs et de leurs fibres primitives, l'action, sur ces organes, de substances chimiques, qui détruisent leur état organique et les décomposent, comme les acides minéraux, les sel smétalliques, l'acool à l'état de concentration.

Si cette action porte sur tous les nerfs à la fois, comme celle de la foudre ou d'une très-forte batterie électrique, ou si un nerf vient à être tiraillé dans toute sa longueur, l'irritabilité est détruite, ou dans l'organisme entier, ou dans le nerf entier ; si elle ne s'exerce que sur un point du nerf, comme celle des caustiques, des corps comprimans ou contondans, il n'y a non plus que ce point qui soit frappé de paralysie ; les portions du nerf comprises entre la contusion et le muscle conservent leurs forces motrices.

La chaleur et le froid qui, à un certain degré et pendant un certain laps de temps, sont stimulans, deviennent déprimans dès qu'ils agissent très-long-temps et avec un haut degré d'intensité.

Le froid, qui peut, tout aussi bien que la chaleur, déterminer l'inflammation et la gangrène, engourdit les membres, ou les prive de sentiment et de mouvement. Cet effet peut être ou local ou général. La chaleur locale, insuffisante pour amener l'inflammation et la gangrène, ne paraît pas engourdir les membres ; mais une chaleur qui agit d'une manière générale et soutenue a aussi pour effet d'affaiblir les fonctions nerveuses.

Certaines influences n'occasionent la destruction qu'après avoir préalablement provoqué une irritation de faible durée. C'est ce qui arrive quand les nerfs éprouvent une contusion, ou sont traités par des alcalis. Les mêmes phénomènes d'irritation s'observent, d'une manière plus prononcée encore, à la suite de la plupart des narcotiques, dont l'effet principal semble être de modifier la composition matérielle des nerfs, et, quand ils agissent avec beuacoup d'intensité, d'anéantir la force nerveuse.

Une série entière de substances possédent, quand elles sont à l'état de dissolution, le pouvoir d'exercer une certaine influence sur les forces des nerfs, et de les détruire, sans qu'elles-mêmes se comportent d'une manière particulière à l'égard d'autres réactifs chimiques, ou sans qu'elles soient douées de causticité et capables de détruire les combinaisons organiques en général. Ce sont celles auxquelles on donne le nom de narcotiques. Toutes ces substances altèrent la composition matérielle des nerfs. Les unes sont plutôt irritantes que déprimantes à faible dose, telles que l'opium et la noix vomique ; mais toutes, à haute dose, sont déprimantes sur-le-champ, par altération. Tout porte à croire, et il y a même nécessité d'admettre, que l'effet résulte d'une modification imprimée à la matière nerveuse, qui échappe à nos sens et aux moyens d'appréciation de la chimie; cette modification ne se manifeste que par la perte des forces nerveuses, et le nerf que des narcotiques ont tué présente encore toutes les qualités antérieures du nerf sain, du moins lorsqu'on opère avec des narcotiques purs à l'état de dissolution aqueuse, par exemple avec de l'opium.

Mais, avant d'entrer dans l'examen spécial des effets que les substances narcotiques déterminent, il faut rechercher

s'il n'existe pas aussi des substances qui exaltent l'irritabilité
des nerfs.

A. *Irritations intégrantes.*

Des expériences déjà anciennes avaient rendu très-vraisemblable qu'il y a beaucoup de substances qui exaltent l'irritabilité des nerfs, et la médecine attendait un précieux résultat de ces recherches. Mais l'énergie plus grande que l'action galvanique déploie quand les nerfs ont été arrosés avec
une dissolution de chlore ou d'alcali, ne prouve pas que l'irritabilité de ceux-ci soit accrue par ces liquides; tout ce qu'on
peut conclure de là, c'est que l'action galvanique est plus
forte. Pfaff (1) a prouvé aussi, par des expériences, que la
plupart des substances dont il s'agit ici n'agissent point en
déterminant une exaltation de l'irritabilité, et qu'elle ne font
qu'accroître l'irritant galvanique lui-même dans la chaîne où
on les fait entrer, l'irritabilité restant d'ailleurs au même
degré. Les liquides dont il vient d'être parlé se bornent donc
à agir avec plus de force que l'eau, qui, du reste, est nécessaire, à titre de conducteur, pour que l'action galvanique
s'accomplisse. Aussi, la médecine a-t-elle cessé d'espérer la
découverte de moyens propres à accroître la force des nerfs;
il n'en existe de tels que dans les manuels de matière médicale.

Quant aux stimulans proprement dits, on en connaît un assez grand nombre, comme le camphre, les préparations am-
moniacales, l'électricité, et ces moyens sont excellens lorsque les forces nerveuses, simplement affaiblies, sans être
épuisées, ont besoin qu'on les ranime. Ils excitent, ils déterminent une stimulation nerveuse; mais ils n'accroissent pas la
force de l'irritabilité. La force nerveuse n'augmente que par
les mêmes procédés qui la reproduisent sans cesse, c'est-
à-dire par l'assimilation, qui est une reproduction incessante

(1) *Nordisches Archiv,* t. I, p. 17.

de toutes les parties et de l'organisme entier. Des stimulans sont donc utiles dans le cas d'affaiblissement d'une partie du système nerveux , non pas parce qu'ils rendent l'irritabilité plus forte , car ils n'ont point ce pouvoir, mais parce qu'une partie stimulée fait plus vivement appel aux moyens reproducteurs, et parce qu'ainsi elle répare plus facilement ce qui lui manque. Telle est l'idée que je me forme de l'efficacité des stimulans dans les maladies nerveuses, et, sous ce rapport, c'est à la chaleur qu'il faut surtout s'en tenir, car la chaleur est la cause qui imprime le premier élan à la production des parties par la force préexistante du tout. Voilà pourquoi l'application du feu, ou celle d'un moxa qui brûle avec lenteur , ou mieux encore l'exposition prolongée au voisinage d'une bougie allumée, est ce qu'il y a de plus réellement efficace dans les paralysies commençantes, les névralgies , la phthisie dorsale, etc. (1).

B. Irritations altérantes.

Ici se rangent les narcotiques, qui , en même temps qu'ils irritent, semblent décomposer la matière nerveuse. L'altération qu'ils impriment à la composition matérielle des nerfs fait que la médecine les emploie quelquefois avec avantage , à petites doses , dans les paralysies , soit pour faire disparaître des changemens matériels subtils que ces organes ont subis, soit pour fournir à la nature l'occasion d'y porter ellemême remède. A dose plus forte, ils exercent une action immédiatement destructive.

Le changement que les nerfs éprouvent quand on applique le poison directement sur eux, a lieu sans le moindre signe d'irritation ; il est porté peu à peu, et sans nulle convulsion, jusqu'à la paralysie. Humboldt a cependant observé que la teinture d'opium provoquait des convulsions ; mais je n'ai

(1) Consultez J. GUYOT, Traité de l'incubation et de son influence thérapeutique , Paris , 1840, in-8.

jamais vu rien de semblable succéder à l'application de la
dissolution aqueuse d'opium, de la strychnine, de l'extrait
alcoolique de noix vomique sur les nerfs mis à nu d'un Lapin,
d'une Grenouille, d'un Crapaud, et je ne crois pas qu'un
narcotique employé de cette manière détermine jamais de
convulsions, quand il n'agit pas sur les nerfs par la moelle épinière et le cerveau. La strychnine n'en fait même pas naître
lorsqu'on la répand, sous forme pulvérulente, à la surface de
la moelle épinière d'une Grenouille; elle n'en provoque
qu'autant qu'elle pénètre dans la masse du sang, altère ce liquide, et agit ainsi par lui sur le prolongement rachidien,
puis sur l'encéphale. Aussi, toutes les fois qu'un animal a été
empoisonné avec de l'opium ou avec de la strychnine, les
convulsions de ses membres cessent aussitôt qu'on coupe les
nerfs. De même si, avant d'empoisonner un animal avec de
l'ipo, ou avec de l'angusture, on détruit une portion de sa
moelle épinière, toutes les parties qui reçoivent leurs nerfs
de cette région désorganisée, demeurent exemptes de convulsions. Il résulte incontestablement de là que les narcotiques ne provoquent pas les convulsions par eux-mêmes, en
agissant immédiatement sur les nerfs, et qu'ils ne donnent
lieu à ce phénomène que par l'intermédiaire de la moelle
épinière et du cerveau.

C'est une tout autre question que celle de savoir si les poisons narcotiques ne peuvent pas par eux-mêmes épuiser l'irritabilité des nerfs, en exerçant, sur ces organes, une action
analogue à celle des irritans chimiques. Ce problème n'a point
été séparé du précédent par les auteurs; mais on a eu tort de
vouloir les résoudre en même temps l'un que l'autre. La manière d'agir la plus ordinaire des poisons narcotiques, quand
ils paralysent la faculté sensitive et la faculté motrice des
nerfs, consiste à passer dans le sang, puis de là au cerveau,
à la moelle épinière, et enfin aux nerfs. Un autre mode d'action, de leur part, plus lent que le précédent, et qui en est peut-

être isolé , consiste à détruire localement la force nerveuse.

1. Mode d'action des poisons narcotiques par le sang.

Jadis on admettait fréquemment que les phénomènes généraux qui surviennent dans le cas d'empoisonnement par l'application locale de substances narcotiques, tiennent à la propagation de l'état morbide par les nerfs. C'est en ce sens que Dupuy et Brachet ont dit récemment encore, depuis même la substitution d'idées plus justes à l'opinion erronée de nos devanciers , qu'on ne peut point empoisonner des animaux avec des substances vénéneuses introduites dans leur estomac, lorsqu'on a préalablement coupé la paire vague des deux côtés. C'est là une assertion dénuée de fondement ; car, dans les nombreuses expériences que j'ai faites de concert avec Wernscheidt, je n'ai pas observé la moindre différence, quant à l'époque de la manifestation des phénomènes d'empoisonnement, soit que les nerfs fussent demeurés intacts , soit qu'ils eussent été coupés auparavant. Il est bien démontré aujourd'hui que les accidens de l'intoxication tiennent à l'introduction du poison dans le sang par voie d'imbibition (1). Nous devons à Fontana les premières preuves à l'appui de cette théorie des empoisonnemens. Il a fait des expériences avec le venin de la Vipère , le ticunas, l'eau distillée de laurier-cerise et l'oqium. Toutes ont eu pour résultat que ces poisons et autres semblables ne produisent leurs effets généraux qu'autant qu'ils pénètrent dans la masse de sang, et n'exercent sur les nerfs qu'une influence purement locale. Brodie coupa tous les nerfs des pattes de devant d'un Lapin, dans l'aisselle, et répandit du woorara dans une plaie faite à la patte; l'action du poison n'en eut pas moins lieu. Il établit une forte ligature sur l'un des membres postérieurs d'un autre Lapin , sans y

(1) Voyez le Mémoire de M. Orfila sur l'empoisonnement par l'arsenic, le tartrate de potasse antimonié , etc. (*Mémoires de l'Académie-royale de médecine*, Paris, 1840, t. VIII, in-4.).

comprendre les principaux nerfs , et introduisit du woorara dans une plaie pratiquée à la patte ; l'effet demeura nul jusqu'au moment où il dénoua la ligature , mais alors l'empoisonnement se manifesta sur-le-champ (1). Wedemeyer a fait des expériences avec de l'acide cyanhydrique tellement concentré, que, mis en contact avec l'œil ou autres parties du corps, il amenait la mort dans l'espace d'une seule seconde : cependant cet acide si fort ne donnait pas lieu à des effets soudains, quand on l'appliquait immédiatement sur les nerfs (2). Emmert amputa les membres de plusieurs animaux, de telle sorte qu'ils ne communiquassent plus avec le reste du corps qu'à l'aide des nerfs ; un poison porté dans la patte, resta sans effet; il en fut de même quand on le mit en contact immédiat avec les troncs nerveux. C. Viborg a versé près de quatre grammes d'acide cyanhydrique concentré sur le cerveau d'un Cheval mis à nu par la trépanation , sans apercevoir la moindre trace d'effet de sa part (3). Hubbard a bien observé une action très -rapide après le contact immédiat de cet acide avec les nerfs ; mais il avoue lui-même qu'aucun phénomène ne survenait quand il avait soin d'isoler ces cordons en passant une carte au dessous (4). Les expériences de Magendie , de Delille et d'Emmert prouvent aussi que l'admission du poison dans la masse du sang , par résorption et imbibition , s'accomplit avec une rapidité extraordinaire , et Emmert a fait voir que la ligature de l'aorte s'oppose à l'action des substances vénéneuses qu'on injecte dans les veines.

J'ai fait aussi depuis peu quelques expériences au sujet de

(1) *Philos. Trans.*, 1811, p. 178. 1812, p. 107.

(2) *Physiologische Untersuchungen ueber das Nervensystem,* Hanovre, 1817, p. 234.—Comp. EMMERT, dans *Tubing. Blaetter,* 1814; t. II, p. 88. — *Salzb. medic. Zeitung,* 1813, t. III.—MECKEL's *Archiv* , t. I, p. 176. —SCHNELL, *Diss. sistens historiam veneni upas antiar,* Tubingue, 1815.

(3) *Act. reg. soc. med. Hafn.,* 1821, p. 240.

(4) *Philadelph Journal,* 1822, *Aug.*

l'action des poisons sur les nerfs. Je mis à nu les nerfs de la cuisse d'un Crapaud, en ayant soin d'enlever toutes les chairs, afin que les cordons nerveux fussent le seul moyen d'union entre la jambe et la cuisse, et que celle-ci elle-même ne tînt non plus au tronc que par les os. Je plongeai le membre ainsi préparé dans une dissolution d'acétate de morphine et dans une dissolution concentrée d'opium, et je l'y laissai séjourner pendant long-temps. Le tronc ne fut nullement narcotisé ; plusieurs heures même après, il jouissait encore du sentiment et du mouvement dans toute leur intégrité.

De toutes ces expériences, il résulte que la promptitude avec laquelle l'action générale se prononce, dans le cas d'un empoisonnement local, dépend non des nerfs, mais du sang, et que le poison n'agit sur les autres parties qu'après avoir pénétré la masse de ce liquide.

Mais on peut prouver aussi que l'action générale des poisons tient principalement aux organes centraux du système nerveux que le sang empoisonné narcotise. En effet :

1° Les nerfs et les muscles conservent leur irritabilité long-temps encore après la mort causée par empoisonnement.

2° Si, après avoir lié l'artère d'un membre, on fait prendre à l'animal un poison qui détermine des convulsions, on remarque que l'opération n'a pas garanti le membre de participer à l'action générale de la substance vénéneuse. Ce qui prouve que la paralysie du cœur, observée par Wilson chez des Grenouilles qu'il traitait avec l'infusion de tabac ou la teinture d'opium, n'est point la cause de l'action générale du poison, c'est que, comme le dit fort bien Lund, les Grenouilles survivent pendant plusieurs heures à la résection du cœur. Les poumons n'en sont pas non plus la cause; car on ne parvient point à sauver l'animal en entretenant sa respiration par des moyens artificiels. Il faut donc admettre que le cerveau et la moelle épinière ressentent, par la voie de la circulation, les premières atteintes du venin des serpens et de tous les

narcotiques puissans, et qu'en conséquence ces poisons attaquent les sources mêmes de la vie nerveuse. Que l'on coupe
les nerfs d'un membre chez un animal qui a été empoisonné
par l'opium, la strychnine, l'ipo, l'angusture, les convulsions cessent de suite; de même, après la destruction d'une
certaine étendue de la moelle épinière, elles n'ont plus lieu
dans toutes les parties dont les nerfs aboutissent au dessous
du point lésé. L'opium et le venin des serpens paraissent affecter le cerveau et la moelle épinière à un égal degré; la
strychnine, l'angusture et les poisons analogues agissent davantage sur la moelle épinière; car le tétanos et la
paralysie en sont les principaux symptômes, et ces
phénomènes persistent, long-temps encore après la section de la moelle épinière, dans les parties situées au
dessous de la plaie, comme l'a fait voir Backer, tandis qu'en
général la section des nerfs met un terme aux mouvemens
convulsifs. J'ai fait, sur des Grenouilles, une expérience qui
m'a procuré les mêmes résultats, et qui est fort instructive.
Je coupai transversalement tous les vaisseaux et muscles d'une
des cuisses, et les enlevai, en ayant soin de ménager les nerfs;
j'empoisonnai alors l'animal avec de la noix vomique; l'irritabilité fut promptement éteinte dans la patte demeurée intacte, et bientôt on vit survenir les suites ordinaires de l'empoisonnement des Grenouilles par les narcotiques, c'est-à-dire
qu'il suffisait du moindre attouchement pour que l'animal fût
pris tout entier de convulsions : après la cessation de ces dernières dans le restant du corps, les muscles du mollet de la
patte préparée continuèrent encore d'en éprouver dès qu'on
touchait un point quelconque du corps. Ainsi, la patte qui ne re-
cevait plus de sang conservait son irritabilité pour les excitations
partant de la moelle épinière, beaucoup plus long-temps que
l'autre patte, dont les nerfs et les muscles étaient exposés à
l'action du poison lui-même par le sang. On va donc trop loin
quand on dit que les poisons agissent seulement sur les parties

centrales ; leur action porte aussi sur les nerfs eux-mêmes, par l'intermédiaire de la circulation. Les symptômes d'empoisonnement qui ont la moelle épinière pour point de départ, sont des convulsions d'abord, puis la paralysie ; ceux qui partent des nerfs sont, non pas des convulsions, mais l'abolition de l'irritabilité (1).

2. Action locale des poisons narcotiques sur les nerfs.

Autant il est certain que les effets généraux de l'empoisonnement local dépendent du sang, autant il est impossible de révoquer en doute l'empoisonnement local des nerfs eux-mêmes, et c'est là le point sur lequel presque tous les expérimentateurs modernes ont glissé.

Humboldt, Wilson, Brodie ont montré que la teinture d'opium et l'infusion de tabac paralysent le cœur. Humboldt a vu que les battemens de cet organe deviennent d'abord très-rapides, et qu'ensuite ils cessent tout-à-fait ; l'augmentation quils éprouvent doit être mise peut-être sur le compte de la teinture.

La plus évidente de toutes les paralysies nerveuses locales par un poison narcotique est l'agrandissement de la pupille et la paralysie de l'iris qui succèdent à l'instillation d'une goutte de dissolution d'extrait de belladone. Ici le poison pénètre, par imbibition, jusqu'aux nerfs ciliaires, qui se distribuent dans l'iris, et jusqu'à l'iris même. Ce qui atteste que l'effet est purement local, et que l'admission de la substance dans le sang n'y prend pas la moindre part, c'est que l'iris de l'autre œil ne se dilate pas en même temps. On connaît aussi les effets narcotiques locaux de l'opium et de la morphine employés en frictions dans les cas où l'on veut déterminer un effet local, sans en produire un général qui soit bien prononcé. On n'i-

<hr>

(1) Backer, Comment. ad quæst. physiolog., Utrecht, 1830.— Comp. Stannius, dans Muller's Archiv, 1837, p. 223.

gnore pas non plus que les mains sont frappées de paralysie dans les empoisonnemens dus au plomb. Pour mettre cet effet local hors de doute, je détachai dans une grande étendue le nerf crural d'une Grenouille, et je le plongeai dans une dissolution d'acétate de morphine ; au bout de quelque temps, l'extrémité du nerf avait totalement perdu son aptitude à être irritée. La même chose arrivait quand je plongeais des muscles dans une dissolution d'opium, ce qui avait déjà été vu par Humboldt. Je préparais des Crapauds de telle manière que leurs jambes ne tinssent plus au tronc que par les nerfs de la cuisse, et je plongeais ces membres, avec les nerfs cruraux, dans une forte dissolution aqueuse d'opium ; au bout de très-peu de temps les nerfs et les muscles étaient devenus absolument insensibles aux irritations galvaniques et mécaniques.

D'après toutes ces observations, on ne peut douter que les poisons narcotiques n'exercent une action locale sur les nerfs. Il nous reste maintenant à rechercher si les empoisonnemens de cette espèce se propagent au-delà des nerfs et des muscles immédiatement affectés. J'ai fait des expériences qui prouvent que la narcotisation locale des nerfs totalement mis à nu ne se répand pas avec rapidité, et qu'elle demeure bornée à l'endroit où elle a eu lieu.

1° D'abord, les muscles de la jambe et leurs nerfs ne participent point à la narcotisation, quand le nerf principal de la cuisse vient à être narcotisé par l'immersion dans l'acétate de morphine ou la dissolution d'opium. Les irritations mécaniques et galvaniques ne provoquent plus de convulsions lorsqu'on les fait agir sur le bout supérieur du nerf, mais elles en déterminent quand on les applique au bout inférieur et aux muscles de la jambe. Donc, *l'action narcotisante ne s'étend pas du tronc d'un nerf à ses branches.*

2° L'action narcotique exercée sur un point du nerf ne rétrograde point vers le cerveau. J'ai parlé de Crapauds aux nerfs desquels j'avais enlevé toute irritabilité par la narcotisation , sans que les autres parties du corps s'en ressentissent aucunement. Cependant d'autres observations rendent vraisemblable qu'une action rétrograde a réellement lieu peu à peu ; car, toutes les fois que l'inflammation et la gangrène éteignent la force nerveuse sur un point quelconque, les forces nerveuses générales se trouvent frappées peu à peu d'épuisement. Ceci nous apprend à connaître une diversité fort importante dans la manière dont les influences agissent sur les nerfs.

a. Les stimulans qui déterminent des phénomènes nerveux en excitant la force nerveuse , agissent instantanément sur toute la longueur des nerfs , et à travers toutes les fibres qui viennent à être irritées dans un point quelconque. La convulsion survient sur-le-champ dans le muscle, quel que soit le point du nerf qu'on ait irrité entre le tronc nerveux et ce muscle, et la sensation a lieu avec tout autant de rapidité.

b. Les influences qui changent la somme de la force existante , qui l'épuisent , agissent à partir du point sur lequel elles s'exercent, et dans la direction des fibres nerveuses, non pas d'une manière prompte et immédiate , mais peu à peu , attendu que les forces de la portion malade et de la portion saine des nerfs se mettent en équilibre ensemble, et que l'état local provoque des symptômes généraux. Ainsi la perte de transparence d'un œil amène peu à peu l'atrophie du nerf optique , qui succède également à l'atrophie d'une des couches optiques. Ainsi la phthisie dorsale fait des progrès de bas en haut. Ainsi, enfin, une lésion violente d'un nerf apporte des changemens dans la moelle épinière entière , et amène le tétanos.

III. Dépendance dans laquelle les nerfs sont du cerveau et de la moelle épinière.

Jusqu'à quel point la libre communication des nerfs avec le cerveau et la moelle épinière est-elle nécessaire au maintien

de leur irritabilité? Les muscles peuvent-ils conserver l'irritabilité sans qu'il y ait communication entre leurs nerfs et
les parties centrales du système nerveux ? On n'a point encore donné une solution complète de ces problèmes, et
c'est à peine même si l'on s'en est occupé quelquefois. On sait
bien qu'après avoir été coupés, les nerfs conservent encore
pendant quelque temps leur irritabilité dans le bout soustrait à l'influence cérébrale, c'est-à-dire qu'ils y demeurent aptes à déterminer des convulsions dans les muscles,
quand on fait agir sur eux des excitans. Mais c'est une
tout autre question que celle de savoir s'ils peuvent conserver à toujours leur irritabilité indépendamment du cerveau. Nysten a prétendu que les muscles des personnes
mortes depuis peu d'une attaque d'apoplexie se contractaient, malgré la paralysie de l'encéphale, lorsqu'on les
soumettait à l'excitation galvanique. Cependant, j'avais de
bonnes raisons pour penser que, si les nerfs restent pendant
un certain laps de temps encore en jouissance de leur faculté,
ils la perdent entièrement après un délai plus long, de sorte
qu'ils sembleraient ne posséder les forces qui leur sont particulières qu'autant qu'ils reçoivent l'influence du cerveau
d'une manière continue et parfaitement libre. En effet, dans
le cours d'expériences faites sur des Lapins, pour étudier la
régénération du tissu nerveux, j'avais observé que le nerf
sciatique, coupé en travers quelques mois auparavant, avait
perdu presque toute aptitude à réagir sur les excitations. Depuis j'ai entrepris à ce sujet, de concert avec Sticker, de
nouvelles expériences, qui ont élevé mes conjectures au rang
de vérité démontrée (1). Afin de prévenir la régénération
du tissu, et pour soustraire plus sûrement le bout inférieur
du nerf à l'influence des parties centrales du système nerveux, nous excisâmes un lambeau tout entier du nerf sciati-

____

(1) Muller, *Archiv*, t. I.

que. Quoique l'expérience n'ait été faite que sur un petit nombre d'animaux, savoir sur deux Lapins et un Chien, elle a fourni des résultats si concordans qu'on peut la regarder comme décisive.

Le premier Lapin fut mis en expérience deux mois et trois semaines après la section du nerf sciatique. Dès que celui-ci fut découvert dans son trajet entre les muscles biceps et demi-tendineux, nous vîmes que, contre notre attente, et à notre grand déplaisir, la continuité du tronc s'était rétablie. Le nerf fut coupé de nouveau au dessous de la cicatrice, opération pendant laquelle, chose remarquable! l'animal jeta les hauts cris, sans éprouver la moindre convulsion, et le bout inférieur fut irrité de manières très-diversifiées, tant à l'aide d'une simple paire de plaques galvaniques, que par des incisions et par le pincement; il n'y eut aucune trace de convulsions.

Nous répétâmes l'expérience de l'autre côté, afin d'établir une comparaison. L'animal témoigna une douleur très-vive pendant la section du nerf, qui amena aussi de violentes convulsions; des convulsions non moins énergiques se manifestèrent ensuite, même sous l'influence de très-faibles irritations, soit que celles-ci agissent sur le nerf lui-même, et c'est du bout inférieur dont je veux parler, soit qu'elles portassent seulement sur les muscles; des phénomènes semblables eurent lieu même après la mort.

Chez le Chien, deux mois et demi s'étaient écoulés depuis la section du nerf, dont les bouts se trouvaient également réunis. L'expérience fut faite de la même manière absolument que sur le Lapin, et elle donna aussi le même résultat, c'est-à-dire que tout pouvoir réactionnaire était éteint dans le nerf. Cependant les muscles continuaient encore de montrer une légère trace de contraction, lorsqu'on y appliquait directement les excitans; mais cette faculté s'éteignit aussitôt après la mort, tandis qu'on pouvait provoquer les convulsions les plus énergiques dans le membre du côté opposé.

L'expérience fut tentée sur le second Lapin cinq semaines après la section du nerf ; un laps de temps si court devait nous rendre plus curieux encore de connaître le résultat. Ici point de substance intermédiaire entre les bouts du nerf coupé ; tous deux étaient légèrement tuméfiés, et ils adhéraient au tissu cellulaire environnant. Cependant la portion enlevée avait environ huit lignes de long, tandis que sa longueur ne s'élevait qu'à près de quatre lignes chez les deux précédens animaux. Ni les irritations mécaniques, ni les agens chimiques (la potasse caustique), ni le galvanisme, ne purent, appliqués aux nerfs, provoquer de contractions dans les muscles; il ne fut même pas possible d'y parvenir en irritant directement les muscles, quoique le Lapin eût d'ailleurs beaucoup de vivacité. Le phénomène, comme on doit bien le penser, se manifesta du côté gauche, tant avant la mort qu'après.

Ces expériences prouvent que la faculté qu'ont les nerfs de déterminer des mouvemens dans les nerfs, et l'irritabilité de ces derniers eux-mêmes, se perdent peu à peu après la cessation de toute communication entre les nerfs et les parties centrales. Cependant elles auraient donné un résultat plus décisif encore, si, au lieu d'une simple paire de plaques, on eût employé une petite pile galvanique pour éprouver l'irritabilité des nerfs et des muscles ; car il n'y avait que cette manière de s'assurer positivement si la faculté était totalement éteinte dans deux des cas. Quoi qu'il en soit, les expériences établissent déjà parfaitement que l'irritabilité ne se maintient pas lorsque la communication entre les nerfs et les parties centrales a été interrompue. On peut aussi en conclure que, quand, après la section d'un nerf, l'irritabilité s'est rétablie dans le bout inférieur de celui-ci et dans les muscles, la cicatrisation avait été assez complète, pour que la faculté conductrice reprît sa voie à travers la cicatrice, et que, dans le cas contraire, il n'y avait eu ni guérison parfaite, ni reproduction du nerf.

CHAPITRE IV.

Du principe actif des nerfs.

Les anciens n'avaient d'idées arrêtées ni sur la nature du principe nerveux, ni sur les lois de son action. Ils donnaient à ce principe le nom d'*esprits nerveux*, et pensaient que, partant du cerveau, il anime les parties organisées en suivant le trajet des nerfs. Après qu'on eut étudié les effets de l'électricité par frottement et les lois de sa propagation, beaucoup de médecins trouvèrent qu'en comparant les nerfs à des appareils électriques, ils donnaient plus de précision à leur manière de concevoir l'action de ces organes. Mais ce ne fut qu'après la découverte du galvanisme qu'on en vint à une application exacte de cette hypothèse et autres analogues. Après la découverte du galvanisme, beaucoup de physiciens, tels que Aldini, Galvani, Humboldt, Fowler et autres, furent tentés de chercher la cause des phénomènes galvaniques dans une force animale inconnue jusqu'alors. Pfaff, Volta et Monro, au contraire, les attribuèrent à une électricité tout-à-fait indépendante du concours des organes animaux, et seulement excitée par la réaction des métaux et de l'humidité. Mais Volta démontra, jusqu'à l'évidence, la nature électrique de l'agent qui se déployait en pareil cas. Et lorsqu'enfin on eut découvert des phénomènes galvaniques ayant lieu dans d'autres corps, sans la coopération de parties animales, il n'y eut plus de doutes sur l'exactitude de l'opinion de Volta. Monro s'était déjà trouvé conduit auparavant, par ses propres expériences, à soutenir que le fluide galvanique qui excite les nerfs, est électrique, qu'il diffère totalement de la force nerveuse, et qu'il n'agit que comme excitateur de cette force, en sorte que c'est celle-ci seule qui détermine les convulsions. Humboldt a conclu de plusieurs expériences, que les nerfs sont entourés d'une atmosphère de sensibilité, parce que, dans le cas de deux bouts nerveux qui ne se touchent pas, l'agent galva-

nique saute de l'un à l'autre, à travers la distance qui les sépare. Aujourd'hui l'on sait que cet espace est rempli seulement
d'une vapeur aqueuse conductrice, et que ce qu'on avait cru
pouvoir regarder comme une atmosphère de sensibilité n'est
qu'un amas de vapeurs, à travers lesquelles l'électricité se propage. C'est en cela précisément que l'électricité et la force
nerveuse diffèrent l'une de l'autre; car la force nerveuse n'a-
git plus à travers un nerf qu'on a lié ou coupé en travers;
tandis que ce nerf n'est pas moins bon conducteur du fluide
électrique qu'auparavant, lorsque le point de la section ou de
la ligature se trouve compris entre deux armatures.

Quoiqu'il soit bien certain maintenant que le galvanisme
n'est point une électricité animale, quelques médecins et
même de grands physiciens n'ont pas cessé d'admettre, entre
l'électricité et la force nerveuse, une certaine analogie qui,
cependant, lorsqu'on y regarde de près, se résout en une
différence des plus prononcées. Les expériences d'Ure et de
Wilson ont surtout donné lieu à de fausses interprétations.
Ure galvanisa le corps d'un pendu, une heure après la mort.
La moelle allongée fut découverte et mise en contact avec un
conducteur métallique, tandis qu'un autre conducteur com-
muniquait avec le nerf sciatique. Les deux conducteurs furent unis ensemble par une pile de deux cent soixante-et-dix
paires de plaques. Tous les muscles du tronc entrèrent en
mouvement, comme chez une personne saisie d'un violent
frisson. La chaîne ayant été formée entre le nerf phrénique
et le diaphragme, ce dernier muscle exécuta des contractions
chaque fois qu'on la fermait, et en promenant le conducteur
de çà et de là sur le pôle, on vit survenir une succession de
secousses, comme dans le cas de respiration difficile : la
contraction du diaphragme et la rémission de ce mouvement
amenaient un soulèvement et un abaissement alternatifs du
ventre, comme si la vie se ranimait dans le cadavre. Les muscles de la face ayant été compris dans le cercle de la chaîne,

ils furent pris d'effroyables mouvemens , qui ressemblaient à ceux qu'excitent les passions. Ces expériences n'ont rien qui les distingue des expériences galvaniques les plus ordinaires, si ce n'est qu'elles ont été faites sur un corps humain. Comme la cause de l'agitation des traits est la contraction des muscles de la face , on doit nécessairement déterminer des espèces de grimaces toutes les fois qu'on excite artificiellement ces muscles , qui d'ailleurs peuvent également être mis en mouvement par une irritation mécanique agissant sur leurs nerfs. L'apparence de respiration quand on ferme périodiquement la chaîne après y avoir compris le diaphragme, n'a rien de surprenant non plus.

On a également attaché trop d'importance aux expériences de Wilson Philip. Ce physiologiste a prétendu qu'en coupant le nerf de la paire vague, sur un Mammifère vivant, et faisant passer un courant galvanique par le bout qui va gagner l'estomac , ce courant contribue à l'accomplissement de la digestion, comme pourrait le faire le nerf lui-même dans son intégrité. En supposant que le fait fût vrai, il ne prouverait point l'analogie du principe nerveux et de l'électricité ; car, après qu'on a pratiqué la section transversale d'un nerf, le bout opposé au cerveau conserve encore pendant quelque temps la faculté de remplir jusqu'à un certain point ses fonctions ordinaires lorsqu'on vient à l'irriter. Mais ceux qui ont répété les expériences de Wilson Philip , n'ont pu arriver au même résultat que lui. Suivant Breschet et Milne Edwards, après la section de la paire vague , la digestion se trouve bien favorisée un peu par un courant galvanique dirigé à travers le bout inférieur , mais en tant seulement que le mouvement de l'estomac est provoqué par-là : aussi ces deux expérimentateurs ont-ils reconnu qu'une irritation mécanique produisait exactement le même effet. Cependant cette dernière explication me paraît non moins erronée que l'autre ; car , ni en irritant mécaniquement la paire vague , ni en se contentant de l'armer sans faire entrer l'estomac dans la chaîne, on ne parvient à déterminer le mouvement de la poche stomacale, sans compter d'ailleurs que ce mouvement ne saurait accomplir la digestion. Les expériences de Wilson sont inexactes ; je les ai répétées avec Dieckhoff, sur toute une série d'animaux, sans remarquer nulle différence, après la section de la paire vague, soit qu'on employât ou non l'électricité.

Si c'était de l'électricité qui agît dans les nerfs, elle ne pourrait demeurer bornée à ceux-ci, puisque le névrilème est humide, et que les parties environnantes le sont également. On a admis aussi par hypothèse que les nerfs joussaient d'un pouvoir isolant. Fechner les compare à des fils métalliques conducteurs entourés de soie. Mais le névrilème précisément est un excellent conducteur du galvanisme, et les nerfs, ainsi que je le ferai voir plus tard, ne sont même pas meilleurs conducteurs de l'électricité que d'autres parties animales humides ; car le courant galvanique ne suit pas nécessairement leurs ramifications, ainsi qu'il arrive au principe nerveux , car ce courant saute avec une égale facilité sur des parties animales voisines, lorsque celles-ci lui offrent une voie plus courte pour se rendre du nerf à l'autre pôle. Enfin une ligature appliquée sur un tronc nerveux arrête le passage du principe nerveux, effet qu'elle ne produit point sur le courant galvanique.

On reconnaît l'électricité aux corps qui l'isolent et à ceux qui la propagent ; tels en sont les seuls caractères. Or, le principe nerveux diffère précisément sous ce rapport. Il ne peut donc point être de l'électricité. Mais d'autres preuves encore sont fournies par les qualités que nous savons déjà appartenir à la force nerveuse.

1° Lorsqu'on arme un nerf avec les deux pôles, ou qu'on fait passer un courant galvanique à travers son épaisseur, le muscle auquel il aboutit entre en convulsion, non pas parce que le galvanisme agit jusque sur lui, mais parce que le courant transversal de ce fluide excite la puissance motrice du nerf, qui n'agit que suivant la direction de ses branches, absolument de même qu'on détermine des convulsions en brûlant le nerf, le cautérisant, ou le pinçant.

2° Si ce n'est pas le nerf lui-même qui communique avec les deux pôles, mais que l'un de ceux-ci seulement soit mis en rapport avec lui, et l'autre avec le muscle, il se produit un courant galvanique, non seulement à travers l'épaisseur du nerf, mais encore du nerf au muscle, entre les deux pôles, et l'effet est alors exactement semblable à celui qui arrive quand on galvanise le muscle lui-même. En pareil cas, on excite la force nerveuse dans tous les points de la longueur du nerf jusqu'au muscle.

3° De là vient aussi qu'il ne s'établit pas de convulsions lorsqu'après avoir exercé une contusion ou appliqué une ligature sur le nerf, on le met en rapport avec les deux pôles, au dessus du point contus ou lié. Ici, le galvanisme passe bien à travers l'épaisseur du nerf, comme dans le premier cas, mais la force nerveuse n'agit plus à travers le point qui a reçu la contusion ou qui supporte la ligature.

4° Cependant le nerf contus ou lié est parfaitement apte à conduire le galvanisme ; pourvu seulement que les armatures soient appliquées au dessus et au dessous du point lésé, le courant galvanique traverse ce point, et provoque des convulsions, parce que la portion encore saine de nerf comprise entre la plaie et le muscle se trouve stimulée.

5° Les nerfs, même alors qu'ils sont tout-à-fait frappés de mort, demeurent conducteurs du galvanisme, à l'instar de toutes les parties animales humides, tandis qu'ils ont perdu l'aptitude à provoquer des contractions dans les muscles.

6° Enfin mes expériences et celles de Sticker démontrent que, quand l'influence vivante des nerfs sur les muscles est abolie depuis long-temps, l'irritation galvanique de la simple chaîne elle-même n'agit plus sur les muscles, et ne donne plus lieu en eux à des convulsions. C'est ce que nous avons vu sur des Mammifères dont , plusieurs mois auparavant, les nerfs avaient été coupés en travers, de telle manière que leurs bouts ne pussent pas se réunir complétement.

La découverte de l'électro-magnétisme a fait connaître les instrumens galvanométriques les plus sensibles. Vavasseur et Beraudi (1) disent avoir observé que des aiguilles implantées dans les nerfs d'un animal vivant, deviennent magnétiques, et attirent la limaille de fer. On prétend que ce phénomène n'a point lieu après la section de la moelle épinière en travers , mais qu'il se remarque après l'inspiration du gaz oxigène. On dit que les nerfs optiques ne magnétisent point les aiguilles qu'on y implante, même après que l'animal a respiré du gaz oxigène. Il en est de même, assure-t-on, après la section et la ligature des nerfs , quoiqu'on prétende avoir observé un faible effet sur les aiguilles, dans des cas où il y avait une distance de quatre lignes entre les deux bouts du cordon coupé. Je n'ai point hésité à répéter ces expériences, et je n'ai pas non plus aperçu ·la moindre trace de magnétisme dans les aiguilles que j'avais implantées.

David a publié, en 1830, des expériences dont le résultat serait que des fils conducteurs, implantés dans un muscle mis à découvert, agissent sur le galvanomètre au moment où l'animal se meut. Suivant lui, lorsqu'on plonge l'aiguille dans un nerf séparé de la moelle épinière , le galvanomètre demeure en repos si l'on met les conducteurs en communication avec cette aiguille, tandis qu'il donne des indices d'électricité toutes les fois qu'on agit sur des nerfs qui sont demeurés en rapport avec le centre nerveux. Ces expériences ne m'ont point réussi, et je les regarde comme de pures illusions. Person n'a pu non plus découvrir d'électricité dans les nerfs à l'aide d'un galvanomètre très-sensible.

(1) *Annali universali di medicina*. Mai , 1829.

Prévost et Dumas (1) ont imaginé une théorie électrique du mouvement musculaire. L'explication qu'ils donnent de la contraction des muscles se fonde sur la supposition que les fibres nerveuses qui marchent transversalement sur les faisceaux musculaires, s'attirent, et par là raccourcissent ces faisceaux, hypothèse fort peu vraisemblable, puisqu'elle forcerait de considérer les innombrables fibres musculaires comme étant réduites à un rôle purement passif. Que l'électricité soit la cause de l'attraction mutuelle des nerfs dans les muscles, c'est encore là une hypothèse. Pour démontrer des courans électriques dans les nerfs à l'aide du galvanomètre, il ne convient pas d'appliquer les fils de cet instrument au nerf et au muscle en même temps ; car une chaîne de substances animales hétérogènes, telles que nerf, muscle et métal, suffisant déjà pour exciter de l'électricité, le galvanomètre décèlerait, dans l'expérience dont il s'agit, non point l'électricité agissant dans les nerfs, mais celle qui a été produite par la chaîne. En conséquence, pour qu'il ne se produise pas d'électricité par l'union du galvanomètre avec le nerf et le muscle, il faut appliquer les fils conducteurs à un nerf seul, et voir si ce nerf, dont la communication avec le cerveau a été respectée, détermine des oscillations de l'aiguille magnétique pendant les mouvemens volontaires; si la chose arrivait, on pourrait être convaincu que l'innervation partie du cerveau est un courant électrique. Mais Prévost et Dumas avouent, que, quand on opère ainsi, on n'observe jamais la moindre déviation de l'aiguille. Ils ont examiné galvanométriquement la paire vague chez des animaux bien portans, et le plexus sciatique chez un animal atteint de tétanos ; jamais la moindre trace d'électricité ne s'est trahie par l'inclinaison de l'aiguille, soit quand on unissait les fils conducteurs avec des parties différentes du nerf non lésé, soit quand on les fixait aux deux bouts d'un nerf coupé en

(1) *Journal de physiologie*, Paris, 1823, t. III, p. 301.

travers. Une aiguille suspendue à un fil de cocon de ver à soie
ne présentait non plus aucun vestige de déclinaison , quand
on la portait au voisinage du muscle et du nerf en action ,
fait dont j'ai constaté moi-même l'exactitude. Pour expliquer cette insensibilité du galvanomètre à l'égard des nerfs,
et écarter ainsi l'une des principales objections qui s'élèvent
contre leur théorie, Prévost et Dumas ont recours à une
nouvelle hypothèse, celle que les nerfs renferment deux courans galvaniques, qui , en se neutralisant , empêchent toute
action sur l'aiguille aimantée. Ils comparent ces deux courans
hypothétiques aux courans électriques qui parcourent en sens
inverses les bras du galvanomètre , et se rencontrent dans le
multiplicateur de l'instrument ou dans les tours des fils conducteurs. Suivant eux, l'aiguille aimantée ressemble au muscle, qui , comme elle, éprouve l'influence des courans opposés. Mais, leur répondrait-on, le galvanomètre réagit pendant
les actions des courans opposés ; pourquoi donc n'y a-t-il
point de réaction avec les doubles courans hypothétiquement
admis dans les nerfs? Ces deux célèbres physiciens ont fait une
expérience remarquable , en essayant de ramener l'irritation
des nerfs par des moyens mécaniques, par des réactifs chimiques ou par des caustiques, à la condition d'un simple phénomène électrique. Comme l'un des plus forts argumens contre
l'admission d'un agent électrique dans les nerfs , est que tous
les excitans, et non pas seulement l'électricité , agissent sur
ces organes , nous devons consacrer une attention spéciale à
cette partie de leur travail. Ils veulent prouver que le feu ,
quand il détermine des convulsions en agissant sur les nerfs,
le fait par l'électricité. Ils fixent deux fils de platine pareils
aux extrémités des conducteurs du galvanomètre , plongent
l'un dans les muscles d'une Grenouille, et mettent l'autre en
contact avec les nerfs, après l'avoir fait rougir au feu : il survient des convulsions , et l'aiguille du galvanomètre éprouve
en même temps une déclinaison. Cette expérience ne prouve

nullement ce qu'on prétend lui faire établir : car deux pièces de métal, dont l'une est échauffée, produisent de l'électricité, tout aussi bien que des métaux hétérogèns ; dès-lors les convulsions et le mouvement de l'aiguille aimantée n'ont rien de surprenant.

Prévost et Dumas ont également voulu montrer que les irritans chimiques qui agissent sur les nerfs, le font par un développement d'électricité. Ils fixent à l'un des conducteurs de galvanomètre un morceau de platine trempé dans du chlorure d'antimoine ou dans de l'acide azotique, et à l'autre conducteur un fragment de nerf, ou de muscle, ou de cerveau : chaque fois qu'on ferme la chaîne, l'aiguille décline. Cette expérience prouve encore moins que l'autre, puisque l'hétérogénéité des substances fait qu'on retrouve ici les conditions générales de l'excitation de l'électricité.

L'expérience suivante est du même genre. Prévost et Dumas fixent aux deux conducteurs du galvanomètre des plaques pareilles en platine, dont l'une supporte un lambeau de chair musculaire fraîche, pesant quelques onces, et détaché d'un animal vivant ; ils plongent les deux conducteurs dans du sang, ou dans une légère dissolution de chlorure de sodium, et l'aiguille aimantée éprouve une déclinaison.

Les expériences les plus récentes sur l'application du galvanomètre sont celles de Person (1). Toutes les tentatives de ce physicien, pour découvrir des courans dans les nerfs à l'aide d'un instrument extrêmement sensible, ont été aussi vaines que celles de Prévost et Dumas. Il mit les conducteurs du galvanomètre en rapport avec la partie antérieure et la partie postérieure de la moelle épinière, chez des Lapins et de jeunes Chats ; il les introduisit dans l'intérieur de plusieurs nerfs épais ; il répéta les mêmes expériences après avoir in-

---

(1) *Sur l'hypothèse des courans électriques dans les nerfs ; Journal de physiologie*, par Magendie, 1830, t. X, p. 216.

jecté de la teinture de noix vomique dans l'abdomen, afin
d'étudier galvanométriquement les convulsions qui naîtraient
de là ; enfin, il essaya aussi sur des Anguilles et des Grenouilles. Jamais il ne put découvrir aucune trace certaine
d'électricité. A ce sujet, il rapporte une observation prouvant
combien on doit se défier des circonstances accidentelles dans
ces sortes d'expériences. Un jour, il mit une goutte d'eau sur
du zinc, pour se convaincre que le galvanomètre était sensible, et, ayant touché cette eau et le zinc avec les bras de
l'instrument, il remarqua des déviations de l'aiguille aimantée : ensuite il mit les fils de platine du galvanomètre en contact avec la moelle épinière d'un jeune Chien, et observa une
déviation de trente à quarante centimètres, mais cette déviation se renversa lorsque le contact eut lieu en sens inverse, ce
qui fit naître le soupçon d'une action électro-chimique à l'un
des fils. En effet, il y en avait une ; car, lorsque Person plongeait les fils dans du sang, ou dans de l'eau, en touchant du
zinc avec l'un d'eux, un courant galvanique s'établissait jusqu'à ce que le petit morceau de zinc fût oxidé. On pourrait re-
procher aux observations faites avec le galvanomètre que cet
instrument indique seulement des courans permanens, tandis
que les contractions musculaires sont des alternatives de resserrement et d'expansion. En effet, quand Person mettait l'un
des fils du galvanomètre en communication avec le conducteur d'une machine électrique, et l'autre avec le sol, il survenait une déviation régulière à chaque tour du plateau, ce
qui n'avait pas lieu quand le courant venait à être converti en
une série d'étincelles. D'après cela, Person répéta plusieurs
de ses observations avec un instrument qui était sensible à
des courans successifs, ou à ce qu'il nomme des courans
instantanés ; mais cet instrument ne put pas non plus lui faire
apercevoir la moindre déviation pendant les contractions
musculaires.

Enfin, Person remarqua qu'il n'est pas nécessaire, pour

exciter des contractions musculaires, qu'un courant galvanique traverse toute la longueur des nerfs. Le même effet a lieu, quelque petit que soit le point du nerf à travers lequel le courant passe pour se rendre d'un pôle à l'autre. Quand on pince, contond ou brûle un nerf, son muscle entre en convulsion ; une ligature, appliquée au dessous du point sur lequel on agit, arrête tout effet. Il en est de même absolument lorsqu'on arme un nerf avec les deux pôles, et qu'on fait passer le courant à travers son épaisseur. A la vérité, on admet ici que le courant galvanique éprouve une déviation dans le sens de la longueur du nerf, parce que les nerfs sont excellens conducteurs de l'électricité. Cependant, Person a très-bien fait voir, ce que j'ai moi-même observé fréquemment, que les nerfs ne sont pas meilleurs conducteurs du fluide galvanique que les muscles et autres parties animales humides, que leur faculté conductrice ne change pas lorsqu'on détruit mécaniquement leur texture, et que le névrilême est incapable d'isoler le courant galvanique. En effet, un courant galvanique qu'on dirige dans un nerf, passe dans les muscles et les parties fibreuses aussitôt que celles-ci lui offrent une voie plus courte. Il faut donc conclure avec Person, ce qui ressort d'ailleurs de toutes les considérations dans lesquelles je viens d'entrer, que, durant la vie, et tant qu'il demeure en possession de son irritabilité, un nerf de mouvement se trouve dans un état tel que tout ce qui amène un changement subit dans la disposition de ses molécules, excite la contraction du muscle placé à son extrémité périphérique, et que les excitations, électriques, chimiques ou mécaniques, se comportent toutes de la même manière à cet égard.

Si les expériences faites avec le galvanomètre ne fournissent aucune preuve en faveur de l'électricité des nerfs, elles ne sauraient non plus démontrer d'une manière rigoureuse qu'il ne se développe point d'électricité dans ces organes; les galvanomètres sont des instrumens trop imparfaits pour cela.

La plupart du temps, lorsqu'une couple de plaques métalliques développe de l'électricité, ils n'agissent plus dès qu'un
des conducteurs ne touche pas le métal lui-même, et ne communique avec lui que par l'intermédiaire d'une goutte d'eau
ou d'un lambeau de chair musculaire. Il est facile de juger,
d'après cela, que, quand bien même de l'électricité agirait
dans les nerfs, ces instrumens n'en révéleraient pas aisément la
présence. Le nerf d'une cuisse de Grenouille est un électromètre bien plus délicat, et cependant il n'indique aucune
action quand, après avoir détaché la cuisse du corps, on le met
en contact avec un autre nerf qu'on irrite.

Quelques partisans de l'hypothèse qui attribue à l'électricité
une action dans les nerfs, se sont fondés sur les Poissons électriques. Mais l'existence de ces organes, construits sur le mo-
dèle d'une pile galvanique, qui, chez les Torpilles, se composent de plaques minces empilées les unes sur les autres et
séparées par une matière différente d'elles, n'est nullement
favorable à l'hypothèse de l'électricité dans les nerfs. Car on
n'observe de phénomènes électriques chez les animaux que là
où il existe des organes spéciaux pour les produire. Or, si
l'électricité était l'agent des nerfs, les Poissons n'auraient pas
besoin d'appareils particuliers, et il ne leur faudrait que de
simples conducteurs. A la vérité, on répète souvent que Co-
tugno, en disséquant une Souris vivante, ressentit une violente commotion chaque fois que la queue de l'animal frappait sa main. Mais ceci n'a aucun rapport avec le sujet dont
nous traitons. En effet, si ce n'est pas déjà sans éprouver une
vive impression qu'on tient entre ses mains des animaux qui
inspirent si généralement de l'aversion, comme une Souris,
une Grenouille, une Araignée, il est facile de comprendre que
la moindre circonstance, la frayeur, ou toute autre cause, pourra
susciter des symptômes nerveux. Mais il n'y a rien de commun entre ces phénomènes et une action électrique des nerfs.
La sensation d'une secousse semblable à celle que détermi-

nerait l'électricité est un phénomène que toute irritation vive détermine également dans les nerfs, et qui a lieu, par exemple, lorsqu'on éprouve une frayeur inopinée, ou quand on se comprime le nerf cubital. Le choc que donne l'électricité n'est pas non plus un coup électrique, mais une sensation développée par l'électricité, et qui peut tout aussi bien être provoquée par une impression mécanique. Kastner nous apprend qu'il lui arrivait souvent, en écrivant, de ressentir de petites secousses dans les doigts. Il y a quelques années, me trouvant atteint d'une surexcitation de l'irritabilité nerveuse, j'éprouvais très-fréquemment ces symptômes, dès que je fatiguais trop ou ma main ou mes doigts.

En résumant tout ce qui a été dit jusqu'ici, on arrive aux résultats suivans :

1° Il n'y a point de courans électriques dans les nerfs pendant les actions vitales.

2° La force électrique est totalement différente de l'électricité.

3° Admettre un courant électrique dans les nerfs, c'est donc se servir d'une expression purement métaphorique, comme lorsqu'on compare l'action de la force nerveuse avec la lumière ou avec le magnétisme.

Nous n'en savons pas plus sur la nature du principe nerveux que sur celle de la lumière et de l'électricité; mais nous connaissons les effets de ce principe presque aussi bien que les propriétés de la lumière et des autres agens impondérables. Quelque différentes que ces forces soient les unes des autres, la question ne s'en présente pas moins ici de savoir si leurs effets dépendent du déplacement d'une matière impondérable, ou seulement d'une impulsion mécanique, c'est-à-dire des ondulations d'un fluide, comme on l'admet pour la lumière, dans l'une des deux théories qui servent à en expliquer les phénomènes. Quelle que soit la plus exacte de ces hypothèses, en ce qui concerne le principe nerveux, peu nous

importe pour l'étude de la mécanique du système nerveux ;
elles n'ont pas plus d'influence à cet égard que par rapport
aux lois de la mécanique de la lumière.

Section seconde.

Des nerfs sensitifs , moteurs et organiques.

CHAPITRE PREMIER.

Des racines sensitives et motrices des nerfs rachidiens (1).

Le fait que les mêmes nerfs président, dans le tronc, au
sentiment et au mouvement à la fois, et que l'une de ces fonctions se trouve quelquefois anéantie par paralysie dans un
nerf, pendant que l'autre persiste, est un des problèmes les
plus importans de la physiologie. Charles Bell eut l'ingénieuse pensée que les racines postérieures des nerfs spinaux,
celles qui sont pourvues d'un ganglion, président au sentiment
seul, que les racines antérieures sont destinées au mouvement, et que les filets primitifs de ces racines, après s'être
réunis en un cordon nerveux, se mêlent ensemble pour sub-
venir aux besoins de la peau et des muscles. Il développa cette
idée dans un petit ouvrage qui n'était point destiné à sortir du
cercle de ses amis (2). Onze ans plus tard, Magendie présenta
la même théorie. Le mérite lui appartient de l'avoir introduite
dans la physiologie expérimentale , pour ce qui concerne les
nerfs rachidiens. Il prétendit , d'après ses expériences , que
la section des racines postérieures fait cesser le sentiment

(1) *Voyez* MUELLER, dans FROREP's *Notizen* , n° 646-647. *Annales des
sciences naturelles*. 1831.

(2) *An idea of a new anatomy of the brain*. Londres, 1811.

seul dans les parties correspondantes, et que celle des racines antérieures n'y abolit que le mouvement. Les résultats qu'il avait obtenus n'étaient qu'approximatifs. Suivant lui, les cordons postérieurs de la moelle épinière et les racines postérieures des nerfs rachidiens président spécialement au sentiment, et les antérieures spécialement aussi au mouvement, bien que ces derniers ne soient pas non plus tout-à-fait dénués de la faculté sensitive. Ainsi, il trouva que l'application du galvanisme aux racines postérieures des nerfs rachidiens, après qu'elles avaient été détachées de la moelle épinière, excitait encore des convulsions, mais très-faibles, dans les muscles, tandis qu'en s'exerçant sur les racines antérieures, cette irritation en déterminait de violentes (1). Ces expériences, exécutées sur des animaux appartenant aux classes supérieures, sont les plus cruelles qu'on puisse imaginer. L'énorme plaie qu'on est obligé de faire pour ouvrir le rachis dans une étendue qui permette de couper les racines de tous les nerfs allant aux extrémités postérieures, suffit déjà pour mettre promptement la vie en danger; elle entraîne une perte de sang considérable, et l'animal périt infailliblement avant qu'on ait eu le temps d'arriver à des résultats convainquans. Aussi, quelque surprise qu'eût occasionée le théorème de Bell, appuyé des expériences de Magendie, on ne songea point à constater l'exactitude de ces dernières. Béclard seul trancha la question, mais d'une manière superficielle et peu propre à satisfaire, en disant : « Les expériences de Ch. Bell, celles

(1) *Comparez Journal de physiologie*, Paris, 1822, t. II, p. 276. — Desmoulins et Magendie, *Anatomie et Physiologie des systèmes nerveux*, Paris, 1825, t. II, p. 777. — *Comparez*. MAGENDIE, *Leçons sur les fonctions et les maladies du système nerveux*. Paris, 1839; — Discussion dans l'Académie royale de médecine sur la distinction des nerfs moteurs et sensitifs. (*Bulletin de l'Académie royale de médecine*. Paris, 1839, t. III, p. 413, 691 et suiv. — Salandière, *Traité du système nerveux dans l'état actuel de la science*, Paris, 1840, in-8, fig.

» de Magendie et les miennes propres ont clairement démon-
» tré que la racine postérieure des nerfs spinaux est senso-
» rielle et la racine antérieure motrice (1). » Les expériences
de Foderà furent accompagnées de symptômes tellement contradictoires, qu'on ne conçoit pas comment il put les donner
comme venant à l'appui de celles de Magendie. Bellingeri en
fit d'autres, qui le conduisirent à des résultats tout différens,
et desquelles il conclut que la substance grise intérieure de
la moelle épinière préside au sentiment, la substance blanche
et fibreuse au mouvement, que les cordons antérieurs de cette
moelle et les racines antérieures sont destinés au mouvement
des fléchisseurs, enfin, que les cordons postérieurs et les
racines postérieures le sont au mouvement des extenseurs.
Ces expériences ont été répétées avec soin par Schœpfs (2),
sur un grand nombre d'animaux ; mais les résultats sont demeurés équivoques et douteux. J'eus aussi occasion de les
reprendre en 1824, pendant mon séjour à Berlin, et je n'ar-
rivai non plus à rien de concluant. Tout récemment, m'étant
livré à des recherches sur le système nerveux, j'éprouvai le
désir d'arriver enfin à connaître la vérité, et j'entrepris, sur
des Lapins, une série d'expériences d'après un tout autre plan.
Car la marche qu'on avait suivie jusqu'alors ne pouvait conduire qu'à des déceptions, et ce qui le prouve, c'est que
beaucoup d'animaux, les Lapins surtout, effrayés par les préli-
minaires de l'expérience, dès avant qu'on leur ait fait éprouver
aucune lésion considérable, ne donnent plus aucun signe de
douleur, même lorsqu'on leur irrite violemment la peau, par
des contusions ou des taillades. Dans de telles conditions,
comment pouvoir, pendant le peu de temps que l'animal survit
à l'ouverture du rachis, arriver à la certitude qu'il conserve
encore le sentiment ou qu'il l'a perdu?

Je savais que le moindre tiraillement exercé avec une ai-

(1) *Élémens d'anatomie générale*, Paris, 1823, p. 668.
(2) Meckel, *Archiv*, 1827.

guille sur un nerf musculaire tendu, déterminait des convulsions dans les muscles correspondans. Or, si les racines postérieures des nerfs spinaux n'étaient que sensitives et non motrices, l'aiguille, en les tiraillant, devrait ne point provoquer de contractions, tandis qu'en agissant de même sur les racines antérieures, elle devrait en déterminer de véritables. Afin de pouvoir juger des moindres convulsions, je mis à découvert les muscles des extrémités postérieures. L'expérience, répétée plusieurs fois, ne permit pas de déduire consciencieusement aucun résultat, parce que les ébranlemens qu'on ne pouvait éviter en ouvrant le rachis, suffisaient pour exciter dans les muscles de petits tremblemens qui répandaient de l'incertitude sur tout le reste de l'expérience. Après tant d'efforts inutiles pour arriver au résultat absolu dont parle Magendie, je commençai à douter, je désespérai d'obtenir des conclusions certaines et décisives. Desmoulins et Magendie eux-mêmes s'étaient contentés de dire qu'il y a abolition de *presque* tout sentiment dans un cas, et de *presque* tout mouvement dans l'autre. Or, je voulais un résultat absolu, et non un demi-résultat ; ce *presque* ne pouvait donc me satisfaire. Je me dis en moi-même : le théorème de Bell est fort ingénieux, mais manque de preuve, Magendie n'a pas donné cette preuve, et peut-être ne pourra-t-on jamais l'obtenir chez les animaux des classes supérieures. Telle était aussi l'opinion manifestée par E. H. Weber (1). Pour qu'une expérience physiologique soit bonne, il faut qu'à l'instar d'une expérience physique quelconque, elle fournisse, en tout lieu, en tout temps et sous les mêmes conditions, des phénomènes pareils, sûrs et non équivoques. Ce n'était point le caractère de celles qu'on avait tentées jusqu'alors pour démontrer le théorème de Bell ; car la lésion était trop grave, l'épuisement de l'animal trop considérable, et la probabilité de l'erreur l'emportait sur

(1) Dans son édition de l'Anatomie de Hildebrandt, t. I, p. 283.

celle du résultat, vice dont sont entachées tant d'expériences physiologiques.

Fallait-il donc renoncer à des expériences, pour ou contre ce théorème, qui présentassent le même degré de certitude que celles dont nous sommes redevables à Haller, à Fontana, à Galvani, à Humboldt?

J'eus enfin l'heureuse idée de recourir aux Grenouilles, qui ont une vie très-tenace, qui survivent long-temps à l'ouverture du rachis, dont les nerfs restent plus long-temps sensibles que ceux d'aucun autre animal, et chez lesquelles les volumineuses racines des nerfs destinés aux membres postérieurs parcourent une grande étendue dans le canal avant de se réunir. Les expériences sur ces animaux furent couronnées du plus brillant succès. Elles sont si faciles, si sûres, et si décisives, qu'elles permettent à chacun de se convaincre en peu d'instans d'une des plus importantes vérités de la physiologie. Les phénomènes ont une telle constance, et sont si évidens, que, sous le rapport de la simplicité et de la certitude du résultat, ces expériences peuvent prendre place à côté des meilleures dont la physique est en possession.

Je me sers, pour ouvrir le rachis, d'une pince qui coupe bien par le côté et à la pointe. L'opération n'exige que quelques minutes, et n'expose point à léser la moelle épinière. Les Grenouilles qui l'ont subie conservent leur vivacité, et sautillent comme auparavant. Aussitôt après avoir ouvert le rachis et fendu les membranes, on aperçoit les grosses racines postérieures des nerfs destinés aux pattes de derrière. On les soulève avec précaution, au moyen d'une aiguille à cataracte, en évitant de prendre aucune des racines antérieures, et on les coupe dans l'endroit même de leur insertion à la moelle épinière. Puis on en saisit le bout avec des pinces, et on irrite les racines elles-mêmes avec la pointe de l'aiguille. *Jamais cette irritation mécanique ne provoque même le moindre indice de convulsion dans les pattes de derrière.* On peut répéter l'expérience, avec le même résultat, sur les racines postérieures des nerfs destinés aux pattes de devant, qui sont également très-volumineuses.

Qu'on soulève ensuite, avec l'aiguille, les racines antérieures, non moins grosses, des nerfs qui se rendent aux pattes de derrière, on s'aperçoit de suite qu'il suffit du moindre attouchement pour donner lieu, sur-le-champ aux contractions les plus vives dans le membre entier. Si on les coupe au niveau de la moelle, qu'on les saisisse avec des pinces, et qu'on les irrite avec la pointe de l'aiguille, le même effet a lieu.

En répétant ces expériences sur un grand nombre de Grenouilles, on acquiert la conviction qu'il est absolument impossible, chez ces animaux, de provoquer des convulsions par les racines postérieures des nerfs spinaux, tandis que la plus légère irritation exercée sur les racines antérieures en détermine sur-le-champ de très-violentes.

Tant que les deux ordres de racines tiennent encore à la moelle épinière, on peut faire naître des convulsions dans les membres de derrière en soulevant les racines postérieures, attendu que, par-là, on exerce des tiraillemens sur la moelle elle-même. Mais ces convulsions ne sont pas le fait des racines postérieures ; elles dépendent de la moelle épinière, dont l'irritation se transmet aux muscles par les racines antérieures, ou motrices. Aussi, quand on a préalablement coupé les racines antérieures, peut-on irriter la moelle, ou les racines postérieures encore unies avec elle, sans qu'il se manifeste le moindre vestige de mouvemens convulsifs.

Les expériences avec le galvanisme excité par deux simples plaques, l'une de zinc, l'autre de cuivre, ne sont pas moins décisives.

L'irritation galvanique portée sur les racines antérieures coupées donne lieu sur-le-champ aux convulsions les plus violentes, tandis que, quand elle agit sur les racines postérieures, elle n'en provoque jamais. Ce résultat est fort remarquable, et je ne m'y attendais nullement; car j'avais pensé que, quoique les racines postérieures fussent exclusivement sensitives, elles étaient cependant aptes à conduire le fluide galvanique jusqu'aux muscles. En effet, il est inévitable, quand on emploie une très-forte pile, que le fluide soit conduit par les racines postérieures tout aussi bien qu'il le serait par une autre substance quelconque, comme il arriva dans les expériences de Magendie. Mais il n'en demeure pas moins certain que l'irritation galvanique d'une simple paire de plaques, mise en rapport avec les racines postérieures, n'agit point sur les muscles, au lieu que, quand elle porte sur les racines antérieures, elle détermine sur-le-champ des convulsions; de même qu'on a beau tirailler et pincer les racines postérieures, jamais il ne survient de mouvemens convulsifs, tandis qu'on en observe aussitôt qu'on exerce le moindre tiraillement sur les racines antérieures. En expérimentant le galvanisme, il faut prendre garde que les plaques métalliques ne touchent d'autres parties que les racines postérieures.

La manière dont Bell et Magendie ont cherché à démontrer le théorème du premier de ces deux physiologistes, peut aussi être appliquée aux Grenouilles, et conduit alors à un résultat certain. Que l'on coupe, sur une même Grenouille, du côté gauche les trois racines postérieures, et du côté droit les trois racines antérieures des nerfs destinés aux pattes de derrière, on trouve que le sentiment est aboli dans la patte gauche, et le mouvement dans la patte droite. Si l'on coupe le bout de la patte droite, qui conserve le sentiment et a perdu le mouvement, l'animal témoigne une vive douleur, dans toutes les parties de son corps, par les mouvemens qu'il exécute, mais il lui est impossible de remuer la patte droite, bien que la douleur s'y fasse sentir également; si l'on coupe le bout de la patte gauche, qui est mobile encore, mais insensible, l'animal ne ressent rien. Cette expérience est, sans contredit, la plus frappante de toutes, et elle donne un résultat complet, décisif, absolu , non un demi-résultat ; car on est certain, chez les Grenouilles , de couper toutes les racines des nerfs de la patte de derrière , ces racines étant en petit nombre , mais fort grosses.

Telles sont les expériences qui ne laissent plus aucun doute sur la vérité du théorème de Bell.

Je ferai remarquer encore que, quand on coupe les racines postérieures pour les détacher de la moelle épinière, on aperçoit fréquemment des marques bien prononcées de douleur dans la partie antérieure du tronc.

Dans les expériences dont il a été question jusqu'à présent, l'irritation galvanique n'est portée que sur les racines, préalablement coupées au niveau même de la moelle épinière, et sur le bout desquelles on fait agir les deux pôles, de manière qu'on excite un courant galvanique *à travers l'épaisseur* de ces racines. Or on sait que les nerfs du tronc, qui résultent de la réunion des deux ordres de racines , provoquent des couvulsions tant lorsqu'on les galvanise eux-mêmes, que quand on fait agir l'un des pôles sur les nerfs et l'autre sur les muscles ; dans le premier cas , le courant galvanique ne fait que traverser l'épaisseur du nerf , et dans le second , il en suit le trajet, jusqu'au muscle.

Je voulais savoir alors , et chacun se fera cette question , si les racines postérieures, incapables d'exciter des convulsions quand on les irrite immédiatement , le sont en même temps de conduire le fluide galvanique aux muscles lorsqu'on les met en communication avec l'un des pôles , l'autre pôle étant joint à ces derniers. De là résulta une série d'expériences intéressantes , qui ont donné des résultats non moins constans que les précédentes , et que j'ai fort souvent répétées depuis. Toutes ces expériences ont été faites sur des Grenouilles. Les racines ont toujours été soulevées doucement avec une aiguille , comme je viens de le dire , puis coupées au niveau même de la moelle épinière, de sorte qu'elle ne fussent plus en communication qu'avec leurs nerfs ; constamment aussi une lame de verre a été glissée au dessous d'elles, pour les isoler, et la Grenouille entière a été posée sur une plaque de même substance. Les résultats suivans se sont reproduits constamment.

1° Quand les racines postérieures des nerfs spinaux sont seules en rapport avec les deux pôles d'une simple paire de plaques, il ne survient jamais la moindre trace de convulsions.

2° Lorsqu'au contraire les racines postérieures sont armées d'un des pôles, et un muscle du membre pelvien de l'autre pôle, que par conséquent il y a un courant galvanique établi depuis les racines jusqu'aux muscles, on aperçoit des convulsions, mais les seuls muscles qui en présentent sont ceux qui se trouvent renfermés dans le cercle d'action du galvanisme.

3° Les racines antérieures, soit que les deux pôles s'y appliquent, soit qu'un des deux agisse sur les muscles, font entrer tous les muscles du membre en convulsions, non pas seulement dans le cercle d'action du galvanisme, mais encore jusqu'aux orteils.

4° La même chose arrive quand on met les racines postétérieures en rapport avec un pôle, et les antérieures avec l'autre.

Ces expériences démontrent :

1° Que les racines postérieures des nerfs spinaux n'ont pas de pouvoir isolant, et qu'à l'instar de toute autre partie animale, à l'état humide, elles conduisent passivement le courant galvanique d'un pôle à l'autre.

2° Qu'elles n'ont pas non plus de pouvoir moteur, et qu'elles ne peuvent, par elles-mêmes, faire entrer aucun muscle en action.

3° Que non seulement les racines antérieures conduisent le courant galvanique comme le font toutes les parties animales, mais qu'encore , sans le concours d'aucun courant galvanique qui les traverse pour aller aux muscles , et à la suite de toute irritation immédiate par des stimulans mécaniques ou galvaniques, elles exercent une puissance *motrice*, non galvanique, dans la direction des ramifications nerveuses.

Je vais montrer actuellement qu'un nerf peut perdre le pouvoir moteur qui lui est propre , quoiqu'il conserve encore la faculté de conduire le courant galvanique aux muscles. Que l'on écrase un muscle de nerf avec des pinces, les irritations, tant mécaniques que galvaniques, qu'on exerce ensuite au dessus du point contus n'agissent plus ; mais elles agissent quand on les applique au dessous du point , entre lui et le muscle. Cependant un nerf contus est apte à conduire le courant galvanique aux muscles , et il survient des convulsions lorsqu'un pôle agit sur l'extrémité de ce nerf ainsi maltraité, et l'autre pôle sur le muscle. Le point contus est donc conducteur.

Enfin, comme la moindre irritation mécanique avec une aiguille ou un corps non métallique , tel qu'un cure-dent, produit sur les nerfs des muscles et les racines antérieures des nerfs spinaux, les mêmes effets que l'irritation galvanique immédiate se dirigeant en courant transversal à travers l'épaisseur du nerf , c'est-à-dire des convulsions dans le membre entier, il suit de là :

1° Que l'irritation galvanique immédiate des deux pôles sur les racines antérieures n'a point une manière d'agir différente de celle des irritations mécaniques, que ce n'est point alors le galvanisme , comme tel, qui constitue la cause prochaine de la contraction musculaire, et qu'il ne fait, à l'instar des irritations purement mécaniques, que solliciter les forces *motrices* ou *toniques* des nerfs toniques à se manifester.

2° Que la force galvanique diffère de la force *motrice* ou *tonique* des nerfs, et qu'elle ne se comporte, à l'égard de cette dernière, que comme une énergique stimulation.

3° Qu'il y a des nerfs qui ne possèdent pas de forces *motrices* ou *toniques*, qui ne peuvent jamais, par eux-mêmes, exciter de convulsions, soit qu'on les irrite mécaniquement, soit qu'on les irrite galvaniquement, et qui ne font que conduire passivement le courant galvanique.

4° Qu'il y a, au contraire, des nerfs *moteurs* ou *toniques*, qui, à la suite de toute irritation immédiate quelconque, manifestent leur puissance tonique par la contraction des muscles, mais que cette force agit toujours dans la direction des branches, et jamais en sens inverse ; car il ne s'agit point ici du cas où des courans galvaniques passent à d'autres branches par l'intermédiaire de parties humides.

5° Enfin, que les racines antérieures des nerfs spinaux sont *toniques*, et que les postérieures ne le sont point.

Pour donner plus d'intérêt encore aux nouvelles expériences dont je viens de faire ressortir les résultats, je résolus de substituer une pile galvanique à la simple paire de plaques. J'en pris une de trente-quatre couples, et dont les plaques avaient un peu plus de quatre pouces carrés. Ces expériences furent faites aussi sur plusieurs Grenouilles. Voici quels en furent les résultats constans.

1° Les racines postérieures des nerfs spinaux destinés aux pattes de derrière furent coupées au niveau de la moelle épinière, et leurs bouts, posés sur une petite lame de verre, furent mis en relation avec les deux pôles de la pile. *Jamais il ne se manifesta même la moindre trace de convulsion.* Il importe également ici de ne comprendre aucune fibre des racines antérieures.

2° Les racines antérieures, traitées de la même manière, excitèrent les plus violentes convulsions dans tout le membre.

3° Lorsqu'on mettait en communication la racine postérieure avec un pôle et les muscles de la cuisse avec l'autre pôle, toute la patte était prise de convulsions, mais surtout en dedans du cercle d'action du galvanisme.

4° Les racines antérieures étant armées avec un pôle, et

les muscles avec l'autre, les convulsions se montraient beaucoup plus fortes encore.

J'éprouvai alors le désir de savoir si les racines des derniers nerfs spinaux, lorsqu'elles ont été coupées à quelque distance de la moelle épinière, et qu'on arme les bouts encore pendans à cette dernière, sont en état de provoquer des convulsions dans les parties *antérieures* du corps, par l'intermédiaire de la moelle épinière. Les résultats furent constans, mais je ne m'attendais pas à ceux-là.

Ni les racines antérieures, ni les racines postérieures, lorsqu'on les garnit seules d'une armature simple, n'excitent, par un mouvement rétrograde, de convulsions dans les parties antérieures du corps, par exemple, dans la tête. Il paraît donc que les fibres des nerfs ne communiquent point ensemble dans la moelle épinière. Mais des convulsions ont lieu quand on arme les racines avec un pôle, et les parties antérieures dénudées du corps avec l'autre pôle, ce qui dépend de la propagation du courant galvanique à des nerfs moteurs éloignés.

Enfin, je détachai toutes les racines des nerfs d'une Grenouille, d'arrière en avant, jusqu'à la région des membres antérieurs, en les coupant au niveau même de la moelle épinière, de manière à pouvoir soulever la partie postérieure de cette dernière et glisser une petite lame de verre au dessous d'elle. L'extrémité de la moelle épinière, mise en rapport avec les deux pôles, provoqua des convulsions dans toutes les parties qui tenaient encore à cet organe. Il suit de là que la moelle épinière n'est pas seulement l'*ensemble* des nerfs du tronc, comme on l'avait présumé, mais qu'elle a quelque chose de commun avec les nerfs, et qu'elle diffère d'eux sous certains points de vue. En effet, les racines des nerfs spinaux ne déterminent pas de convulsions dans les parties antérieures, par un mouvement rétrograde, quand on les irrite immédiatement, tandis que l'extrémité de la moelle épinière en provoque, dans les mêmes circonstances.

Les principales des expériences qui viennent d'être décrites, savoir celles avec les irritations mécaniques et avec une simple paire de plaques, sont répétées par moi chaque année, et toujours elles ont donné les mêmes résultats non équivoques. Non seulement je les reproduis régulièrement dans mes cours de physiologie, mais encore je les ai faites à Paris, en présence de Humboldt, Dutrochet, Valenciennes, Laurillard et Cuvier; à Heidelberg, devant Tiedemann et Gmelin; à Bonn, avec Weber, Wutzer et Retzius. Elles ont été répétées, avec un résultat identique, par Retzius à Stockholm, par Thomson à Edimbourg, par Stannius à Berlin (1). Celles sur les irritations mécaniques l'ont été également par Seubert (2) et Van Deen (3). Mais celles avec le galvanisme n'ont point parfaitement réussi à Seubert. Au lieu d'expérimenter avec une paire de plaques, ce physiologiste crut devoir se servir d'une pile de cinquante couples. Mais on sait que, pour produire des effets locaux chez les animaux, il faut employer des appareils très-faibles, attendu que, pour peu qu'il y ait d'énergie dans ceux dont on fait usage, on n'est plus assuré de n'avoir galvanisé que les parties touchées par les pôles, le fluide galvanique ayant pu être transmis à d'autres, en vertu de la faculté conductrice dont tous les corps humides sont doués. Il n'est donc pas surprenant que Seubert ait vu quelquefois survenir des convulsions lorsqu'il galvanisait les racines postérieures des Grenouilles avec une pile de cinquante couples : s'il avait employé une pile plus forte encore, il aurait sans doute observé des convulsions de l'animal entier. Ces réflexions se présentent naturellement à l'esprit, quand on connaît la manière d'agir du fluide galvanique et les phénomènes de sa propagation. En

(1) Heckers, *Annalen.* Décembre, 1832.
(2) *De functionib. rad. ant. et post. nerv. spin.*, Carlsruhe, 1833.
(3) *De differentia et nexu Inter nervos vitæ animalis et organicæ,* Leyde, 1834.

se servant d'une simple paire de plaques, Seubert aurait inva-
riablement obtenu le résultat auquel je suis tant de fois arrivé,
et sans qu'il m'offrît jamais la plus petite modification. Après
avoir ainsi observé les effets d'une paire de plaques, il en aurait essayé deux, puis trois, quatre , cinq , dix, vingt, trente,
et de cette manière il serait arrivé à connaître le point auquel
il devait s'arrêter dans la construction de sa pile. Les expériences de Panizza, sur des Grenouilles et des Boucs, au
moyen de la section des racines (1), confirment également la
découverte de Bell (2).

Quelque définitivement démontrée que soit la différence
entre les racines antérieures et les racines postérieures, sous
le point de vue de leurs propriétés sensitives et motrices, il
s'en faut de beaucoup qu'elle le soit de même en ce qui concerne les cordons antérieurs et postérieurs de la moelle épinière (3). D'après les expériences de Seubert, la région antérieure de cette dernière paraît présider principalement,
mais non exclusivement, au mouvement, et la postérieure au
sentiment. Les faits pathologiques que l'auteur a réunis ne
fournissent pas une preuve complète de cette assertion. Au
reste, il est à peine possible de faire des expériences exactes
sur les animaux pour arriver à la solution du problème, puisqu'en cherchant à n'agir que sur les seuls cordons postérieurs
par incision, on agit, sans le vouloir, par pression sur les cordons antérieurs.

(1) *Ricerche sperimentali sopra i nervi.* Pavie, in-4°.

(2) Valentin a obtenu le même résultat sur des cadavres de Lapins récemment mis à mort. L'irritation des racines antérieures des nerfs rachidiens excitait le plus souvent de fortes convulsions dans les muscles auxquels ceux-ci se rendent, tandis que rien de semblable ne succédait à
celle des racines postérieures par des moyens mécaniques, chimiques et
galvaniques. (*De functionibus nervorum cerebralium et nervi sympathici.*
Berne, 1839, p. 2.)

(3) J'en ai déjà fait la remarque dans les *Annales des sciences naturelles.* 1831.

CHAPITRE II.

Des propriétés sensitives et motrices des nerfs cérébraux.

Sans entrer déjà ici dans le détail de la physiologie des divers nerfs cérébraux, je vais les examiner sous le point de vue
des ressemblances ou des différences qu'ils présentent quand
on les compare aux nerfs rachidiens. On peut les rapporter
aux classes suivantes :

1º Nerfs purement sensitifs, nerfs des sens supérieurs; l'olfactif, l'optique et l'acoustique.

2º Nerfs mixtes à racine double; le trifacial, le glosso-
pharyngien, le pneumogastrique, avec l'accessoire de Willis,
et, chez plusieurs Mammifères, le grand hypoglosse.

3º Nerfs principalement moteurs, à racine simple, qui,
soit que moteurs par eux-mêmes, ils reçoivent des fibres sensitives par leur union avec des nerfs sensitifs, soit qu'ils contiennent déjà des fibres sensitives dans leurs racines, ne peuvent être réduits aux nerfs rachidiens à double racine; l'o-
culo-musculaire commun, le pathétique, l'abducteur et le
facial.

Parmi ces nerfs, ce sont surtout ceux des deux dernières
classes qui méritent une étude spéciale.

I. Nerfs cérébraux mixtes à racine double.

A. *Nerf trijumeau.*

On sait que le nerf trijumeau a deux racines; l'une, la grande,
qui se renfle en un ganglion auquel on donne le nom de Gasser; l'autre, la petite, qui n'a point de renflement, et qui va
se jeter dans le tronc du nerf maxillaire inférieur. Les branches qui naissent de la première, ou plutôt du ganglion de
Gasser, c'est-à-dire l'ophthalmique et la maxillaire supérieure,
ne sont vraisemblablement que sensibles. La troisième, ou le
nerf maxillaire inférieur, qui provient en partie de la petite

racine, et qui reçoit des filets de renforcement du ganglion de Gasser ou de la grande racine, est à la fois motrice et sensitive.

Examinons d'abord les propriétés de la première branche, de l'ophthalmique. Ses rameaux sont le nerf naso-ciliaire et le nerf frontal.

Le premier, qui se distribue principalement au nez, à l'angle interne de l'œil, à la conjonctive et au sac lacrymal, s'annonce par cela même comme un nerf de sentiment; l'autre pourrait être considéré, au contraire, comme un nerf moteur, attendu qu'il ne se répand pas seulement dans la peau du front et de la paupière supérieure, mais qu'il envoie aussi, dit-on, de petits filets aux muscles orbiculaire des paupières, frontal et sourcilier. Cependant ces muscles reçoivent aussi des ramifications du nerf facial, et Ch. Bell a rendu vraisemblable que le nerf frontal est exclusivement sensible, les filets moteurs de ces parties provenant du facial. Il fit la section du nerf frontal chez un homme qui était affecté de tic douloureux : cette opération fut très-douloureuse. Un autre sujet, au contraire, avait une paralysie du muscle sourcilier, à la suite de la destruction de la branche supérieure du nerf facial par un ulcère développé au devant de l'oreille. Bell a fait connaître tout récemment deux ou trois cas de maladies du nerf ophthalmique qui s'accompagnaient d'une insensibilité complète de l'œil et des paupières, sans perte de la vue (1).

La seconde branche du nerf trijumeau est entièrement sensitive, comme la précédente, et elle ne contient absolument aucune fibre motrice, ce qu'on démontre sans peine. Plusieurs de ses filets annoncent leur caractère sensoriel par cela seul qu'ils se répandent dans des parties non musculeuses; tels sont les nerfs dentaires, antérieur et postérieur, le nerf vidien, les nerfs nasaux, les nerfs palatins, et le nerf naso-palatin de Scarpa. Ce qui établit que le nerf sous-cutané de la pommette

____

(1) MAGENDIE, *Journal*, t. X, p. 9.

et le sous-orbitaire sont sensibles aussi , c'est qu'ils se distribuent de préférence à la peau, et l'on peut prouver de la manière la plus certaine que le nerf sous-orbitaire, qui s'anastomose tant de fois avec le facial , et qui lui-même traverse plutôt les muscles de la face qu'il ne leur donne des ramifications , ne contient point de fibres motrices (1).

Bell coupa, sur des animaux, le nerf sous-orbitaire du côté gauche de la face, et le nerf facial du côté droit ; il s'ensuivit une insensibilité complète du côté gauche , et une paralysie du mouvement de l'autre côté. La section du nerf facial détermina des convulsions dans les muscles de la face, ce que ne produisit pas celle du nerf sous-orbitaire. Bell coupa le nerf sous-orbitaire à un Ane , et le nerf facial à un autre Ane : ce dernier animal conserva la sensibilité , mais perdit la puissance musculaire ; l'autre perdit la faculté de sentir et conserva la faculté de contracter ses muscles. L'irritation mécanique du nerf sous-orbitaire, chez ces animaux, déterminait de violentes douleurs, mais ne donnait pas lieu à des convulsions. L'exactitude de ces expériences a été constatée par Schœpfs(2) et par moi (3). Bell a vu un homme qui, à la suite d'une lésion du nerf sous-orbitaire, perdit le sentiment dans la lèvre supérieure, sans pour cela être privé du mouvement (4). Cependant il s'est trompé en disant que ce nerf servait au mouvement de la lèvre supérieure pour la préhension du fourrage. Il prétendait avoir observé qu'un Ane auquel le nerf sous-orbitaire

(1) C. BELL, *Exposition du syst. nat. des nerfs*, 1825. — MAGENDIE , *Journal*, t. II, p. 66. — ESCHRICHT , *De Functionibus nervorum faciei et olfactus organi*, Copenhague, 1825.—. G. BACKER, *Comment. ad quœstionem physiologicam* , Utrecht, 1830.— Discussion dans le sein de l'Académie royale de Médecine sur la distinction des nerfs moteurs et sensitifs. (*Bulletin de l'Académie*, Paris, 1839, t. 3, pag. 694.)

(2) MECKEL's , *Archiv.*, 1827, p. 409.

(3) FRORIEP's, *Notizen*, no 647.

(4) MAGENDIE, *Journal*, t. X, p. 8.

avait été coupé des deux côtés, ne pouvait plus rien saisir avec les lèvres, et qu'il ne faisait que les appuyer contre le sol, afin d'embrasser le fourrage avec la langue. Lui et Schœps ont aussi remarqué qu'après la section d'un nerf facial les lèvres n'en conservaient pas moins des deux côtés leur mobilité pour la préhension de la nourriture. Mayo, le premier, a rectifié cette erreur (1). Il coupa le nerf sous-orbitaire : l'animal ne put plus saisir le fourrage avec la lèvre, et il ne se servait non plus de cette dernière qu'avec peine pendant la mastication, mais il pouvait ouvrir les lèvres, ce que Bell avait nié. Mayo crut, avec raison, pouvoir expliquer le phénomène par la perte du sentiment dans les lèvres, car l'animal ne sentait plus le fourrage, quoiqu'il pût encore le saisir. Mais ce physiologiste a mis hors de doute que le mouvement des lèvres dépend du nerf facial, après la section duquel, des deux côtés, il y a paralysie de tous les muscles de la face, y compris ceux des lèvres. Quant au mouvement des lèvres, des deux côtés, après la section d'un seul nerf facial, Backer l'attribue, non sans fondement, à ce que le côté paralysé se trouve entraîné d'une manière passive dans les mouvemens déterminés par la contraction du muscle orbiculaire de la bouche.

Voici quelles sont mes propres expériences sur le nerf sous-orbitaire des Lapins. Avec quelque force qu'on irrite, qu'on tiraille ou qu'on pince ce nerf, jamais on observe le moindre vestige de convulsion dans les muscles du museau. J'en pratiquai la section immédiatement à sa sortie ; cette opération fit pousser un cri plaintif à l'animal, et donna lieu à d'énergiques démonstrations de douleur. Le bout du nerf fut mis en rapport avec deux plaques métalliques, après que le nerf lui-même eut été étendu sur une lame de verre : je n'aperçus aucune trace de convulsion dans les muscles du museau mis à découvert : mais il en survint lorsque j'armai le nerf d'une des plaques, et les

(1) *Anatom. and physiolog. commentaries*, Londres, 1822, p. 107.

muscles de l'autre plaque, parce que, dans ce cas, il s'établissait, jusqu'aux muscles du museau, un courant galvanique, qui déterminait, dans ces derniers, des convulsions, auxquelles le nerf ne prenait nulle part, du moins sous le point de vue de ses facultés intrinsèques. Je fis ensuite agir sur le bout isolé du nerf sous-orbitaire les deux pôles d'une pile de soixante-cinq paires de plaques ; le contact de certains points du nerf, qui est très-large, ne détermina pas de convulsions dans les muscles du museau, tandis que celui de certains autres points en produisit de petites. Ce phénomène, auquel je ne m'attendais pas, peut être attribué à deux causes, d'abord à ce que des branches du nerf facial s'annexent au nerf sous-orbitaire immédiatement après sa sortie du trou, ensuite à ce que, quand on emploie une forte pile, le fluide galvanique ne prend pas, comme à l'ordinaire, le plus court chemin pour se rendre d'un point à un autre, mais se répand de tous les côtés et par tous les conducteurs. Ainsi, un nerf musculaire contus n'excite plus de convulsions quand on le galvanise au dessus du siége de la contusion, parce que la force motrice est interrompue ; mais le galvanisme traverse le point contus, pour aller agir sur les parties inférieures demeurées intactes, lorsqu'on emploie une pile très-puissante, de quatre-vingt à cent paires de plaques, et qu'on applique les deux pôles au dessus de la contusion.

Il est donc prouvé, par les expériences de Bell, de Schœps et de Mayo, comme aussi par les miennes propres, que toutes les ramifications de la première et de la seconde branches du nerf trijumeau, qui partent de la racine ganglionnaire, sont sensibles et non motrices.

La troisième branche, qui se compose de la petite racine et d'une partie de la grande, est évidemment motrice et sensible, comme les nerfs spinaux le sont après avoir été produits par la réunion d'une racine ganglionnaire sensible et d'une racine non ganglionnaire motrice. C'est ce qui ressort de la manière dont elle se distribue.

Si maintenant l'on compare ensemble le nerf trijumeau et les nerfs spinaux, on voit qu'ils se ressemblent d'une manière bien manifeste en ce qui concerne les racines, puisque tous deux en ont une sensible, qui est pourvue d'un ganglion, et une seconde motrice, qui est simple. Mais la ressemblance n'existe plus à partir du point où les racines sont réunies. En effet, dans les nerfs spinaux, les filets primitifs des racines sensibles et des racines motrices se réunissent pour produire de nouveaux ordres de nerfs, qui contiennent à la fois et des fibres motrices et des fibres sensibles. Dans le nerf trijumeau, au contraire, la plus grande partie de la portion sensible demeure indépendante, et les deux premières branches ne sont que sensibles, tandis que la troisième ressemble aux nerfs spinaux, en ce qu'elle provient de l'union de la portion motrice, qui est la plus petite, avec une partie de la portion sensible.

Les nerfs massétérin, temporaux profonds, buccal, ptérygoïdiens et mylo-hyoïdien, et ceux du muscle péristaphylin interne, péristaphylin externe, et interne du marteau, qui naissent de la troisième branche, d'une manière directe ou indirecte, sont évidemment moteurs. Mais on reconnaît qu'ils contiennent aussi des fibres sensibles en examinant les filets que le massétérin envoie à l'articulation temporo-maxillaire. La portion inférieure et postérieure de la troisième branche du nerf trijumeau ne renferme, au contraire, que des fibres sensibles. Le nerf auriculaire, ou temporal superficiel, n'est point un nerf musculaire ; il s'unit au nerf facial, tant avec le tronc qu'avec ses branches, et communique en partie à ce nerf la sensibilité que lui-même possède indépendamment de sa force motrice. Il ne se distribue qu'à des parties sensibles, au conduit auditif externe, au pavillon de l'oreille et à la peau de la tête.

Le nerf dentaire inférieur ne fournit pas le mylo-hyoïdien ; car, ainsi que Bell l'a fait remarquer, ces deux nerfs n'ont point de connexion ensemble, et ils ne font, dans une certaine étendue de leur trajet, que marcher l'un à côté de l'autre jusqu'au trou alvéolaire. Mais le tronc du nerf n'est évidemment que sensible, comme on peut en juger d'après les nerfs dentaires et d'après le rameau mentonnier. Un cas observé par Bell prouve que ce dernier appartient à la classe des nerfs de sentiment; il vint à être intéressé dans l'avulsion d'une dent, et la lèvre inférieure demeura ensuite insensible (1). Il est de toute évidence que le nerf lingual ne possède pas la faculté motrice, et qu'il n'est que nerf sensitif de la langue, quoiqu'il se répande aussi dans les parties charnues de cet organe.

Desmoulins avait déjà fait remarquer que, quand on irrite le nerf lingual d'un Chien, l'animal pousse des cris, mais ne remue pas la langue, et que celle-ci demeure également immobile lorsqu'on galvanise le nerf après la mort. J'ai répété ces expériences sur des Lapins vivans. Le nerf lingual (préalablement coupé) ne provoque rien qui ressemble à des convulsions quand on irrite son bout périphérique avec une aiguille, ni même lorsqu'on fait agir sur lui les deux pôles d'une pile de soixante-cinq paires de plaques. Mais, si on applique un pôle sur lui et l'autre sur la langue, des convulsions surviennent, parce qu'alors le nerf remplit le rôle de simple conducteur animal humide, qui transmet le fluide galvanique jusqu'aux muscles de l'organe (2). Magendie a également remarqué, après la section du nerf lingual, l'insensibilité de la langue, sans perte du mouvement. Tout récemment encore je me suis convaincu que ce nerf sent la douleur : plus tard, je prouverai qu'il est aussi le nerf du goût.

De tout ce qui précède, il résulte que le nerf trijumeau est, par sa grande racine, le nerf sensitif de toute la partie antérieure et latérale de la tête (à l'exclusion des fonctions spéciales de l'odorat, de la vue et de l'ouïe), et par sa petite

(1) MAGENDIE, *Journal*, t. X, p. 8.
(2) FROEIEP, *Notizen*, n° 647.

racine le nerf moteur de tous les muscles qui servent à la mastication. Aussi Magendie a-t-il vu la section de son tronc abolir tous ces mouvemens et toute espèce de sentiment tactile dans la tête entière, l'œil, le nez, la langue, phénomènes que lui, Bell et Serres, ont également observés dans les maladies de son tronc ou de ses racines. Après la section de ce nerf dans l'intérieur du crâne, que Magendie a pratiquée sur des Lapins, et qu'Eschricht a répétée, le sentiment était paralysé dans tout le côté de la tête ; la membrane pituitaire et la conjonctive avaient perdu leur sensibilité, et les piqûres, non plus que les irritans chimiques, comme l'ammoniaque, ne causaient pas de douleurs : l'œil était sec et l'iris contracté : la paupière du côté malade ne clignotait plus. Le lendemain, l'œil sur lequel on n'avait pas agi était enflammé par l'effet de l'irritation due à l'ammoniaque ; mais l'œil paralysé ne l'était point ; l'insensibilité avait donc prévenu le développement de l'inflammation. Dans d'autres expériences, la section du nerf trijumeau amena, au bout de plusieurs jours, l'inflammation de la conjonctive, une sécrétion de matière purulente par les paupières, puis une iritis et des pseudomembranes dans l'œil, qui finit par tomber en suppuration ; les gencives s'altérèrent et se ramollirent, la langue blanchit du côté de la lésion, et son épithélium s'épaissit.

Les sensations tactiles que l'œil éprouve, par exemple, dans la conjonctive, doivent être bien distinguées des sensations visuelles, de même qu'il ne faut pas confondre avec l'odorat les sensations qui se manifestent dans le nez par un sentiment de chaleur, de froid, de sécheresse, de chatouillement, de prurit et de douleur. La sensation visuelle n'a lieu dans l'œil que par le moyen du nerf optique, comme les sensations tactiles ne s'y accomplissent que par les branches du nerf trijumeau ; de même, dans le nez, les sensations olfactives appartiennent au nerf olfactif seul, et les sensations tactiles aux seuls nerfs nasaux du trijumeau.

B. *Nerf glosso-pharyngien.*

D'après les observations que j'ai citées précédemment, par rapport à un ganglion produit, au dessus du ganglion pétreux, par une partie des filets radiculaires du nerf glosso-pharyn-gien, ce nerf appartient à la classe des mixtes. J'ai fait voir que ses racines se comportent exactement comme celles du trijumeau, puisqu'il y en a une partie qui se renfle pour pro-duire le ganglion jugulaire supérieur, tandis que le reste passe au devant du ganglion. On peut tirer la même conclusion de la manière dont il se distribue. En effet, il fournit des rami-fications tant à la partie postérieure de la membrane muqueuse de la langue qu'aux muscles du pharynx, notamment au stylo-pharyngien. Mayo avait déjà remarqué qu'il possède la force motrice, et j'ai observé, sur un Lapin, qu'en le galvanisant, même après la mort, il survenait des convulsions au pha-rynx (1).

C. *Nerfs vague et accessoire de Willis.*

Le tronc entier du nerf vague se renfle en un ganglion dans l'intérieur du trou déchiré postérieur. Il se comporte donc là comme une simple racine sensitive. Mais, comme, aussitôt après sa sortie du trou déchiré, il reçoit une partie du nerf accessoire de Willis, on est fondé, dans l'état actuel de la science, à dire qu'il tient de ce dernier ses fibres motrices pour le rameau pharyngien et les nerfs laryngés. Dès avant la découverte des propriétés dont jouissent les racines des nerfs rachidiens, c'est-à-dire en 1805, Gœrres avait comparé les racines du nerf vague et de l'accessoire aux deux racines d'un nerf spinal (2). Cette idée a été émise aussi, dans des

(1) Comp. Mayo, dans le *Journal* de Magendie, t. III, p. 355.
(2) *Exposition der Physiologie.* Coblentz, 1805, p. 328.

temps plus rapprochés de nous, par Arnold et Scarpa, qui ont comparé le nerf vague à une racine postérieure et l'accessoire à une racine antérieure. Bischoff l'a développée (1), en l'appuyant d'argumens nouveaux et importans.

Voici quelles sont les circonstances qui parlent en faveur de cette hypothèse. Le nerf accessoire de Willis se partage, au dessous du ganglion du nerf vague, en une branche externe, destinée aux muscles sterno-cléido-mastoïdien et trapèze, et en une branche interne, qui se confond avec le nerf vague. De la réunion des nerfs vague et accessoire naît le rameau pharyngien du premier ; mais une partie de l'accessoire descend plus bas , mêlée avec le nerf vague , et Bischoff présume que c'est à elle qu'il faut rapporter les fibres motrices des nerfs laryngés, notamment de l'inférieur (2). Le nerf accessoire existe encore dans la classe des Oiseaux et dans celle des Reptiles. Bojanus l'a décrit chez la Tortue, et Serres chez les Oiseaux. Bischoff l'a examiné, chez plusieurs de ces animaux, avec plus de soin que ne l'avaient fait ses prédécesseurs. Chez les Oiseaux , il naît , non entre les racines postérieures et antérieures des nerfs rachidiens , mais au dessus des postérieures, où il tire son origine des cordons postérieurs de la moelle épinière , et il s'étend jusqu'au troisième nerf cervical. En haut il s'unit au nerf vague, conjointement avec les racines duquel il se renfle pour produire le ganglion, de manière qu'ici il passe tout entier dans ce nerf , lequel envoie ensuite aux muscles du cou une branche qui correspond à la branche externe du nerf accessoire de l'homme. Chez les Reptiles aussi , il passe tout entier dans le nerf vague. Aux faits anatomiques que Bischoff cite, on pourrait encore ajouter que la plus grande

____

(1) *Nervi accessorii Willisii anatomia et physiologia.* Heidelberg , 1832.

(2) Bendz a suivi des fibres de l'accessoire jusque dans les deux nerfs laryngés.

partie du nerf vague est manifestement sensitive, et que les branches qui se répandent sur l'estomac ne peuvent être que sensibles, attendu qu'il est impossible de provoquer des mouvemens de ce viscère en irritant le tronc du nerf au cou des animaux. Parmi les expériences directes que Bischoff allègue en faveur de sa manière de voir, il ne s'en trouve qu'une seule de laquelle on puisse tirer des conclusions jusqu'à un certain point certaines. Il enleva, sur une Chèvre, une partie de l'os occipital, et coupa toutes les racines du nerf accessoire, dans l'intérieur du crâne, des deux côtés. Tant que l'opération dura, l'animal poussa des hurlemens continuels ; mais Bischoff remarqua qu'après la section des racines d'un côté, la voix devenait plus rauque, et que la raucité prenait un caractère de plus en plus prononcé, à mesure que le nombre des racines coupées du côté opposé augmentait. La voix cessa complétement après la section de toutes les racines : *Hircus omnem vocem amisit et summissum quemdam ac raucissimum tantummodo emisit sonum, qui neutiquam vox appellari potuit.* Cette dernière remarque n'est point une preuve absolue à l'appui de l'hypothèse. Il faudrait que les expériences fussent répétées pour qu'on pût avoir une opinion arrêtée sur une si intéressante question. En outre, il faudrait également essayer ici la méthode que j'ai employée pour les nerfs rachidiens, et qui consiste à faire agir des irritations, tant mécaniques que galvaniques, sur les racines, afin de voir si ces irritations, appliquées au nerf accessoire, dans l'intérieur même du crâne, chez un animal récemment mis à mort, occasioneraient des convulsions du pharynx, et si le nerf vague, traité de la même manière, n'en déterminerait pas aussi. J'ai tenté moi-même, une fois, l'expérience de cette manière. Pour arriver avec autant de célérité que possible aux racines, je pris un gros Chien vivant, auquel je commençai par mettre le pharynx à découvert ; puis je sciai le crâne, et je brisai l'arc de la première vertèbre cervicale avec des pinces ; ensuite j'écartai le cervelet jusqu'à ce que les

racines du nerf vague et de l'accessoire devinssent apparentes;
je les coupai, pour les détacher de la moelle allongée, et j'ir-
ritai celles du nerf vague, tant par des moyens mécaniques
qu'à l'aide d'une simple paire de plaques. D'une manière
comme de l'autre, il survint des contractions bien manifestes
dans le pharynx. Cette expérience s'élève tout-à-fait contre la
théorie, mais elle m'a inspiré à moi-même de la défiance.
Car, avant d'irriter les racines de nerf vague, il importe d'é-
loigner avec le plus grand soin toutes celles du nerf accessoire. En la répétant d'après la méthode que j'ai indiquée, on
saura bientôt à quoi s'en tenir sur l'exactitude ou le non-fon-
dement de l'hypothèse.

Quelque poids que donnent à cette théorie les précieuses
observations de Bischoff, il ne faut pas dissimuler certaines
objections anatomiques qui s'élèvent contre elle. La première
est que le nerf accessoire naît plus de la partie postérieure que
de la partie antérieure de la moelle épinière, et qu'il en vient
tout entier chez les Oiseaux et les Reptiles. Cependant ce ne
serait pas là une objection de bien grand poids, puisque ce qui
est vrai des racines des nerfs rachidiens n'est rien moins que démontré pour les cordons de la moelle, et qu'en outre le nerf
accessoire est de toute évidence un nerf musculaire. Mais une
autre objection plus puissante est celle qui résulte des rapports
fréquens du nerf accessoire avec les racines postérieures des
nerfs cervicaux. Mayer a vu une fois un petit ganglion situé
sur un filet de la racine postérieure du second et du troisième
nerfs cervicaux, et qui s'unissait avec le nerf accessoire par un
petit filet. Il a vu aussi quelquefois la racine postérieure du
premier nerf cervical en connexion avec le nerf accessoire (1).
On doit surtout regarder comme offrant beaucoup d'intérêt
un cas observé par moi, dans lequel le nerf accessoire
tout seul fournissait la racine postérieure du premier nerf

(1) *Act. Nat. Cur., vol.* XVI, P. 2.

cervical, et où, à l'endroit d'où partait cette dernière, on remarquait en elle un petit ganglion (1). Hyrtl a souvent aussi
observé un petit ganglion au nerf accessoire, lorsqu'il ne re-
cevait pas la racine postérieure du premier cervical ; toujours
alors ce renflement était situé à l'entrée de l'artère vertébrale
dans le crâne. Remak a également rencontré une fois un petit
ganglion au nerf accessoire, là où ce nerf traverse le trou
déchiré, et il me l'a fait voir. Ce même anatomiste a vu une
partie des fibres du nerf vague passer le long de son ganglion
chez le Lapin. Je ne prétends pas que le nerf accessoire con-
tienne toujours des élémens sensitifs, et je laisse cette question indécise ; mais je dis que, toutes les fois qu'il arrive à
l'accessoire d'avoir des connexions intimes avec la racine postérieure du premier ou de tout autre nerf rachidien, on doit présumer un semblable mélange, comme je l'ai démontré anatomiquement dans le cas cité plus haut, et alors l'idée de Monro,
pour qui l'union du nerf accessoire avec la racine du premier
et du second nerfs cervicaux est l'équivalent d'une racine
postérieure, acquiert de la vraisemblance dans la même proportion. Voici ce que je pense de ces deux nerfs. Le vague
correspond en grande partie à la racine postérieure d'un nerf
rachidien ; on ne peut pas affirmer qu'il y réponde toujours
entièrement, puisqu'une expérience dont j'ai parlé annonce
que sa racine peut contenir des élémens moteurs, puisque
aussi, chez quelques animaux, d'assez forts faisceaux de
fibres de sa racine passent sur le ganglion radiculaire. Il peut
très-bien se faire que les choses soient ici inverses de ce
qu'elles sont dans le grand hypoglosse, qui n'est qu'en ma-
jeure partie un nerf moteur. L'accessoire est vraisemblablement presque en entier un nerf moteur, et, sous le point
de vue anatomique, il représente fort bien la racine antérieure sans ganglion d'un nerf spinal ; mais évidemment il lui

(1) MULLER, *Archiv*, 1835, p. 12 ; 1837, p. 279.

arrive souvent, et peut-être toujours, de contenir des fibres sensitives, soit par lui-même, soit par le fait de son union avec les racines postérieures du premier et du second nerfs cervicaux (1).

D. *Nerf grand hypoglosse.*

Chez le Bœuf, et quelques autres Mammifères, où ce nerf possède la petite racine ganglionneuse postérieure que Mayer a découverte, il fait partie de la classe des nerfs mixtes à double racine. Chez l'homme, il n'est la plupart du temps que moteur, sous le point de vue de ses racines, et c'est seulement pendant le cours de sa distribution qu'il reçoit des fibres sensibles, par anastomose. Mais si l'on considère que les racines ordinaires de ce nerf forment une série qui se continue avec celle des racines antérieures des nerfs rachidiens, qu'il a une racine postérieure chez quelques Mammifères, que la racine postérieure du premier nerf cervical venant immédiatement après lui manque quelquefois, et qu'alors ce dernier lui ressemble par exception, tandis que, par exception aussi, le nerf grand hypoglosse du Bœuf présente la disposition ordinaire du premier nerf cervical, on ne peut douter que, malgré son passage à travers une ouverture du crâne même, le nerf hypoglosse ne doive être considéré en quelque sorte comme un premier nerf spinal, plus différent encore des autres nerfs rachidiens que ne le sont le premier cervical et les derniers spinaux.

Ce nerf est principalement moteur, comme l'établissent mes expériences sur des Lapins, ainsi que celles de Magendie et de Mayo. Lorsqu'on le tiraille, qu'on le pince, ou qu'on le galvanise avec une simple paire de plaques, des convulsions violentes ont lieu dans toute la langue, jusqu'à la pointe. Sa

(1) Comp. BENDZ, *De connexu inter vagum et accessorium*, Copenhague, 1837.

section sur un animal vivant paralysa les mouvemens de la langue. Il est donc la cause des mouvemens de la langue qui servent à la déglutition et à la parole. Mais sa sphère d'activité n'est pas bornée à cet organe ; il est aussi le nerf des grands muscles du larynx.

Desmoulins, Magendie et Mayo prétendent qu'il possède également la sensibilité, parce que les Chiens et les Chats témoignent de la douleur quand on l'irrite. Dans les Chiens, l'effet peut tenir à la petite racine postérieure dont il est pourvu chez ces animaux. Dans les Chats, Mayer n'a pas trouvé cette racine postérieure ; ici, sa sensibilité peut dépendre de fibres sensibles que d'autres nerfs lui envoient pendant son trajet, et parmi lesquelles il faut compter ses anastomoses tant avec le ganglion qui existe dans le tronc du nerf vague, qu'avec le premier nerf cervical.

II. Nerfs principalement moteurs qui, dans leur trajet, reçoivent des fibres sensitives par anastomose avec d'autres nerfs, ou qui renferment des fibres de cette nature dans leur racine non ganglionneuse.

A. *Nerfs musculaires de l'œil ; oculo-musculaire, pathétique,*
abducteur.

Les nerfs musculaires de l'œil jouissent en même temps d'un certain degré de sensibilité, telle que la possèdent les muscles en général. Dans d'autres muscles, la sensation peut être attribuée à quelques fibres sensitives des racines postérieures qui viennent s'y rendre avec les fibres motrices. La même explication ne saurait servir ici. Chacun sait que les mouvemens violens des muscles oculaires s'accompagnent d'un sentiment désagréable de tension dans ces organes. Cette sensation dépend-elle de quelques fibres sensitives contenues dans les racines simples, motrices et non ganglionneuses, des muscles de l'œil, ou bien les fibres qui la rendent possible ne s'adjoignent-elles aux nerfs oculaires que pendant leur trajet? On a souvent observé, et je l'ai vu moi-même, une anastomose du nerf pathétique avec le première branche du trijumeau. J'ai vu, dans le Veau, un petit filet de cette première branche se rendre au tronc de l'occulo-musculaire. On est incertain si la longue racine sensitive du ganglion ophthalmique, venant du nerf nasal, envoie toutes ses fibres aux nerfs ciliaires, ou si elle en fait aussi parvenir quelques unes à la courte racine et par là à l'oculo-musculaire. Quant au nerf abducteur, on ne saurait lui supposer de fibres sensitives provenant d'autres nerfs. Dans un tel état de choses, nous restons indécis par rapport à la question de savoir d'où ces nerfs tirent celles de leurs fibres qui les rendent aptes à être sensibles en même temps que moteurs.

B. *Nerf facial.*

Le nerf facial est le nerf moteur proprement dit de tous les muscles de la face (à l'exception des masticateurs), de l'occipital, des auriculaires, du stylo-hyoïdien, du peaucier, et du ventre postérieur du digastrique, dont le ventre antérieur reçoit des filets du nerf mylo-hyoïdien, provenant de la troisième branche du trijumeau. Dans les Oiseaux, il paraît se distribuer uniquement au muscle stylo-glosse et au muscle cutané du cou. La section de ce nerf entraîne la paralysie de tous les muscles de la face; l'animal n'élève plus les sourcils; il ne peut plus fermer les paupières; ses muscles auriculaires sont paralysés, son museau est pendant et immobile, etc. Ces phénomènes ont été constatés par Schoeps, Backer et moi. Backer a remarqué qu'après l'empoisonnement par la noix vomique, la section du nerf facial ramenait sur-le-champ le calme dans les muscles de la face, tandis que ceux des autres parties du corps continuaient d'éprouver des spasmes. Lorsque j'irritais ce nerf avec une aiguille, ou que je le serrais avec des pinces, il survenait les plus vives convulsions dans les muscles de la face, au museau ou aux paupières, suivant les branches snr lesquelles j'agissais (1). La même chose arrive quand on le galvanise avec une simple paire de plaques. Il est donc le nerf moteur de tous les muscles de la face. Plusieurs faits pathologiques observés par Bell en donnent la confirmation. Un homme reçut un coup de pistolet ; la balle pénétra dans l'oreille , et lésa le nerf facial à son origine ; le mouvement du côté correspondant de la face fut aboli, mais le sentiment persista. Un autre homme fut frappé d'un coup de corne de bœuf à la sortie du nerf facial ; tout le côté de la face perdit sa mobilité, les paupières restèrent ouvertes, le coin de la bouche était déformé, et l'aile du nez ne s'agitait pas dans les fortes inspirations ; les muscles de la face de ce côté finirent par s'atrophier, quoique la la sensibilité fût maintenue dans les parties paralysées. Le même résultat eut lieu après la section du nerf facial lors de l'extirpation d'une tumeur située au devant de l'oreille (2).

Bell croyait que différens muscles de la face, par exemple, ceux des lèvres et du museau, pouvaient être paralysés sous le rapport des mouvemens de la physionomie, tandis que leurs mouvemens masticateurs persistaient , et *vice versâ*, ce qu'il attribuait à ce que ces muscles recevaient des branches du nerf sous-orbitaire et du facial. Il s'était complétement trompé en cela. Le nerf sous-orbitaire ne possède aucune puissance motrice, et après la paralysie du facial, les muscles sont privés de tout mouvement, à l'exception des masticateurs, qui ne lui sont point soumis, puisqu'ils dépendent de la petite portion motrice du trijumeau.

Jusqu'ici je n'ai considéré le nerf facial que comme nerf moteur. Bell ne le connaissait qu'à ce titre, et il le croyait entièrement dépourvu de sensibilité. Mais, en même temps que le pouvoir moteur, il possède une très-grande sensibilité.

Schœps a vu la section de ce nerf ne causer aucune douleur

(1) Frorieps', *Notizen*, n° 648.
(2) Magendie, *Journal*, t. X, p. 7.

au Lapin, et en déterminer de très-vives au Chat. Il a dû nécessairement se tromper; car j'ai toujours trouvé l'opération si douloureuse chez les Lapins, qu'elle les faisait crier beaucoup. Magendie a remarqué aussi qu'elle entraînait plus ou moins de douleur. Mayo a observé que le nerf était peu sensible chez l'Ane, et qu'il l'était à un haut degré chez le Cheval, le Chien et le Chat. Les Chats auxquels Backer et Eschricht l'ont coupé témoignaient également de la douleur. Mais c'est une tout autre question que celle de savoir si les fibres sensibles du nerf facial lui appartiennent dès son origine, ou s'il les doit à ses nombreuses anastomoses avec le trijumeau, c'est-à-dire avec le temporal superficiel, le sous-cutané de la pommette, le sous-orbitaire et le mentonnier. Eschricht l'a résolue dans le sens de la seconde hypothèse. Il coupa le nerf trijumeau dans le crâne, et le nerf facial continua d'être sensible après cette opération. Dans une seconde expérience, la section du nerf trijumeau gauche fut suivie de l'insensibilité du nerf facial correspondant, tandis que celui du côté opposé conservait la sienne. Dans une troisième, Eschricht coupa le nerf trijumeau gauche, et reconnut que la partie antérieure du facial gauche était devenue insensible, mais que sa partie postérieure, au dessous du conduit auditif externe, jouissait encore de la sensibilité. D'où il conclut que la section du nerf trijumeau rend le facial insensible dans sa partie antérieure, sans abolir la sensibilité dans sa partie postérieure. Une expérience fort simple, faite par Gaedechens sur le Chien, prouve que l'anastomose de plusieurs branches du facial avec des branches du sous-orbitaire ne communique pas au premier de ces nerfs la sensibilité dans une direction rétrograde. En effet, ce physiologiste l'a trouvé sensible après la section de celles d'entre ses branches qui s'anastomosent avec le sous-orbitaire. De plus, il coupa, sur un Chien, une branche considérable du nerf facial qui s'anastomosait avec le sous-orbitaire; cette branche était insensible dans la portion séparée du nerf facial; elle ne tirait donc pas sa sensibilité du nerf sous-orbitaire, avec lequel elle conservait encore des connexions, mais bien du nerf facial lui-même, ou d'anastomoses de celui-ci avec des branches du trijumeau situées beaucoup plus en arrière, par exemple du temporal superficiel, qui s'unit avec le facial au devant et au dessous de l'oreille externe.

Ce qui ressort certainement des expériences d'Eschricht, c'est que le nerf facial ne reçoit pas toutes ses fibres sensitives du trijumeau. Quelques anatomistes ont cherché à expliquer le fait en disant que deux ordres de fibres lui arrivent à lui-même par deux racines différentes, et qu'en conséquence il rentre dans la classe des nerfs mixtes. On a considéré dans ce sens la portion intermédiaire de la racine du nerf facial, et regardé le renflement qu'il offre au niveau du hiatus de Fallope comme le ganglion d'un nerf sensitif (1). Cependant le renflement que le nerf facial présente au niveau de l'hiatus de Fallope existe au point d'immersion de branches faisant corps avec le grand sympathique, de même qu'il arrive au ganglion sphéno-palatin de la seconde branche du trijumeau ; car en cet endroit aboutissent le grand nerf pétreux superficiel, le petit, et le troisième dont on doit la découverte à Bidder (2). La seule existence de la portion intermédiaire ne prouve point qu'il s'agisse là d'une racine sensitive spéciale, puisque l'idée d'une racine sensitive entraîne nécessairement celle d'un ganglion ; car si l'on voulait considérer tout faisceau radiculaire d'un nerf comme une racine particulière, on serait obligé d'attribuer plusieurs fonctions, même beaucoup, au nerf accessoire, deux à l'hypoglosse dans un grand nombre de cas, et trois à l'olfactif.

D'après cela, nous sommes conduits à admettre, ou que le nerf facial est encore, à son origine, absolument simple et

---

(1) Gædechens, *Nervi facialis physiologia et pathologia*, Heidelberg, 1832.

(2) Muller, *Archiv*, 1837, p. xxvi.

exclusivement moteur , ou qu'il reçoit déjà des fibres sensitives du cerveau, sans avoir de racine sensitive spéciale. Rien ne nous oblige d'adopter la seconde hypothèse. Nous pouvons même indiquer avec précision la source d'où provient le reste de sensibilité dont le nerf facial jouit encore au dessous du conduit auditif externe , même après la section du nerf trijumeau. C'est une anastomose qui a lieu , dans le hiatus de Fallope , entre une branche du nerf vague et le tronc du facial , et qui existe chez l'homme aussi bien que chez les animaux. Cette singulière composition du nerf facial , qui explique tout parfaitement , a été découverte pour la première fois chez l'homme par Comparetti (1). Cuvier l'a décrite aussi dans le Veau. En effet, le nerf vague fournit , sous un angle aigu , une branche assez forte, qui traverse un canal osseux particulier , envoie un rameau au nerf facial , et se répand ensuite dans l'oreille externe. Ce nerf , que j'ai vu tant chez le Veau que chez l'homme , est évidemment la principale cause de la sensibilité du facial.

CHAPITRE III.

Des propriétés sensitives et motrices du nerf ganglionnaire.

1° *Le nerf ganglionnaire possède la sensibilité.*

Quelques observateurs ont refusé à ce nerf la faculté de transmettre les impressions sensitives. Bichat a irrité mécaniquement et chimiquement le ganglion cœliaque du Chien , sans faire naître de douleurs. Dupuy a extirpé le ganglion cervical inférieur, sans que les animaux témoignassent de douleur (2). Wutzer n'a pu parvenir non plus à exciter des douleurs en irritant les ganglions lombaires d'un Chien. Les observations de Magendie et de Lobstein ont eu le même résultat. D'un autre

(1) *De aure interna* , Padoue, 1789, p. 109, 133.
(2) *Bulletin de l'Académie royale de Medecine*, Paris, 1839, t. III, p. 822.

côté , Flourens a toujours remarqué des signes plus ou moins prononcés de douleur dans ces sortes d'expériences (1). Brachet, dans les siennes , tantôt a vu des manifestations de douleur , et tantôt n'en a pas vu (2). Mayer a constaté aussi que les animaux chez lesquels il incisait le ganglion cervical supérieur ou irritait le plexus solaire , donnaient indubitablement à connaître qu'ils souffraient (3). Mes propres observations m'obligent à partager le sentiment de ces derniers expérimentateurs. Non seulement j'ai vu plusieurs fois l'irritation mécanique ou chimique du ganglion cœliaque déterminer de la douleur chez les Lapins , mais encore j'ai remarqué, dans les expériences auxquelles je me suis livré, conjointement avec Peipers, sur la ligature des nerfs rénaux , que cette opération était fort douloureuse. D'ailleurs, ce qui prouve , plus péremptoirement encore que les expériences, la sensibilité du nerf ganglionnaire , ce sont les sensations douloureuses que font éprouver, dans les maladies, les viscères pourvus de filets par lui. Je partage pleinement l'opinion de E.-H. Weber , quand il dit qu'on doit attacher moins de valeur aux expériences qu'à l'observation journellement répétée de douleurs ressenties dans des parties qu'elles tendraient à nous représenter comme insensibles (4). Cependant, les sensations qui ont lieu dans les parties auxquelles le nerf ganglionnaire se distribue sont incomparablement plus faibles et plus obscures que celles qui se manifestent dans tous les autres organes ; car il est rare que nous sentions dans l'estomac les alimens , ou très-chauds ou très-froids, que nous y introduisons ; des substances qui irritent violemment la peau , comme la moutarde , le raifort, etc., ne font pas non plus naître de sensations dans ce viscère, et il

(1) *Recherches expérimentales sur le système nerveux*, p. 205.
(2) *Recherches sur les fonctions du syst. nerv. ganglionnaire* , p. 307.
(3) *Act. Nat. Cur.*, XVI, P. 11.
(4) Dans son édition de l'Anatomie de Hildebrandt, t. III, p. 355.

n'y a que des impressions très-vives qui puissent amener sa faculté sensitive au degré où nous la voyons ailleurs, ce qu'on a cru expliquer en adoptant l'hypothèse de Reil, que les ganglions sont de la nature des demi-conducteurs, qu'ils arrêtent ordinairement la propagation des impressions faibles, et qu'ils ne laissent passer que celles qui ont beaucoup d'intensité. Quoique cette hypothèse ne puisse être appuyée d'une démonstration rigoureuse, il y a cependant une observation de Brachet qui semble parler en sa faveur. Brachet dit avoir irrité les ganglions thoraciques du nerf ganglionnaire; il coupa les cartilages costaux du côté droit, assez près du sternum, ramena le poumon vers ce dernier os, et aperçut alors les ganglions thoraciques sur les côtés de la colonne vertébrale ; nul signe de douleur ne fut donné par l'animal lorsqu'il se mit à piquer ces ganglions ou le cordon étendu entre eux ; mais l'irritation d'un rameau de communication du grand sympathique avec un nerf spinal, détermina des manifestations bien évidentes de douleurs, qui se reproduisirent dans d'autres expériences en tout semblables à celle-là. Brachet a reconnu aussi que des ganglions qui paraissaient d'abord insensibles, devenaient sensibles lorsqu'on les irritait à plusieurs reprises.

2° *Le nerf ganglionnaire exerce une influence motrice, mais involontaire, sur les parties auxquelles il se distribue.*

Les expériences que j'ai faites avec Sticker prouvent que la contractilité des muscles dépend de leur conflit avec les nerfs, et qu'après la section de ceux-ci, quand la reproduction ne s'en effectue pas, elle s'éteint au bout de quelque temps, ainsi que l'irritabilité nerveuse. Il suit de là que la contractilité des muscles non soumis à la volonté doit aussi se trouver subordonnée à la domination des nerfs, et qu'elle n'appartient pas en propre aux organes musculaires eux-mêmes, comme le croyait Haller. Nous possédons d'ailleurs quelques preuves directes de l'influence motrice que le nerf ganglionnaire exerce sur les muscles. Humboldt a déterminé des mouvemens du

cœur , chez des Mammifères , en galvanisant les nerfs cardiaques. Comme ces expériences ont été faites avec le simple
stimulant galvanique, elles ont une grande valeur. Burdach a
vu aussi les battemens du cœur devenir plus énergiques, chez
un Lapin qui venait d'être mis à mort , lorsqu'il armait la portion cervicale du grand sympathique , ou le ganglion cervical
inférieur. Il a également rendu plus de vitesse aux contractions
de cet organe en arrosant le nerf avec de la potasse ou de
l'ammoniaque caustique (1), ce qui toutefois ne m'a pas réussi.
Wutzer, ayant isolé le second ganglion lombaire, au moyen
d'une plaque de verre passée dessous, et l'ayant armé avec
les pôles d'une pile galvanique , vit toutes les parties du bas-
ventre et même les muscles de la cuisse du même côté être
pris de tremblement (2). Moi-même, après avoir coupé le nerf
splanchnique d'un Lapin , isolé la portion périphérique, encore
unie au canal intestinal, en la plaçant sur une lame de verre,
et armé cette même portion avec une pile de soixante-cinq
couples, j'ai vu les mouvemens péristaltiques de l'intestin entier
devenir plus vifs, et, quand déjà ils avaient cessé, se ranimer.

Les expériences de Wutzer et les miennes prouvent, à proprement parler, peu de chose , et sont vicieuses en ce que
l'action galvanique avait trop de force. En pareil cas , les
nerfs peuvent ne jouer que le rôle d'un simple conducteur humide amenant le fluide galvanique jusqu'à la partie mobile,
et les choses se passent alors comme si l'on avait galvanisé
l'intestin lui-même. En effet, dans les expériences de Wutzer,
ce fut le fluide galvanique, et non le principe nerveux, qui
passa dans les nerfs de la cuisse, ou dans les plexus lombaire
et sacré. Une preuve plus concluante de l'influence motrice du
nerf ganglionnaire est fournie par l'expérience que j'ai faite

(1) *Traité de physiologie;* trad. par A.-J.-L. Jourdan, Paris, 1837,
t. VII, p. 74.

(2) *Loc. cit.,* p. 127.

fort souvent, et toujours avec le même résultat, sur le ganglion cœliaque des Lapins. Qu'on ouvre l'abdomen d'un de ces animaux, et qu'on attende jusqu'à ce que le mouvement péristaltique de l'intestin ait cessé ; il suffit, pour voir ce mouvement reparaître avec une vivacité extraordinaire, de toucher le ganglion cœliaque avec de la potasse caustique.

Ici se présente la question de savoir si le nerf ganglionnaire ne renferme que des fibres d'une seule et même espèce, et si ces fibres sont également propres à la nutrition, au sentiment et au mouvement, c'est-à-dire si elles provoquent des actes de sensation en agissant sur le cerveau, et des actes tant de nutrition que de mouvement, en exerçant leur activité dans la direction de la périphérie. Considérée en elle-même, la chose manque de toute vraisemblance ; car, autrement, toute augmentation de la sécrétion dans le canal intestinal serait accompagnée de celle du mouvement, et tout accroissement du mouvement le serait de celui des sécrétions. Donc tout porte à croire par avance que le nerf ganglionnaire renferme, comme les autres, des fibres sensitives et des fibres motrices, qu'il en contient même encore d'autres d'une troisième sorte, c'est-à-dire des fibres organiques, pour présider aux opérations chimiques. On ne peut arriver à une solution rigoureuse de ce problème, qu'en examinant avec soin les connexions du nerf ganglionnaire avec les nérfs de mouvement et de sentiment.

Il y a long-temps que l'on discute si les connexions connues entre le nerf ganglionnaire et les troncs des nerfs cérébraux et rachidiens doivent être considérées comme des racines ou comme des branches anastomotiques du premier. En les examinant au microscope, on reconnaît que beaucoup de ces filets vont des nerfs cérébro-spinaux au nerf ganglionnaire, tandis que d'autres sont des élémens de ce dernier qui passent dans les nerfs cérébro-spinaux. Ainsi, nous verrons plus tard que la portion carotique du ganglion cervical supérieur n'est pas seulement racine du nerf ganglionnaire ; que loin de là même, elle résulte, en grande partie, d'élémens de ce nerf qui vont se mêler à des nerfs cérébraux, pour se distribuer avec eux à la périphérie. La portion des cordons carotidiens qui s'adjoint à la première et à la seconde branches du trijumeau, ainsi qu'au nerf abducteur, fournit à ces nerfs des faisceaux gris, qui gagnent la périphérie, et qui ne sont nullement des racines. Au contraire, le nerf ganglionnaire reçoit d'une partie des nerfs cérébraux, notamment de ceux qui sont mixtes, et de tous les nerfs rachidiens, de vraies racines, qui partent des filets radiculaires de ces nerfs, et passent dans le ganglionnaire pour aller se répandre avec lui à la périphérie. Les rapports entre ce dernier nerf et les nerfs cérébraux sont fort compliqués, mais ceux avec les nerfs spinaux sont simples et faciles à établir. En étudiant ces derniers, on arrive aux principes qui doivent guider dans l'étude des autres. Ainsi on voit sans peine, sur un animal quelconque, qu'une partie des racines de chaque nerf rachidien se détache pour entrer dans le nerf ganglionnaire. C'est ce qu'on nomme le rameau communiquant. Ses fibres, pour la plupart, *partent* du nerf spinal et *vont* au nerf ganglionnaire.

Maintenant le nerf ganglionnaire, par ses racines, reçoit-il à la fois des fibres motrices et des fibres sensitives de la moelle épinière et du cerveau? D'après les recherches faites par Scarpa et Wutzer, il tient à chacune des deux racines des nerfs rachidiens, de sorte qu'il recevrait et des fibres motrices et des fibres sensibles, ce qui doit être, en effet, d'après les fonctions des viscères sur lesquels sa domination s'exerce. A la vérité, la sensibilité n'est pas très-développée dans les organes que pourvoit le nerf ganglionnaire; mais elle y existe d'une manière bien positive ; elle est seulement obscure, et l'emplacement ne permet pas qu'elle soit ni bien manifeste ni bien circonscrite ; cependant elle devient, dans les maladies, aussi vive et aussi prononcée que partout ailleurs. D'ailleurs les viscères auxquels ce nerf distribue ses filets n'ont que des mouvemens qui n'obéissent point aux ordres de la volonté. Cette dernière circonstance avait déterminé Scarpa (1) à refuser toute influence motrice au nerf, et à chercher dans les parties mêmes qui se meuvent involontairement la cause de leurs mouvemens. Il se fondait principalement sur de nouvelles observations qu'il avait faites à l'égard de l'origine du nerf ganglionnaire, qui, suivant lui, provenait uniquement des racines postérieures des nerfs rachidiens. Ce grand anatomiste a donné le rare exemple d'un homme parvenu au terme d'une longue carrière, et qui cependant n'affectait pas de jeter un regard de dédain sur les progrès de la science, comme le font tant d'autres qui n'ont pas même l'excuse de l'âge. Scarpa prit, sur les derniers temps de sa vie, une part fort active à la révolution survenue dans la physiologie du système nerveux; mais sa sagacité ordinaire l'avait abandonné, lorsqu'il émit sa nouvelle hypothèse sur l'origine du nerf ganglionnaire. Mes recherches (2), et celles de Retzius (3), de Mayer (4), de Wutzer (5) ont effectivement établi que l'opinion autrefois émise par ce dernier est la seule exacte, et que le nerf ganglionnaire naît en réalité des deux racines des nerfs rachidiens, à travers lesquelles Mayer a même suivi jusqu'à la moelle épinière les fibres qui lui appartiennent. Il contient donc des fibres motrices et des fibres sensitives.

L'examen microscopique des filets radiculaires du nerf ganglionnaire provenant des nerfs rachidiens, fait voir qu'ils contiennent des fibres tubuleuses semblables à celles qu'on aperçoit dans ceux-ci eux-mêmes. A la vérité, ces fibres sont

(1) *De gangliis nervorum, deque origine et essentia nervi intercostalis,* dans les *Opuscoli di chirurgia,* Pavia, 1832, t. III, p. 47.

(2) MECKEL's, *Archiv,* 1832, p. 85.

(3) *Ibid*, p. 260.

(4) *Nova act.,* XVI, P. II.

(5) MULLER, *Archiv,* 1834, p. 305.

plus déliées dans le nerf ganglionnaire, et elles restent telles
pendant tout leur trajet; mais il n'y a manifestement pas la moindre différence ni sous le rapport du tube, ni sous celui du contenu. Par la raison que ces fibres sont plus grêles, la pression et
l'extension y font naître des varicosités plus facilement que
sur celles des nerfs spinaux. Mais, à l'état d'intégrité, elles ne
sont jamais variqueuses. Le nerf ganglionnaire ne diffère donc
pas essentiellement des autres sous ces rapports. Comme dans
les autres nerfs aussi, les fibres tubuleuses demeurent séparées et distinctes dans toute leur étendue : elles ne s'anastomosent jamais ensemble. La seule particularité que présente
le nerf ganglionnaire tient à la manière dont il réunit ses filets
radiculaires, et les abandonne ensuite pour la distribution
périphérique. Les filets venant des racines parcourent un
certain espace dans le cordon limitrophe du nerf, et alors
seulement se séparent de lui. De là résulte l'apparence d'un
cordon non interrompu depuis le ganglion cervical supérieur
jusqu'au ganglion coccygien. Je dis l'apparence d'un cordon
continu ; car aucun fait ne nous autorise à penser que les fibres
qui viennent du ganglion cervical supérieur se continuent
jusqu'à l'extrémité du cordon limitrophe. Les fibres qui sont
entrées les premières dans ce cordon, sont aussi les premières
à en sortir, puis les suivantes, et ainsi de suite ; d'abord les
nerfs cardiaques, puis les splanchniques, les rénaux, les aor-
tiques, etc. On peut comparer cet état de choses à la manière
dont se comporte aux côtes le muscle sacro-lombaire, qui
reçoit des faisceaux à son côté interne et en fournit de l'autre
côté. Mais cette particularité du nerf ganglionnaire n'a non
plus que l'apparence de lui être propre : car beaucoup d'autres nerfs sont exactement dans le même cas ; les rachidiens
forment d'apparentes anses d'anastomose qui ne tardent pas
à rendre ce qu'elles ont reçu. Il en est de même du rameau
descendant de l'hypoglosse, auquel contribuent les nerfs spinaux supérieurs. Si les nerfs rachidiens se rapprochent en cela

du nerf ganglionnaire, il arrive quelquefois que celui-ci ne forme pas de cordon limitrophe continu, c'est-à-dire que les unions entre les cordons radiculaires manquent sur quelques points, ou sont extrêmement grêles, comme chez les Ophidiens.

Le nerf ganglionnaire, recevant régulièrement des nerfs rachidiens des faisceaux de fibres motrices et de fibres sensitives, il est probable que la même chose a lieu pour ceux des nerfs cérébraux qui ont de l'analogie avec les rachidiens, c'est-à-dire naissent par deux racines. En effet, l'hypoglosse, le vague et le glosso-pharyngien donnent des racines au ganglion cervical supérieur, ce qui ne veut pas dire que toutes les fibres de ces cordons soient motrices et sensitives, car elles ne le sont réellement point. Le nerf ganglionnaire reçoit donc aussi de tous les nerfs cérébraux des racines sensitives et des racines motrices. Il en est de même du trijumeau, de ce grand nerf céphalique si semblable aux nerfs rachidiens : du moins le rameau vidien profond est-il en partie racine du nerf ganglionnaire, comme je le ferai voir dans le chapitre suivant.

CHAPITRE IV.

Du système des fibres grises ou organiques, et des propriétés de ces fibres.

Les opinions des anciennes écoles physiologiques sur les propriétés du nerf ganglionnaire sont peu compatibles avec l'état présent de la science. Dire que ce nerf est destiné au système organique des viscères, tandis que les nerfs cérébro-spinaux fournissent le système de la vie animale, et ajouter qu'il a pour destination d'unir les nerfs les uns avec les autres en un tout harmonique, qu'il est la cause des sympathies, c'est émettre des assertions bien peu satisfaisantes. Les importans travaux de C. Bell sur les racines sensitives et motrices, tout en nous laissant dans l'obscurité par rapport au nerf ganglionnaire, suffisaient cependant pour faire entrevoir que

les opinions reçues à l'égard de ce nerf devaient subir une ré-
forme complète. Mais c'est dans ces derniers temps seulement
qu'on a acquis la connaissance des faits. Je considère comme
un des premiers les observations que Retzius a publiées, en
1827, sur la marche, parmi les fibres branches du nerf trijumeau, de fibres grises, qui, partant de certains ganglions,
vont les unes vers la périphérie, pour gagner les branches, et les autres vers le centre, pour aboutir au ganglion de
Gasser. Retzius lui-même n'a tiré aucune conclusion physiologique de ces faits importans, que personne non plus n'a
utilisés jusqu'en 1834. Pendant ce temps, parurent les recherches de Marshall Hall et les miennes sur les phénomènes réflectifs. Quoique ces phénomènes n'eussent guère été examinés que dans les nerfs cérébro-spinaux, je n'hésitai cependant pas à dire, en 1833, que les sympathies doivent être
expliquées, non par le nerf ganglionnaire, mais par la réflexion, et que les nerfs sympathiques n'agissent pas, sous ce
rapport, autrement que les nerfs cérébro-spinaux, c'est-à-
dire qu'ils transmettent des irritations sensorielles à la moelle
épinière, d'où part la réflexion. En 1834, parut une exposition plus précise des principes d'après lesquels on doit considérer le nerf ganglionnaire et ses connexions avec d'autres
nerfs. Cette exposition fut donnée par Van Deen (1), et
par moi, dans l'édition précédente de ma Physiologie.
Van Deen s'éleva aussi contre la théorie qui explique les
sympathies par le nerf ganglionnaire ; il chercha à établir que
les connexions de ce dernier avec les nerfs cérébro-spinaux
ont pour but de communiquer à ceux ci une influence organique, en outre de leurs propriétés sensitives et motrices, à
celui-là l'influence motrice et même la faculté de sentir en
certaines circonstances. Les faits observés par Retzius ne lui

(1) *Diss. de differentia et nexu inter nerves vitæ animalis et organicæ*, Leyde, 1834.

étaient pas connus. Il ne s'explique pas non plus sur la manière dont le nerf ganglionnaire se comporte dans ces connexions, et laisse indécise la question de savoir s'il ne fait qu'entrer, par ses ganglions, en rapport plus intime avec les nerfs cérébro-spinaux, ou s'il se continue isolé dans ces derniers. M'appuyant sur les observations de Retzius, et sur celles que j'avais faites moi-même, relativement à l'existence, dans les nerfs cérébraux, de fibres organisques grises dirigées vers la périphérie ; prenant aussi en considération le fait de l'isolement continuel des fibres primitives dans les nerfs, l'origine du nerf ganglionnaire, qui naît des racines motrices et sensorielles des nerfs spinaux, enfin, les phénomènes de la réflexion, je déclarai d'une manière formelle, non seulement que les idées reçues par rapport au but de ces connexions étaient inexactes, mais encore que le nerf ganglionnaire a une composition analogue à celle des nerfs cérébro-spinaux. J'établis qu'il contient des fibres motrices, sensorielles et organiques, parmi lesquelles ces dernières seules sont destinées aux actes nutritifs, et se rapportent d'une manière spéciale aux ganglions. Je fis voir que les nerfs cérébro-spinaux sont également composés de fibres motrices, sensorielles et organiques, dont chacune marche isolément à sa destination, sans se confondre avec les autres. Je montrai que le nerf ganglionnaire se distingue uniquement par le nombre plus considérable de ses fibres organiques, auxquelles il est redevable de sa couleur grise ; tandis que, dans les nerfs cérébro-spinaux, ces mêmes fibres apparaissent assez rarement sous la forme de faisceaux gris, plongés au milieu de la masse principale des faisceaux blancs. Je fis remarquer néanmoins que le nerf ganglionnaire n'est point partout du même gris, qu'il a une teinte un peu blanchâtre encore dans le cordon limitrophe, et que les branches des ganglions abdominaux destinées aux viscères de la vie végétative sont surtout celles qui offrent une couleur grise.

Mais en voilà bien assez sur l'histoire du sujet que je vais examiner. Les travaux de Remak permettent aujourd'hui d'établir des résultats beaucoup plus certains.

I. Fibres grises ou organiques dans les nerfs cérébro-rachidiens.

On est entraîné involontairement à admettre l'hypothèse dont je viens de parler, lorsqu'on connaît les observations remarquables de Retzius (1) sur les fibres grises contenues dans le nerf trijumeau du cheval, notamment dans la seconde branche du ganglion sphéno-palatin, fibres qui se laissent apercevoir très-distinctement, qui forment de petits ganglions dans l'intérieur du tronc nerveux, et que l'on parvient à suivre tant sur le trajet inférieur de cette seconde branche, jusque dans les nerfs nasaux et la membrane pituitaire, que sur son trajet supérieur, jusque dans l'orbite et le ganglion ophthalmique. J'ai cherché ces nerfs ganglionneux de Retzius dans le Bœuf, où ils sont faciles à trouver, formant, sur le côté interne de la seconde branche, plusieurs petits ganglions qui communiquent avec le ganglion sphéno-palatin et le nerf vidien, et appartiennent aux nerfs qui vont gagner le nez et le palais. Chez le Bœuf, le rameau profond du nerf vidien, outre qu'il donne des filets au ganglion sphéno-palatin, en envoie beaucoup aux nerfs nasaux et palatins ; là on peut aisément se convaincre qu'il ne naît pas du trijumeau, mais du grand sympathique, et que ses fibres périphériques vont se jeter dans les ramifications de la seconde branche. On voit facilement encore, chez le Bœuf, que la première branche du trijumeau reçoit également des fibres organiques, et que celles-ci proviennent de la portion du nerf sympathique qui s'unit avec le nerf oculaire externe. On découvre aussi, au commencement de la première branche du trijumeau, de petits ganglions appartenant au plexus qui s'est distribué à l'abduc-

(1) *Isis*, 1827, p. 997.

teur et à la première branche. Des fibres grises vont gagner d'avant en arrière le ganglion de Gasser. Varrentrapp (1) a vu également, chez l'homme, de petits filets aller du plexus caverneux à la première branche du trijumeau. En outre, j'ai reconnu, chez le Veau, que, même déjà dans le crâne, le nerf ganglionnaire envoie un faiseeau assez gros de fibres organiques à la seconde branche du trijumeau, faisceau qui passe au dessous du ganglion de Gasser. Le rameau buccinateur de la troisième branche, chez le Bœuf, reçoit, du ganglion otique, un faisceau entier de ces mêmes fibres grises qui, dans sa distribution périphérique , s'étend bien au-delà des nerfs. Les nerfs ciliaires du ganglion ophthalmique offrent aussi un exemple d'association de fibres sensitives du nerf trijumeau (longue racine venant du nerf nasal), de fibres motrices (courte racine venant du nerf oculo-musculaire), et de fibres organiques du nerf ganglionnaire. C'est encore dans un pareil but de mélange que le nerf grand sympathique paraît s'unir au glosso-pharyngien dans le ganglion pétreux , et au facial dans l'intumescence de ce dernier. A partir de son genou et de son renflement, le facial devient plus gros par l'effet de petits faisceaux qu'il reçoit des nerfs pétreux superficiels, et cet accroissement de volume demeure assez prononcé sur une partie du tronc du nerf facial. Giltay (2) a fait connaître plusieurs cas dans lesquels il avait pu voir les fibres organiques se rendre aux organes, côte à côte avec les nerfs cérébraux et spinaux, mais séparées d'eux. Il a remarqué, chez divers Poissons, que de la portion céphalique du grand sympathique qui naît du trijumeau, hors du crâne, et se porte en arrière, au dessous du glosso-pharyngien et du vague, partent des filets , faciles à distinguer, qui vont rejoindre le nerf glosso-pharyngien, avec lequel ils se rendent à la première branchie;

(1) *Obs. anat. de parte cephalica nerv. sympathici*, Francfort, 1831.
(2) *De nervo sympathico diss.*, Leyde, 1834.

il a reconnu également un filet particulier qui pénètre, avec le nerf vague, dans les branchies, où il s'est assuré que ces ramuscules nerveux ne font qu'accompagner ceux des nerfs cérébraux, dont ils sont séparés, et à côté seulement desquels ils se trouvent. Tous ces faits lui ont été offerts bien manifestement par des Poissons des genres *Acanthurus*, *Platycephalus* et *Holocentrus*, moins distinctement par le *Pleuronectes Platessa*. On doit bien se garder de confondre les branches en question avec celles du nerf ganglionnaire qui s'unissent au nerf glosso-pharyngien et au ganglion du nerf vague, en quelque sorte comme racines du grand sympathique.

Giltay a également observé, dans certains cas, une manière analogue de se comporter à l'égard des nerfs rachidiens. Il a vu, chez le *Bufo asper*, les nerfs ganglionnaires envoyer dans les muscles (?) , au milieu du corps de la seconde vertèbre et au dessous de la plaque appendiculaire de l'épaule, une branche qui se partageait en deux rameaux, dont l'un rétrogradait vers la vertèbre, le long du nerf spinal (premier dorsal), et se comportait par conséquent comme une racine, tandis que l'autre continuait de marcher avec ce même nerf, pour se distribuer dans l'extrémité antérieure. Le *Calotes gutturosa* lui a offert une branche du nerf ganglionnaire qui se répandait dans les membres antérieurs avec l'artère sous-clavière et les nerfs de ces appendices. Dans l'*Iguana delicatissima*, une branche du grand sympathique accompagne les premiers nerfs des pattes de devant.

De tous ces faits je conclus qu'il faut distinguer, dans les nerfs cérébro-spinaux, trois ordres de fibres, des motrices et des sensorielles, toutes deux blanches, qui viennent des racines de ces nerfs, et des grises, organiques, qui tirent leur source des ganglions du grand sympathique.

Les observations microscopiques de Remak nous ont appris à connaître la manière particulière dont se comportent les fibres nerveuses grises. Elles sont tout-à-fait différentes des

fibres tubuleuses , c'est-à-dire des fibres sensitives et motrices. D'abord, elles sont beaucoup plus déliées ; puis, on n'y
peut établir de différence entre tube et contenu ; ensuite, elles
sont si pâles et transparentes qu'on n'en aperçoit les limites qu'à
l'aide d'une forte ombre ; enfin, elles sont latéralement parse-
mées de petits corpuscules arrondis ou ovales , ce qui constitue
leur caractère spécial. Remak a trouvé ces fibres en beaucoup
d'endroits dans les faisceaux gris du grand sympathique. Il
en a remarqué plus rarement dans un grand nombre de nerfs
cérébro-spinaux. Pour réussir dans ces sortes d'observations,
il faut recourir à de forts grossissemens et à une forte ombre.
En outre, pour constater l'existence de ce système fibreux
particulier, il est nécessaire de l'étudier d'abord dans un nerf
entièrement gris. Là elles sont seules, ou du moins ne sont
mêlées que d'un très-petit nombre de fibres tubuleuses. Je
me suis convaincu de l'exactitude de l'observation sur la portion carotique du nerf ganglionnaire, qui est totalement
grise. On cherche, dans le Veau, le gros nerf gris qui se rend
au nerf abducteur et à la première branche du trijumeau. Il
est situé immédiatement au dessous du nerf abducteur , dans
le réseau admirable, près du côté interne du ganglion de Gasser. Là il se porte de bas en haut, et s'accolle, par un fort
faisceau, à la première branche du trijumeau, au moment
où celle-ci sort du ganglion de Gasser ; il envoie un petit faisceau, qui suit le nerf abducteur ; un autre, plus gros, se
jette dans la seconde branche du trijumeau. Le tronc gris d'où
proviennent ces gros faisceaux a près d'une ligne de diamètre. Comme il est entièrement formé de masse nerveuse grise,
nul autre ne convient mieux que lui pour présenter au microscope le type des fibres organiques grises. Ce type est
exactement tel que je l'ai décrit plus haut. Je n'ai trouvé
presque que des fibres organiques dans le nerf en question.
Cependant on y aperçoit aussi quelques fibres tubuleuses, mais
extrêmement rares. Parfois il arrive qu'une de ces fibres mar-

che à la surface d'un faisceau entier de fibres organiques , et
alors il devient bien plus facile d'apprécier la différence.

Ces fibres organiques sont celles dont se composent tous les
faisceaux gris, précédemment décrits , qui se répandent vers
la périphérie, en suivant la première branche du nerf trijumeau,
la seconde, et le nerf abducteur. On les trouve également dans
les faisceaux gris qui passent du ganglion otique ou plexus
gangliiforme de Santorini à la troisième branche, en particulier au nerf buccinateur. Les autres points du système
cérébro-spinal ne fournissent pas une aussi belle occasion
de s'exercer à l'observation des fibres organiques , et il faut
une grande habitude pour les reconnaître là où elles ne se
présentent qu'en petite quantité, au milieu d'une grande masse
de fibres tubuleuses. Remak a découvert des petits faisceaux
de ces fibres épars dans la plupart des nerfs cérébro-spinaux
qu'il a examinés. Il les a retrouvées à l'union du cordon limitrophe du nerf ganglionnaire avec les nerfs rachidiens , par
le moyen du rameau communiquant. Elles partent du ganglion,
et se portent au nerf intercostal , tandis que la plus grande
partie du rameau communiquant est composée de fibres tubuleuses allant des racines du nerf spinal au nerf ganglionnaire. Il y a par conséquent échange mutuel.

Tous les nerfs qui unissent le grand sympathique à un nerf
cérébro-spinal fournissent , pour distinguer au microscope
les fibres sensitives et motrices des fibres organiques , un
excellent moyen , également applicable aux deux systèmes.
On constate là avec certitude que bien des filets qu'on croyait
être purement sympathiques, sont en partie cérébro-spinaux.

De même que les fibres qui passent du ganglion otique du
Veau au nerf buccinateur sont grises , de même aussi les nerfs
qui partent de ce ganglion en arrière, le nerf du muscle interne
du marteau et le petit pétreux superficiel, sont plus blanchâtres que gris, et le premier est même tout blanc. Schlemm a
déjà fait voir que le nerf du muscle interne du marteau naît

de la troisième branche du trijumeau, c'est-à-dire du rameau ptérygoïdien, et j'avais établi, comme chose probable, qu'il reçoit des fibres du ganglion. Les observations microscopiques faites par moi sur le Veau ne laissent pas de doute à cet égard. La masse presque entière de ce nerf blanc consiste en fibres tubuleuses, parmi lesquelles j'ai eu de la peine à distinguer quelques fibres organiques. Le petit nerf pétreux superficiel était composé d'un gros faisceau blanc et d'un faisceau gris, facile à distinguer de l'autre, qui, parvenu dans la caisse du tympan, formait un très-petit ganglion olivaire, du genre de ceux qu'on rencontre lorsqu'on examine des nerfs organiques au microscope. Le filet gris marchait ensuite plus loin, avec le blanc. La portion blanche du petit nerf pétreux superficiel était composée en grande partie de fibres tubuleuses; la portion grise l'était en totalité de fibres organiques.

Le grand nerf pétreux superficiel, entre le ganglion sphéno-palatin et le facial, contient beaucoup de fibres tubuleuses, avec quelques fibres organiques grises. Les fibres grises allant des nerfs pétreux au facial, forment, au genou de ce dernier, un petit ganglion d'où émanent des fibres grises qui se portent sur les points périphériques du nerf facial. On sait que le nerf acoustique reçoit un filet de cette portion du facial.

L'anastomose de Jacobson, dans la caisse du tympan, examinée au microscope chez l'homme, contient des fibres tubuleuses et un très-grand nombre de fibres organiques.

Le rameau pétreux profond est entièrement gris, et se compose en grande partie de fibres grises proprement dites. Celles-ci prédominent dans toute la partie carotidienne du nerf ganglionnaire, où l'on trouve cependant aussi quelques fibres tubuleuses.

II. Fibres grises ou organiques dans le nerf ganglionnaire.

Dans la première édition de cet ouvrage , tout en donnant comme probable que le nerf ganglionnaire renferme
aussi des fibres appartenant à deux systèmes différens, je n'a-
vais pu le démontrer. Je m'étais contenté de faire remarquer
que le cordon limitrophe du grand sympathique est encore un
peu blanchâtre , et que, dans tous les cas, il n'est point aussi
gris que les filets gris des ganglions abdominaux. Il m'avait
paru vraisemblable, en outre , que les ganglions appartiennent plus spécialement à la portion organique du grand sympathique. En examinant le nerf ganglionnaire sur beaucoup
de points, Remak est parvenu à distinguer , même à l'extérieur, des faisceaux gris et des faisceaux blancs ; le microscope lui fit ensuite constamment apercevoir des fibres tubuleuses dans les uns, et dans les autres les fibres qu'il a
reconnu être particulièrement organiques. De longues recherches, poursuivies avec persévérance, l'ont porté également à
regarder comme très-vraisemblable que les fibres organiques
naissent des globules ganglionnaires et de leurs queues, ce
qu'il donne pour un fait observé par lui, attendu que fort
souvent les filets provenant des ganglions lui ont apparu par-
semés des granulations qui sont propres aux fibres organiques.
Les fibres tubuleuses du nerf ganglionnaire n'ont pas de connexions intimes avec les globules des ganglions, entre lesquels elles ne font que passer. Ces sortes de fibres ne peuvent
point éprouver de multiplication dans les ganglions , et elles
se comportent dans tout le système ganglionnaire de la même
manière que dans les nerfs cérébro-rachidiens. Au contraire ,
les fibres organiques peuvent se multiplier dans les masses
centrales des ganglions, lorsqu'elles naissent des queues des
globules de ces derniers. En effet, la masse grise augmente
vers la périphérie, dans le système ganglionnaire, tandis que
le cordon limitrophe a encore une teinte blanchâtre. Les gan-

glions doivent donc être réellement considérés comme des organes centraux, comme des cerveaux, par rapport au système des fibres organiques, au lieu que la portion sensitivo-motrice du nerf ganglionnaire naît du cerveau et de la moelle épinière. Il part aussi de ces renflemens les faisceaux organiques destinés aux nerfs cérébro-rachidiens ; ainsi le ganglion cervical supérieur est le point d'irradiation de faisceaux organiques qui vont s'étaler sur les nerfs cérébraux, où ils forment même, de distance en distance, des ganglions secondaires.

Au reste, les observations de Remak rendent probable que les fibres organiques, quoique ne naissant pas au cerveau et à la moelle épinière, communiquent cependant avec ces organes par les racines du cordon limitrophe, afin d'éprouver leur influence. Car cet anatomiste est parvenu plusieurs fois à voir, tant dans les racines des nerfs spinaux en général, que dans le rameau communiquant de ces nerfs avec les ganglions du cordon limitrophe, des fibres organiques associées aux fibres tubuleuses. On ne connaît pas bien encore la relation qui existe entre les ganglions des racines postérieures et le système des fibres organiques. Si l'on en juge d'après l'analogie de structure avec les autres ganglions, on peut présumer qu'ils servent aussi d'origine à des fibres organiques. Cependant cette circonstance n'explique pas pourquoi on les trouve si régulièrement aux racines postérieures. Si les ganglions exerçaient une influence isolante sur les fibres qui les traversent, comme on l'a souvent présumé, les ganglions des racines postérieures pourraient avoir pour objet de diminuer la violence de l'impression des sensations sur la moelle épinière, et d'empêcher ainsi que celle-ci donnât lieu à des mouvemens réflectifs, qui ne surviennent que quand la sensation a un certain degré d'intensité. Ceci d'ailleurs s'accorderait avec l'obscurité des sensations dans le nerf grand sympathique, où les ganglions sont plus multipliés. Mais toute cette théorie repose sur une hypothèse dont on ne peut fournir la preuve.

III. Effets du système des fibres organiques.

Sous le rapport des effets et des forces appartenant aux fibres organiques grises , on peut élever deux opinions, que nous allons examiner. Ou ces fibres et les globules ganglionnaires déterminent les mouvemens involontaires, ou ils président à la nutrition, à la sécrétion, et en général aux opérations chimiques de la vie.

On peut alléguer en faveur de la première opinion, que, d'après mes expériences, le ganglion cœliaque exerce évidemment de l'influence sur le mouvement de l'intestin, puisque, quand on le touche avec de la potasse caustique, le mouvement péristaltique acquiert sur-le-champ plus de force et de vitesse. Cependant j'ai obtenu les mêmes effets en galvanisant le nerf splanchnique avant son entrée dans le ganglion. Mais alors il est bien possible que les ganglions aient de l'influence sur les fibres motrices qui les traversent, tandis que les globules ganglionnaires sont en rapport plus intime avec une autre classe de fibres , les organiques. Or, ce qui rend déjà probable un rapport intime entre les ganglions et les fibres grises, c'est que les faisceaux totalement gris sont ceux sur lesquels on observe de préférence de petits ganglions, tels que ceux qu'il est si ordinaire de rencontrer sur les faisceaux gris qui se rendent à la première et à la seconde branche du trijumeau chez le Veau. L'action des globules ganglionnaires et des fibres organiques est donc très-problement homologue. L'existence de fibres particulières destinées aux actes de la nutrition, et différentes des fibres sensorielles et motrices des viscères, est déjà rendue vraisemblable *à priori* par l'existence de ces dernières. Les nerfs ont la plus grande influence sur les sécrétions : or, si des nerfs de même espèce étaient assignés aux mouvemens et aux opérations nutritives, une sécrétion augmentée par l'action des nerfs devrait toujours s'accompagner de spasme, comme le spasme devrait toujours coïncider aussi avec une abondance plus grande de sécrétion. Mais les deux phénomènes sont souvent isolés, à tel point qu'il y a des paralysies du sentiment sans paralysie du mouvement, et *vice versâ*. Si l'on réfléchit, en outre, que les fibres grises se communiquent fréquemment aux nerfs trijumeau, abducteur et facial, qu'au premier de ces trois nerfs on peut les suivre très-distinctement, dans la direction périphérique, vers la membrane muqueuse de la bouche et du nez, que la caisse du tympan possède un plexus en grande partie organique pour sa membrane muqueuse, qu'il n'y a point de mouvemens involontaires dans les membranes muqueuses, enfin que les faisceaux mêlés à la seconde branche du trijumeau et à l'abducteur ne servent point à des mouvemens volontaires, on se voit forcé de reconnaître un plus haut degré de vraisemblance à la seconde opinion, celle que les fibres organiques qu'on rencontre dans les nerfs cérébro-rachidiens et dans le nerf ganglionnaire servent à dominer les actes organiques de la nutrition et de la sécrétion. Cette hypothèse peut d'ailleurs alléguer en sa faveur que les racines motrices des nerfs rachidiens eux-mêmes fournissent déjà, au nerf grand sympatique, des filets moteurs de l'espèce tubuleuse, desquels doivent dépendre les mouvemens involontaires. Si ce fait est exact, les fibres motrices du cœur doivent être principalement tubuleuses, et ne pas offrir les caractères qui, suivant Remak, appartiennent aux fibres organiques. Or c'est en effet ce qui a lieu. Qu'on examine les nerfs cardiaques du Veau, et l'on y apercevra une grande quantité de fibres tubuleuses, qui ne diffèrent de celles des muscles soumis à la volonté que par un diamètre moindre. Si, de plus, on compare ces nerfs aux nerfs splanchniques, d'où dépendent les viscères doués d'une action sécrétoire, on est frappé de voir la formation ganglionnaire prédominer autant dans ces derniers. Les nerfs cardiaques ne forment pas de ganglions centraux, tandis que les splanchniques produisent, par leur renflement, le grand ganglion cœliaque. La différence n'est pas moins saillante entre le cœur et les parties génitales, qui dépendent du plexus hypogastrique (1).

Une autre circonstance encore se concilie très-bien avec cette hypothèse, c'est que les nerfs néphrétiques, qui accompagnent les vaisseaux rénaux, se composent presque en totalité de fibres organiques. La teinte grise appartient aussi aux nerfs organiques, décrits par moi (2), qui pénètrent dans l'intérieur des corps caverneux, à leur racine, et qui sont destinés à l'érection.

Dans certains cas, les fibres organiques paraissent n'être qu'entremêlées avec les nerfs cérébro-rachidiens. Cette particularité ferait comprendre pourquoi les Cyclostomes, les Lamproies aussi bien que les Myxinoïdes, n'ont pas de nerf ganglionnaire proprement dit. En revanche, le nerf intestinal des Myxinoïdes, formé par les deux vagues, s'étend depuis l'insertion du mésentère jusqu'à l'anus. Il faut encore ranger ici l'absence de nerfs organiques spéciaux dans la glande mammaire de l'homme, où j'en ai vainement cherché ; les nerfs de la substance glandulaire de la mamelle ne viennent que du troisième et du quatrième intercostaux (3).

---

(1) Quelques observations récentes de Remak tendent à établir, comme une chose probable, que les ganglions prennent part aux mouvemens involontaires. En effet, cet observateur a trouvé, chez le Veau, un grand nombre de petits ganglions microscopiques sur les branches des nerfs cardiaques qui marchent à la surface du cœur. Peut-être serait-il possible de réunir les deux hypothèses.

(2) *Voy.* mon *Mémoire sur les nerfs organiques des organes génitaux érecteurs du sexe masculin*, dans les *Abhandl der Ak. der Wissenschaften zu Berlin*, 1835.

(3) MULLER, *Archiv.*, 1837, p. XXVII.

CHAPITRE V.

Du système nerveux des animaux sans vertèbres.

La découverte des différences qui existent entre les racines motrices et les racines sensitives des nerfs rachidiens et des nerfs cérébraux a fait naître aussi des idées lumineuses sur la composition du système nerveux chez les animaux sans vertèbres. Quoique Treviranus et mes recherches sur les Scorpions eussent appris que, chez ces Arachnides, le système nerveux présente un troisième cordon, j'étais fort éloigné cependant d'entrevoir l'importance du fait. Grant et Newport ont porté la lumière de leurs idées physiologiques dans cette partie de l'anatomie comparée. Grant a considéré comme moteur le cordon supérieur du système nerveux des Arachnides, qui ne prend aucune part à la formation ganglionnaire; comme sensitifs les cordons inférieurs ou chargés de ganglions; comme sensoriels les nerfs naissant des cordons inférieurs; comme moteurs ceux qui proviennent du cordon supérieur, et il a étendu ces vues à tous les animaux articulés (1). Newport a également publié un travail d'une haute importance sur ce sujet (2). Le cordon ventral des Insectes et des Crustacés se compose d'une paire antérieure et d'une paire postérieure de cordons. La paire supérieure ne prend aucune part aux ganglions du cordon ventral, qui appartiennent à la paire inférieure seule. D'après l'analogie, les cordons dénués de ganglions sont moteurs, et les autres sensitifs : mais leur situation respective est inverse de ce qui a lieu chez les animaux vertébrés, où les racines ganglionnaires, c'est-à-dire sensitives, occupent la région postérieure. Treviranus et E.-H. Weber avaient émis la conjecture que les ganglions du cordon ventral des Articulés correspondent à ceux des nerfs rachi-

(1) *The Lancet*, 1834, juillet.
(2) *Philos. Trans.*, 1834, P. II.

diens, à ceux des racines sensitives. Les nerfs mixtes de ce cordon naissent, d'après les recherches de Newport sur l'*Astacus marinus*, par des racines qui appartiennent en partie aux ganglions, et en partie aux cordons supérieurs dépourvus de ganglions. Newport a vu aussi, chez ces animaux, des nerfs qui naissent uniquement des cordons supérieurs, et non des ganglions, et qui ne se rendent qu'à des muscles qui par conséquent sont moteurs (1).

D'après une communication que je dois à la bienveillance de Sharpey, et dont je profite ici, à cause de son importance, les nerfs des bras des Céphalopodes (*Octopus*) ont une structure tout-à-fait semblable à celle du cordon ventral des articulés. Ils consistent en deux paires de cordons, dont l'une forme des renflemens ganglionnaires de distance en distance, tandis que l'autre ne prend aucune part à la formation des ganglions. La situation des renflemens correspond aux ventouses des bras.

Le système des nerfs viscéraux des Insectes (2) comprend trois cordons, qui forment de petits ganglions sur l'œsophage et l'estomac, et auxquels il arrive souvent que les latéraux ou le médian soient moins développés. Ces cordons distribuent leurs branches à la bouche, au pharynx, à l'estomac, et de préférence à des parties dont les mouvemens n'obéissent point aux ordres de la volonté. Aussi, la partie inférieure de l'intestin ne reçoit-elle pas d'eux ses nerfs. De cette double circonstance, la formation de ganglions à la périphérie et la distribution à des organes dont les mouvemens sont involontaires, il suit que ce système ressemble plus au nerf ganglionnaire des animaux vertébrés qu'au nerf vague : cependant il se pourrait fort bien que les fibres correspondantes à ce dernier

(1) *Voyez* MULLER's *Archiv*, 1836, p. C.

(2) *Consultez* sur les nerfs sensitifs et moteurs des animaux sans vertèbres, en particulier ceux de l'Ecrevisse, VALENTIN, *De functionibus nervorum cerebralium et nervi sympathici*, Berne, 1839, p. 7, 8, 9, 10.

y fussent contenues aussi. Au reste, les principes que j'ai développés par rapport à la composition du nerf ganglionnaire chez les animaux vertébrés, placent aujourd'hui sous un tout autre jour la manière dont on doit envisager les nerfs qui se rendent aux viscères. Des fibres organiques peuvent être mêlées à beaucoup de nerfs, et de nerfs très-différens. Je considère comme des nerfs mixtes, contenant vraisemblablement aussi des élémens organiques, le système des nerfs transverses des Insectes, dont Newport a donné une description fort exacte. Le cordon qui leur sert d'origine les réunit en un système particulier, et se prolonge sur la ligne médiane, au dessus des ganglions et du cordon ventral. Ces nerfs sont principalement destinés aux muscles respiratoires et aux trachées. Comme ce système tient aux nerfs de la vie animale, on reste incertain de savoir d'où viennent les nerfs qui vont aux muscles. Si les principes acquis à l'égard des animaux vertébrés peuvent également trouver à s'appliquer ici, il est à présumer que les connexions de ce système avec les nerfs de la vie animale ont pour but d'y mêler des fibres organiques.

Section troisième.

De la mécanique du principe nerveux.

Les mots de mécanique du principe nerveux ont ici le même sens que ceux de mécanique de la lumière en physique, c'est-à-dire que j'entends par là l'ensemble des lois suivant lesquelles la propagation de l'effet a lieu dans les nerfs, ou, en d'autres termes, la théorie des mouvemens du principe nerveux. On ignore encore si, quand les nerfs agissent, une matière impondérable les parcourt avec une incalculable vitesse, alors même qu'après leur section elle vient à y être dégagée par un irritant quelconque; ou si l'action du principe

nerveux ne consiste qu'en une oscillation d'un principe impondérable déjà existant dans les nerfs, et que le cerveau ou
une irritation quelconque fait vibrer. Ce problème n'est pas
plus susceptible d'une solution définitive ici qu'à l'égard de la
lumière , par rapport à laquelle les physiciens ne savent point
non plus la´quelle des deux théories , celle de l'émanation ou
celle de l'émission , est exacte. Mais la solution est aussi peu
nécessaire pour l'étude des phénomènes du principe nerveux
que pour celle de la réfraction, de la réflexion, etc., de la lumière. Nous aurons d'ailleurs occasion de revenir plus loin
sur le problème lui-même.

Lorsque l'on compare entre elles les diverses parties du
système nerveux, on voit que les unes jouent le rôle de conducteurs et les autres celui de moteurs du principe nerveux.
Les conducteurs sont les nerfs ; les moteurs sont les organes
centraux. Cependant les nerfs ne se montrent pas simples
conducteurs : quand on les a séparés du cerveau , ils sont
pendant quelque temps moteurs et conducteurs à la fois, puisque les irritations qu'on y applique les excitent à faire mouvoir les muscles ; mais, peu à peu, ils perdent cette double faculté d'être moteurs aussi bien que conducteurs du principe
nerveux. Si on se les représente comme conducteurs, la propagation de l'action du principe nerveux peut , comme
cette action elle-même, être conçue de deux manières : ou le
fluide nerveux impondérable est propagé à travers le conducteur suivant une certaine direction , et sous la forme de
courant ; ou l'oscillation de ce fluide n'est excitée que dans
les fibres nerveuses. La rapidité de l'action nerveuse est la vitesse avec laquelle le fluide impondérable se trouve conduit
soit du cerveau à la périphérie , soit des parties périphériques au cerveau , ou celle avec laquelle une oscillation partie
soit du cerveau, soit d'un point quelconque du nerf, se propage jusqu'à l'extrémité périphérique de celui-ci, et *vice
versâ*. Peu importe également, pour l'étude de la rapidité de

l'action nerveuse, la quelle de ces deux hypothèses se rapproche le plus de la vérité.

Aucune des expériences qui ont été faites pour mesurer la rapidité de cette action, ne repose sur une base expérimentale solide. Haller attribuait au fluide nerveux une vitesse de neuf mille pieds par minute ; Sauvages la portait à trente-deux mille quatre cents pieds par seconde, et un autre à cinquante-sept mille six cents (1). A l'époque où l'on croyait encore à l'identité de l'agent électrique et de l'agent nerveux, on calculait la vitesse du second d'après celle du premier. Nous n'aurons probablement jamais les moyens d'évaluer la rapidité de l'action nerveuse, parce qu'il nous manque, pour établir des comparaisons, ces distances immenses à l'aide desquelles nous pouvons calculer la vitesse de la lumière qui, sous ce rapport, a de l'analogie avec elle. Tout récemment l'attention s'est fixée sur la différence qui existe entre les observations de très-petites fractions du temps ou de l'espace faites simultanément par plusieurs astronomes, à l'aide des sens de l'ouïe et de la vue, et d'après laquelle quelques personnes ont regardé comme une chose très-probable que la rapidité de l'action nerveuse varie suivant les régions du système nerveux, ou même selon les individus. Les détails de ces remarques ont été communiqués à l'assemblée générale des naturalistes, à Heidelberg, par Treviranus, et par Nicolaï, directeur de l'Observatoire de Mannheim. Ils sont trop importans pour que je ne les consigne pas ici en entier.

« Une très-grande partie des observations astronomiques
» consiste à observer sur une pendule à secondes le moment
» auquel un astre, en vertu de l'apparente rotation journa-
» lière de la sphère céleste autour de son axe, passe devant
» les fils du micromètre d'un télescope fixé en place. Le
» chemin que l'astre parcourt, en une seconde entière, dans

(1) HALLER, *Elem.*, t. IV, p. 372.

» le télescope, est tellement considérable , surtout lorsque ce
» dernier grossit beaucoup, que le moment de son passage au
» devant des fils du micromètre peut être indiqué, non pas seu-
» lement par demi-seconde ou par tiers de seconde, mais même
» par dixièmes de seconde , pour peu qu'on ait d'habitude
» et que l'état de l'atmosphère soit favorable. Deux sens , la
» vue et l'ouïe, agissent simultanément dans ces sortes d'ob-
» servations. Pendant qu'on suit de l'œil la marche de l'astre
» dans le télescope, l'oreille remarque les chocs indiquant
» chaque seconde à la pendule voisine. Pour arriver à une
» appréciation aussi exacte que celle qui vient d'être indiquée
» du passage réel de l'astre devant les fils du micromètre , on
» remarque, et la distance qui, à un certain choc de seconde ,
» le sépare encore des fils lorsqu'il est au moment de les tra-
» verser, et celle qu'au choc suivant il laisse entre eux et lui
» après les avoir franchis. En comparant l'étendue de ces deux
» distances de chaque côté , on peut indiquer avec une grande
» précision le vrai moment du passage de l'astre au devant du
» fil, ou la fraction de seconde durant laquelle ce passage
» s'est opéré. Déjà, depuis quelques années , le célèbre di-
» recteur de l'observatoire de Copenhague , Bessel , remar-
» quait qu'il indiquait le moment de l'appulsion d'une étoile
» aux fils du télescope d'une manière sensiblement différente
» de celle de son co-observateur. Il redoubla donc d'attention
» à cet égard , et une série d'observations fut entreprise pour
» approfondir la chose. Le résultat fut que Bessel indiquait
» toujours d'autres momens que celui qui observait en même
» temps que lui , et que la différence était tantôt plus , tantôt
» moins considérable, tandis que les résultats de chaque ob-
» servateur se trouvaient en harmonie parfaite. Moi aussi ,
» dit Nicolaï , j'ai eu deux fois l'occasion de faire des recher-
» ches à ce sujet. Au printemps de 1827, j'eus le plaisir de
» recevoir la visite du directeur de l'observatoire de Nicolajef,
» Knorre. Nous profitâmes de son séjour à Mannhein pour faire

» ensemble des observations. En comparant minutieusement
» nos résultats, il se trouva que Knorre indiquait les vrais
» momens de toute une demi-seconde plus tard que moi. J'ai
» répété naguère cette intéressante expérience avec Clausen,
» habile astronome et mathématicien du Danemarck ; il indi-
» quait les momens plus tard que moi d'un tiers de seconde.
» La différence est plus grande encore avec d'autres obser-
» vateurs. D'ailleurs, elle a été tant de fois constatée, qu'on
» ne saurait douter du fait (1). »

Nicolaï prétend que ce phénomène singulier ne peut être
expliqué que par une différence dans la rapidité avec laquelle
l'action arrive de l'œil et de l'oreille à la conscience. Si l'on
admet, en effet, qu'une personne qui dirige à la fois l'activité de ces deux sens vers un même objet voit plus vite qu'elle
n'entend, tandis que, chez une autre personne, la différence
est moins grande, ou nulle, ou même prononcée en sens inverse, c'est-à-dire si cette dernière entend plus vite qu'elle
ne voit, le phénomène se conçoit d'une manière aussi simple que naturelle. Mais il s'ensuivrait l'importante conclusion
que le conflit entre les organes des sens et la conscience
n'est point absolument instantané. Ce phénomène permet
donc d'espérer qu'un jour nous approcherons davantage de
la solution du problème qui concerne la vitesse de l'action
nerveuse, à moins toutefois qu'il ne soit possible d'en donner
une autre explication, même plus vraisemblable. On sait qu'il
est difficile à la conscience de consacrer une égale attention
à deux sensations différentes, et que, quand plusieurs sensations ont lieu à la fois, l'attention se porte, ou sur elles alternativement, ou sur une seule. Ainsi, quand on doit écouter
et regarder en même temps, il est inévitable qu'on entende
d'abord et qu'on ne voie qu'ensuite. Mais l'intervalle entre
deux sensations arrivées à la conscience varie suivant les in-

(1) *Isis*, 1830, p. 678.

dividus; car il y a des personnes qui peuvent sentir et remarquer beaucoup de choses à la fois, tandis que d'autres ont besoin pour cela d'un laps de temps notable.

Le temps qu'une sensation met pour parvenir des parties extérieures au cerveau et à la moelle épinière, et la réaction pour se manifester dans les parties extérieures sous forme de convulsions, est également infiniment petit et inappréciable. Lorsqu'on empoisonne des Grenouilles avec de l'opium ou avec de la noix vomique, elles deviennent d'abord sensibles à tel point qu'il suffit de leur toucher la peau aussi légèrement que possible pour donner lieu à une convulsion générale. Ici l'action passe de la peau à la moelle épinière, et revient de celle-ci à tous les muscles. Cependant il m'a été impossible de remarquer le moindre intervalle entre l'attouchement et les convulsions.

CHAPITRE PREMIER.

De la mécanique des nerfs moteurs.

I. Lois de la propagation du principe nerveux dans les nerfs moteurs.

I. La force motrice n'agit dans les nerfs que suivant la direction des fibres primitives qui se rendent aux muscles, ou suivant celle dans laquelle les nerfs se ramifient, et jamais en sens inverse.

C'est un fait généralement connu, que quand on irrite un nerf musculaire, les convulsions ne surviennent dans aucun autre muscle que celui auquel ce nerf se distribue. Lorsqu'on irrite un tronc nerveux, soit par un agent mécanique, chimique ou électrique, soit par l'application immédiate des deux pôles d'une pile galvanique, tous les muscles qui reçoivent de lui des filets, mais ceux-là seulement, éprouvent des convulsions. Aussi, ne parvient-on jamais, par un quelconque de ces moyens, à déterminer des mouvemens convulsifs dans les muscles dépendans de branches nerveuses qui se détachent du tronc au dessus du point sur lequel s'exerce l'irritation. Jamais les muscles de la cuisse ne se contractent quand on irrite la partie inférieure du nerf sciatique, après qu'il a fourni les branches destinées au premier segment du membre pelvien. C'est donc un fait bien avéré que *la force motrice des nerfs s'exerce uniquement dans la direction des branches que ceux-ci fournissent, et jamais en sens inverse ou rétrograde.* On peut bien faire naître des convulsions dans tous les muscles qui sont placés sur le trajet du courant galvanique, ou dont les nerfs s'y trouvent compris, lorsqu'on met l'un des pôles en communication avec les nerfs des parties inférieures du corps, et l'autre avec les muscles des parties supérieures, qui alors entrent en action; mais, ainsi que je l'ai déjà fait remarquer, ce mode d'application du galvanisme diffère totalement de l'irritation immédiate des nerfs par les deux pôles. Dans le dernier cas, il n'y a que le nerf et sa force motrice qui soient irrités par un courant galvanique traversant l'épaisseur du cordon nerveux, et le résultat est absolument le même que quand on irrite celui-ci d'une manière mécanique; dans le premier, au contraire, où le courant galvanique établi entre les deux pôles traverse beaucoup d'autres parties, tant nerveuses que musculeuses, chaque muscle et chaque nerf subit une irritation de la part de ce courant à l'endroit même où il se trouve situé, de sorte qu'on doit voir entrer en convulsion non seulement tous les muscles que le courant traverse, mais encore tous ceux qui, bien que n'étant point atteints par ce dernier, reçoivent des branches nerveuses exposées à son influence. Il n'y a donc ici que répétition du fait expérimental constant qu'un nerf musculaire, immédiatement irrité d'une manière quelconque, n'exerce sa force motrice que sur les muscles soumis à ses branches, et ne réagit jamais sur celles de ses branches qui se détachent de son tronc au dessus du point sur lequel porte l'irritation.

II. *L'irritation mécanique ou galvanique d'une partie d'un tronc nerveux ne met point en jeu la force motrice du tronc entier, mais seulement celle de la partie qui reçoit l'irritation.*

De ce second fait important, il découle que les convulsions n'ont pas lieu dans tous les muscles auxquels le tronc nerveux envoie des branches, mais seulement dans ceux dont les nerfs se détachent de la portion de ce tronc qui reçoit l'irritation. Afin d'opérer sur de gros troncs nerveux, on exécute ces expériences sur des Lapins. On découvre le nerf sciatique immédiatement à sa sortie du bassin, ce qui procure la facilité d'irriter isolément, avec une aiguille, diverses portions du tronc qui ne se détachent que plus bas sous la forme de branches. On acquiert ainsi la certitude que les seuls muscles qui entrent en convulsion sont ceux auxquels se distribue la portion irritée du tronc nerveux, et qu'il n'en survient pas dans d'autres muscles de la cuisse ou de la jambe. Si l'on veut apercevoir jusqu'aux plus petits mouvemens musculaires, il faut avoir soin d'enlever la peau du membre jusqu'à son extrémité. Lorsque je séparais le nerf sciatique en plusieurs faisceaux avant sa scission en nerf péronier et nerf tibial, et que j'irritais chacun de ces faisceaux isolément, je voyais varier les muscles qui entraient en convulsions, et tantôt les muscles du mollet se contractaient, tantôt les orteils s'étendaient ou se fléchissaient. Je pouvais même distinguer des convulsions dans les portions diverses des muscles du mollet, quand je partageais le nerf péronier en plusieurs faisceaux, et que j'irritais chacun de ceux-ci avec l'aiguille. Le même phénomène a lieu, chez la Grenouille, lorsqu'on fait agir immédiatement l'irritation galvanique sur des faisceaux du nerf sciatique qu'on a eu la précaution d'isoler.

Qu'on dissèque avec soin, sans exercer de tiraillemens, un petit faisceau de fibres du nerf crural entier d'une Grenouille, et qu'on le galvanise par l'emploi des deux pôles et de la chaîne. Quoique, du côté de la cuisse, il ne soit pas séparé des autres fibres nerveuses du tronc, cependant tous les muscles du membre ne se contractent pas, et l'on n'observe qu'une faible convulsion dans un point isolé des muscles du mollet, des tenseurs ou fléchisseurs des orteils, des muscles du pied, qui probablement reçoivent leurs filets nerveux de la prolongation des fibres de ce faisceau dans le tronc.

Si, au contraire, au lieu de se borner à appliquer l'armature au petit faisceau nerveux lui-même, on met l'une des plaques en rapport avec lui et l'autre avec la partie plus épaisse du nerf, le membre entier est pris de convulsions (1). Mais, comme ici le fluide galvanique ne demeure pas isolé sur le petit faisceau, et qu'il agit aussi sur le tronc du nerf, le cas devient absolument le même que si l'on armait immédiatement des deux plaques le tronc nerveux tout entier.

III. *Un nerf rachidien qui entre dans un plexus et qui contribue, avec d'autres nerfs rachidiens, à la formation d'un gros tronc nerveux, communique sa force motrice, non pas au tronc entier, mais seulement aux fibres par lesquelles il se continue depuis le tronc jusque dans les branches.*

Ce théorème est démontré par les expériences de Van Deen, par les miennes et par celles de Kronenberg.

Les nerfs spinaux qui, chez les Grenouilles, concourent à la formation du nerf sciatique, peuvent être irrités chacun à part avant qu'ils se soient réunis. Le nerf inguinal communique avec le second par un court filet anastomotique, qui, la plupart du temps, vient du second nerf et va gagner l'inguinal, mais qui, parfois aussi, provient de l'inguinal et se rend au second nerf. En outre, le second nerf tout entier du membre s'unit avec le troisième tout entier : de cette union résulte le nerf sciatique, qui se distribue tant à la peau de la cuisse, de la jambe et de la patte, qu'aux muscles de ces parties. On irrite les nerfs isolément soit avec une aiguille, soit par le moyen du galvanisme, en faisant agir sur eux les deux

____

(1) Humboldt, *loc. cit.*, t. 4, p. 242.

pôles, et donnant lieu ainsi à un courant galvanique qui les traverse dans le sens de leur épaisseur, avec le soin, pour isoler des autres celui sur lequel on veut agir, de le placer sur une lame de verre. On reconnaît alors que l'irritation des divers nerfs qui se réunissent pour produire le nerf sciatique, ne donne pas lieu aux mêmes convulsions dans les membres pelviens, et que, suivant qu'on agit sur tel ou tel nerf, celles-ci se manifestent à la cuisse, à la jambe, à la patte. Des trois nerfs dont la réunion donne naissance au plexus des extrémités postérieures, le premier, quand on l'irrite, fait contracter les muscles du côté interne de la cuisse ; le second, qui, avec le troisième, forme le nerf sciatique, ceux de la cuisse et de la jambe, mais non ceux de la patte (où Kronenberg a cependant observé de légères contractions); et le troisième ceux de la cuisse, de la jambe et de la patte.

Les expériences de Van Deen ont été faites d'une autre manière. Il coupa, chacun isolément, les nerfs qui entrent dans le plexus, et reconnut que, malgré leur annexion, cette opération paralysait des muscles différens. Après la section du nerf inguinal, la Grenouille exécutait encore tous les mouvemens du membre, si ce n'est qu'elle ne pouvait plus ramener la cuisse vers l'abdomen. Après la section du second nerf, en avant du plexus, tout mouvement cessait dans les muscles de la cuisse et de la jambe ; mais les mouvemens de la patte conservaient leur intégrité. Si l'on venait à couper l'anastomose du nerf inguinal avec le second nerf, l'animal ne pouvait plus ramener son membre vers l'abdomen. Le même phénomène fut observé après la section du nerf inguinal au dessous de cette anastomose. Lorsqu'on fendait le nerf sciatique en long, c'est-à-dire dans le sens de ses deux racines, l'effet était le même que quand on avait coupé tout son tronc en travers. Van Deen conclut de là qu'il y a entrecroisement des fibres nerveuses des deux nerfs dans le plexus ; car la paralysie survenait tant dans la cuisse que dans la jambe et la patte. Après la section du troisième nerf, qui forme la seconde racine du nerf sciatique, la patte était paralysée (et la jambe aussi, en grande partie). La section du second nerf, ou de la première racine du nerf sciatique, faisait cesser les mouvemens de flexion et d'extension de la cuisse, tandis que le mouvement persistait à la patte et à la partie inférieure de la jambe.

Les expériences de Kronenberg diffèrent un peu dans les détails, mais conduisent au même résultat. Il en est de même de celles que cet anatomiste a faites sur les nerfs qui constituent le plexus brachial (1). Il a prouvé par une très-bonne expérience qu'aucune communication des fibres entre elles n'a lieu dans le trajet d'un nerf, et que la formation constante d'un plexus sur un point quelconque de l'étendue d'un nerf ne devient jamais cause d'une semblable communication. Il prit une Grenouille, et coupa le nerf d'un côté presque jusqu'au bord ; à une certaine distance, il pratiqua une seconde section, mais en sens inverse, et allant également presque jusqu'au bord. L'irritation de l'espace compris au dessus de la première section ne put plus faire entrer en action la portion des muscles et des nerfs située au dessous de la seconde incision. Le but des plexus nerveux semble être, par rapport aux nerfs moteurs, de conduire à chaque nerf des fibres provenant de différens points du cerveau et de la moelle épinière. Ce but est atteint, par exemple, au moyen du plexus brachial, comme le prouve une dissection soignée. Il se peut aussi que les plexus soient destinés à mêler ensemble des fibres sensitives et motrices d'après les besoins des parties.

Les lois expérimentales précédentes établissent que les faisceaux de fibres primitives qui entrent dans un tronc y déploient leurs forces isolément, sans exciter les autres fibres primitives. Mais même certaines parties d'un muscle peuvent

(1) *Plexuum nervorum structura et virtutes*, Berlin, 1836.

se contracter seules, comme il arrive aux diverses portions des fléchisseurs communs et de l'extenseur commun des doigts. Le muscle crural produit des effets différens, selon qu'il contracte sa partie antérieure ou sa partie postérieure ; la première entraîne la cuisse en dedans, et la seconde la porte en dehors. Les diverses portions de l'orbiculaire des paupières et de l'orbiculaire des lèvres peuvent agir séparément. Ces phénomènes doivent tenir à des fibres nerveuses différentes.

Les faits journaliers démontrent que, quoique les mêmes nerfs donnent souvent des branches à beaucoup de muscles, l'influence cérébrale peut néanmoins s'isoler sur celles de ces branches qui vont à tels ou tels muscles. Il arrive même fréquemment, par exemple dans les maladies du cerveau, que l'influence de cet organe s'exerce isolément sur les plus petites parties musculaires, qui alors sont prises de tremblement. Mais comme toutes les fibres primitives sont distinctes les unes des autres, l'ensemble de ces faits anatomiques et physiologiques prouve que leurs forces motrices le sont également dans les troncs et les branches. Au temps où l'on regardait encore l'électricité animale comme la cause de la force nerveuse, on était obligé d'admettre que celle-ci agit à distance, idée que Humboldt et Reil ont poussée jusqu'au point de supposer une atmosphère de sensibilité autour des nerfs. Humboldt a découvert le premier que les métaux hétérogènes commencent déjà à déterminer les effets de l'irritation galvanique à une distance de cinq quarts de ligne du muscle ou du nerf. Il a trouvé aussi que la propagation du courant galvanique, en de telles circonstances, dépend d'une évaporation insensible de liquides, qu'elle cesse aussitôt qu'il ne peut plus se faire d'évaporation, que le stimulus agit avec d'autant plus d'intensité qu'on emploie un liquide plus facilement et plus promptement évaporable, et qu'en passant l'haleine sur des plaques métalliques qui ne produisent plus de réaction, on fait reparaître sur-le-champ l'irritation galvanique.

II. Mouvemens associés.

Par *mouvemens associés* j'entends des mouvemens musculaires qui ont lieu, contre la volonté, en même temps que d'autres provoqués par elle. Jadis plusieurs de ces phénomènes étaient confondus sous un même nom avec beaucoup d'autres qui en diffèrent totalement. Ici je ne veux parler que des mouvemens qui sont déterminés par des mouvemens.

On observe déjà beaucoup de ces mouvemens associés dans l'état de santé. Nous voulons mouvoir les muscles de l'oreille externe ; mais, à cette intention, nous faisons agir aussi le muscle épicrânien et beaucoup de muscles de la face. Nous voulons élever ou abaisser l'aile du nez ; mais nous fronçons en même temps les sourcils, sans le vouloir. En général, il n'y a qu'un très-petit nombre d'hommes qui aient la faculté d'isoler les mouvemens des divers muscles de la face ; la plupart n'en peuvent mouvoir un sans que d'autres se contractent simultanément. Les muscles du périnée, le sphincter et le releveur de l'anus, le transverse, le bulbo-caverneux, l'ischio-caverneux et le pubo-urétral se meuvent presque toujours ensemble, quoique la volonté ait l'intention de ne faire agir qu'un seul d'entre eux. Cette association est surtout bien prononcée dans les mouvemens de l'iris ; car nous ne saurions tourner l'œil en dedans, au moyen du muscle droit interne, sans que l'iris se contracte en même temps ; il nous est impossible aussi de porter l'œil en dedans et en haut, par l'action du muscle oblique inférieur, sans que l'iris se rétrécisse. Ce mouvement des deux muscles et de l'iris dépend de branches du même nerf, savoir de l'oculo-musculaire commun, qui fournit la courte racine ou la racine motrice du ganglion ophthalmique. Par conséquent, toutes les fois que l'intention de la volonté se dirige sur le nerf oculo-musculaire commun, et notamment sur celles de ses fibres primitives qui vont aux muscles droit, interne et oblique inférieur , une partie du principe nerveux influence aussi une autre portion des fibres primitives de ce nerf, c'est-à-dire celles qui se continuent dans la courte racine du ganglion ophthalmique. Quelque chose d'analogue a lieu dans tous les autres muscles. Il est difficile à la plupart des hommes de faire agir séparément les divers ventres du muscle extenseur commun des doigts , et de lever chacun de ceux-ci seul , surtout le troisième et le quatrième , qui n'ont point d'extenseur propre. Dans les efforts, beaucoup de muscles agissent par association , sans que leurs mouvemens aient un but ; la personne qui s'y livre contracte les muscles de sa face , comme si elle pouvait par-là contribuer à soulever le fardeau. Chez tous ceux qui ont la respiration gênée , ou qui éprouvent une grande faiblesse , les muscles de la face se meuvent involontairement à chaque inspiration , quoique leurs contractions, si l'on excepte celles de l'élévateur de l'aile du nez, ne puissent contribuer en rien à faire précipiter l'air dans la poitrine. Ces phénomènes sont en si grand nombre , et ils se représentent si fréquemment, toujours de la même manière , qu'il me suffit d'en avoir donné quelques exemples. Cependant il est un fait sur lequel je dois encore appeler l'attention d'une manière spéciale , parce qu'il prouve combien la tendance à l'association des mouvemens est prononcée entre les parties similaires des deux côtés du corps : c'est le mouvement volontaire de l'iris. Le mouvement de l'iris est toujours simultané dans les deux yeux , tant lorsqu'il a été provoqué par une cause extérieure , que quand il résulte d'une détermination de la volonté, et il s'accomplit toujours de la même manière absolument, soit que la cause externe ou interne agisse sur les deux yeux , soit qu'elle porte sur un seul de ces organes. Les dimensions de la pupille sont plus grandes quand la lumière agit sur un seul œil que quand elle les frappe tous deux. Si la lumière exerce une action inégale sur les deux organes, les deux pupilles n'en présentent pas moins les mêmes dimensions, qui correspondent alors à la moyenne des deux impressions. Il en est de même pour les mouvemens de l'iris auxquels la volonté donne lieu. Nous pouvons toujours mouvoir cette membrane par association, comme je l'ai déjà dit, par exemple en tournant l'œil en dedans, ou en dedans et en haut; mais ce qu'il y a là de plus remarquable, c'est que les deux iris se resserrent lorsqu'un seul œil regarde en dedans, l'autre conservant sa position droite. La faculté de rétrécir l'iris en tournant les yeux en dedans, faculté que d'ailleurs tous les hommes possèdent, est développée chez moi à un degré extraordinaire. Si je ferme un œil, et que je regarde droit devant moi avec l'autre, je meus à volonté l'iris de celui-ci, suivant que je porte le premier, qui est fermé, en dedans ou en dehors. Ici la cause est cachée, et le phénomène paraît d'autant plus surprenant que l'œil sur lequel elle agit est ouvert. Mais elle devient manifeste aussitôt que j'ouvre l'œil qui avait été fermé jusqu'alors, car on voit que je le tourne en dedans chaque fois que je veux rétrécir l'iris de l'autre. De toute évidence il doit y avoir au cerveau, et par l'effet de la disposition des fibres, une intention présidant à l'association des effets dans les fibres primitives du nerf oculo-musculaire commun qui se rendent à la courte racine du ganglion ophthalmique. Un fait intéresant, et qui s'explique sans peine d'après nos principes, est le rétrécissement des deux iris pendant le sommeil. C'est là aussi un mouvement associé, ayant pour cause la situation en dedans et en haut que les yeux prennent chez les personnes qui dorment, de sorte que le cerveau, en même temps qu'il imprime l'activité à la branche correspondante du nerf oculo-musculaire commun, stimule aussi celles de ce nerf qui vont gagner le ganglion ophthalmique.

Beaucoup d'autres muscles des deux côtés du corps ont, comme l'iris, une tendance à l'association de leurs mouvemens, dont le point de départ est au cerveau. Ainsi cette tendance est si prononcée dans les muscles oculaires, qu'il y a impossibilité de tourner l'un des yeux en bas et l'autre en haut, ou de les tourner tous deux en dehors ; constamment l'un de ces organes se porte involontairement en dedans lorsqu'on dirige l'autre en dehors. Je reviendrai sur ce phénomène lorsqu'il sera question des mouvemens. Il faut une certaine habitude pour tenir ouvert un œil seul, c'est-à-dire pour ne mouvoir qu'un seul des deux muscles élévateurs des paupières à l'aide du nerf oculo-musculaire commun. Peu d'hommes ont la faculté de faire agir, par le moyen du nerf facial, les muscles d'un des côtés de leur face autrement que ceux du côté opposé. Je puis mouvoir les muscles du pavillon de l'oreille, même les plus petits, ou du moins d'une manière très-sensible celui de l'antitragus ; mais j'ai beau vouloir ne le faire que d'un seul côté, l'effet a lieu également sur l'autre oreille. Je ne sais pas s'il existe des hommes qui aient le pouvoir de ne faire agir qu'un seul des deux muscles stylo-hyoïdiens. La tendance à l'association des mouvemens de muscles homonymes se remarque même au tronc ; mais elle y est bien moins prononcée. Les muscles du bas-ventre, ceux du périnée et le diaphragme agissent toujours des deux côtés à la fois ; même les nerfs et les muscles des membres, quoique plus libres sous ce rapport, ne sont pas entièrement soustraits à la loi générale. On sait combien il est difficile d'exécuter, soit avec les bras, soit avec les jambes, des mouvemens rotatoires opposés dans une certaine direction, par exemple autour d'un axe transversal commun, tandis que les mouvemens similaires s'exécutent très-facilement avec deux membres à la fois.

La théorie de ces phénomènes est évidente. Les fibres primitives de tous les nerfs soumis à la volonté, aboutissant toutes séparément au cerveau pour y subir l'influence des déterminations de cette dernière, on peut en quelque sorte se représenter leur origine dans l'organe comme les touches d'un clavecin, dont la pensée joue en faisant ou couler, ou vibrer le principe nerveux dans un certain nombre de fibres primitives, et déterminant par-là les mouvemens. Mais le pouvoir conducteur de la substance cérébrale expose les fibres primitives, qui sont fort rapprochées les unes des autres, à être affectées simultanément; de sorte qu'il devient difficile à la volonté de limiter l'action à telles ou telles d'entre elles. Cependant cette faculté d'isoler s'acquiert par l'exercice, c'est-à-dire que plus il arrive fréquemment à un certain nombre de fibres primitives de ressentir l'intention de la volonté, plus aussi l'aptitude se développe en elles à obéir seules, sans entraîner les fibres voisines, et plus se fraient certaines voies de facile propagation. Nous voyons cette faculté d'isoler arriver au plus haut degré de développement dans certains cas, par exemple chez les musiciens exécutans, surtout chez ceux qui touchent du piano.

Tous les mouvemens associés ont leur origine dans le cerveau lui-même. On ne peut les expliquer par une communication entre les fibres primitives dans l'intérieur des nerfs moteurs, puisque ces fibres ne communiquent point ensemble, et que l'irritation d'une partie d'un gros tronc nerveux n'agit jamais sur les autres parties de ce tronc, mais seulement sur le prolongement des fibres de la portion irritée. On ne saurait non plus les expliquer par le grand sympathique, attendu que ce nerf n'entretient également point de connexions entre les diverses parties des nerfs moteurs, ni même entre les nerfs symétriques des deux côtés, qui ne sont unis ensemble que par le cerveau et la moelle épinière.

CHAPITRE II.

De la mécanique des nerfs sensitifs.

I. Lois de la transmission dans les nerfs sensitifs.

Pour avoir une sensation, il faut qu'un nerf tienne encore à l'organe de la conscience, au cerveau, soit immédiatement, soit médiatement, par la moelle épinière. Examinons quel est, sous ce point de vue aussi, le rapport entre les branches et les troncs.

I. *Lorsqu'un tronc nerveux est irrité, toutes les parties qui en reçoivent des branches ont le sentiment de l'irritation, et l'effet est alors le même que si les dernières ramifications de ce nerf avaient été irritées toutes à la fois.*

Lorsqu'on irrite une branche d'un nerf, la sensation de l'irritation demeure bornée à la partie vers laquelle cette branche se rend; quand on irrite le tronc commun de toutes les branches, la sensation s'étend à toutes les parties qui reçoivent des branches de ce tronc. On conçoit bien qu'il n'est possible de faire des expériences de ce genre que sur soi-même; mais les résultats n'en sont pas moins certains que ceux des expériences relatives au mouvement, qu'on pratique sur des animaux. Lorsqu'on fait avec intention éprouver un tiraillement ou une contusion au nerf cubital, au dessus du côté interne du coude ou au dessus du condyle interne, en promenant et appuyant le doigt sur le cordon nerveux, on éprouve la sensation de picotemens ou d'un coup dans toutes les parties auxquelles le nerf aboutit, notamment sur le dos et à la paume de la main, dans le quatrième et dans le cinquième doigt; si l'on appuie davantage, on éprouve aussi des sensations dans l'avant-bras. En frottant avec force le pouce contre la face interne du bras, et en l'enfonçant à une certaine profondeur dans la région supérieure et interne de ce même membre, on rencontre aisément les nerfs radial et médian, et il résulte de là des sensations analogues dans les parties auxquelles ces nerfs se rendent. Lorsqu'on vient à comprimer un gros tronc nerveux destiné à un membre entier, par exemple le nerf sciatique, on éprouve dans toute la jambe la sensation connue sous le nom d'engourdissement, et il n'est pas difficile, en s'asseyant, de donner au fémur une situation telle que le nerf soit comprimé à sa sortie même. De cette manière, on parvient à découvrir peu à peu les points où , à l'aide d'irritations mécaniques complétement inoffensives, on peut faire, sur beaucoup de nerfs , même très-petits, de son propre corps , des expériences analogues à celles qu'on exécute sur des animaux par rapport au mouvement. Ces expériences procurent la conviction que toute irritation d'un tronc produit constamment une sensation dans les parties externes ou périphériques de toutes ses branches , de même que l'irritation du tronc d'un nerf musculaire détermine des mouvevemens dans les muscles auxquels aboutissent toutes ses ramifications. Il en est donc de la faculté sensitive comme de la force motrice , avec la seule différence que cette dernière peut encore agir sur les muscles par l'effet d'une irritation imprimée au nerf qui ne tient déjà plus au cerveau, tandis que la sensation n'a lieu qu'autant que l'irritation du nerf parvient à l'encéphale.

II. *L'irritation d'une branche de nerf est accompagnée d'une sensation bornée aux parties qui reçoivent des filets de cette branche, et non d'une sensation dans les branches qui émanent plus haut soit du tronc nerveux, soit du même plexus.*

Les faits qui se rapportent ici sont trop connus pour que j'aie besoin de les citer tous. L'irritation de la peau du bras se fait en général sentir là seulement où elle a lieu. La compression du nerf cubital ne réagit jamais , en sens rétrograde, sur le plexus brachial et les autres nerfs qui en émanent. Les expériences précédemment citées de Gaedechens sur les nerfs facial et sous-orbitaire, démontrent qu'un nerf sensitif, qui s'anastomose avec un autre nerf cérébro-spinal sensitif , ne transmet point les sensations au tronc du second nerf, et que l'anastomose n'est qu'un appareil ayant pour usage de répandre les fibres primitives à la périphérie : car, malgré les anastomoses entre les branches de ces deux nerfs , il ne rétrograde jamais rien du nerf sous-orbitaire dans le tronc du facial, ni du nerf facial dans le tronc du sous-orbitaire, et les fibres qui constituent l'apparente anastomose ne font que se porter plus loin vers la périphérie. Lorsque Gaedechens coupait une branche allant du nerf facial au sous-orbitaire, et irritait le bout provenant du nerf facial, il n'y avait pas de sensations, et par conséquent cette portion du facial ne renvoyait rien non plus au cerveau à travers le nerf sous-orbitaire. On ne parvient pas davantage à exciter de la douleur en irritant une branche détachée du nerf sous-orbitaire, mais tenant encore au nerf facial. Il en est donc ici de même qu'à l'égard de la force motrice qui, après l'irritation d'une branche nerveuse, ne provoque jamais de convulsion en sens rétrograde par les branches naissant du tronc à une plus grande hauteur. Cependant il y a des circonstances dans lesquelles des phénomènes fort étendus de sensation peuvent naître d'un seul nerf ; mais ces phénomènes s'expliquent par le concours des organes centraux, le cerveau et la moelle épinière, et l'on ne peut s'en rendre compte par un conflit entre les nerfs eux-mêmes, comme je le ferai voir plus tard.

III. *Lorsqu'une partie reçoit, par le moyen d'une anastomose, des nerfs différens, mais de même espèce, après la paralysie d'un de ces nerfs, l'autre ne peut pas entretenir la sensibilité de la partie entière, et le nombre des points qui demeurent sensibles correspond à celui des fibres primitives demeurées intactes.*

Quand deux nerfs s'anastomosent ensemble, l'une des racines de l'anastomose ne saurait suppléer l'autre, comme il arrive aux artères ; partout où deux nerfs cérébro-spinaux s'annexent pour former un tronc plus gros, la paralysie d'une des racines de ce tronc entraîne la perte de la sensibilité dans toutes les fibres primitives qui la constituent, et il ne reste plus de sensibles que les fibres du tronc provenant de la racine non paralysée. Ainsi, après la section du nerf cubital, qui fournit au cinquième doigt, au quatrième, et en partie aussi au troisième, ce nerf ne peut être suppléé par sa commu-

nication avec le médian et le radial , et les doigts auxquels il
se distribue demeurent paralysés, comme on le sait. S'il reste
encore une faible trace de sensibilité au côté externe du quatrième doigt , elle doit provenir des fibres primitives qui du
nerf médian se portent au rameau palmaire du cubital. La
légère sensibilité qui persiste dans les parties d'un membre
auxquelles un nerf se distribue, peut donc toujours être expliquée par des fibres d'autres nerfs qui ne communiquent
pas avec celui-là, et qui ne s'anastomosent qu'en apparence avec
lui. Ces faits sont mis en parfaite évidence par l'histoire des
paralysies incomplètes. Dans un cas où Earle (1) avait excisé
une partie du nerf cubital derrière le condyle interne de l'humérus , l'individu, cinq ans après l'opération , ne pouvait se
servirde son petit doigt, et n'y éprouvait que des sensations incomplètes. Swan fait remarquer avec raison, à cette occasion,
que , si la prétendue communication eût existé , seulement
même à un faible degré, les anastomoses qui ont lieu entre la
portion du nerf cubital située au dessous de la plaie et les
nerfs médian et radial , auraient dû suffire pour entretenir
les relations du doigt avec le cerveau. Il rapporte un autre
cas dans lequel , à la suite d'une plaie de l'avant-bras, à trois
pouces du poignet, plaie qui fut accompagnée de la section
des nerfs radial et médian , le sentiment disparut dans le
pouce, les deux doigts qui le suivent , et les parties correspondantes du dos et du plat de la main, tandis qu'il demeura
intact dans les quatrième et cinquième doigts , comme aussi
dans les parties de la main auxquelles se rend le nerf cubital.

Si donc les nerfs semblent former de nombreuses anastomoses , et s'il arrive souvent aux faisceaux d'un même tronc
d'unir leurs gaînes de pouce en pouce, pendant que les fibres
primitives continuent de marcher parallèlement les unes aux
autres, la nature n'a produit là rien qui ressemble aux anas-

____

(1) *Med. chirurg. Transactions* , t. VII.

tomoses des vaisseaux ; elle a voulu seulement que les mêmes parties reçussent des fibres primitives de nerfs différens. Cette disposition était d'autant plus utile , que , sans elle, la lésion d'un nerf détruirait entièrement la communication d'une partie avec le cerveau.

IV. *Des parties différentes de l'épaisseur d'un nerf sensitif produisent, quand on les irrite, les mêmes sensations que si des ramifications terminales différentes de ces parties du tronc venaient à être irritées.*

Lorsqu'on irrite mécaniquement sur soi-même le nerf cubital, par le moyen que j'ai indiqué, et surtout quand on le fait aller de côté et d'autre en le comprimant avec les doigts , on ressent des picotemens dans la paume et au dos de la main, dans les quatrième et cinquième doigts. Mais si ensuite on comprime directement, le fourmillement se fait sentir tantôt dans l'une tantôt dans l'autre de ces quatre parties, et à la paume comme sur le dos de la main l'endroit où l'on éprouve les picotemens varie suivant la manière dont on presse le nerf, c'est-à-dire suivant que telles ou telles de ses fibres, que tels ou tels de ses faisceaux de fibres éprouvent plus de pression que les autres. On observe le même phénomène en irritant les troncs nerveux du bras. Mais c'est au nerf cubital qu'il est le plus facile d'agir sur des points différens de l'épaisseur du cordon, tantôt en appuyant dessus, tantôt en le faisant rouler avec les doigts de l'autre main dans le sillon du condyle interne de l'humérus au coude. De même , une forte pression exercée sur le nerf sous-orbitaire à sa sortie du trou, m'a fait éprouver des picotemens dans des points différens de la joue et de la lèvre supérieure, suivant les modifications que j'imprimais à cette action mécanique. Du reste, l'application de la pression au nerf sous-orbitaire présente beaucoup plus de difficultés, parce qu'il faut l'employer d'abord pour trouver la sortie du nerf, et qu'on est obligé ensuite d'analyser les sensations qui surviennent.

V. *Les sensations des fibres nerveuses les plus déliées sont isolées comme celles des troncs nerveux, et elles ne se mêlent point les unes avec les autres depuis les parties extérieures jusqu'au cerveau.*

Ce théorème est la conséquence des faits et des lois dont l'exposition précède.

J'ai prouvé qu'il n'arrive jamais aux fibres primitives d'un nerf de se ramifier ni de s'unir ensemble, soit dans le tronc, soit dans les anastomoses, où elles ne font que passer d'une gaîne dans une autre, en formant de nouvelles séries par leur juxtaposition à d'autres fibres primitives, parallèlement auxquelles elles continuent de marcher. J'ai fait voir, que, de cette manière, le tronc nerveux est l'ensemble de toutes les fibres primitives qui se développent en sortant de ses branches, et que par conséquent il existe une harmonie pré-établie entre les fibres du tronc et les élémens des plus petites ramifications. J'ai demontré enfin que les troncs des nerfs ont les mêmes sensations que toutes les branches prises collectivement, qu'une branche d'un tronc, quand on l'irrite, ne produit pas de sensation dans les autres, et qu'une partie de ce tronc éprouve les mêmes sensations que si l'on irritait une portion de ses branches ou des parties auxquelles elles se rendent. Si l'on a bien suivi toutes ces démonstrations, on sera forcé d'admettre le théorème précédent, bien qu'il ne soit qu'approximatif, et que la preuve n'en puisse être fournie pour ce qui concerne chacune des fibres primitives les plus déliées. On ne saurait objecter contre lui les belles expériences de Weber, d'après lesquelles la faculté d'apprécier la distance entre deux corps qui touchent la peau varie beaucoup suivant les parties, de sorte que plusieurs de ces dernières, comme le bout de la langue, jugent déjà d'une distance de deux cinquièmes de ligne, tandis que d'autres, comme la ligne médiane du dos, n'en sauraient évaluer une au dessous de trente lignes : car cette faculté dépend sans doute du plus ou moins grand nombre de fibres primitives de nerfs sensibles qui se rendent à une étendue donnée de l'organe cutané.

Maintenant on se demande : Quand les fibres primitives, qui sont réunies les unes à côté des autres dans le tronc et étalées dans les branches, viennent à être irritées sur divers points de leur longueur, quelle sensation ont-elles? La sensation est-elle alors constamment une sous le rapport du lieu, ou bien les sensations éprouvées sur divers points de la longueur des fibres sont-elles perçues comme étant différentes les unes des autres? Peut-on savoir, d'après la sensation, si un même faisceau de fibres primitives a été irrité soit dans son tronc, soit dans ses branches, soit à la peau où il se développait? La réponse à toutes ces questions se trouve déjà en partie dans les observations précédemment relatées :

1° Lorsque le tronc d'un nerf vient à être irrité, la sensation est la même que si l'irritation avait porté sur toutes les fibres primitives qui se rendent aux parties extérieures, et elle semble avoir lieu dans les parties extérieures, comme si celles-ci avaient été le siége de l'irritation ;

2° Lorsque des fibres primitives diverses d'un tronc nerveux sont irritées, la sensation est la même que si des points différens des parties extérieures avaient reçu l'irritation ;

3° L'irritation d'une branche quelconque est accompagnée de sensation dans les parties auxquelles cette branche se rend.

Il semble donc être indifférent que les fibres primitives soient irritées, dans les troncs eux-mêmes, où elles se trouvent encore annexées les unes aux autres, dans les branches où elles se sont partagées en faisceaux, enfin dans les parties extérieures, où elles sont complétement isolées. Quand la peau vient à être irritée par des piqûres d'épingle ou par une mouche qui court à sa surface, les extrémités des fibres primitives éprouvent une irritation, et nous avons la sensation de coups d'épingles ou d'une mouche qui marche ; si, au contraire, on comprime les masses des fibres primitives dans

une petite branche du doigt, une sensation de picotement et
de fourmillement a lieu dans la peau de doigt ; si l'on comprime un tronc entier, on éprouve cette même sensation dans
la peau à laquelle aboutissent les dernières extrémités des
fibres primitives du tronc. Qu'une pression subite et forte
s'exerce sur un tronc nerveux, par exemple sur le nerf cubital, ou sur tout autre à la face interne du bras, la sensation
ressemble à celle d'une commotion électrique, dans toutes les
fibres que le tronc embrasse ; mais cette sensation, au lieu de
se manifester dans l'endroit où l'on agit sur le nerf, semble
avoir lieu là où les fibres primitives du tronc nerveux se terminent dans la peau des doigts et de la main, dans les muscles de l'avant-bras. Ici se rangent encore les phénomènes
qui accompagnent la section des nerfs, chez l'homme, dans les
amputations. Au moment de cette section, les douleurs les plus
vives se font sentir en apparence dans les parties dont on pratique l'ablation et auxquelles se distribuent les nerfs dont
l'instrument accomplit la division. C'est un fait constant, et
qui m'a été attesté par Fricke, l'habile directeur du service
chirurgical de l'hôpital de Hambourg. Comme chaque fibre
primitive, dans toute son étendue, depuis le cerveau jusqu'à la
peau, à travers le tronc et les branches, ne tient au premier de
ces organes que par un seul point, c'est-à-dire par son extrémité, il paraît tout naturel qu'elle éprouve les mêmes sensations
quand elle vient à être affectée, soit à sa partie inférieure,
dans la peau, soit à son milieu, dans le tronc ; car toutes les
sensations qui ont lieu sur sa longueur entière ne peuvent se
communiquer qu'en un seul point au cerveau ou à l'organe
de la conscience. D'après cela, toutes les fibres primitives d'un
nerf, qu'elles soient longues ou courtes, paraissent ne représenter jamais chacune, dans le cerveau, qu'un seul point, qui
apporte toujours la même sensation à la conscience, soit que
la fibre ait été affectée à la peau, soit qu'elle l'ait été sur le
trajet du tronc. Si, lorsque les fibres nerveuses sont irritées en

des points divers de leur longueur, il nous semble constamment que la sensation ait lieu à la peau, c'est parce que d'ordinaire ces sensations ont lieu quand la peau ou l'extrémité cutanée des fibres primitives éprouve une affection quelconque.

Quelque rigoureuses que soient ces conclusions, déduites des faits exposés jusqu'ici, nous allons voir que la théorie des sensations est assez loin encore d'une démonstration complète.

VI. *Quoique la sensation semble avoir lieu dans les parties externes, lorsqu'on comprime un tronc nerveux, cependant une forte compression de ce dernier paraît être sentie en même temps dans le lieu où elle s'exerce.*

On fait quelquefois cette remarque sur soi-même, lorsqu'on se donne un coup sur le nerf cubital ; mais on peut la répéter sans qu'il soit besoin de recourir à la violence. Que l'on comprime le nerf cubital au dessus du condyle interne de l'humérus, en le pressant de plus en plus contre l'os, sans lui permettre de s'échapper ; tout le bras, au dessus du point comprimé, devient douloureux jusqu'à l'extrémité des branches du nerf, mais on ressent en même temps sur ce point une vive douleur, qui ne provient pas seulement de la sensibilité des parties environnantes, et qui a son siége dans le tronc nerveux. Si l'on jugeait d'après l'analogie avec les phénomènes qui précèdent et ceux dont j'aurai plus tard à parler, cet effet ne devrait point avoir lieu. Il semble donc y avoir encore ici quelque chose d'énigmatique, qui a de l'importance pour la théorie des sensations. Un phénomène à peu près semblable s'observe dans les névromes. Les symptômes caractéristiques de ces tumeurs des nerfs sont bien des douleurs d'une vivacité extrême dans toutes les parties auxquelles le nerf se rend, par exemple à la main et aux deux derniers doigts dans les névromes du nerf cubital au bras, et d'effroyables douleurs dans les mêmes parties au moment où l'on pratique la section du nerf malade au dessus de la tumeur, comme j'ai pu m'en convaincre moi-même dans une opération de ce genre exécutée par Wutzer, à la clinique chirurgicale de Berlin (1). Mais le névrome a coutume d'être lui-même très-sensible et très-douloureux.

A ces faits de nerfs qui , par suite d'une affection développée sur leur trajet, donnent lieu à des sensations non seulement dans les parties auxquelles se rendent leurs branches, mais encore dans leur propre tronc, il faut joindre un phénomène analogue que présente la moelle épinière. Lorsque cet organe devient malade, les douleurs se font généralement sen - tir dans toutes les parties périphériques situées au dessous du point affecté ; mais, parfois aussi, quoique rarement, comme dans la névralgie dorsale, le sujet en ressent sur la ligne médiane du dos.

Les chirurgiens n'ont malheureusement pas assez profité des magnifiques occasions qui se présentent à eux de faire des observations sur les phénomènes dont la section des nerfs est accompagnée. S'ils avaient attaché à la physiologie un intérêt plus général que celui qui ressort de l'étude du travail de l'inflammation , ils auraient pu nous doter de remarques d'une grande importance pour la physique du système nerveux. On aurait dû croire que les plus importans problèmes de la physiologie se seraient présentés d'eux-mêmes à l'esprit de ceux qui portent à l'organisation de l'homme une atteinte aussi profonde que celle de l'amputation d'un membre ou de la section d'un nerf.

La propagation des douleurs névralgiques suivant le trajet des nerfs semble également être en contradiction avec la théorie précédente des sensations. Cependant il faut remar-

(1) Comp. Aronssohn , *Oberv. sur les tumeurs développées dans les nerfs* , Strasbourg, 1822, p. 9.—P.-H. Descot, *Dissertation sur les affections locales des nerfs*, Paris, 1825, in-8.—J. Swan, *A treatise on diseases and injuries of the nerves*, London, 1834 , in-8.—A.-A. Velpeau, *Nouveaux élémens de médecine opératoire*, 2ᵉ édit., Paris, 1839, t. III , pag. 101 et suiv.

quer que ces sortes de douleurs ne suivent pas toujours le cours des nerfs. Dans plusieurs cas de névralgies pures, que j'ai observés avec soin à Berlin, les douleurs ne se manisfestaient pas conformément à la distribution anatomique du nerf. J'ai vu, par exemple, une névralgie de la face, qui commençait au vertex, traversait l'orbite, et venait finir à la joue. Dans un autre cas, on pouvait soupçonner le nerf cubital, tout aussi bien que le nerf radial, et cependant ni l'un ni l'autre ne convenait parfaitement aux phénomènes morbides. J'ai également rencontré une névralgie crurale, que le médecin pouvait regarder comme une sciatique, en se laissant aller aux idées ordinaires, mais qui n'en était certainement pas une aux yeux de l'anatomiste. D'un autre côté, j'ai vu une névralgie des nerfs facial et lingual, dans laquelle les douleurs semblaient, sinon d'une manière constante, du moins fréquemment, prendre naissance au dessous de l'oreille, et se répandre en rayonnant dans la face : il leur arrivait souvent de marcher en sens inverse de la distribution anatomique, et de se jeter de la face sur la langue. En pareil cas, les névralgies élèvent une objection contre la théorie précédente des sensations, mais les faits suivans forment uue nouvelle série d'argumens en faveur de cette théorie.

VII. *Lorsque le sentiment est complétement paralysé, dans les parties extérieures, par le fait de la compression ou d'une section, le tronc du nerf peut encore, dès qu'il vient à être irrité, éprouver des sensations, qui semblent avoir lieu dans les parties extérieures auxquelles il aboutissait.*

On sait qu'il y a des paralyses dans lesquelles les membres sont absolument insensibles aux irritations extérieures, bien que les douleurs les plus aiguës se fassent sentir dans les parties ainsi privées de toute sensibilité pour les stimulations qui viennent du dehors. On peut piquer ces membres, les inciser, les frapper, sans que le sujet sente rien, et cependant les douleurs qu'y font naître des causes internes sont quelquefois très-vives. Dans l'état grossier où la physiologie du système nerveux a langui jusqu'ici, ce phénomène constituait une énigme inexplicable. Je l'ai observé à Bonn, chez un homme qui avait les extrémités inférieures entièrement paralysées, tant sous le rapport du sentiment que sous celui du mouvement; de temps en temps les muscles étaient pris de convulsions, qui s'accompagnaient de violentes douleurs, sans que la sensibilité pour les stimulations du dehors reparût. Lorsque les parties extérieures des nerfs sont paralysées, l'irritation des troncs peut encore déterminer les plus violentes douleurs, qui semblent alors avoir leur siége dans les parties extérieures, ce qu'on a désigné sous le nom d'anæsthésie douloureuse. On s'aperçoit sans peine que les paralysies douloureuses du sentiment doivent principalement être celles dans lesquelles les parties périphériques des nerfs sont paralysées, tandis que leurs troncs et leurs origines n'ont éprouvé aucune lésion, c'est-à-dire celles qui consistent en une paralysie purement locale des nerfs, sans nulle altération du cerveau et de la moelle épinière, comme dans les paralysies locales qui doivent naissance à une affection rhumatismale ou arthritique, et celles qui proviennent ou d'une compression subie par les nerfs, ou de tumeurs développées sur leur trajet. Earle (1) rapporte un cas de paralysie du bras causée par une fracture de la clavicule; les doigts et le bras entier étaient insensibles aux impressions du dehors, et cependant, lorsque le malade essayait de remuer son membre, quelquefois même dans l'état de repos absolu, il éprouvait de violentes douleurs au bout des doigts.

Ici se range encore un fait constaté par d'innombrables observations, savoir que la section des nerfs n'est généralement d'aucune utilité dans les névralgies, et qu'on voit souvent revenir les douleurs avec tout autant d'intensité qu'aupa-

_____

(1) *Philos. Trans.*, t. VII, p. 173.

ravant , malgré l'opération, et quoiqu'on ait même excisé une certaine étendue du tronc nerveux. En effet, quand le tronc du nerf est la cause de la douleur, la section ne saurait servir à rien , puisque les irritations du moignon , qui demeure en communication avec le cerveau , et dans l'intérieur duquel se trouvent encore toutes les fibres primitives qui allaient se déployer à la peau , déterminent en apparence dans les parties extérieures , les mêmes sensations que si ces dernières étaient affectées elles-mêmes. La section et l'excision d'une portion du nerf ne sont utiles que rarement, et l'on comprend que ce doit être seulement lorsque la cause des douleurs névralgiques a son siége dans les branches , et non dans le tronc.

Ainsi la section d'un nerf ne supprime que la possibilité de sentir les impressions du dehors avec l'extrémité cutanée des fibres nerveuses, parce que ces impressions ne peuvent plus alors être transmises au cerveau. Mais des sensations absolument semblables à celles qui sont déterminées par les impressions extérieures , se développent , sous l'influence de toute cause intérieure quelconque, pourvu seulement que les fibres primitives du tronc communiquent encore avec le cerveau ou la moelle épinière.

Lorsqu'un nerf vient à être coupé, par exemple au doigt, une douleur se manifeste, durant la période de l'inflammation traumatique, dans la portion paralysée du doigt, qui a perdu toute faculté de sentir les irritations extérieures. La sensation de douleur disparaît avec le travail phlegmasique, et dès ce moment la partie est redevenue complétement insensible. Sous ce rappport, une observation que Gruithuisen a eu l'occasion de faire sur lui-même présente un intérêt tout particulier; à la suite d'une blessure dans laquelle le nerf collatéral dorsal du pouce avait été coupé, le côté externe de ce doigt fut frappé d'insensibilité jusqu'au dessous de l'ongle : à l'époque de l'inflammation, la peau qui le couvrait devint très-douloureuse ; mais les douleurs disparurent au bout de huit jours, quand la cicatrisation fut achevée, et il ne resta depuis lors qu'une impossibilité absolue de percevoir les impressions extérieures ; plus tard, lorsqu'on frappait sur la cicatrice, des picotemens se faisaient sentir au dessous de l'ongle.

Éverard Home rapporte un cas de prosopalgie dans laquelle, après qu'on eut coupé le nerf, la plaie ne put se réunir par première intention ; tant qu'elle demeura ouverte, l'état inflammatoire de l'extrémité du nerf occasiona au malade des accès semblables à ceux qu'il avait éprouvés avant l'opération ; mais, après la cicatrisation, il ne reparut plus de ces accès.

Les phénomènes de l'engourdissement des membres par une compression exercée sur les nerfs, sont du même genre que ceux qui précèdent, et les expliquent. La compression empêche la transmission des extrémités périphériques au cerveau ; mais elle affecte aussi la portion centrale du nerf, d'où le fourmillement dans le membre, qui perd également la faculté de sentir les impressions du dehors.

Une sensation de fourmillement, qui semble avoir son siége dans des parties extérieures, se manifeste fréquemment aussi lorsque les origines des nerfs, soit au cerveau, soit à la moelle épinière, ou ces organes eux-mêmes, sont affectés. Quand elle a lieu dans un membre, on ne peut pas savoir si la cause en est à la peau, sur le trajet du tronc nerveux, ou à l'origine des fibres. Souvent cette cause réside à la moelle épinière. Presque toutes les maladies de la moelle épinière ont pour symptôme un fourmillement, qui semble avoir lieu à la peau, qui, dans le cas de paraplégie, s'étend fréquemment à toutes les parties dont les nerfs naissent au dessous du point lésé, et qui, dans la phthisie dorsale, a lieu, non pas sur la ligne médiative, mais par tout le corps, à la peau (1).

(1) Je ne connais aucune observation de fourmillement qui se soit fait sentir dans des membranes muqueuses.

On voit, d'après les détails précédens, que l'espèce de fourmillement qui précède les accès d'épilepsie, et qui porte le nom d'*aura epileptica* (1), a sa cause et son siége dans la moelle épinière ou le cerveau, bien que le malade croye ne l'éprouver que dans les parties extérieures. C'est la première annonce des affections rachidiennes ou cérébrales qui vont bientôt éclater. Si l'on parvient quelquefois à prévenir l'accès par l'application d'une ligature serrée autour du membre dans lequel se fait sentir l'*aura*, ce n'est pas parce qu'on s'oppose ainsi à la propagation d'un état morbide, mais parce que la ligature détermine une forte impression dans le sensorium. Cependant il faut remarquer que, dans les épilepsies causées par des tumeurs sur le trajet des nerfs, la ligature du membre empêche réellement l'irritation de se transmettre à la moelle épinière.

En s'appliquant un tourniquet autour du bras, au dessus de l'articulation du coude, on peut faire naître le sentiment de l'engourdissement dans toutes les parties de la main, et même finir par les rendre insensibles. Il survient d'abord des picotemens, puis de l'engourdissement et un sentiment de froid, auquel succède un commencement d'insensibilité pour les stimulations extérieures; qu'on vienne alors à irriter les troncs nerveux, en les serrant au bras ou à l'aisselle, on éprouve dans la main la sensation d'une commotion électrique, avec tout autant de netteté que si ses nerfs et ceux de l'avant-bras n'étaient point engourdis.

VIII. *Lorsque le membre dans lequel se répand un tronc nerveux, a été enlevé par une amputation, ce tronc, attendu qu'il renferme l'ensemble de toutes les fibres primitives raccourcies, peut avoir les mêmes sensations que si le membre amputé existait encore, et cet état persiste pendant toute la vie.*

Aucun chirurgien n'ignore que les amputés éprouvent les

(1) Esquirol, *Des maladies mentales*, Paris, 1838, t. I, p. 274.

mêmes sensations que s'ils avaient encore le membre dont on les a privés. Il n'en est jamais autrement. On a coutume de dire que l'illusion dure quelque temps, jusqu'à ce que, la plaie étant cicatrisée, le malade cesse de recevoir les soins de l'homme de l'art. Mais la vérité est que ces illusions persistent toujours, et qu'elles conservent la même intensité pendant toute la vie; on peut s'en convaincre par des questions adressées aux amputés long-temps après qu'ils ont subi l'opération. C'est à l'époque de l'inflammation du moignon et des troncs nerveux qu'elles sont les plus vives; les malades accusent alors de très-fortes douleurs dans tout le membre qu'ils ont perdu. Après la guérison, le sujet conserve les sensations qu'un membre sain procure aux autres hommes, et fréquemment il reste, pendant toute la vie, un sentiment de formication, ou même de douleur, ayant en apparence son siége dans les parties extérieures, qui n'existent cependant plus. Ces sensations ne sont pas vagues; car l'amputé sent les douleurs ou le fourmillement dans tel ou tel orteil, à la plante ou sur le dos du pied, à la peau, etc. L'explication que les idéalistes donnent du phénomène, en ayant recours à l'imagination, est ridicule. Les physiologistes l'ont considéré pendant long-temps comme une curiosité. Mais je me suis bien convaincu, par des recherches suivies, que le sentiment dont il s'agit ne se perd jamais entièrement. Les amputés finissent par s'y habituer à tel point qu'ils ne s'en aperçoivent plus; cependant, dès qu'ils y font attention, ils le voient aussitôt reparaître, et souvent ils sentent d'une manière très-distincte leurs orteils, leurs doigts, la plante du pied, la main. Le sentiment devient beaucoup plus vif encore lorsqu'on applique une bande ou un tourniquet autour du moignon, ou quand on lui fait subir une compression du genre de celles qui amènent l'engourdissement d'un membre; alors la formication s'établit sur-le-champ; l'amputé éprouve des fourmillemens dans la main, dans le pied, dans le membre

entier, avec tout autant de netteté que si ces parties exis-
taient encore. Aussi les personnes qui ont subi une amputation n'éprouvent-elles jamais plus vivement le sentiment
du membre perdu que quand une autre cause oblige de recourir plus tard à l'application du tourniquet.

Si, avant de se soumettre à l'amputation, le sujet était por-
teur d'un mal local douloureux, l'opération n'empêche pas
qu'ensuite il sente douloureusement sa jambe entière, et
c'est encore la jambe entière, du moins en apparence, qui
lui cause de la douleur, après la section du nerf, lorsque le
moignon s'enflamme.

Je ne parle point des rêves que font les amputés, ni du vif
sentiment de tout leur membre qu'ils croient éprouver lorsque le moignon vient à être comprimé dans telle ou telle atti-
tude, car ce sentiment ne s'éteint en eux qu'avec la vie.

Voici quelques exemples, que je crois convenable de rapporter :

1° Une femme, atteinte d'une paralysie du sentiment au bras
gauche, éprouva une fracture de ce membre, qui tomba en
gangrène, et dont il fallut pratiquer l'amputation. Celle-ci ne
fut nullement sentie. Mais il paraît que la section du nerf
ranima le sentiment dans son tronc ; car, dès la première
nuit, la malade se plaignit d'éprouver des douleurs dans les
doigts.

2° Un homme eut la cuisse amputée au premier tiers,
pour cause de carie ; aussitôt après l'opération il éprouva
le même sentiment que s'il eût eu encore sa jambe, et
le lendemain il se plaignit vivement de douleurs dans ce
membre, jusqu'aux orteils. Le même jour, on coupa le bras à
un autre malade, qui se plaignit également après de douleurs
dans la main et dans tout le bras. J'ai revu le premier de ces
deux hommes au bout de douze années ; il éprouvait encore
le même sentiment que s'il eût possédé les orteils et la plante
du pied, et celle-ci lui causait de temps en temps des dou-

leurs qui n'existent plus aujourd'hui. Le moignon s'engourdit quelquefois quand le sujet est couché, et alors il survient dans les orteils des fourmillemens, qui jadis se reproduisaient assez fréquemment. J'appliquai un tourniquet sur le moignon, de manière à comprimer ce qui restait du nerf sciatique ; l'homme me dit aussitôt que sa jambe s'engourdissait, et qu'il distinguait parfaitement bien les fourmillemens dans les orteils.

3° Un jeune homme fut amputé au bras, par suite d'une maladie de l'articulation du coude. Tant que je pus le suivre, il conserva le sentiment du bras qu'il avait perdu.

4° Un homme a le bras amputé depuis treize ans. Les sensations dans les doigts n'ont jamais cessé chez lui. Il croit toujours sentir sa main dans une situation courbée. Des picotemens apparens dans les doigts ont lieu, surtout lorsque le moignon appuie sur un corps, et que les troncs des nerfs du bras viennent à être comprimés. J'exerçai une compression sur les troncs de ces nerfs ; à l'instant même survint un sentiment d'engourdissement, que le sujet disait éprouver dans tout le bras jusqu'aux doigts.

5° Un homme qui avait eu le bras coupé depuis douze ans, éprouvait de temps en temps des fourmillemens qui lui semblaient avoir lieu dans les doigts, et qui survenaient surtout lorsqu'il s'appuyait sur son moignon.

6° *Vir quidam, cui pes sinister, et alter cui brachium sinistrum amputatum erat, dicebant ambo, alter pos ebd. 14, alter 17, se per operationem nihil commodi nactos esse; alter querebatur de dolore vehementi pedis et alter brachii, cum tamen non tam male eos habuisset quam in primis hebdomadibus post factam operationem, et uterque non per hebdomades, sed per menses, hosce sensus hujus fallacis diminutionem habuere fatebatur* (1).

7° *Nunc temporis, etiam ibi versatur juvenis, cui ante novem*

(1) Lemos, *Diss. quæ dolorem membri amputati remanentem explicat*, Halle, 1798, p. 33.

menses brachium sinistrum demitum est. In hoc eadem sensatio sub quinto et sexto mense post operationem decessit, sed mense octavo aliquot dies, ubi vehementior esse cœpit, habuit, ut interdiu tantum ope oculi, et nocte ope manus alterius jacturæ hujus se convincere posset (1). L'auteur explique le fait d'une manière qui n'est nullement satisfaisante, par une prétendue association des deux membres, qui elle-même aurait besoin d'explication.

8° Un homme, qui avait eu le bras droit écrasé par un boulet de canon, et ensuite amputé, éprouvait encore, vingt années après, des douleurs rhumatismales bien prononcées dans ce membre, toutes les fois que le temps changeait. Pendant les accès, le bras qu'il avait perdu depuis si long-temps lui paraissait sensible à l'impression du moindre courant d'air. Il m'assura d'une manière positive que la sensation physiologique et purement subjective de ce membre n'avait jamais cessé.

9° Un homme à qui l'on avait amputé la main, y ressentait encore, sept ans après, des douleurs, qui ne cessèrent qu'à la mort (2).

IX. *De même que la situation relative des fibres primitives dans le lieu de leur origine au cerveau et à la moelle épinière, où elles déterminent des sensations, ne subit aucun changement lorsque leur situation relative à leurs extrémités périphériques change, de même les sensations d'emplacement que procurent ces fibres dépendent de l'ordre dans lequel celles-ci naissent, et non de la situation relative qu'affecte leur extrémité périphérique.*

La preuve de ce théorème est fournie par les phénomènes qui ont lieu quand l'art change la situation des extrémités périphériques, comme il arrive, par exemple, dans la trans-

(1) *Ibid.*, p. 33.

(2) KLEIN, dans le *Journal de* GRAEFE, t. III, p. 408.—*Comp.*, sur les sensations des amputés, VALENTIN, dans HECKER's *Annalen*. 1836, t, III, p. 291.—*Repertorium fuer Anatomie*, 1836, p. 328.

plantation de lambeaux cutanés. Lorsque, dans une opération de rhinoplastie, on retourne un lambeau de la peau du front taillé à la racine du nez, et qu'on l'accolle au moignon de ce dernier, tant que le pont n'a point été coupé, le nez factice conserve les mêmes sensations que celles qu'on éprouve quand la peau du front est mise en rapport avec un stimulant quelconque, c'est-à-dire que l'individu sent au front les attouchemens qu'on exerce sur le nez. C'est là un phénomène bien connu des chirurgiens, et dont Lisfranc a fait le premier l'observation (1). Mais ce phénomène, comme on le conçoit bien, ne dure qu'aussi long-temps que subsiste la communication des fibres nerveuses, à la racine du nez, entre le front et le nez de fabrique. Après la section du pont, l'illusion cesse, et le nouveau nez devient insensible; il paraît s'y développer plus tard un peu de sensibilité, mais qui demeure toujours très-faible.

Un autre phénomène, en tout semblable, et qui se prête à la même explication, est le suivant : Lorsqu'on croise l'un sur l'autre le doigt indicateur et le médius d'une main, et que l'on fait rouler une petite boule entre les deux côtés de ces doigts qui se correspondent maintenant, mais qui, dans l'état ordinaire des choses, sont opposés l'un à l'autre, on croit sentir deux boules. Quand on touche une petite boule avec deux doigts qui conservent leur situation respective ordinaire, ce n'est point, à proprement parler, une boule que l'on sent, mais deux convexités, que l'esprit réunit et combine en une sphère, parce qu'il se représente que deux segmens de sphère situés l'un à côté de l'autre et tournant leurs convexités en sens inverse, appartiennent à une même sphère. Si maintenant on croise les doigts, de manière que leurs deux faces externes opposées deviennent internes et se regardent, les sensations des fibres conservent leur situation

_____

(1) *Mémoires de l'Acad. royale de médec.*, Paris, 1833, t. II, p. 145.

relative par rapport au cerveau, comme s'il n'y avait pas de croisement, c'est-à-dire que la sensation de la convexité d'un segment de sphère (fig. 1) en x est transportée au côté opposé en y, et que celle en x' l'est également en y'. Eu égard à leur contenu, les sensations éprouvées en x et en y ne subissent aucun changement, non plus que celles en x' et en y'; mais, après la transposition, les impressions ne sont plus celles de deux convexités tournées en sens inverses l'une de l'autre ; ce sont celles de deux convexités tournées l'une vers l'autre. Or, en les complétant, l'esprit doit concevoir l'idée de deux sphères, parce que deux convexités qui se regardent ne sauraient appartenir à une seule et même sphère, tandis qu'elles peuvent très-bien appartenir à deux sphères distinctes. J'ai présenté, dès 1826, cette explication du phénomène, dans un ouvrage où d'ailleurs on trouve déjà indiqués les premiers élémens de la partie mécanique de la physique des nerfs (1). Aristote l'avait déjà rencontrée, à peu près (2).

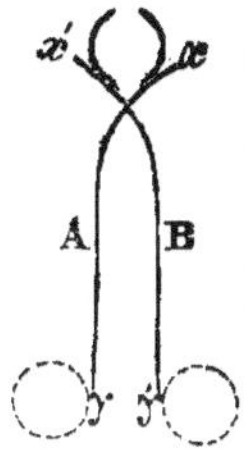

II. Sensations associées.

Il arrive quelquefois qu'une sensation en excite une autre, ou que les sensations se propagent, d'une manière morbide, au-delà des parties affectées. Ce phénomène, auquel je donne le nom d'association de sensations, n'est pas rare dans l'état de santé. L'impression d'une vive lumière détermine un prurit dans le nez, et le chatouillement exercé sur un point très-borné donne lieu à des sensations fort étendues. Il faut également rapporter ici les sensations étendues qui résultent de la stimulation des parties génitales externes dans l'acte du coït, les secousses que détermine une détonnation qui éclate inopinément auprès de nous, les frissonnemens qu'on éprouve

(1) *Physiologie des Gesichtssinnes.* Leipzick, 1826, p. 84.
(2) **Dans son Traité des songes, chap. 2.**

en entendant certains sons , comme par exemple celui du verre que quelqu'un raie, et les sensations qui surviennent lorsqu'on rencontre une substance sablonneuse sous la dent. Cette même classe renferme encore un bien plus grand nombre de phénomènes pathologiques , tels que l'extension du mal de dent à la face entière , et celle des douleurs d'un doigt malade aux autres doigts , à la main , au bras, sans qu'on puisse admettre une communication matérielle de la cause morbifique. Les irradiations acquièrent surtout beaucoup d'étendue lorsqu'une tumeur nerveuse occasione des sensations douloureuses très-vives, qui ne tardent pas à se manifester aussi dans les parties environnantes, ou même dans des parties éloignées , comme le prouve un cas rapporté par un journal anglais (1) , où , à la suite d'une amputation, une tumeur du nerf sciatique, adhérente à l'os et à la cicatrice , rendait fort douloureuse la peau du moignon entier , et parfois même des parties éloignées, telles que les tégumens du bas-ventre, sans qu'il y eût d'ailleurs aucun symptôme inflammatoire ; ces sensations insolites disparurent après une seconde amputation. Il suffit de se faire une brûlure forte et un peu prolongée pour acquérir la conviction que des sensations accessoires naissent alors dans les fibres nerveuses voisines , auxquelles la cause provocatrice ne s'étend cependant point elle-même.

Ces sensations concomitantes seraient fort incommodes dans l'état de santé. Aussi la nature les a-t-elle prévenues en isolant les fibres des nerfs ; car , si les fibres de dix points différens de la peau se réunissaient en une seule avant d'arriver au cerveau, celui-ci ne pourrait non plus avoir qu'une seule sensation de dix points différens de la peau, qu'il percevrait comme étant tous dans le même lieu, et si les fibres nerveuses primitives d'un point se confondaient avec celles de neuf au-

____

(1) *London medical Gazette*, 1834.

tres points qui allassent chacun isolément à l'encéphale , il suffirait , dans l'état de santé , qu'un seul point de la peau fût irrité , pour que neuf autres sensations d'autres parties parvinssent en même temps à la conscience. Ceci n'a pas lieu, en général , chez l'homme qui se porte bien , et ne peut pas non plus arriver, parce que les fibres primitives des nerfs demeurent isolées dans tout leur trajet jusqu'au cerveau. Quelle explication doit-on donc donner du phénomène exceptionnel des sensations associées? Comme il n'est aucun point de la peau où l'on puisse exciter des sensations concomitantes autrement qu'en y provoquant une sensation très-vive, le phénomène ne saurait être attribué à une union qui, par exception, aurait lieu , dans quelques nerfs, entre les fibres primitives. Il faut que l'explication soit susceptible de s'appliquer à tous les nerfs de sentiment. On ne saurait non plus rendre raison de l'irradiation de la sensation par l'admission d'anastomoses plexiformes des fibres primitives à leurs extrémités périphériques dans la peau ; car elle a lieu aussi dans la rétine, où de telles anastomoses n'existent point. On peut expliquer le phénomène de deux manières :

1° La première explication repose sur les propriétés dont jouissent les ganglions des nerfs sensitifs, et qui ont été exposées précédemment. On sait que tous les nerfs sensitifs proprement dits ont un ganglion à leur racine. Reil (1) comparait les ganglions du grand sympathique à des demi-conducteurs, qui n'amènent pas les impressions faibles au cerveau, mais qui, à l'instar des demi-conducteurs de l'électricité, au travers desquels passe le fluide électrique accumulé en grande quantité, y font parvenir les irritations très-vives, et qui ne permettent non plus qu'avec des restrictions l'influence du cerveau et de la moelle épinière sur le grand sympathique. On pourrait appliquer aussi cette hypothèse aux ganglions des nerfs de sen-

(1) *Archiv fuer Physiologie* , t. VII.

timent : on pourrait dire que la masse grise, à travers laquelle les fibres primitives passent sans névrilème, est une sorte de demi-conducteur incapable de propager dans sa propre substance les irritations faibles agissant sur une de ces fibres, et de les communiquer aux autres fibres qui traversent le ganglion, de manière qu'alors la sensation ne se répand ni à droite ni à gauche, et parcourt seulement la fibre qui en a été affectée ; mais, quand les sensations sont très-vives, de demi-conducteur qu'elle est ordinairement, cette même masse devient tout-à-fait conducteur, et permet à une partie du fluide nerveux de se communiquer à quelques autres des fibres qui traversent le ganglion, de sorte qu'en ce cas il y a irradiation de la sensation, sensation associée ou concomitante.

2° La seconde explication n'a aucun égard à cette propriété des ganglions des nerfs sensitifs, qui est en effet purement hypothétique et dénuée de preuve. Elle attribue l'irradiation de la sensation à celle de l'irritation dans la moelle épinière ou le cerveau même. D'après cette manière de voir, il se passerait ici un phénomène analogue à celui qui a lieu dans les mouvemens par réflexion, lorsque de l'impression sensitive communiquée à la moelle épininière part une irradiation qui s'étend jusqu'aux nerfs moteurs. La seule différence consisterait en ce que l'irradiation de l'impression sensitive primordiale sur la moelle épinière n'aurait pas lieu dans des nerfs moteurs, mais dans d'autres nerfs sensitifs naissant au voisinage de ceux qui ont été affectés directement, ou que du moins elle ne se bornerait pas à des nerfs moteurs et s'étendrait en outre à des nerfs de sentiment.

Ce qui parle en faveur de la seconde explication, c'est l'analogie des irradiations que les impressions sensorielles, reçues par la moelle épinière, envoient jusque dans des nerfs de mouvement, et de plus cette circonstance qu'il y a aussi des nerfs sensitifs, sans ganglions, comme la rétine, qui sont susceptibles d'irradiation, de sorte que la première explication est évidemment insuffisante.

Quelle idée maintenant doit-on se faire de l'excitation secondaire que d'autres fibres sensitives ou d'autres nerfs de sentiment reçoivent du cerveau et de la moelle épinière ? S'accomplit-il une réflexion dont le point de départ soit au cerveau et à la moelle épinière ? S'établit-il, dans ces nerfs, un courant qui aille de leur extrémité cérébrale ou rachidienne à leur extrémité périphérique, et revienne ensuite de celle-ci à celle-là ; ou, s'il n'y a point de courans, mais seulement des oscillations dans le principe nerveux, un second nerf est-il mis à l'état d'oscillation par l'oscillation du premier, que le cerveau réfléchit sur lui ? Très-probablement il s'opère toujours une réflexion, dont le point du départ est l'encéphale ou la moelle épinière, qui rejette en quelque sorte l'impression sur un autre nerf de sentiment. Cependant, il faut remarquer que cette explication implique tacitement la possibilité, pour les courans ou les oscillations qui ont lieu dans les fibres sensitives, de s'effectuer aussi bien du centre à la circonférence que de la circonférence au centre. Or, nous ignorons encore si une telle condition est réalisée, ou si les nerfs sensitifs ne sont aptes qu'à des mouvemens de la circonférence vers le centre. Aussi, est-il intéressant d'avoir un moyen d'expliquer le phénomène dans le cas où les nerfs de sentiment seraient privés du mouvement centrifuge, et où celui-ci n'appartiendrait qu'aux seuls nerfs moteurs. Comme il paraît être indifférent, pour une sensation, que la fibre nerveuse soit affectée à son extrémité, dans son milieu, ou à son origine cérébrale ou rachidienne, puisque, dans tous ces cas, la sensation demeure la même, et qu'elle est toujours rapportée aux parties extérieures dans lesquelles le nerf se distribue, la simple irradiation d'une impression qui, du point où sa fibre conductrice aboutit dans la substance de la moelle épinière et du cerveau, se répand sur les origines d'autres fibres nerveuses, peut donner lieu à une extension de la sensation. Nous savons que, chez les personnes atteintes d'affections de la moelle épinière, les sensations semblent avoir lieu aussi dans les parties extérieures, que, par exemple, la myélite s'accompagne des plus vives douleurs dans les membres, quoique cependant les nerfs de ces parties ne puissent exciter aucune sensation dans le sens de la moelle épinière à la périphérie. Le fourmillement qu'on éprouve à la peau n'est souvent non plus qu'une sensation ayant sa cause dans la moelle épinière elle-même. Cette sensation, lorsqu'elle ne dépend pas d'une compression exercée sur les nerfs, est un symptôme presque constant de toutes les affections de la moelle spinale, que celles-ci soient purement passagères, comme dans l'épilepsie, ou permanentes, comme dans la névralgie dorsale et la phthisie dorsale. Il est impossible même à celui qui possède des connaissances anatomiques d'avoir la conscience du véritable siége qu'elle affecte, puisque ce n'est pas le long du rachis qu'elle se manifeste, mais dans toutes les parties auxquelles la portion malade de la moelle envoie des nerfs. Il peut fort bien en être de même de l'irradiation des sensations.

III. Mélange ou coïncidence de plusieurs sensations.

La précision et la netteté des sensations paraissent dépendre du nombre des fibres primitives qui se répandent dans une partie ; plus ces fibres sont rares dans un organe, plus les impressions reçues par des parties diverses, mais voisines, sont obligées de n'agir que sur une seule fibre primitive, et plus il doit être facile de confondre les unes avec les autres les impressions faites sur divers points de la peau. E.-H. Weber (1) a réuni de très-intéressantes observations sur le degré de netteté des sensations relativement à la distinction des distances dans les diverses régions du corps. Ces expé-

____

(1) *Annotat. anat. et physiol.*, p. 44-81.

riences ont été faites en touchant la peau, les yeux fermés, avec les branches d'un compas dont les extrémités étaient garnies de liége. Weber cherchait à quel degré d'écartement de ces branches on pouvait juger de leur distance. Voici les résultats auxquels il est arrivé. Les extrémités des troisièmes phalanges des doigts et le bout de la langue sont les parties qui l'emportent sur toutes les autres eu égard à la netteté des sensations ; elles permettent de juger d'une ouverture de compas qui ne dépasse point une demi-ligne. Sur le dos de la langue, il fallait déjà un écartement de deux lignes pour qu'il se manifestât deux sensations distinctes et non confondues en une seule. Avec le bout des doigts et de la langue, Weber distinguait plus facilement la distance quand les deux branches étaient disposées dans le sens longitudinal ; c'était, au contraire, quand il plaçait celles-ci en travers, qu'il appréciait le mieux leur écartement sur le dos de la langue, à la face, au cuir chevelu, au cou, au bras et à la jambe. La table suivante indique la finesse du toucher dans les diverses parties, d'après les distances auxquelles il fallait placer les branches pour obtenir deux sensations et non pas une seule.

Bout de la langue. . . . . 1/2 ligne.
Face palmaire de la troisième phalange des
doigts. 1
Surface rouge des lèvres. 2
Face palmaire de la seconde phalange des doigts. 2
Face dorsale de la troisième phalange des doigts. 3
Bout du nez. 3
Face palmaire au dessus des têtes des os méta-
carpiens. 3
Dos de la langue à un pouce de la pointe. . . 4
Partie non rouge des lèvres. 4
Bord de la langue à un pouce de la pointe. . . 4
Métacarpe du pouce. 4
Bout du gros orteil. 5

L'écartement des branches du compas était senti plus grand

en apparence par les parties douées d'un sentiment délicat,
que par celles qui n'avaient qu'un toucher vague. Si l'on tra-
çait une ligne horizontale autour du thorax, et qu'on y appli-
quât le compas, la distance était sentie plus distinctement sur
deux points, en avant et en arrière, que dans le milieu. Posait-
on l'instrument, à la hauteur de cette ligne, dans une direction parallèle à l'axe longitudinal du corps, on découvrait
quatre points où la sensation était plus nette, deux sur la ligne médiane, tant en avant qu'en arrière, et deux sur les côtés. Si l'on plaçait les branches, soit en travers, soit en long,
sur une ligne allant du menton au pubis, la sensation était
plus nette au menton que partout ailleurs ; elle s'affaiblissait
au cou, redevenait plus distincte au sternum, s'obscurcissait
à la partie supérieure du ventre, reprenait de la netteté à
l'ombilic, et faiblissait de nouveau à la région de la symphyse
des os pubis. Sur la ligne médiane de la partie postérieure
du corps, elle était plus prononcée au dessous de l'occiput et
au coccyx que partout ailleurs. Sur une ligne tirée le long
de la partie latérale du tronc, elle avait plus de netteté à l'aisselle et à l'aine (1).

La netteté de la sensation ne dépend pas précisément de
la présence et du nombre des papilles ; car la sensibilité du
mamelon est obscure, et celle de la langue plus prononcée
au bout de l'organe que sur les autres points de sa surface.
Aussi, Weber admet-il que cette netteté tient au nombre, à
la marche et à la terminaison des filets nerveux. Je partage
entièrement sa manière de voir : seulement j'ajouterai que le
plus ou moins de facilité avec laquelle les irradiations ont
lieu dans des points différens du cerveau et de la moelle épi-

(1) Comparez les résultats un peu différens, auxquels Valentin est parvenu sous ce rapport, un moyen d'observations faites sur lui-même et
sur quatre autres personnes. (*De functionibus nervorum cerebralium et
nervi sympathici*, pag. 118.)

nière, prend peut-être une certaine part à la production du phénomène.

C'est sur la rétine qu'à lieu la sensation la plus nette et la plus exquise des distances. Il est intéressant pour la mécanique des sensations que le volume des globules contenus dans cette membrane, corresponde à l'étendue du plus petit des points sensibles de sa surface. E.-H. Weber (1) a trouvé que ses globules avaient depuis un huit-millième jusqu'à un huit-mille-quatre-centième de pouce de diamètre ; le plus petit angle sous lequel on puisse distinguer deux points est de quarante secondes ; Smith a calculé d'après cela que le plus petit point sensible de la rétine a un huit-millième de pouce de diamètre. Weber fait remarquer que quand deux impressions différentes ont lieu à la fois sur un de ces points, elles doivent être senties comme une seule. Baumgærtner explique par l'irradiation physiologique l'impossibilité de distinguer des objets dont l'étendue est inférieure à treize secondes (2).

Une mixtion ou identification fort remarquable des sensations a lieu dans un seul cas, celui des sensations perçues par les deux nerfs optiques. C'est un phénomène qui ne se reproduit nulle part ailleurs dans l'organisme, et qui ne peut non plus avoir sa cause que dans des conditions spéciales de structure. Hors le cas des nerfs optiques, les sensations des nerfs sensitifs homonymes du côté droit et du côté gauche ne sont jamais perçues en un même lieu par la conscience. Ce que la main droite sent n'est pas senti au même endroit que ce que sent la main gauche ; car les impressions des deux nerfs se placent, dans la conscience, l'une à côté de l'autre, et non pas l'une dans l'autre. Mais l'œil présente cette anomalie, que certaines fibres de l'un des nerfs optiques n'ont

(1) Dans son édition de l'anatomie d'Hildenbrant, t. I, pag. 165.

(1) *Zeitschrift fuer Physik und verwandte Wissenschaften*, t. II, eah. 3, pag. 236.

qu'une seule sensation commune avec certaines fibres de l'autre, ce qui rend possible la vision simple avec deux yeux. A la vérité, quelques auteurs ont prétendu que nous ne voyons jamais qu'avec un seul œil, et que nous employons ces deux organes alternativement. Mais, pour nier l'action simultanée des yeux, il faut n'avoir jamais observé les doubles images des objets qui se présentent si souvent dans un même champ visuel, et qui appartiennent l'une à un œil, l'autre à l'œil du côté opposé. Pour s'en convaincre, on n'a qu'à regarder deux corps placés en ligne droite à quelque distance l'un de l'autre, par exemple, deux épingles ou deux doigts. Si l'on fixe le doigt le plus proche, en faisant coïncider sur lui les axes des deux yeux, on voit le doigt plus éloigné double; si l'on fixe celui-ci, c'est le premier qu'on aperçoit double. En fermant l'un des yeux, on reconnaît de suite que l'une des doubles images appartient à un des yeux, et l'autre à l'autre œil.

On peut démontrer aussi par des expérience subjectives qu'il y a, dans les deux yeux, certaines parties des rétines ou des nerfs optiques qui ont des sensations identiques, et d'autres qui ont des sensations non identiques. Il suffit, pour cela, de comprimer dans l'obscurité certains points latéraux de l'œil tenu fermé, afin de faire naître des images lumineuses dans la rétine. Ces images apparaissent toujours renversées. Presse-t-on l'œil en bas, l'image se montre en haut; exerce-t-on la pression en haut, c'est vers le bas que l'image se manifeste; si l'on comprime à droite, elle se dessine à gauche, et *vice versá*. Maintenant, vient-on à exercer la compression sur le côté gauche des deux yeux, au lieu de deux images, il n'en apparaît qu'une seule, tandis qu'en pressant l'un des yeux à gauche et l'autre à droite, on aperçoit deux figures opposées l'une à l'autre. La pression des deux yeux en haut ne fait paraître qu'une seule image en bas, et celle des deux

organes en bas ne donne naissance non plus qu'à une seule
figure en haut ; mais si l'on comprime l'un des yeux en haut
et l'autre en bas, on voit se manifester deux images, dont l'une
se trouve en haut et l'autre en bas. Du reste, il ne faut pas
appuyer sur le pourtour antérieur de l'organe, parce qu'il
n'y a point là de rétine, mais sur la partie profonde. Ces
expériences prouvent déjà que les sensations sont identiques dans certains points des rétines des deux yeux , et différentes dans d'autres : les deux membranes médullaires doivent être conçues, dans la sensation, comme étant en quelque
sorte superposées l'une à l'autre, de manière que tous ceux
de leurs points qui (l'œil supposé sphérique) correspondent
aux mêmes degrés de longitude et de latitude, sont identiques pour la sensation, et que tous les autres se comportent
réciproquement comme différens , de même que le font entre
eux les divers points de la rétine d'un seul œil. Mais la démonstration peut être faite d'une manière bien plus claire encore par des expériences objectives.

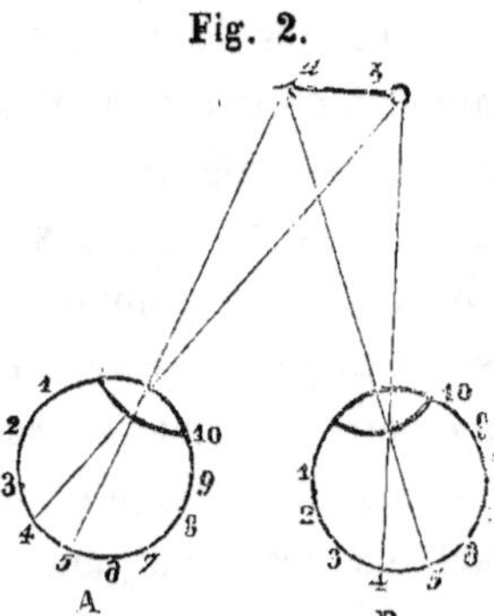

Fig. 2.

Dans la figure 2, les yeux ont
leurs axes fixés sur le point *a*.
Supposons les rétines divisées chacune en dix parties. Alors le point *a*
apparaît en 5 dans l'œil A , et aussi
dans l'œil B: le point *b* apparaît,
dans les deux yeux , à une égale distance de 5 vers la gauche , en 4.
Donc l'image occupe, dans les deux
yeux, l'espace 4 — 5 ; elle est vue
simple ; les deux points sont identiques, car il y a identité entre
4 et 1, 2 et 2 , 3 et 3 , 4 et 4, 5 et 5.

Mais si l'image ne tombe pas sur des points identiques , on
la voit double. Par exemple , que les yeux soient placés de

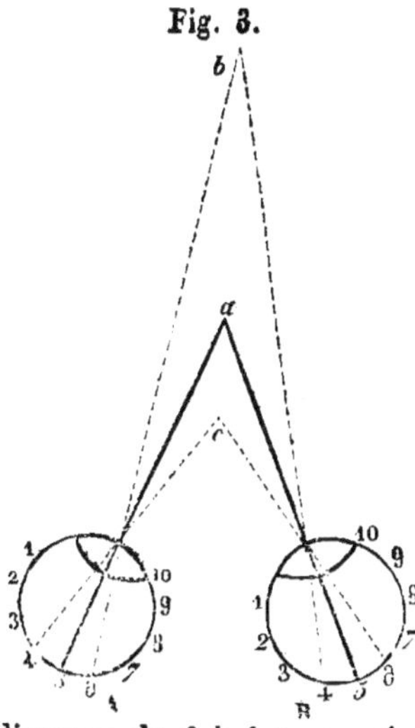

Fig. 3.

manière à fixer le point *a* (fig. 3) ; si ce point est un objet, celui-ci sera vu simple, tandis que tout ce qui se trouve en avant ou en arrière de *a* produira des images doubles. Ainsi *b*, placé derrière le point *a*, projette l'image en 6 dans l'œil A et en 4 dans l'œil B. Cette image paraîtra donc double ; et, en effet, lorsque tenant deux doigts l'un derrière l'autre, on fixe celui qui est le plus près de soi, le plus éloigné paraît double. L'éloignement des images doubles est la distance de 6 à 4 proportionnellement au champ visuel entier 1 — 10, et le lieu est 6 et 4. Le point *c*, qui est placé en avant du point *a*, projette au contraire son image en 4 dans l'œil A et en 6 dans l'œil B. On le voit double, parce qu'il n'y a point identité entre 4 et 6, mais entre 4 et 4, et 6 et 6. En effet, c'est le doigt de devant qui paraît double quand on fixe celui de derrière.

Il est donc clair que les deux sphères des yeux, divisées en degrés, minutes et secondes de latitude et de longitude, sont identiques dans tous les points de même nom, et différentes dans tous ceux de nom différent, et qu'on peut toujours déterminer la distance des deux images d'après l'éloignement des parties affectées des deux rétines, celles-ci étant supposés placées l'une sur l'autre.

Comme les nerfs optiques des deux côtés diffèrent de tous les autres nerfs par l'unité de la sensation dans le cas d'affection de certaines parties, mais qu'ils ressemblent à tous les autres sous ce point de vue que leurs fibres primitives sont également distinctes et séparées d'un bout à l'autre, on se trouve conduit à penser que l'organisation de leurs fibres primitives doit être différente, et que celles des fibres de ces deux nerfs qui voyent simple ne communiquent avec le cerveau que par un seul point, au lieu d'y tenir par deux. Cette disposition ne saurait encore être démontrée pour les fibres en particulier, mais elle peut l'être pour les faisceaux de fibres. En effet, on sait qu'à son départ du chiasma chaque racine va, non pas à un seul œil, mais aux deux yeux, les fibres externes de l'une continuant de marcher au bord externe du nerf optique de leur côté, tandis que les internes vont gagner le bord interne du nerf de l'autre côté ; de sorte que la partie externe de la rétine d'un œil et la partie interne de la rétine de l'autre sont formées par une seule des deux racines, ou, en d'autres termes, que les parties gauches des deux membranes doivent naissance aux deux branches de la racine gauche, et leurs parties droites aux deux branches de la racine droite, ce qui s'accorde parfaitement avec les faits connus sur la vision simple (1).

Cette théorie de la vision simple, déjà proposée par Newton, a été soutenue depuis par Wollaston (2). Mais la simple division d'une racine de nerf optique en deux branches destinées aux parties identiques des deux rétines, n'explique pas complétement le phénomène : car la partie gauche de la rétine A, depuis 1 jusqu'à 5, n'est pas absolument identique avec la partie gauche de la rétine B, depuis 1 jusqu'à 5 : il n'y a que certains points de la partie gauche des deux rétines qui soient identiques, savoir ceux qui occupent les mêmes degrés de longitude et de latitude dans les deux sphères ; 1 est identique avec 1, 2 avec 2, 3 avec 3, 4 avec 4, etc, ; mais 1 d'un œil ne l'est point avec 5 de l'autre œil. La théorie exige donc, pour l'explication de la vue simple, non seulement

(1) Consultez, pour la structure du chiasma des nerfs optiques, MULLER *Vergleichende Physiologie des Gesichtssinnes*, p. 96, 117-134.

(2) *Annales de chimie*, 1824, septembre.

que chaque racine se divise en deux branches, mais encore que chaque fibre primitive de chaque racine se partage également, dans le chiasma, en deux branches pour les deux nerfs optiques, de manière que les fibres identiques des deux nerfs ne communiquent avec le cerveau que par un seul point, par une seule fibre radiculaire, et que, malgré la présence de deux récipiens, il puisse n'y

Fig. 4. avoir qu'une seule impression. C'est ce qu'explique la figure 4. Cependant les données de l'anatomie ne vont pas jusque-là, et l'on n'a point encore démontré la division des fibres dans le chiasma. Quelque satisfaisante qu'on puisse trouver la solution du problème que j'ai donnée plus haut, et que j'ai proposée dès l'année 1826, il y a plusieurs circonstances qui ne se concilient pas avec la structure supposée du chiasma. Il faudrait d'abord que les racines des nerfs optiques fussent de moitié moins grosses que ces nerfs, ensuite que chaque point de la rétine fût l'extrémité d'une fibre du nerf optique. Si cela était, il faudrait que la partie postérieure de la rétine contînt encore, pressées les unes contre les autres, toutes les fibres qui s'étalent plus en avant, et que par conséquent la membrane diminuât d'épaisseur d'arrière en avant. Enfin il faudrait qu'une lésion d'un côté du cerveau paralysât toujours la moitié des deux yeux, tandis qu'elle entraîne la perte de l'un ou de l'autre, et même constamment, chez les animaux, celle de l'œil opposé.

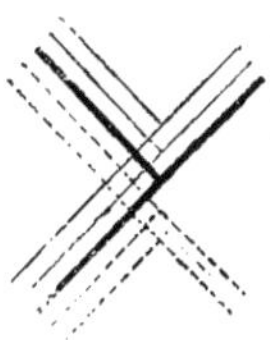

CHAPITRE III.

De la réflexion dans les mouvemens après des sensations.

Les mouvemens qui succèdent à des sensations ont été connus de tous temps, non seulement par les physiologistes, mais encore par les médecins en général. La plupart des physiologistes les faisaient dépendre, avec Willis, des anatomoses du nerf ganglionnaire, qui reçut même de là son nom de grand sympathique. Comparetti écrivit tout un livre pour expliquer les phénomènes sympathiques morbides par les anastomoses des nerfs (1). Cette théorie fut presque généralement adoptée, et, dans ces derniers temps même, on y fit servir les observations dont s'était agrandi le champ de l'anatomie des nerfs (2). Cependant quelques anciens physiologistes, tels que Haller, Cullen, Whytt, Monro et autres (3), s'étaient déjà élevés contre elle. Whytt et Cullen disaient les phénomènes produits par le concours du sensorium et par les sensations. Ce n'est que dans ces derniers temps qu'on les a étudiés d'une manière plus exacte et empiriquement. Mayo publia plusieurs observations importantes, qui étaient défavorables à l'explication des mouvemens et des sensations par le grand sympathique (4). Comme on sait, la lumière n'agit sur l'iris que par l'intermédiaire de la rétine. On avait cherché à s'en rendre raison par de prétendues anastomoses entre le nerf optique et le nerf ganglionnaire. Mais les expériences de Mayo sur les nerfs oculaires, sur les mouvemens de l'iris qui sont provoqués par le nerf oculo-musculaire commun, et non par le nerf optique (soumis à des tiraillemens), ne laissent d'autre parti à prendre que de recourir à l'intervention du cerveau. Après avoir coupé le nerf optique dans le crâne d'un Pigeon, cet anatomiste parvint à déterminer encore le resserrement de la pupille par des irritations exercées sur le bout cérébral du nerf. Mais le principe de la réflexion qui a lieu des nerfs sensoriels sur les nerfs moteurs par l'intermédiaire des parties centrales, n'a été appliqué d'une manière générale à la théorie de tous les mouvemens qui succèdent à des

(1) *Occursus medici*, Venise, 1780.

(2) *V.* Tiedemann, *Zeitschrift fuer Physiologie*, t. I, 1825.

(3) Cullen, *Institutions of Medecine*, P. I.—Whytt, *An essay on the vital and other involuntary motions of animals*, Edimbourg, 1751, p. 248.

(4) *Anatomical and physiological commentaries*, Londres, 1823.

sensations, qu'il y a un petit nombre d'années par les recherches de Marshall Hall et par les miennes, publiées en 1833 (1).
Un nouvel écrit de Marshall Hall (2) contient la continuation
de ses travaux. Les faits observés par nous deux, et qui nous
servent d'appui, ont beaucoup de rapports ensemble; mais
nous différons beaucoup l'un de l'autre dans la manière d'expliquer les phénomènes. J'apporte de nouvelles preuves en
faveur de l'ancienne hypothèse qui attribue les sensations et
mouvemens au concours des organes centraux , et je partage
cette opinion. Marshall Hall, au contraire, développe dans
son dernier ouvrage un nouveau principe particulier, qui rend
son explication toute différente de la mienne. Volkmann a publié plusieurs observations importantes qui confirment en général les vues du physiologiste anglais et les miennes (3). Voici
quelle est ma manière de voir, comparée à celle de Marshall
Hall.

Lorsque des sensations, qui sont produites par des impressions extérieures sur des nerfs sensitifs, déterminent des mouvemens dans d'autres parties, cet effet n'est jamais le résultat d'un conflit entre les fibres sensitives et les fibres motrices
d'un nerf lui-même ; mais il dépend de ce que l'excitation sensorielle reçue par le cerveau et la moelle épinière réagit sur
des fibres motrices. Cette proposition, qui est de la plus
haute importance pour la physiologie et la pathologie , exige
une démonstration rigoureuse, que l'on peut très-bien don-

(1) Le Mémoire de Marshall Hall a paru dans la seconde partie des
Transactions philosophiques pour l'année 1833. J'avais annoncé, en
passant , mes idées dans la première édition du premier volume de ma Physiologie, publiée au printemps de 1833 ; je les ai plus amplement développées dans le second, en 1834. Cependant Marshall Hall avait déjà lu un travail à ce sujet, en 1832, devant la Société zoologique. La priorité lui appartient donc. Il a fait connaître et mes vues et les rapports sous lesquels
elles diffèrent des siennes dans *Lond. and Edimb. phil. magaz.*, t. X, n° 58.

(2) *Memoirs on the nervous system.*, Londres, 1837.

(3) Dans MULLER, *Archiv*, 1838, 1.

uer par la voie empirique, et elle explique une multitude de
phénomènes physiologiques et pathologiques.

Je prouverai d'abord que les fibres motrices et les fibres
sensitives d'un nerf, après la réunion des deux racines, ne
contractent jamais d'union ensemble, qu'elles marchent, séparées les unes des autres, jusqu'à leur destination respective,
et que par conséquent il ne peut non plus y avoir le moindre
conflit entre elles dans les cas où la sympathie nerveuse n'est
point en jeu.

La preuve est facile à établir. Si, après avoir pratiqué la
section d'un nerf mixte, on en irrite le bout central, ce qui
détermine de violentes douleurs, l'animal peut bien exprimer
ces douleurs par des cris, par des mouvemens annonçant
qu'il voudrait s'enfuir, etc.; mais les muscles qui entretiennent
des relations avec le moignon de nerf irrité ne sont point sollicités par-là à entrer en action. Il ne survient pas de convulsions dans les muscles auxquels ce moignon de nerf envoie
des branches.

Voici comment on parvient à rendre la chose sensible.
Comme les trois nerfs destinés au membre pelvien, chez la Grenouille, forment un plexus qui fournit à son tour deux nerfs,
on n'a qu'à couper l'un de ces derniers, à l'isoler de toutes ses
connexions avec des muscles, puis à exercer une irritation mécanique sur le bout central. Cette action détermine une excitation
centripète des fibres sensorielles du nerf, mais elle ne provoque point de contractions dans les muscles auxquels se distribuent les autres nerfs qui émanent du même plexus. On peut
également s'assurer, sur des Grenouilles ou autres animaux narcotisés, que les convulsions générales qui succèdent au moindre attouchement, n'ont lieu que par l'influence du cerveau
et de la moelle épinière eux-mêmes; car si l'on ampute un
membre de la Grenouille, on a beau poser ensuite le doigt
sur ce membre, il n'éprouve plus de convulsions.

L'expérience est plus instructive encore quand on la fait

sur une Salamandre terrestre. Après la section de la moelle épinière, ce reptile conserve pendant long-temps la faculté de sentir dans toutes les parties situées au dessous de la plaie, ou, si l'on trouve l'expression de faculté sensitive inconvenante ici , la faculté de transmettre des impressions sensorielles à la moelle épinière et de réagir par des convulsions. Le bout de la queue même est encore sensible, et la section de la moelle épinière porte la sensibilité au même degré d'exaltation que celui auquel elle arrive chez les Grenouilles narcotisées. Chaque fois qu'on touche légèrement une partie séparée du corps de la Salamandre , elle se contracte ; mais ce phénomène intéressant, qui persiste pendant des heures entières , n'a lieu qu'autant que la partie détachée du corps contient encore de la moelle épinière , de sorte qu'on ne le remarque pas dans les membres qui ont été coupés au devant du rachis. Je l'ai observé en 1830, lorsque je faisais avec Jordan des expériences sur le venin des glandes cutanées de la Salamandre terrestre.

Il suit de là que les convulsions générales qui ont lieu chez les animaux, quand on pose le doigt sur une partie de leur corps, ne sont pas le résultat d'une communication entre les fibres sensorielles et les fibres motrices des nerfs, mais que la moelle épinière est l'intermédiaire entre l'excitation sensorielle ou centripète et l'excitation motrice ou centrifuge.

Donc aussi, le phénomène de convulsions générales après des sensations locales est indépendant du nerf grand sympathique. Il tient à une irritation de la moelle épinière , toute excitation sensorielle locale se propageant à ce cordon entier et au cerveau, d'où elle stimule nécessairement toutes les fibres motrices. Mais cette irritation est provoquée par les causes suivantes :

1° Elle résulte de la simple section et d'une contusion de la moelle épinière chez certains animaux. Ainsi , les Tortues auxquelles on a coupé la tête se remuent encore chaque fois qu'on les touche ; ainsi les jeunes Oiseaux offrent le même phénomène pendant les premiers momens qui suivent la décapitation ; ainsi la Salamandre terrestre le présente dans toutes les parties de son tronc coupé par morceaux.

2° Elle se voit pendant la première période de l'empoisonnement par des substances narcotiques, chez les Grenouilles et même chez les Mammifères, qui, après avoir été empoisonnés avec de la noix vomique, entrent en convulsions aussitôt qu'on porte la main sur eux, en quelque endroit et de quelque manière que ce soit. Cette période de faiblesse irritable précède presque toujours celle de faiblesse paralytique, dans les cas de narcotisation.

3° D'autres causes encore, qui débilitent le cerveau et la moelle épinière par irritation, donnent lieu au même phénomène. Chez les personnes qui ont le système nerveux faible et irritable, toute sensation imprévue, bruit, attouchement, secousse, détermine un sursaut général. C'est ce qu'on voit chez les hommes dont la moelle épinière est devenue à la fois faible et irritable par l'abus des facultés génitales ou autrement. Ici l'on peut jeter un coup d'œil sur l'essence de l'irritation nerveuse. Toute irritation nerveuse peut amener trois états à la suite l'un de l'autre ; d'abord une excitation, pendant laquelle les forces semblent n'avoir encore reçu aucune atteinte ; puis une faiblesse irritable, à mesure que l'excitation se répète ; enfin une faiblesse atonique.

4° Une vive excitation locale d'un nerf de sentiment peut, par la violence de la stimulation qu'éprouvent le cerveau et la moelle épinière, déterminer des convulsions et des tremblemens. C'est ce qu'on voit après une forte brûlure, pendant l'évulsion d'une dent, etc.

5° Il arrive fréquemment aux irritations locales des nerfs qui sont l'effet ou d'une inflammation ou d'une tumeur, de déterminer des spasmes généraux, même l'épilepsie.

6° L'irritation de la moelle épinière à laquelle donne lieu

l'excitation sensorielle locale peut être tellement forte , dans les cas de lésions considérables, que les convulsions soient continuelles, et que même elles persistent sans attouchement. Toute irritation violente de la moelle épinière est un tétanos, qu'elle ait été provoquée par des poisons narcotiques, ou qu'elle dépende d'une impression immédiate et locale. On conçoit aisément, d'après cela, la manifestation du tétanos traumatique.

7° Une violente irritation des nerfs sympathiques du canal intestinal fait naître aussi, en réagissant sur les parties centrales, des spasmes généraux secondaires. C'est ainsi qu'on peut expliquer les spasmes dans le choléra sporadique, et les convulsions dans les maladies du bas-ventre, chez les enfans (1).

Cependant les considérations qui ont été exposées jusqu'ici nous conduisent seulement à poser en fait que, toutes les fois qu'une sensation locale détermine des convulsions générales, cet effet ne peut arriver par d'autre connexion entre les fibres motrices et les fibres sensorielles que celle qui a lieu dans la moelle épinière. Mais il y a beaucoup de cas où l'irritation locale des nerfs se borne à provoquer des convulsions partielles, qui ne peuvent pas toujours être expliquées par la moelle épinière comme moyen d'union entre les fibres sensorielles et les fibres motrices. Ces cas sont les suivans :

1° Le plus simple est celui d'une excitation sensorielle locale, qui, en se propageant à la moelle épinière ou au cerveau, ne donne lieu qu'à des convulsions purement locales, dans les parties voisines dont les fibres motrices partent de la moelle épinière, à peu de distance des fibres sensorielles. Ici se rangent les spasmes et le tremblement qu'on observe dans les membres soumis à une forte brûlure, par exemple. Certaines parties très-irritables de l'organisme,

(1) A. Dugès, dans *Mém. de l'Acad. roy. de Méd.*, Paris, 1834, t. III, p. 303.—Ch. Billard, *Traité des maladies des enfans nouveau-nés,* Paris, 1837, pag. 688.

comme l'iris, se contractent avec beaucoup de facilité lorsque des excitations, même très-faibles, agissent sur d'autres nerfs sensoriels, dont l'excitation, transmise au cerveau, passe de ce viscère dans le nerf oculo-musculaire commun, puis par ce dernier dans la courte racine du ganglion ophthalmique, les nerfs ciliaires et l'iris. Il y a déjà long-temps qu'on sait que l'iris n'est pas sensible à la lumière, et que celle-ci n'agit sur lui que par l'intermédiaire du nerf optique et du cerveau. C'est ce qui résulte des observations de Lambert, de Fontana et de Chladni. Des rayons lumineux qui, après avoir traversé un petit cône en papier ou un petit trou percé dans une feuille de papier, continuent leur route à travers la pupille, et vont ainsi rencontrer la rétine, déterminent aussitôt l'iris à se mouvoir; mais ils n'exercent aucune influence sur cette membrane lorsqu'ils la frappent d'une manière directe. En outre, l'iris d'un œil atteint d'amaurose demeure immobile tant que l'œil sain reste fermé, mais se contracte quand le nerf optique de ce dernier reçoit l'impression de la lumière. Dans les cas exceptionnels, où l'iris de l'œil amaurotique conserve encore de la motilité (1), celle-ci dépend sans doute de ce que la goutte-sereine est incomplète, ou de ce que le sujet tient son œil sain ouvert. En effet, on ne doit faire de recherches à cet égard qu'autant que le malade ferme l'œil dont il conserve la jouissance, et toutes les observations dans lesquelles cette précaution a été négligée n'ont aucune valeur. Aussi Van Deen (2) s'est-il trompé, lorsqu'ayant vu l'iris se contracter par l'effet de la lumière chez un Lapin auquel il avait enlevé l'hémisphère du cerveau et coupé le nerf optique de ce côté, il conclut de là que le nerf optique n'exerce aucune influence sur l'iris; comme il présentait la lumière devant les deux yeux (*ante oculos*), le résultat devait être le même que

(1) Tiedemann, *Zeitschrift fuer Physiologie*, t. I, p. 252.
(2) *Loc. cit.*, p. 58.

dans le cas d'amaurose d'un seul côté , où l'iris de l'œil malade se resserre quand la lumière agit sur l'œil sain. L'intéressante découverte faite par Tiedemann d'un petit filet du ganglion ophthalmique qui accompagne l'artère centrale de la rétine , ne peut rien expliquer ici ; car tous les vaisseaux sont accompagnés de nerfs , et le filet en question se distribue comme l'artère centrale , sans avoir de connexions démontrées avec la rétine. La réaction du cerveau sur l'iris a lieu au moyen du nerf oculo-musculaire commun , qui , d'après les expériences de Mayo (1), détermine l'iris à se contracter chaque fois que lui-même vient à être stimulé. Mayo nous a également appris que l'iris se contracte lorsque, avoir coupé le nerf optique , on en irrite l'extrémité cérébrale. Ainsi les contractions de cette membrane indiquent une sorte de statique d'excitation entre la force sensorielle ou centripète et la force motrice ou centrifuge , par l'intermédiaire du cerveau. D'autres nerfs aussi peuvent changer cette statique ; telles sont les branches sensorielles du trijumeau , car on sait qu'en reniflant de l'eau froide , on amène le resserrement de l'iris.

Parmi les cas simples de réflexion d'une excitation se range encore le clignotement des paupières sous l'influence prolongée de la lumière , à la vue d'un danger menaçant, ou par les éclats d'un son très-intense.

A la même catégorie appartiennent également les contractions de tous les muscles du périnée, du sphincter et de l'élévateur de l'anus, du bulbo-caverneux et de l'ischio-caverneux , pendant l'émission du sperme, à la suite de l'irritation des nerfs sensoriels du pénis. Dans ces cas, la moelle épinière est l'intermédiaire entre les sensations et les mouvemens. Il est vrai que des muscles mis à découvert, et dont les nerfs moteurs partagent l'irritation exercée sur le tissu musculaire lui-même, n'ont pas besoin de cet effet centripète et

____

(1) *Journal de Magendie*, Paris, 1823, t. III, p. 348.

centrifuge pour entrer en convulsion; mais les muscles que recouvrent des membranes sensibles, et qui ne peuvent recevoir eux-mêmes l'irritation, ne sauraient être sollicités à entrer en mouvement que par une excitation sensorielle de leur couverture sensible, suivie d'un effet centripète des nerfs sensoriels et d'une excitation motrice centrifuge du cerveau. Ainsi, la contraction de la glotte et des voies aériennes sous l'influence de gaz acides irrespirables n'est pas le résultat immédiat de l'irritation de ces voies, mais l'effet combiné d'une excitation sensorielle centripète et d'une excitation motrice centrifuge. Brachet l'a amplement démontré. Car après qu'on a coupé les deux nerfs vagues d'un animal, une substance chimique irritante qu'on introduit dans la trachée-artère, n'excite plus à tousser. La toux par irritation des voies aériennes ne se manifeste qu'en raison d'une excitation sensorielle centripète à laquelle succède une irritation motrice centrifuge. Il en est de même pour la contraction du sphincter de l'anus et du sphincter de la vessie : ces muscles ne peuvent point être sollicités à agir par la stimulation directe des matières fécales et de l'urine ; il faut que ces substances impressionnent les nerfs sensoriels de la membrane muqueuse, et qu'ils excitent la moelle épinière, qui, toujours chargée de force motrice nerveuse, réagit sur les muscles : de là vient que, quand elle est blessée, ceux-ci cessent de pouvoir se contracter.

2° Le second cas est celui dans lequel, l'excitation sensorielle étant purement locale et bornée, l'excitation réactionnaire qui part du cerveau a plus d'extension, comme il arrive déjà dans les phénomènes concomitans de la toux, auxquels prennent part, non seulement les nerfs vagues, mais encore les nerfs spinaux, en raison des muscles pectoraux et abdominaux. Il en est de même d'une foule de mouvemens respiratoires spasmodiques, l'éternuement, le hoquet, le vomissement, etc., qui tous proviennent d'irritations exercées sur le

système muqueux des organes respiratoires et du canal intestinal, de stimulations reçues par les nerfs sensoriels de ces
parties, réfléchies ensuite au cerveau, et y faisant entrer en
action la source des mouvemens respiratoires dans la moelle
allongée. Il est un fait très-remarquable, c'est que le système
des nerfs respiratoires peut être mis en jeu par des irritations
locales dans toutes les membranes muqueuses : depuis la
bouche jusqu'à l'anus, depuis le nez jusque dans les poumons,
les membranes muqueuses sont susceptibles de cette réflexion ;
car tous ces mouvemens, la toux, l'éternument, le vomissement, la défécation involontaire et spasmodique, l'émission
des urines involontaire et avec ténesme, proviennent de violentes irritations dans les membranes muqueuses de la gorge,
de l'œsophage, de l'estomac, de l'intestin et des organes respiratoires. On regardait autrefois l'éternument comme une
affection spasmodique du diaphragme ; cependant il n'a, de
toute évidence, rien de commun avec le diaphragme, puisque
l'éternuement est une expiration violente, et que le diaphragme
n'est point un muscle expirateur, mais un muscle inspirateur.
Dans la faussse supposition qu'il dépendait du diaphragme,
on admettait que l'irritation des nerfs du nez se transmet au
ganglion sphéno-palatin, au nerf vidien, au grand sympathique, aux nerfs du cou, au nerf diaphragmatique, à l'accessoire de Willis et au nerf facial. On cherchait aussi à prouver
que l'éternuement ne dépend pas d'une irritation réfléchie par
cerveau, et on se fondait sur ce qu'un homme privé de l'odorat éternuait en prenant du tabac. Mais, pourquoi cet homme
n'aurait-il pas éternué, puisque, malgré le défaut d'olfaction,
les nerfs sensitifs ordinaires du nez, les nerfs nasaux, éprouvaient les sensations du chatouillement chez lui tout comme
chez les sujets bien conformés d'ailleurs ? Du reste, qu'on
essaye de soumettre la théorie d'une sympathie par le moyen
du nerf grand sympathique à l'épreuve de la fine anatomie.
Comment concevoir l'éternuement à l'aide d'une anastomose

nerveuse? D'abord on ne comprend pas pourquoi une irritation de ce nerf ayant le nez pour point de départ déterminerait précisément l'éternuement, et n'entraînerait pas plutôt
beaucoup d'autres phénomènes, par exemple, un accroissement du mouvement du canal intestinal. Ensuite l'explication
ne suffit pas, puisqu'une anastomose du grand sympathique
avec d'autres nerfs n'est pas une véritable fusion de fibres.
L'éternuement, par exemple, consiste en une contraction violente de tous les muscles expirateurs; il doit donc y avoir là
irritation de toutes les fibres primitives des nerfs intercostaux
qui déterminent les muscles de la poitrine et de l'abdomen à
agir. Mais, comment ces fibres pourraient-elles être irritées
par le grand sympathique, qui envoie à chacun des nerfs dont
elles font partie un petit filet, lequel, bien loin de confondre
ses fibres primitives avec toutes celles d'un nerf spinal, les
reçoit seulement, avec celles-ci, de la moelle épinière? Or,
comme des fibres primitives, surtout dans une racine motrice
dépourvue de ganglion, ne peuvent rien communiquer à
d'autres fibres qui marchent parallèlement à elles, il y a impossibilité absolue ici que l'affection sympathique de toutes
les fibres primitives d'un nerf intercostal provienne du grand
sympathique. Toutes ces sympathies de l'éternuement, de la
toux, du vomissement, disparaissent dès qu'on connaît la
propriété réflective de la moelle épinière et du cerveau, que
j'ai précédemment démontrée, et l'on ne rencontre plus de
difficultés à expliquer le phénomène aussitôt qu'on part du
fait que tous les nerfs respiratoires, le facial, le vague, l'accessoire, le phrénique et les autres nerfs spinaux du tronc
servant à la respiration, par cela même qu'ils naissent de la
moelle allongée ou sont sous sa dépendance, peuvent aisément
déterminer des convulsions dans les muscles auxquels ils
aboutissent, sous l'influence de toutes les irritations que les
nerfs sensoriels des membranes muqueuses transmettent à la
moelle épinière ou à la moelle allongée.

Toutes les fois qu'une forte irritation agit sur les intestins, sur les voies urinaires, sur la matrice, il survient des contractions du diaphragme et des muscles abdominaux, qui resserrent la cavité ventrale, et en chassent le contenu, soit vers le haut, s'il se trouve dans l'estomac, soit vers le bas, par le rectum , les voies urinaires ou les voies génitales. Le besoin d'aller à la selle est le même phénomène, pour la partie inférieure du canal intestinal, que le vomissement pour la partie supérieure. L'envie d'uriner appelle sympathiquement les mêmes mouvemens, et l'accouchement met en jeu les mêmes muscles que ceux qui déterminent le rejet du contenu de l'estomac par la bouche. La parturition qui s'accomplit après la mort de la mère et le resserrement du pharynx sur le doigt qu'on y introduit après la décapitation d'un jeune animal, nous montrent quel rôle important pour la vie joue cette aptitude de la moelle épinière , qui la détermine à des décharges motrices toutes les fois que ses nerfs sensoriels deviennent le siége d'une irritation locale. Si le nerf grand sympathique joue quelque rôle dans plusieurs des phénomènes dont il s'agit ici, dans le vomissement, etc., ce ne peut être que celui de réfléchir l'irritation sur le sensorium, comme le font tous les autres nerfs de sentiment. Mais on peut démontrer par expérience que cette manière d'agir lui appartient réellement; car, en tiraillant le nerf splanchnique dans l'abdomen, au côté interne des capsules atrabilaires, j'ai plusieurs fois déterminé des convulsions dans les muscles abdominaux, et ce phénomène s'est offert plusieurs fois à moi chez des Lapins, quoique l'expérience n'ait jamais pu me réussir sur des des Chiens.

3° Dans les cas de la catégorie précédente, le mouvement réfléchi, le mouvement qui succède à une sensation, s'étend à un groupe considérable de nerfs, aux nerfs respiratoires, et le moyen le plus facile de le provoquer consiste à irriter les membranes muqueuses. Cependant son extension peut devenir bien plus grande encore, lorsque l'irritation a plus d'intensité; presque tous les nerfs du tronc peuvent être affectés, quand l'irritation de la moelle épinière s'étend. Ici se placent les cas de choléra sporadique assez violent pour qu'il survienne aussi des spasmes au tronc : je ne cite pas le choléra asiatique, à cause de l'obscurité dont cette maladie est couverte.

4° Dans les mouvemens réfléchis qui naissent de vives sensations éprouvées par les nerfs de la peau, et non d'impressions sur ceux des membranes muqueuses, le groupe des mouvemens respiratoires n'entre point en jeu, mais il arrive souvent que les muscles du système entier des nerfs du tronc sont pris de spasmes sans qu'on aperçoive de mouvemens respiratoires spasmodiques. Le plus haut degré est le spasme épileptique par affection nerveuse locale et le tétanos traumatique par lésion d'un nerf.

Marshall Hall distingue quatre espèces de contraction musculaire; la volontaire, qui dépend du cerveau; la respiratoire, qui paraît tenir à la moelle allongée ; l'involontaire, qui dépend des nerfs et des muscles, et qui exige l'application immédiate de l'irritation aux muscles pourvus de nerfs ou à leurs nerfs ; enfin la réflective, qui persiste en partie après que la volontaire et la respiratoire ont cessé, et qui se rattache à la moelle épinière. Cette dernière cesse après l'enlèvement de la moelle épinière, quoique l'irritabilité ne soit pas diminuée. Quand elle a lieu, l'irritation motrice naît, non dans une partie centrale du système nerveux, mais à quelque distance du centre. Elle n'est ni volontaire ni directe dans sa marche, et elle est plutôt excitée par des irritations particulières qui agissent, non point immédiatement sur la fibre musculaire et les nerfs moteurs, mais sur les expansions membraneuses d'où ces irritations sont conduites à la moelle épinière. Marshall Hall cite quelques exemples pour faire ressortir l'importance de cette fonction réflective de la

moelle épinière. Ainsi la préhension des alimens est un acte
volontaire, qui ne peut plus s'accomplir après l'ablation du
cerveau ; mais le passage du bol alimentaire sur la glotte et
à travers le pharynx dépend de la fonction réflective, et a lieu
même après qu'on a enlevé le cerveau. En effet, quoique les
muscles qui le déterminent puissent aussi agir sous les ordres
de la volonté, cependant la présence du bol dans le pharynx
détermine une série de mouvemens violens tenant à ce que
l'irritation exercée sur la membrane muqueuse se transmet à
la moelle allongée, qu'elle sollicite à opérer une décharge
dans les nerfs moteurs. Quant à la déglutition dans l'œsophage, Marshall Hall la considère comme l'effet de l'irritation
agissant immédiatement sur les fibres musculaires du canal,
et le résultat de l'irritabilité de ce dernier, hypothèse qui paraît fort douteuse. Au reste, on peut, ainsi que je l'ai dit,
observer, même sur de jeunes animaux décapités, l'excitation
motrice réfléchie qui est due à l'irritation mécanique du pharynx. Marshall Hall fait voir ensuite que l'influence de cette
fonction se retrouve aussi dans les sphincters ; le sphincter de
l'anus reste fermé, chez une Tortue à laquelle on a coupé la
tête, tant que la partie inférieure de la moelle épinière demeure intacte ; mais il se détend aussitôt qu'on enlève
celle-ci.

Marshall Hall coupa la moelle épinière en travers, sur une
Couleuvre à collier très-vive, entre la seconde et la troisième
vertèbres. Les mouvemens cessèrent aussitôt, et les choses
restèrent dans cet état tant qu'il laissa l'animal tranquille ;
mais lorsqu'il vint à l'irriter, il le vit se remuer encore pendant quelque temps, parce qu'à chaque changement de situation de nouvelles parties de la surface étaient mises en contact
avec le sol ; peu à peu la Couleuvre rentrait en repos ; mais,
au moindre attouchement, elle recommençait à se mouvoir.

Marshall Hall fait très-bien ressortir le rapport qui existe
entre les mouvemens volontaires, respiratoires et réflectifs,

en même temps qu'il cherche à prouver que les mouvemens réflectifs qui ont lieu après la perte du cerveau, ne dépendent pas d'une véritable sensation, mais seulement de l'action nerveuse centripète dont les sensations sont accompagnées. Sensation, volonté, mouvement, tels sont les trois anneaux de la chaîne qui est parcourue quand la douleur provoque un mouvement; que l'anneau intermédiaire vienne à être brisé, le premier et le troisième n'ont plus rien qui les lie à la conscience. Je crois aussi que les mouvemens réflectifs qui ont lieu après la perte du cerveau ne prouvent pas que les irritation de la peau puissent exciter de véritable sensation dans la moelle épinière ; ils dépendent bien plutôt de la transmission centripète ordinaire du principe nerveux, de celle qui a lieu aussi dans les sensations, mais qui n'est plus ici sensation, parce qu'elle n'arrive plus au cerveau, à l'organe de la conscience. On observe d'ailleurs, même pendant la santé, beaucoup de mouvemens réflectifs, provoqués par des irritations cutanées qui ne parviennent point à la conscience comme véritables sensations, bien qu'elles puissent cependant exercer une forte impression sur la moelle épinière; telle est par exemple la contraction soutenue des sphincters que détermine l'irritation des matières fécales et de l'urine. Mais Marshall Hall va trop loin quand il admet qu'en santé tout mouvement repose sur une véritable sensation, et que toutes les excitations de parties sensibles à la suite desquelles surviennent des mouvemens réflectifs ne sont point accompagnées de sensation : car les mouvemens réflectifs de l'éternuement, de la toux, et beaucoup d'autres, dérivent de vraies sensations.

Il ne faut pas confondre ensemble les mouvemens réflectifs et les mouvemens involontaires non réflectifs. Lorsqu'on touche la glotte d'un animal, dit Marshall Hall, une contraction a lieu : la même chose arrive quand on touche le cœur. L'ablation du cerveau n'apporte en cela aucun changement; mais si on enlève la moelle allongée, les contractions du larynx à

la suite d'irritations cessent , tandis que celles du cœur persistent, même après l'enlèvement de la moelle épinière.
L'effet de l'irritation sur le cœur est immédiat, au lieu
qu'une irritation portée sur le larynx doit se propager d'abord
jusqu'à la moelle alongée , par l'intermédiaire seul de laquelle
a lieu la contraction. Après avoir tranché la tête à un Serpent,
Marshall Hall remarqua que , quand il touchait soit les nari-
nes, soit un point situé en dedans des dents de la mâchoire
inférieure , le larynx exécutait un mouvement qui le portait
en bas et le fermait. Cet effet n'arrivait plus après l'ablation
de la moelle allongée. Marshall Hall cite enfin, comme appartenant à la fonction réflective , le clignotement des paupières
lorsqu'on vient à y toucher, l'influence particulière qu'é-
prouve la respiration de la part du chatouillement ou quand
on jette de l'eau froide à la figure , l'éternuement provoqué
par les titillations de la membrane pituitaire , le vomissement
dû aux irritations du larynx et du pharynx , le ténesme occasioné par les irritations du rectum , et la strangurie par irritation de la vessie.

On voit que les spasmes , dans les maladies , peuvent dépendre de sources très-différentes. En effet , il y a des affections spasmodiques qui ont leur siége dans les nerfs moteurs
eux-mêmes , ou leur cause dans le cerveau et la moelle épinière ; mais il y a aussi des spasmes réflectifs , dont la cause
se rattache à des irritations de nerfs sensitifs, comme ceux
qui surviennent souvent après des irritations intestinales , dans
la dentition , dans l'odontalgie , et en général, après des affections nerveuses douloureuses , dépendantes de lésions organiques ou de lésions non organiques.

Les phénomènes que j'ai décrits jusqu'à présent, d'abord
d'après mes propres observations , puis d'après celles de
Marshall Hall , ont cela de commun que la moelle épinière est
l'intermédiaire entre l'action sensorielle et l'action motrice
du principe nerveux. Cependant on peut indiquer avec plus

de précision encore les voies à travers lesquelles , quand un
mouvement réflectif a lieu , la transmission s'accomplit , dans
la moelle épinière , des nerfs sensoriels aux nerfs moteurs.
La plus ordinaire de toutes les manières dont ces mouvemens
s'exécutent consiste en ce que les muscles du membre qui
éprouve une sensation violente entrent en contraction ; ainsi,
dans le cas de brûlure à la peau , le membre auquel celle-ci
appartient , éprouve d'abord des convulsions , de même que,
quand un animal commence à ressentir l'influence de quelque
poison narcotique, les excitations sensorielles de sa peau déterminent de préférence des contractions dans les muscles
des parties sur lesquelles elles portent ; ainsi le bol alimentaire provoque le mouvement réflectif des organes de la déglutition , la poussière qui s'introduit dans l'œil, où elle ne
fait que produire une sensation , entraîne l'occlusion réflective des paupières , et l'irritation entretenue soit par l'urine
soit par les matières fécales influe médiatement sur le mouvement des sphincters. Donc, aussitôt que la sensation est parvenue à la moelle épinière , le mouvement ne se transmet pas
à cet organe tout entier , mais il a une grande tendance à se
communiquer à ceux des nerfs moteurs dont l'origine se rapproche le plus de celle des nerfs sensoriels irrités ; en d'autres
termes, la voie la plus facile pour le courant ou l'oscillation
est celle de la racine postérieure d'un nerf, ou de quelques
unes de ses fibres primitives, à la racine antérieure de ce
même nerf, ou aux racines antérieures de plusieurs des nerfs
voisins. Nous voyons , d'après cela , que, dans ces sortes de
courans ou d'oscillations , le principe nerveux prend la voie
la plus courte pour agir des fibres sensorielles sur les fibres
motrices par l'intermédiaire de la moelle épinière , de même
que l'électricité prend aussi le plus court chemin pour aller
d'un pôle à l'autre , quand les fils sont tenus à une faible distance. Si l'on veut exprimer cette idée avec plus de précision,
et la traduire en langage de la physique des nerfs , on dira

que toute excitation vive du pouvoir moteur de la moelle
épinière par un nerf de sentiment ne stimule d'abord, et
immédiatement, de manière à lui faire déterminer des convulsions, que la portion de cette moelle qui donne origine au
nerf sensoriel, et que l'excitation tant d'autres parties de la
moelle épinière que des nerfs moteurs qui en proviennent,
diminue à mesure qu'elle s'éloigne du point sur lequel a porté
la stimulation occasionée par le nerf de sentiment. On doit en
dire autant des nerfs cérébraux, dont les phénomènes réflectifs paraissent être restés entièrement inconnus à Marshall
Hall. Les gros nerfs d'organes de sens ont surtout une
forte tendance à occasioner des mouvemens réflectifs en
réagissant sur les nerfs cérébraux moteurs. Les nerfs optique
et acoustique se placent au premier rang sous ce rapport ;
tous deux, quand ils sont frappés par une vive lumière ou par
un son intense, provoquent un mouvement réflectif du nerf
facial, qui entraîne l'occlusion ou le clignotement des paupières ; le nerf optique a en outre une propension très-mar-
quée à exciter réflectivement le nerf oculo-musculaire commun par le mouvement de l'iris, et lorsqu'il est frappé par une
lumière très-vive, il détermine une affection réflective du nerf
facial et d'autres nerfs qui donne lieu à l'éternuement. Mais le
gros nerf sensoriel de la partie antérieure de la tête et de la
face, la grande portion du trijumeau, peut aussi exciter les
nerfs oculo-musculaire commun et facial par l'intermédiaire
du cerveau ; c'est ainsi que l'eau froide introduite dans le nez
détermine la contraction de l'iris, et que le chatouillement de
la membrane pituitaire donne lieu à l'éternuement, qu'accompagnent des mouvemens des muscles de la face, dus à l'excitation du nerf facial. En un mot, nous voyons que les parties
du nerf oculo-musculaire commun et du facial qui vont au
ganglion ophthalmique et par conséquent à l'iris, sont ceux
des nerfs cérébraux moteurs sur lesquels porte le plus facilement l'excitation par réflexion, et que la cause détermi-

nante de celle-ci peut tenir à des impressions faites tant sur la vue que sur le toucher et l'ouïe , de sorte qu'il doit y avoir, entre les origines des nerfs optique , trijumeau et acoustique et les origines de ces nerfs cérébraux moteurs, une grande facilité de transmission , résultat d'une harmonie préétablie lors de la formation première. Ceux des nerfs sensitifs et moteurs dont le conflit à travers le cerveau et la moelle épinière présente le plus de facilité , montrent une sorte de statique avec ces parties centrales ; l'un change l'autre , comme le haussement d'un des plateaux d'une balance détermine l'abaissement de l'autre , comme la chute du liquide dans l'une des branches d'un siphon entraîne son ascension dans l'autre branche , jusqu'au rétablissement de l'équilibre. Si , dans les cas ordinaires , un nerf de sentiment n'est point en état de provoquer un mouvement réflectif , le phénomène a cependant lieu aussitôt que la sensation acquiert une certaine intensité ; car alors le courant ou l'oscillation que la moelle épinière et le cerveau reçoivent des nerfs sensitifs est réfléchi par eux dans ceux d'entre les nerfs moteurs auxquels la transmission peut s'effectuer avec le plus de facilité à travers les fibres de l'encéphale et du cordon rachidien.

Il est une autre voie encore que suit très-souvent la transmission de nerfs sensoriels à des nerfs moteurs par l'intermédiaire de la moelle épinière et de la moelle allongée ; c'est celle qui consiste en une excitation du système des membranes muqueuses, à laquelle succède une affection secondaire des muscles respiratoires. Nous en avons des exemples dans le vomissement, le besoin d'aller à la selle , la parturition , le besoin d'uriner, la toux, l'éternuement, le hoquet, etc. Après la loi statique dont j'ai parlé précédemment, et suivant laquelle les nerfs qui naissent au voisinage ou à peu de distance les uns des autres sont les plus aptes aux phénomènes de la réflexion , celle dont il s'agit ici est celle que l'on observe le plus fréquemment. Une plus grande facilité de transmission doit donc être préétablie, dans la moelle allongée et la moelle épinière, entre les nerfs sensitifs des membranes muqueuses (le trijumeau pour le nez, le vague pour la trachée-artère, le pharynx, l'œsophage et l'estomac, le grand sympathique pour le canal intestinal et la matrice, les branches du plexus sacré et le grand sympathique pour la vessie et le rectum), et les nerfs moteurs de la respiration (le facial, l'accessoire et les spinaux), tandis que les nerfs spinaux qui se rendent aux membres sont exclus de cette harmonie. Mais, quand il survient une certaine irritation de la moelle épinière par des substances narcotiques ou par d'autres causes, toute sensation peut déterminer une décharge de la moelle épinière dans tous les nerfs moteurs, même dans ceux qui d'ordinaire subissent le moins facilement cette influence, c'est-à-dire dans les nerfs moteurs des extrémités. Volkmann a même fait voir (1) que la division en long de la moelle épinière, chez les Grenouilles décapitées, n'empêche pas les mouvemens réflectifs de s'étendre à tous les muscles des deux moitiés du corps, pourvu qu'il reste encore une partie quelconque du cordon rachidien qui soit intacte.

Il reste enfin à savoir si la sensation prend part, comme sensation, aux mouvemens réflectifs. Volkmann penche vers l'opinion de Whytt, qui admettait une sensation perçue par la conscience et une réaction spontanée dans les mouvemens survenus après des sensations. Il ne me semble pas douteux que la chose a lieu dans beaucoup de cas ; il paraît surtout en être ainsi dans les mouvemens réflectifs qui surviennent le cerveau et la moelle épinière étant intacts. Tels sont l'occlusion des paupières sous l'influence d'une lumière vive, et le mouvement des muscles respiratoires à l'occasion des irritations de la membrane muqueuse des organes de la respiration, du canal alimentaire et des voies urinaires. Mais si l'on

____

(1) MULLER, 1838, 15.

réfléchit que toutes les parties d'une Salamandre terrestre qui renferment encore un peu de moelle épinière , montrent des mouvemens réflectifs , il devient difficile de considérer le fait comme étant susceptible d'une application générale. On observe aussi des phénomènes de réflexion dans des organes qui sont soustraits à l'influence de la volonté , comme le canal intestinal et le cœur. Enfin les convulsions réflectives générales qui éclatent après la narcotisation, n'ont pas la moindre analogie avec une réaction spontanée. Dans mon opinion, l'irritation d'un nerf rachidien sensitif détermine immédiatement une action centripète du principe nerveux vers la moelle épinière. Si cette action peut s'étendre jusqu'au *sensorium commune*, il y a sensation perçue par la conscience. Mais si la section de la moelle épinière l'empêche d'arriver au *sensorium*, elle n'en conserve pas moins toute sa puissance, comme action centripète, sur le cordon rachidien. Dans l'un ou l'autre cas , une action centripète d'un nerf sensitif peut donner lieu à un mouvement réflectif. Dans le premier l'action centripète devient en même temps sensation ; dans le second , elle ne prend pas ce caractère , mais suffit pour provoquer la réflexion centrifuge. L'opinion de Marshall Hall s'éloigne de la mienne et de celle de Whytt : elle est toute particulière. D'abord, ce physiologiste restreint les phénomènes de la réflexion aux seuls nerfs rachidiens , et exclut les nerfs sensoriels du cerveau. Suivant lui, la réflexion n'est jamais déterminée par une sensation , ni même par les nerfs sensitifs. Il admet des fibres neurveuses spéciales , pour lesquelles il a créé le nom d'excito-motrices , et il pense que l'action centrifuge qui caractérise les phénomènes réflectifs n'a pas lieu dans les nerfs moteurs soumis à la spontanéité , mais dans des fibres particulières , qu'il appelle réflecto - motrices. Des fibres sensitives et excito-motrices viennent des racines postérieures ; des fibres motrices soumises à la volonté et des fibres réflecto-motrices tirent leur origine des racines antérieures des nerfs rachidiens et desnerfs de la moelle allongée. Le nerf vague doit être aussi considéré, non comme spécialement sensitif, mais comme excito-moteur, parce que , suivant Marshall Hall et Broughton , sa section ne cause pas de douleurs et change les mouvemens respiratoires. Ces vues sont développées dans le dernier ouvrage du physiologiste anglais. Volkmann les a combattues , et il a allégué, entre autres, que le nerf vague est réellement susceptible de sensations douloureuses.

Un fait sur lequel Volkmann appelle l'attention , et que j'ai souvent observé, est qu'il y a , entre les troncs nerveux et leur expansion périphérique, une grande différence dans l'aptitude à faire naître des mouvemens réflectifs. Nulle partie ne donne plus facilement lieu à ces phénomènes , quand elle vient à être irritée, que la peau ; le moindre attouchement suffit souvent pour les provoquer avec une grande violence, chez les animaux narcotisés, tandis que ceux qui succèdent à l'irritation des troncs nerveux eux-mêmes, sont beaucoup moins prononcés (1).

CHAPITRE IV.

De la différence d'action entre les nerfs sensitifs et les nerfs moteurs.

L'expérience nous a appris jusqu'ici que quand un point du nerf vient à être irrité , l'action se manifeste sur toute la longueur des fibres ; que , dans les nerfs moteurs , elle provoque des mouvemens là où ces fibres s'unissent avec des muscles , et que, dans les nerfs sensoriels, elle détermine une sensation, quand ces mêmes fibres tiennent encore aux parties centrales. Maintenant il pourrait sembler que l'effet de l'irri-

---

(1) *Comp.* sur les mouvemens réflectifs par rapport à la structure de la moelle épinière, CRAINGER, *Observations on the structure and functions of the spinal cords*, Londres, 1837.

tation nerveuse se propage de la même manière du point irrité à l'extrémité périphérique du nerf et à son extrémité centrale. Mais la question est de savoir si les choses se passent
réellement de cette manière, ou si la transmission de l'irritation n'a pas lieu uniquement dans une certaine direction, si
l'effet ne se propage pas seulement au cerveau dans les fibres
sensitives, et seulement en sens inverse, c'est-à-dire aux
muscles, dans les fibres motrices. C'était là ce qu'on admettait généralement tant qu'on ignora que les fibres sensitives
et motrices sont différentes des unes des autres. Aujourd'hui
le problème se reproduit, et il est d'une haute importance
pour la physique des nerfs d'en trouver la solution. Il s'agit
donc pour nous de savoir si la force en vertu de laquelle les
fibres motrices déterminent des muscles à se contracter,
diffère, eu égard à la qualité, de celle qui anime les fibres
sensitives, ou si l'on ne doit voir, dans ce que nous appelons
ici des forces différentes, qu'une simple différence de direction de l'action nerveuse, centrifuge dans les fibres motrices,
et centripète dans les fibres sensitives.

On sait que, pour ce qui concerne les nerfs des muscles,
l'action n'a jamais lieu que dans le sens de leurs ramifications,
que les muscles dont les branches nerveuses naissent du tronc,
au dessus du point sur lequel porte l'irritation, ne se contractent point, et qu'au contraire l'effet s'étend à tous ceux
dont les nerfs prennent leur origine au dessous de ce point.
Ce fait semble prouver que l'action nerveuse suit uniquement
la direction du centre à la périphérie, ou du tronc vers les
branches, dans les nerfs moteurs. Mais on peut très-bien le
démontrer aussi d'une manière directe. L'anatomie microscopique des nerfs nous apprend que les fibres primitives ne s'u-
nissent point dans les troncs, qu'en conséquence un tronc nerveux n'est que l'ensemble de toutes les fibres primitives, en
nombre infini, qui se déploient dans ses branches. Les fibres
primitives, qui se détachent du tronc à des hauteurs différen-

tes, n'ont donc aucune connexion les unes avec les autres dans son intérieur, et les fibres motrices marchent séparées jusqu'à la moelle épinière ou au cerveau, de sorte que l'irritation exercée sur une branche ne peut, s'il y a un effet rétrograde, affecter en même temps aucune partie du tronc, et que cet effet rétrograde se borne à celles des fibres primitives de la branche irritée qui parcourent le tronc, sans s'y unir avec aucune autre, pour aller gagner le cerveau ou la moelle épinière. Donc si, indépendamment de l'action dirigée vers les muscles, il y avait une autre action en sens inverse des nerfs moteurs irrités en un point vers le cerveau et la moelle épinière, nous ne pourrions pas nous en apercevoir par des convulsions dans d'autres parties, puisque les fibres d'un tronc n'ont de connexion avec aucune fibre des branches supérieures. Cet effet rétrograde peut aussi demeurer isolé dans la moelle épinière, si les fibres ne s'unissent pas non plus dans cette dernière ; il ne peut pas non plus faire naître de sensation dans le cerveau et la moelle épinière, si les fibres des nerfs moteurs sont isolées dans ces organes, et n'y ont aucune connexion avec des fibres sensibles. Il en est de même des fibres sensibles irritées sur un point de leur longueur. Les fibres sensibles ne procurent des sensations que quand leur communication avec la moelle épinière et le cerveau est intacte. On pourrait conclure de là qu'elles ne jouissent que d'une action centripète ; mais cette conclusion serait tout aussi vicieuse ; car il n'y a que le courant centripète qui puisse parvenir à la conscience, lui seul étant senti par l'organe central, et le courant en sens inverse dans les fibres sensibles ne saurait arriver à la conscience, en supposant qu'il eût lieu réellement.

S'il était certain que les muscles possèdent la contractilité par eux-mêmes, indépendamment des nerfs, qu'une irritation nerveuse n'agit sur eux qu'à la manière de toute autre irritation, et qu'il n'est pas nécessaire, pour amener la production d'un mouvement, que d'autres irritations agissent préalablement sur des nerfs, on pourrait prouver que les fibres sensibles agissent uniquement dans le sens de la périphérie au cerveau, et non dans le sens inverse; car, ainsi que je l'ai découvert, les fibres sensibles sont incapables de provoquer des convulsions dans les muscles, alors même qu'elles se répandent dans ces organes, comme il arrive au nerf lingual, qui du moins s'anastomose avec le nerf musculaire grand hypoglosse. Mais la supposition précédente est fausse : les muscles n'ont point de contractilité sans le concours des nerfs ; ils perdent leur faculté de se contracter sous l'influence d'une irritation quelconque lorsque leurs nerfs ont été pendant long-temps séparés du cerveau ; ils perdent leur irritabilité à mesure que celle des nerfs s'éteint, comme le démontrent les expériences que j'ai faites avec Sticker. Les muscles auxquels se rendait le nerf dont nous avions pratiqué la section, avaient, au bout de deux mois, perdu, dans deux cas, toute irritabilité, et, dans un cas, presque toute aptitude à ressentir les irritations galvaniques et mécaniques, et cela dans la même proportion que les nerfs eux-mêmes. Il suit donc de là que le conflit entre les nerfs et les muscles est absolument nécessaire pour les contractions de ces derniers. Or, comme les nerfs sensibles n'ont aucune influence sur les muscles, même lorsqu'ils s'y distribuent (par exemple, le nerf lingual dans la langue), il est de toute évidence que les nerfs moteurs seuls sont en conflit avec les organes musculaires. Mais cela peut dépendre tout aussi bien d'une qualité exclusivement propre aux nerfs moteurs, que d'une direction centrifuge de l'action nerveuse qui aurait lieu dans ces nerfs seulement.

En cherchant à éclaircir ce point important par la voie expérimentale, j'ai trouvé dans les effets des poisons narcotiques un moyen de résoudre le problème. La moelle épinière devient tellement irritable chez les Grenouilles qui ont

été empoisonnées avec de l'opium , que tout ébranlement ,
quelque léger qu'il soit, par exemple, un petit coup frappé
sur la table, ou l'impulsion donnée à une patte qu'on soulève
et qu'on laisse ensuite retomber, suffit pour déterminer des
convulsions du corps entier. Ce phénomène est produit non
seulement par tout ébranlement imprimé à la moelle épinière elle-même, mais encore par toute sensation purement
locale qui se propage jusqu'à elle. Quand on pique l'animal
dans un point quelconque, sans occasioner la plus légère
secousse, toutes les parties de son corps entrent en convulsion. Dans cette circonstance, l'irritation périphérique d'un
nerf de sentiment agit sur la moelle épinière entière, et celle-
ci réagit sur toutes les parties. La moelle épinière est ici l'intermédiaire, car les parties qui ont été séparées du corps, ou
dont on a coupé les nerfs, ne sont plus prises de convulsions
à la suite de l'ébranlement. Ce fait posé, je voulus couper les
racines postérieures ou sensitives des nerfs d'une des pattes
de derrière d'une Grenouille, empoisonner ensuite l'animal,
et voir si les nerfs de cette patte , qui tenaient encore à la
moelle épinière par les racines antérieures on motrices, seraient capables, lorsque je les irriterais, de transmettre, aussi
bien que les nerfs sensitifs, cette irritation à la moelle épinière, irritée elle-même au plus haut degré , et si, par conséquent l'irritation d'un nerf de mouvement pouvait, en re-
tournant sur elle-même dans une partie privée de sentiment,
déterminer des convulsions générales chez une Grenouille
empoisonnée. Le résultat de l'expérience répétée à plusieurs
reprises fut négatif. Les convulsions n'ont point lieu quand
on irrite les nerfs moteurs sans imprimer la moindre secousse
au corps de l'animal, comme, par exemple , quand on coupe
un nerf avec des ciseaux; il en est de même, toutes précautions égales d'ailleurs, si l'on se sert d'une aiguille ou de pinces pour irriter mécaniquement le nerf. Lorsqu'on veut bien
faire cette expérience , il faut commencer par introduire le

poison, et dès que ses premiers effets viennent à se manifester, c'est-à-dire dès que l'animal commence à éprouver des convulsions quand on frappe sur la table, on ouvre rapidement le rachis, puis on coupe les troncs des racines postérieures des nerfs d'une des pattes de derrière, en laissant intactes celles du côté opposé ; après quoi on dissèque aussi promptement que possible le nerf crural des deux côtés, et on le coupe au dessus du genou, de manière qu'il pende hors de la cuisse. De cette manière, la Grenouille est préparée convenablement ; tandis que, si l'on ouvre le rachis avant de lui faire prendre du poison, la perte du sang et si considérable, que la substance vénéneuse ne peut plus ensuite être résorbée en quantité suffisante. Du reste, l'expérience présente des difficultés, et il faut la répéter jusqu'à ce qu'elle donne un résultat bien net. On ne doit pas non plus employer une dose trop forte de poison, dans la crainte que la paralysie ne survienne trop promptement. Le meilleur est l'opium, car la noix vomique amène trop tôt l'état paralytique. Une fois l'animal empoisonné, le rachis ouvert, les racines postérieures des nerfs de la patte de derrière coupées d'un seul côté, et les deux nerfs cruraux disséqués, on prend des ciseaux, avec lesquels on enlève, en évitant toute secousse, un petit lambeau du nerf crural, qui ne peut plus rien conduire à la moelle épinière par ses racines postérieures. On n'observe pas de convulsions de l'animal entier. Mais si l'on pratique la même opération sur le nerf crural du côté opposé, dont les racines sensitives tiennent encore à la moelle épinière, l'animal entier entre aussitôt en convulsion ; cette expérience importante prouve donc que les nerfs moteurs ou les racines antérieures ne peuvent point, à eux seuls, transmettre à la moelle épinière, en sens rétrograde, une irritation capable de déterminer des convulsions générales, et qu'il n'y a que les nerfs de sentiment qui soient aptes à cette propagation de la périphérie vers le centre. Il importe d'éviter jusqu'au plus petit ébranlement lorsqu'on coupe les nerfs; car si l'on néglige cette précaution en opérant sur celui dont les racines postérieures ont été coupées, et qu'une secousse se transmette mécaniquement au tronc de l'animal, la moelle épinière provoque sur-le-champ des convulsions. Et ce qui prouve qu'alors le phénomène tient à l'ébranlement de la moelle épinière, c'est que, même après la section du nerf, il suffit d'ébranler la patte de manière que la secousse se communique au tronc, pour voir aussitôt survenir des convulsions générales.

J'ai encore imaginé l'expérience suivante, pour résoudre le problème; mais je ne l'ai point exécutée.

On sait que les iris des deux yeux se meuvent toujours simultanément, pour produire un égal changement dans les deux pupilles. On sait aussi que la lumière n'agit point immédiatement sur l'iris, mais que la rétine irritée agit sur le cerveau, et que la contraction de l'iris d'un œil atteint d'amaurose, quoiqu'étant d'ailleurs immobile pour la lumière, se meut encore lorsque celle-ci frappe l'œil du côté sain. On sait également que le nerf oculo-musculaire commun est le nerf moteur de l'iris, comme Mayo l'a démontré. La question maintenant est de savoir si, quand on irrite le nerf oculo-musculaire commun d'un nerf, cette irritation réagit de la périphérie au centre, comme dans le nerf optique, c'est-à-dire réagit sur le cerveau, et s'il survient un rétrécissement de l'iris de l'autre œil. Mais pour que cette expérience fût concluante, il faudrait être certain que le nerf oculo-musculaire ne contient pas de fibres sensitives.

La seconde partie du problème, celle qui consiste à savoir si l'action nerveuse n'est que centripète dans les nerfs de sentiment, et si elle ne suit pas aussi une direction inverse, à partir du cerveau et de la moelle épinière, pourrait être résolue en faveur de l'effet purement centripète, sous ce point de vue que toutes les sensations sont accompagnées de phénomènes centripètes. Mais il y a des sensations qui, dans les passions, semblent se propager de la moelle épinière à toute la longueur des nerfs, jusqu'aux orteils. Cependant celles-là pourraient aussi être expliquées d'une autre manière. J'ai fait voir que les fibres sensitives de toutes les parties d'un nerf sont contenues dans le tronc et dans les racines, et que ce tronc, quand on le comprime, a les mêmes sensations que toutes les branches ensemble. Donc, lorsque les racines des troncs nerveux d'un membre font impression sur la moelle épinière par une action nerveuse centripète, les sensations doivent sembler être dans le membre. Et si, par une cause quelconque, la peur, ou autrement, la faculté sensitive vient à être changée tout à coup dans la moelle épinière, les fibres des racines sensitives font une autre impression qu'auparavant, ce qui doit être ressenti comme sensation dans les membres.

Il est une excitation centrifuge qui se passe dans un nerf bien positivement sensitif ; c'est celle du nerf lacrymal dans certaines passions et sous l'influence de certaines pensées. S'il était certain que le nerf ganglionnaire ne lui envoie pas de filets, comme il en donne à d'autres branches du trijumeau, ce serait là une preuve que, même dans les nerfs sensitifs, il y a des excitations qui se propagent en tous sens. Mais tout porte à croire, comme je l'ai dit plus haut, que le nerf lacrymal reçoit des fibres grises, puisqu'il en arrive à la première branche du trijumeau.

On pourrait expliquer de la même manière le fait que d'autres nerfs encore, qui servent principalement à la sensation, exercent une influence organique manifeste sur la nutrition, sur les sécrétions, et même sur le mouvement. C'est ce qui arrive au nerf vague. E.-H. Weber a fait voir qu'il tient même en grande partie lieu du grand sympathique chez certains animaux, les Serpens, par exemple, où il se distribue à une grande partie du canal intestinal. J'ai reconnu aussi qu'il s'étend jusqu'à l'anus chez les Myxinoïdes, qui n'ont pas de nerf ganglionnaire. Or, le grand sympathique et le vague pouvant

en quelque sorte se suppléer l'un l'autre et empiéter chacun sur leur domaine respectif, il semblerait que des courans
rétrogrades ne soient pas les seuls qui puissent avoir lieu
dans un nerf sensitif. Cependant cette objection n'a point
beaucoup de valeur ; car les effets organiques du nerf vague
dépendent très-probablement de fibres organiques provenant
du grand sympathique, avec lequel il s'unit si souvent. En
général, un nerf qui a parcouru un certain trajet renferme
de tout autres élémens qu'à son origine ; la nature peut, chemin faisant, lui adjoindre beaucoup de fibres d'un ordre différent. Le nerf buccinateur du Bœuf nous fournit un bon
exemple d'un nerf moteur accompagné de fibres organiques,
et de la différence qui doit exister entre l'effet organique et
l'effet moteur ; car il reçoit du ganglion otique un faisceau de
fibres grises, qui marchent avec lui, et qui se répandent vraisemblablement dans la membrane muqueuse buccale et les
glandes de la joue. Ici, nous voyons qu'il faut des conducteurs
différens pour le courant moteur et pour le courant organique. Mais nous pouvons aussi prouver qu'il en est de même à
l'égard des nerfs sensitifs.

Le fait que les différens nerfs sensoriels éprouvent des sensations diverses par l'effet d'une même irritation, puisqu'une
cause mécanique ou galvanique provoque celle de la lumière
dans le nerf optique, celle du son dans le nerf auditif, et celle
de la douleur dans les nerfs tactiles, ne saurait être cité à l'appui ni de l'une ni de l'autre hypothèse. Car on peut l'expliquer
de deux manières, ou en admettant des forces différentes
dans les nerfs sensoriels, ou en supposant qu'ils sont animés
des mêmes forces, mais que les effets qu'ils produisent diffèrent selon les points du cerveau auxquels ils aboutissent. Cependant il est évident que certains stimulans ne peuvent agir
que sur certains nerfs déterminés. Ainsi l'agent lumineux
n'agit que sur le nerf optique et les nerfs tactiles, dans le premier cas comme lumière, dans le second comme calorique, et

nul autre ne se montre sensible à son action ; de même, le nerf olfactif ne paraît être déterminé à faire naître la sensation des odeurs que par l'influence des substances odorantes et de l'électricité.

Quoi qu'il en soit, il n'est pas prouvé que l'action des fibres sensitives soit purement centripète, et celle des fibres motrices exclusivement centrifuge. Il y a une dernière circonstance qui soulève de plus grands doutes encore : c'est que, comme je l'ai démontré précédemment, les nerfs moteurs ne conservent leur irritabilité qu'à la condition d'être unis avec les parties centrales ; car il paraît s'ensuivre de là que tous les nerfs, sans excepter ceux du sentiment, sont également placés sous la dépendance du cerveau et de la moelle épinière. Mais alors le cerveau et la moelle épinière auraient des irradiations centrifuges dans les nerfs sensitifs. Des expériences, suggérées par d'heureuses idées ou de nouvelles découvertes, pourront seules décider plus tard cette question importante, dont la solution définitive doit en amener tant d'autres à sa suite ; félicitons-nous seulement aujourd'hui de ce que les observations dont on vient de lire le précis l'aient du moins fait entrer déjà dans le domaine de la physiologie empirique.

S'il ne nous est pas donné de résoudre le premier problème d'une manière certaine, nous pouvons bien moins encore prouver que les conducteurs centripètes et centrifuges forment un cercle dans lequel le fluide nerveux circulerait continuellement, allant des parties centrales à la périphérie par les nerfs moteurs, et revenant des extrémités périphériques de ces derniers aux parties centrales par les nerfs sensitifs. On pourrait bien se figurer la vie comme attachée à cette circulation continuelle du fluide nerveux, qui seulement serait assez insensible pour ne se manifester que par le jeu imperceptible, mais continuel, des fibres musculaires dans l'état apparent de repos, par l'équilibre que maintiennent entre eux les différens muscles, et par le sentiment vague dont toutes les parties sont animées chez l'homme bien portant. Mais cette hypothèse d'une circulation du fluide nerveux, ou de ses oscillations, dans les deux classes de conducteurs, est fort peu probable par plusieurs motifs. Comme beaucoup de nerfs ne sont que sensibles, ceux-là devraient se passer de la circulation, ou bien il faudrait admettre qu'indépendamment des fibres sensitives ils en renferment encore beaucoup d'autres à action centrifuge, qui ne déterminent point de mouvement, par la seule raison qu'elles ne se terminent pas dans des muscles. Et si l'on n'a égard qu'aux muscles moteurs et sensitifs qui sont mis en connexion ensemble par des anastomoses entre les faisceaux, comme par exemple le nerf facial et le nerf sous-orbitaire, ces anastomoses peuvent encore moins fournir la voie pour une circulation du fluide nerveux. En effet, d'abord, elles ne consistent point en une véritable réunion des fibres primitives; puis, d'après les expériences de Gædechens, une irritation exercée sur le nerf facial ne se transmet pas, par leur intermédiaire, au tronc du nerf sous-orbitaire, puisque la portion périphérique du nerf facial dont on a pratiqué la section, c'est-à-dire celle qui fait partie d'une de ces anastomoses, n'occasione aucune douleur quand on l'irrite. De tout cela, il résulte qu'une circulation régulière du fluide nerveux, partant du cerveau et de la moelle épinière pour se rendre dans les nerfs et revenir par eux au point de départ, ne saurait être démontrée, et qu'elle est même fort invraisemblable jusqu'à présent.

CHAPITRE V.

Des lois de l'action et de la propagation dans le nerf grand
sympathique.

Nos connaissances à l'égard de la mécanique du nerf grand sympathique sont encore extrêmement incomplètes. C'est à peine si la physiologie s'est élevée, sous ce rapport, jusqu'à imaginer quelques hypothèses, dont aucune ne saurait être ni démontrée ni définitivement renversée.

Le seul moyen d'arriver à quelque chose de clair, est de comparer avec les phénomènes du nerf grand sympathique les faits qui nous sont connus relativement à la mécanique des nerfs cérébro-spinaux, et de rechercher, par de nouvelles observations, jusqu'à quel point la mécanique de ce nerf diffère de celle des autres.

Ainsi nous aurions à examiner les questions suivantes : les effets des fibres du nerf grand sympathique sont-ils séparés comme dans les nerfs cérébro-spinaux, ou les fibres de ce nerf peuvent-elles se communiquer leurs effets à la faveur de connexions qui existent entre elles? L'irradiation de l'influence motrice et la coïncidence des sensations constituent-ils l'état de choses normal dans ce nerf? Les ganglions sont-ils des multiplicateurs de l'influence nerveuse, et en quelque sorte de petits centres nerveux indépendans des points d'irradiation? S'y opère-t-il une réflexion de l'influence nerveuse dans certaines directions? Est-ce à eux qu'il faut s'en prendre si les sensations sont confuses et vagues? Sont-ils des organes d'irradiation ou de mélange des sensations, ou seulement des demi-conducteurs qui empêchent les impressions sensorielles d'agir sur le cerveau et la moelle épinière, et la volonté d'exercer son empire sur les parties soumises au nerf grand sympathique? Ou bien leur destination se rapporterait-elle plutôt à l'influence organique du grand sympathique, ou eux-mêmes seraient-ils de petits centres nerveux d'où part en rayonnant l'influence nerveuse qui préside aux opérations de la chimie organique? L'effet est-il centripète ou centrifuge dans les nerfs organiques, ou bien se répand-il dans tous les sens à partir du point irrité?

Malheureusement il nous est absolument impossible pour le moment de répondre à aucune de ces questions. Les seules données certaines que nous ayons sur le compte des effets du nerf grand sympathique, sont placées jusqu'à **un** cert in point en dehors des notions requises pour en obtenir la solution, et nous n'en possédons surtout pas une seule qui nous permette, soit d'appuyer, soit de réfuter aucune des hypothèses relatives aux ganglions.

Le cordon qui marque la limite du grand sympathique est sans contredit d'une haute importance pour le système entier de ce nerf, puisque c'est là que les filets radiculaires des nerfs cérébraux et spinaux se réunissent pour s'étaler ensuite en rayonnant. Cependant les filets de jonction entre les ganglions ne paraissent pas être absolument nécessaires à l'activité du grand sympathique ; du moins les expériences de Pommer sur les animaux ont-elles fait voir que le nerf pouvait être coupé des deux côtés, entre le premier et le second ganglions du cou, sans qu'il s'ensuivît aucune conséquence remarquable pendant les sept ou huit semaines que les animaux demeuraient en observation (1). On doit également tirer de là cette conséquence que la portion céphalique du grand sympathique peut être isolée de la portion thoracique sans qu'il en résulte rien de nuisible pour la vie, car le ganglion cervical inférieur et la portion thoracique du nerf reçoivent moins des nerfs cérébraux que des nerfs spinaux avec lesquels ils communiquent, le principe nerveux qui y afflue des parties centrales du système nerveux.

I. Effets du nerf grand sympathique dans les mouvemens involontaires.

I. *Aucune des parties soumises au nerf grand sympathique n'est susceptible de mouvemens volontaires.*

Le cœur, le canal intestinal, les conduits excréteurs des glandes, la matrice, les vésicules séminales, en fournissent des exemples. Il paraît même qu'un nerf cérébro-spinal qui

(1) Pommer, *Beitraege zur Natur-sund Heilkunde,* Heilbronn, 1831.

s'unit souvent avec le grand sympathique perd son influence volontaire, comme il arrive, par exemple, à la partie inférieure du nerf vague. L'œsophage n'a que des mouvemens involontaires, quoique ceux du pharynx puissent obéir aux impulsions de la volonté. Cependant il est douteux que les nerfs moteurs du canal œsophagien viennent du nerf vague lui-même. La vessie reçoit deux sortes de nerfs, provenant les uns des sacrés et les autres du plexus hypogastrique. Cette disposition s'accorde avec les phénomènes vitaux qu'elle présente. L'influence de la volonté sur cet organe est très-faible.

D'un autre côté, tous les muscles qui ne reçoivent que des nerfs cérébro-spinaux, sont susceptibles de mouvemens volontaires. Il est des hommes, et je suis du nombre, qui meuvent à volonté les petits muscles de l'oreille, et il en est aussi qui possèdent le même empire sur le muscle crémaster, continuation de l'oblique interne et du transverse, quoiqu'un très-grand nombre de personnes ne puissent exercer aucune influence sur les mouvemens de ces organes.

II. *Les parties auxquelles le nerf grand sympathique distribue ses filets continuent encore de se mouvoir, mais à n plus faible degré, lors 'on a détruit leurs connexions naturelles avec le reste du sympathique, et qu'elles ont été séparées de l'organisme.*

Le cœur, séparé du corps, bat encore pendant long-temps ; ses battemens durent même plusieurs heures chez les Reptiles. Le canal intestinal, traité de la même manière, continue ses mouvemens péristaltiques. On a vu l'oviducte excisé d'une Tortue se débarrasser encore de son contenu.

III. *De là vient que toutes les parties mobiles auxquelles se rend le nerf grand sympathique sont indépendantes jusqu'à un certain point du cerveau et de la moelle épinière.*

Non seulement le cœur bat pendant long-temps, bien que d'une manière faible, après la destruction du cerveau et de la moelle épinière, mais encore il y a des exemples constatés d'embryons chez lesquels ces deux derniers organes ont subi une lente destruction dans l'œuf, sans que la vie s'éteignît.

IV. *Cependant les organes centraux du système nerveux exercent une influence active sur le nerf grand sympathique et sa puissance motrice.*

Il résulte des expériences d'un grand nombre de physiologistes, que si les mouvemens des parties auxquelles le grand sympathique se distribue ne cessent pas sur-le-champ après la destruction subite du cerveau et de la moelle épinière, on peut cependant changer le mode et la vélocité des battemens du cœur en blessant et irritant ces organes. Ainsi, par exemple, Wilson Philip dit avoir vu les mouvemens du cœur devenir plus rapides chez des animaux sur le cerveau desquels il faisait tomber goutte à goute de l'alcool et de l'infusion de tabac. L'effet des passions est beaucoup plus frappant.

V. *D'après les expériences de W ilson Philip, ce ne sont pas seulement telles ou telles parties du cerveau et de la moelle épinière qui influent sur telles ou telles parties du système sympathique et des organes placés sous sa dépendance, comme le cœur entre autres, mais encore le cerveau en totalité et la moelle épinière entière, ou toute étendue quelconque de celle-ci, peuvent modifier les mouvemens du cœur.*

L'irritation d'une partie donnée de la moelle épinière ne détermine jamais immédiatement que les mouvemens de certains muscles, de ceux dont les nerfs proviennent de cette partie, tandis que, pour ce qui concerne les mouvemens soustraits à la volonté, toute partie de la moelle épinière semble pouvoir agir sur le nerf ganglionnaire. Cette différence, qui d'ailleurs n'est point encore suffisamment établie, se prêterait à deux explications. En effet, on peut regarder ou la moelle épinière ou le nerf ganglionnaire lui-même comme cause de l'irradiation. Dans le premier cas, les fibres du nerf ganglionnaire qui parviennent au cœur demeurent sans conflit avec les fibres nerveuses d'autres parties, et la propagation de l'irradiation a lieu dans la moelle épinière elle-même, de sorte qu'à partir de celle-ci les fibres nerveuses de différentes parties entrent simultanément en action. Dans le second cas, les ganglions sont considérés comme la cause du conflit. Nous sommes forcés d'avouer que jusqu'ici nous ne possédons pas encore d'expériences directes certaines pour résoudre ces importantes questions.

Ayant coupé le nerf splanchnique d'un Lapin, j'en galvanisai, avec une pile de soixante-cinq paires de plaques, l'extrémité périphérique, que j'avais isolée sur une plaque de verre. Il s'ensuivit un accroissement des mouvemens péristaltiques de l'intestin. On peut donc conclure de là que ce nerf influe sur le canal intestinal entier, et non pas seulement sur une de ses parties ; qu'en conséquence il a la puissance de communiquer ses états à tous les nerfs des plexus gastrique et mésentérique. Le même effet avait lieu lorsque je versais de la potasse caustique sur le ganglion cœliaque d'un Lapin, auquel j'avais mis à découvert le canal intestinal, dont les mouvemens, d'abord accélérés par l'influence de l'air, étaient déjà redevenus très-faibles; ces mouvemens reprenaient sur-le-champ une grande vivacité.

VI. *Les contractions que déterminent, dans les organes qui dépendent du grand sympathique, les irritations de ces organes eux-mêmes ou de leurs nerfs, ne sont pas passagères et momentanées ; ce sont ou des contractions qui persistent pendant un certain laps de temps, ou des modifications prolongées des mouvemens rhythmiques ordinaires, de sorte qu'ici la réaction l'emporte de beaucoup en durée sur l'irritation.*

Le mouvement du principe nerveux est donc plus lent dans le nerf grand sympathique, et on peut l'y mesurer. Lorsqu'après avoir ouvert le ventre d'un animal, on fait agir une irritation chimique, mécanique ou galvanique, sur un point quelconque de l'intestin, la contraction s'opère avec lenteur,

et souvent elle n'arrive à son maximum d'intensité que quand
la cause a depuis long-temps cessé d'agir. Le cœur offre le
même phénomène que l'intestin, mais d'une autre manière ;
à des contractions continues, non périodiques, une irritation
passagère substitue une série continue de battemens périodiques. Le cœur est accessible aux irritations tant mécaniques que
galvaniques. Humboldt a vu le galvanisme faire entrer le cœur
des Grenouilles en convulsion, observation que j'ai répétée
depuis. Mais l'irritation galvanique n'agit pas toujours instantanément sur la contractilité du cœur, et, dans beaucoup de cas,
il lui arrive seulement de changer le nombre des battemens
subséquens. Les irritations mécaniques ne provoquent pas
non plus sur-le-champ les contractions d'un cœur qui bat
avec lenteur ; fréquemment, elles ne produisent cet effet qu'au
bout de quelques heures ; mais elles agissent évidemment
sur le cœur d'une Grenouille qui ne tient plus au corps de
l'animal, et qui depuis long-temps déjà n'a plus battu. Il se
passe donc ici la même chose qu'au canal intestinal ; la contraction ne commence parfois que quelque temps après l'irritation, et dure plus qu'elle. Mais ce qui distingue le cœur,
c'est qu'une irritation passagère, au lieu de le solliciter à une
contraction soutenue, comme elle fait pour l'intestin, change
seulement la série entière des pulsations suivantes. Quand le
cœur d'un animal a battu pendant long-temps toutes les quatre
à cinq secondes, l'action d'une irritation passagère le fait
battre, également pendant long-temps, d'après une autre période, par exemple, toutes les secondes ou toutes les deux
secondes, et lorsqu'il a cessé entièrement de battre, une irritation passagère fait qu'il se contracte, non pas une fois,
mais quatre fois, durant une certaine période. Il en est donc
pour lui absolument de même que pour d'autres parties musculeuses dépendantes du nerf grand sympathique, l'intestin
par exemple, avec cette différence que la réaction soutenue
qui succède à des irritations passagères de l'intestin, du canal

cholédoque , du sphincter de la vessie , ne se partage point en convulsions périodiques , mais affecte un type continu , au lieu que , pour le cœur , elle se divise en convulsions périodiques , dont les périodes varient. Le même phénomène s'observe quand on applique les irritans non sur les muscles , mais sur le grand sympathique. Si, après avoir ouvert un animal et attendu que les battemens du cœur se fussent ralentis , on venait à galvaniser le grand nerf cardiaque, les battemens redevenaient plus rapides , mais le nouveau type qu'elles avaient acquis ainsi survivait à l'irritation ; la remarque en a été faite par Humboldt et par Burdach (1). Quand j'irritais le nerf splanchnique du Lapin , dans l'expérience précitée , le mouvement plus rapide et plus fort de tous les intestins persistait pendant fort long-temps , quoique l'irritation n'eût été que passagère.

VII. *La cause première des mouvemens involontaires et de leur type n'est ni dans le cerveau , ni dans la moelle épinière , mais dans le nerf grand sympathique ; mais ces mouvemens conservent leur caractère, même sans l'influence des ganglions, et même lorsque le nerf sympathique appartenant à un organe a été détruit jusqu'aux branches qui se distribuent à ce dernier, et dont le conflit avec les fibres musculaires paraît suffire à lui seul pour les entretenir.*

On sait que le cœur d'un animal n'en continue pas moins de se contracter d'une manière rhythmique, quoiqu'il ait été détaché du corps et qu'il soit vide de sang , et que ses mouvemens durent ainsi pendant plusieurs heures, chez la Grenouille. Il suit de là que la cause du rhythme ne saurait être dans les alternatives d'affluence et de départ du sang , et qu'elle réside dans l'organe lui-même. Or comme , dans toutes les autres parties mobiles , le mouvement du muscle dépend constamment de l'innervation , et comme aussi , d'après les expérien-

(1) *Traité de Physiologie*, trad. par Jourdan, Paris, 1837-1838, 8 vol. in-8.

ces que j'ai faites avec Sticker , la force motrice des muscles
s'éteint avec l'irritabilité des nerfs , la cause des mouvemens
rhythmiques des ventricules et des oreillettes du cœur, ainsi
que celle des mouvemens péristaltiques du canal intestinal ,
dépend , en dernière analyse , du conflit entre les nerfs sympathiques et les parties musculeuses, et d'un courant du principe nerveux agissant périodiquement dans le grand sympathique. On pourrait ici se figurer l'action des nerfs continue
et celle des muscles périodique , en tant que l'irritabilité de
ces derniers pour le courant du principe nerveux serait modifiée par leur contraction ; mais cette hypothèse serait certainement inexacte ; car on n'entrevoit pas pourquoi le cœur perdrait
et recouvrerait à chaque instant sa faculté d'être impressionné
par un courant non interrompu du principe nerveux , puisque
les muscles soumis à la volonté la conservent pendant long-
temps lorsqu'ils exécutent un mouvement de très-longue durée.

De ce que des parties douées de mouvement involontaire,
comme le cœur et le canal intestinal , conservent, après avoir
été détachées du corps, le type de leur mouvement rhythmique ou péristaltique, il suit bien évidemment que ce type est
indépendant du cerveau et de la moelle épinière, et nous venons de prouver qu'il a sa source dans le nerf grand sympathique lui-même. Mais il nous reste à démontrer la seconde
partie de la proposition que nous avons mise en avant, celle
que les troncs et les ganglions ne sont pas non plus nécessaires au maintien du type des mouvemens involontaires, et
que les dernières ramifications du grand sympathique sont
aptes aussi à le régler. La présence des troncs des nerfs cardiaques n'est nullement nécessaire à l'entretien des mouvemens du cœur, puisque le cœur de la Grenouille continue
encore de battre périodiquement après qu'on en a retranché
toute la base, c'est-à-dire coupé les oreillettes jusqu'aux
ventricules. De même, les mouvemens péristaltiques du canal
intestinal persistent non seulement lorsqu'on sépare du tronc

l'intestin avec le mésentère et le plexus nerveux ganglionnaire, mais encore quand on isole l'intestin lui-même de ce
plexus, en le coupant au niveau de l'insertion du mésentère.
Dans ces deux cas, il ne reste plus que les ramifications périphériques intérieures envoyées par le nerf grand sympathique au cœur et à l'intestin, et cependant ces organes n'en
continuent pas moins pendant long-temps de se mouvoir avec
leur type ordinaire,

VIII. *Quelque certain qu'il soit, d'après ces observations,
que les ramifications extrêmes et les plus petites du nerf grand
sympathique peuvent encore régler les mouvemens des parties
non soumises à l'empire de la volonté, cependant, non seulement le cerveau et la moelle épinière, mais encore les ganglions
eux-mêmes, quand ils sont irrités, exercent la plus puissante
influence sur le mode de ces mouvemens, tant que les organes
sont liés avec eux par des nerfs. Le cerveau et la moelle épinière
doivent aussi être considérés comme la source de l'activité du
nerf grand sympathique, celle sans laquelle cette activité s'é-
puiserait bientôt.*

On n'ignore pas que toutes les passions modifient les battemens du cœur, et que les irritations de la moelle épinière
changent également les mouvemens du canal intestinal. Les
parties centrales du système nerveux doivent aussi être considérées comme la source de l'influence durable du principe
nerveux sur les parties dont le mouvement n'obéit pas aux
déterminations de la volonté, puisque la mobilité du canal
intestinal diminue, puisque cet organe est frappé de paresse
dans les paralysies de la moelle épinière. L'irritation des ganglions eux-mêmes agit aussi sur tous les nerfs qui en émanent
pour aller se rendre à des parties douées de mouvement involontaire, comme le démontrent les expériences suivantes.
J'ai déjà dit plus haut que j'étais parvenu à accélérer le mouvement péristaltique de tout le canal intestinal en coupant
le nerf splanchnique d'un Lapin, et galvanisant le bout qui se

rendait au ganglion cœliaque, après l'avoir posé sur une plaque de verre. On pourrait objecter contre cette expérience que le fluide galvanique de soixante-cinq paires de plaques était beaucoup trop fort, et que, par cette seule raison, il avait pu, traversant les parties animales comme de simples conducteurs humides, sauter sur l'intestin, et ne pas produire en conséquence d'autre effet que celui qui eût été obtenu en galvanisant l'intestin lui-même. Cependant j'ai fait depuis quelques autres expériences qui m'ont donné des résultats décisifs. J'ai mis à découvert tout le canal intestinal d'un Lapin, et en même temps le ganglion cœliaque. On sait qu'aussitôt que l'air atmosphérique frappe l'intestin d'un animal, les mouvemens de cet organe deviennent très-vifs, qu'ils conservent ce caractère pendant quelque temps, et qu'ensuite ils diminuent peu à peu, jusqu'à ce qu'ils soient devenus très-faibles. J'attendis ce moment, puis je touchai le ganglion cœliaque avec un petit morceau de potasse caustique; sur-le-champ les mouvemens péristaltiques du canal intestinal reprirent de la vivacité. Cette expérience a été répétée avec un résultat tout aussi peu équivoque. Ainsi les ganglions sont capables, quand ils se trouvent irrités, de mettre le principe nerveux en activité jusques dans les plus petites branches du nerf sympathique qui se distribuent à des parties mobiles, quoique d'ailleurs leur ablation n'empêche pas l'action de ces parties en général de persister.

XI. *Des faits qui ont été exposés jusqu'ici, il suit que le nerf grand sympathique peut en quelque sorte être chargé par les parties centrales du système nerveux, le cerveau et la moelle épinière, comme sources du principe nerveux, mais qu'une fois qu'il a reçu cette charge, il la conserve, et continue de l'écouler à sa manière accoutumée, alors même que l'afflux vers lui du principe nerveux diminue et ne se renouvelle avec force qu'au bout d'un certain laps de temps. Ceci explique une partie des phénomènes du sommeil.*

Ϋ. Tandis que le *sensorium commune* est en grande partie inactif dans le sommeil, le mouvement du cœur et du canal intestinal continue sans subir de changement, ou du moins sans en éprouver un bien grand. Car les organes dépendans du nerf grand sympathique sont indépendans du repos partiel et passager du *sensorium*, tant qu'ils sont encore chargés en quelque sorte de principe nerveux. Au contraire, le principe nerveux qui émane des parties centrales paraît affluer d'autant plus à la partie sympathique du système nerveux, que les facultés sensorielles et intellectuelles n'en consomment plus, à cause des changemens matériels qui s'opèrent dans les organes des sens et dans certaines parties du cerveau durant le sommeil. De même, pendant la syncope, l'action du cœur est affaiblie, mais elle se maintient néanmoins à un bien plus haut degré que celle de toutes les parties qui reçoivent des nerfs cérébro-spinaux. Il y a donc quelque chose qui, même après l'excision du cœur et de l'intestin, se manifeste en eux, moins sensiblement à la vérité, mais pendant un certain laps de temps encore. Mais si le cerveau et la moelle épinière perdent trop la faculté d'être la source du principe nerveux, il n'y a plus de restauration possible à de grands intervalles, et le système sympathique tombe dans le cas qui est une fois par jour le partage du système des nerfs cérébro-spinaux, c'est-à-dire dans le sommeil; alors survient un épuisement qui ne peut plus être réparé par d'ultérieures décharges; alors on voit paraître ce pouls fréquent, faible et à peine perceptible, qui annonce la mort à la fin des maladies aiguës (1).

X. *L'application locale des narcotiques sur le nerf grand sympathique ne détermine pas le narcotisme au loin dans les organes dont le mouvement n'obéit point à la volonté; mais ces organes peuvent être paralysés par la narcotisation des derniers*

____

(1) *Compar.* WILSON PHILIP, *Philos. Trans.*, 1833.—MULLER, *Archiv*, 1834, 137.

filets du nerf grand sympathique qui se distribuent dans leur
intérieur.

Les choses se passent ici de la même manière absolument
que dans les autres nerfs, ceux de l'appareil cérébro-spinal,
où l'application d'un narcotique ne va pas non plus au-delà
du nerf touché, dont elle éteint l'irritabilité. Cependant il y
a ici, en ce qui concerne le cœur, une différence fort remarquable, et jusqu'à présent inexplicable, entre la surface extérieure et la surface interne de l'organe. Si l'on applique un
narcotique, tel que l'opium pur ou l'extrait de noix vomique, à la surface externe du cœur, il paraît agir fort peu ou
pas du tout, ou du moins n'agir qu'avec beaucoup de lenteur ; les mouvemens rhythmiques du cœur excisé de la Grenouille persévèrent pendant très-long-temps. Mais si l'on met
un peu d'opium ou d'extrait de noix vomique en contact avec
la paroi interne des ventricules du cœur, l'organe s'arrête
pour toujours sur-le-champ, parfois au bout de quelques secondes. C'est là une découverte importante de Henry (1), que
j'ai fréquemment vérifiée. Ce fait donne en même temps une
nouvelle preuve que la force motrice des muscles dépend de
leur conflit avec les nerfs, et que sans ces derniers elle ne
leur appartient point. Ici, nous avons de la peine à paralyser
la force musculaire des couches superficielles du cœur par le
moyen des narcotiques, tandis que l'application de ces substances à l'intérieur frappe de mort à la fois et les couches
internes et les couches extérieures, phénomène qu'on ne saurait attribuer aux fibres musculaires elles-mêmes, et qui ne
peut l'être qu'aux fibres nerveuses. On n'expliquerait pas non
plus cette action rapide du poison narcotique, en disant que
celui-ci pénètre promptement de dedans en dehors à travers
les parois du cœur ; car, lorsqu'on enlève les oreillettes du
cœur de Grenouille en totalité, comme je l'ai fait, et qu'on

____

(1) *Edinb. med. and surg. Journal*, 1832.

introduit un peu de poison dans le ventricule ouvert, la contraction qui survient après doit plutôt tendre à chasser la substance au dehors qu'à la faire pénétrer plus profondément, ce qui d'ailleurs ne peut avoir lieu par des vaisseaux. Au reste, cette observation remarquable explique aussi la rapidité de l'empoisonnement par les narcotiques, une fois que le sang a amené la substance vénéneuse jusqu'au cœur.

XI. *Les lois de la réflexion que j'ai établies à l'occasion des nerfs cérébro-spinaux, s'appliquent aussi aux nerfs sympathiques, c'est-à-dire que des impressions sensorielles vives dans les parties auxquelles se rendent des fibres du nerf grand sympathique, peuvent, en se propageant à la moelle épinière, provoquer des mouvemens dans les parties qui reçoivent leurs nerfs du système cérébro-spinal.*

C'est ainsi que les irritations du canal intestinal, chez les enfans, déterminent des convulsions, parce qu'elles se transmettent du nerf grand sympathique à la moelle épinière, qui les réfléchit sur les nerfs cérébro-spinaux. Ici se rapportent également les spasmes des muscles respirateurs qui accompagnent le vomissement, en tant que celui-ci est provoqué par des irritations dans le canal intestinal. Tous les spasmes qui ont pour cause des affections locales des organes du bas-ventre, reconnaissent la même origine. Mais on peut aussi démontrer cette réflexion par une expérience directe : car j'ai plusieurs fois observé, sur des Lapins, que quand on piquait le nerf splanchnique soulevé avec des pinces, les muscles abdominaux du même côté éprouvaient des convulsions ; j'ai dit que cette expérience n'avait pas réussi sur les Chiens.

XII. *Les impressions sensorielles reçues par les parties dans lesquelles se distribue le nerf grand sympathique, se réfléchissent aussi sur la moelle épinière et le cerveau, puis de là sur l'activité motrice du nerf sympathique lui-même, tout comme il arrive pour les nerfs cérébro-spinaux, mais à un moindre degré.*

Nous en avons un exemple dans les fréquens besoins d'u-
riner, ou les contractions souvent renouvelées de la vessie,
que détermine une urine douée de propriétés irritantes ; car
ici l'âcreté n'agit pas sur les fibres musculeuses de la poche
urinaire, et son action immédiate ne porte que sur les nerfs
sensitifs de la membrane muqueuse. A la même catégorie
appartiennent les changemens que le diamètre de la pupille
éprouve dans divers états morbides du canal intestinal, les
modifications que les battemens du cœur subissent dans les
maladies des organes abdominaux, le vomissement qui accompagne celles du foie, des reins, de la matrice, etc. Ces
phénomènes ont été attribués à une action du nerf sympathique
lui-même, sans concours du cerveau et de la moelle épinière ;
mais comme tous ceux du même genre qui ont lieu dans le
système des nerfs cérébro-spinaux ont besoin des organes
centraux, du cerveau et de la moelle épinière, pour que
l'effet sensoriel et l'effet moteur réfléchi se manifestent, il est
plus vraisemblable, du moins pour le moment, qu'en ce qui
concerne les phénomènes de réflexion dans les parties auxquelles aboutit le nerf grand sympathique, le cerveau et la
moelle épinière sont également l'intermédiaire entre l'effet
sensoriel ou centripète et l'effet moteur ou centrifuge. Si l'on
compare les phénomènes de réflexion qui ont lieu dans les
nerfs cérébro-spinaux, avec ceux dans lesquels les parties
qui reçoivent les ramifications du grand sympathique sont le
siége de l'excitation primordiale et de l'excitation réfléchie,
on voit que les premiers surpassent beaucoup les seconds en
vivacité, et qu'ils ont aussi plus de facilité à se développer.
Combien, en effet, ne sont-ils pas fréquens, rapides et faciles
à surgir dans la toux, l'éternuement, le vomissement, etc. !
Combien ne sont-ils pas nombreux, comparativement à ceux
qui s'observent dans le nerf grand sympathique ! Cette circonstance que les phlegmasies du canal intestinal n'altèrent
pas le pouls, c'est-à-dire les battemens du cœur, avec au-

tant de facilité et de force que celles d'autres organes pourvus de nerfs cérébro-spinaux, semble aussi annoncer qu'il est plus difficile à la réflexion de s'opérer du grand sympathique à la moelle épinière, puis de celle-ci à celui-là, que des nerfs cérébro-spinaux au centre nerveux et de celui-ci à ceux-là. Les expériences qu'on serait tenté de faire à ce sujet présentent de grandes difficultés ; celles que j'ai tentées prouvent au moins que les parties auxquelles le nerf grand sympathique se distribue n'ont point une tendance bien prononcée à la réflexion sensorielle et motrice sur ce nerf. Je mis à nu le canal intestinal d'un Lapin vivant, et je déterminai une violente excitation sensorielle en serrant une ligature autour de l'intestin grêle ; puis je replaçai le tout dans la cavité abdominale ; je voulais voir si, par l'effet d'une réflexion allant de la moelle épinière aux alentours du point que j'avais lié, l'intestin se resserrerait sur lui-même, des deux côtés de la ligature, et jusqu'à une certaine distance. Le phénomène n'eut point lieu. En répétant l'expérience, je n'obtins pas davantage de résultat. Mais celles qu'a faites Volkmann prouvent que, quand une Grenouille décapitée se trouve dans une disposition générale à la réflexion, une réaction a lieu de la manière qui vient d'être indiquée. Le pincement du canal intestinal déterminait alors des contractions de l'intestin, qui ne demeuraient pas bornées au point irrité, mais qui se propageaient, tantôt vers le haut, tantôt vers le bas, et à une distance plus ou moins grande. Une fois la moelle épinière détruite, le pincement des intestins n'occasione plus que des contractions locales.

XIII. *Il arrive assez fréquemment aussi que des effets qui partent des nerfs cérébro-spinaux et se propagent jusqu'à la moelle épinière sont réfléchis de celle-ci sur le système du grand sympathique.*

On peut citer, pour exemples, les modifications des battemens du cœur qui accompagnent les sensations vives, volup-

tueuses ou douloureuses, à la peau, les mouvemens déterminés dans l'iris par les impressions sensorielles que transmettent le nerf optique, l'acoustique, le trijumeau, et la
contraction des vésicules séminales qui succède à l'irritation
des nerfs tactiles du pénis.

XIV. Une question se présente maintenant : *Des phénomènes de réflexion peuvent-ils avoir lieu dans le nerf sympathique lui-même, au moyen des ganglions, et indépendamment
du cerveau et de la moelle épinière?*

Il ne nous est point encore permis de donner une réponse
précise à cette intéressante question. Si le mode de réflexion
dont il s'agit était possible, les nerfs sympathiques constitueraient une exception remarquable, et leur nature ganglionnaire permetrait peut être, entre les fibres sensitives et les
fibres motrices, un conflit qui, dans les nerfs cérébro-spinaux, n'a jamais lieu sans l'intermédiaire du cerveau et de la
moelle épinière. Lorsqu'on irrite les muscles pourvus de
nerfs cérébro-spinaux d'un membre qui a été détaché du
tronc, les contractions n'ont lieu que dans la portion même
sur laquelle agit l'irritation, et jamais ni dans le muscle entier, ni même dans toute la longueur d'une fibre musculaire.
La question est donc de savoir si , par exemple, après avoir,
sur un animal vivant, détaché le canal intestinal, avec le mésentère et le plexus ganglionnaire, on peut, par des irritations agissant sur un seul point, déterminer des contractions
d'une certaine étendue, des contractions de toute une portion d'intestin. Or jamais on n'y parvient : la portion irritée
de l'intestin est toujours la seule qui se contracte. Il y a plus:
une irritation déterminée sur un point de cet organe en le
froissant entre les mors d'une paire de pinces, ne se répand
même point en cercle , ne se propage point en anneau autour
du tube entier, et elle ne détermine qu'une dépression bornée au point même sur lequel elle agit, la paroi opposée demeurant plane et tranquille. J'ai observé cet effet non seule-

ment sur le canal intestinal, à plusieurs reprises, mais encore sur la matrice d'une Lapine pleine : chaque fois que j'irritais un point de la matrice, les fibres musculaires du voisinage immédiat se contractaient, mais le reste de l'organe ne sortait pas du repos. Volkmann a répété ces expériences sur des Grenouilles, et il en a obtenu les mêmes résultats : aussi refuse-t-il également aux ganglions le pouvoir de déterminer des phénomènes de réflexion. Il se fonde principalement sur les expériences qu'il a faites avec des Grenouilles décapitées qui étaient dans la disposition aux mouvemens réflectifs. Lorsque la moelle épinière existait encore, le pincement des intestins provoquait des contractions étendues, tandis que, quand le cordon rachidien était détruit, la réaction demeurait limitée au lieu de l'irritation.

La chose est moins claire dans le cœur, et il semble que, quand cet organe a été détaché du corps, l'irritation d'un seul point puisse se propager au muscle tout entier. On enlève le cœur d'une Grenouille, et on le laisse sur la table jusqu'à ce que la fréquence des battemens ait beaucoup diminué, jusqu'à ce qu'il ne s'opère plus qu'une contraction de temps en temps ; le moment est venu alors de faire les expériences sur l'irritabilité de l'organe ; si on irrite celui-ci avec une aiguille, on provoque une contraction, qui ne peut point être confondue avec les contractions dépendantes du rhythme ordinaire. Et ce qu'il y a de remarquable, c'est que, sur quelque point qu'on fasse agir l'irritation, la réaction est toujours la même que si l'on avait irrité le cœur entier ; en effet, on observe une contraction non pas du seul point qu'on irrite, mais de tout l'organe D'après cela, on peut regarder comme certain que le changement local déterminé par l'irritation se met en équilibre avec l'état de l'irritabilité du cœur entier, de manière qu'on peut, par une action exercée sur un point quelconque, changer en quelque sorte la statique dans la répartition des forces du cœur. On ne sait pas encore bien

comment il faut envisager ce phénomène. Dans tous les cas,
les ganglions ne sauraient y avoir part, puisqu'il se manifeste
même sur un cœur tout-à-fait isolé. Peut-être l'ébranlement
contribue-t-il à la communication du mouvement.

XV. *On ignore encore complétement si le nerf grand sympathique peut, à l'occasion de l'irritation d'un organe, déterminer des mouvemens sympathiques dans un autre organe.*

En effet, tous les phénomènes qui se rattacheraient à une
telle cause se laissent expliquer également, soit par l'intervention du cerveau et de la moelle épinière, soit par les lois
de la réflexion.

XVI. *Il n'est pas prouvé, et plusieurs observations empêchent de l'admettre, que les ganglions agissent comme isolateurs
et arrêtent l'influence motrice qui part du cerveau et de la moelle
épinière.*

Je dois faire observer qu'il s'agit ici non de l'influence de
la volonté, mais de l'influence motrice en général. Chacun
sait avec quelle facilité et quelle promptitude tout changement
survenu dans les organes centraux du système nerveux agit sur
le système sympathique entier, avec quelle rapidité l'orage des
passions modifie les battemens du cœur et provoque des
mouvemens du canal intestinal, avec quelle facilité enfin tout
accès nerveux dans lequel les organes centraux du système
nerveux sont affectés, se termine par des borborygmes. Nous
verrons plus tard que les ganglions ne jouent pas non plus le rôle
d'isolateurs par rapport aux effets rétrogrades ou centripètes
dans le nerf grand sympathique, puisqu'au moment où j'irritais le nerf splanchnique d'un Lapin, je voyais éclater des
convulsions réflectives dans les muscles abdominaux du même
côté, ce qui prouve que l'irritation de ce nerf ne trouvait pas,
dans les ganglions du nerf intercostal, un obstacle qui l'em-
pêchât de parvenir à la moelle épinière. La seule chose qui se
montre partout, c'est qu'en agissant sur les nerfs sympathiques, l'influence motrice des organes centraux du système

nerveux ne peut produire ces convulsions rapides et correspondantes à la durée de l'irritation qui ont lieu quand on agit
sur les nerfs cérébro-spinaux, et qu'elle ne fait guère que
changer l'état ou le mode d'une série continue de mouvemens.
Toutefois, ce ne sont pas seulement les ganglions, mais encore
le nerf grand sympathique tout entier, et jusqu'à ses moindres ramifications, qui possèdent l'aptitude à modifier les impressions rapides sur les parties soumises à ce nerf, de telle
manière qu'au lieu de convulsions, il se manifeste des changemens prolongés dans le mode du mouvement, ainsi que je
l'ai prouvé précédemment; car une irritation momentanée
du cœur arraché de la poitrine et déjà presque réduit au
repos, peut apporter aux battemens de cet organe des modifications qui persistent pendant un certain laps de temps, et
l'intestin détaché du corps se contracte bien plus long-temps
que ne dure l'irritation exercée sur lui, n'atteint même son
plus haut degré de contraction que long-temps après la
cessation de la stimulation momentanée qu'on lui avait fait
subir.

XVII. *Il n'est pas encore constaté que le défaut d'influence
de la volonté sur les parties auxquelles se rend le nerf grand
sympathique, dépende de la nature des ganglions.*

Cette proposition n'a pas besoin de preuve, puisque nous
n'avons pas de motifs suffisans pour adopter la première hypothèse. Je dois cependant faire remarquer qu'en général il est
beaucoup plus vraisemblable que les ganglions ne sont point
la cause de l'isolement de l'influence de la volonté. En effet,
puisque, comme je l'ai démontré, ils n'isolent pas l'influence
motrice sur le système sympathique, et que ce système tout
entier, tant les filets que les ganglions, rend seulement cette
influence plus lente et plus durable, une influence motrice
involontaire des organes centraux sur le grand sympathique
ne saurait non plus trouver un obstacle absolu dans les ganglions de ce dernier. Il semble donc que l'inaptitude aux

mouvemens volontaires dont sont frappées toutes les parties auxquelles le grand sympathique aboutit, ne dépend ni de celui-ci, ni de ses ganglions, mais de ce que ses fibres, en pénétrant dans la moelle épinière et le cerveau, n'y parviennent pas, comme celles des autres nerfs, jusqu'à la source de l'influence de la volonté. Les parties soumises au grand sympathique ressemblent donc jusqu'à un certain point, dans leurs rapports avec la volonté, aux parties douées naturellement de mouvemens volontaires, mais qui ont été frappées de paralysie. Il peut arriver, dans ce dernier cas, que la transmission au nerf du courant moteur excité par la volonté, soit arrêtée en un point quelconque de l'étendue de la moelle épinière, quoique ce même nerf demeure accessible aux influences motrices non volontaires de la portion du prolongement rachidien située au dessus de la lésion.

XVIII. *Il paraît que, dans certaines parties dépendantes à la fois du nerf grand sympathique et des nerfs spinaux, l'influence de la volonté ne se fait sentir qu'à la suite d'une impression sensorielle ou centripète prolongée.*

Tel est le cas de la vessie, organe très problématique encore sous le point de vue de ses rapports avec le cerveau et la moelle épinière. La vessie reçoit des filets purement sympathiques du plexus hypogastrique et des nerfs non sympathiques, qui proviennent des sacrés. Elle paraît être, en général, totalement soustraite à l'influence de la volonté, et cependant il semble que nous ayons quelquefois le pouvoir de la déterminer à se contracter, sans être obligé de faire agir le diaphragme et les muscles du bas-ventre. Il semble, dis-je; car la chose n'est point certaine. E.-H. Weber (1) admet aussi que la volonté exerce quelque influence sur la vessie. En supposant que le fait soit réel, cette aptitude ne se manifeste néanmoins qu'à la suite d'une accumulation prolongée de l'urine dans

____

(1) *Anatomie de Hildebrand*, t. III, p. 354.

son réservoir, par conséquent après qu'elle a causé pendant long-temps une impression sensorielle sur les nerfs sensitifs de cet organe, et consécutivement sur la moelle épinière.

XIX. *Certaines parties soumises au nerf grand sympathique ne sont susceptibles, il est vrai, que de mouvemens involontaires; mais elles se meuvent néanmoins par association lorsque d'autres parties placées sous l'empire de la volonté viennent à se mouvoir, de sorte qu'une partie de l'influence motrice volontaire se transmet à elles contre le vœu de la volonté, absolument comme il y a des parties soumises à la volonté qui, malgré nous, se meuvent en même temps que d'autres.*

L'iris peut être cité en exemple. Il serait difficile de dire si cette membrane rentre dans la classe de celles qui appartiennent au grand sympathique ou à la catégorie de celles qui dépendent des nerfs cérébraux. Son mouvement est involontaire, mais il ressemble cependant aux mouvemens de plusieurs faibles muscles qui, en général, n'obéissent point aux ordres de la volonté, bien que, par association de mouvement, ils puissent se contracter avec d'autres muscles volontaires, comme sont, chez la plupart des hommes, les muscles auriculaires et le cremaster, que certains individus parviennent à faire agir, les premiers avec le muscle épicranien, et le dernier avec ceux du bas-ventre. Cependant, comme la racine courte ou motrice du ganglion ophthalmique, celle qui vient du nerf oculo-musculaire commun, laisse passer ses filets à travers ce ganglion, qui communique avec le grand sympathique, il est plus vraisemblable que l'iris doit être compris parmi les parties à proprement parler involontaires et dépendantes du système sympathique. Mais il est fort remarquable qu'on puisse le mouvoir volontairement quand la volonté agit sur certaines branches du nerf oculo-musculaire commun, comme, par exemple, toutes les fois qu'on tourne l'œil soit en dedans soit en haut et en dedans, puisque, dans ces deux circonstances, la pupille se rétrécit chez tous les hommes. Nous avons donc ici un exemple frappant d'influence de la volonté qui, en s'exerçant sur un nerf cérébro-spinal, se fait simultanément sentir un peu à une partie qui rentre dans le domaine du nerf grand sympathique et sur laquelle la volonté n'exerce d'ailleurs aucun empire. Peut-être faut-il rapporter à la même cause le pouvoir que nous avons, dans un pressant besoin d'uriner, de prolonger la rétention du liquide, et par conséquent de fortifier l'action du sphincter de la vessie, en faisant agir nos membres pelviens, en marchant ou en courant. Enfin ce transport de l'influence nerveuse paraît avoir lieu sur le cœur lui-même dans les grands efforts musculaires.

Le phénomène remarquable de l'accélération du mouvement du cœur pendant les efforts volontaires n'a point encore reçu d'explication satisfaisante. On a dit que, la consommation du sang artériel étant alors plus considérable, le cœur doit pousser le sang avec plus de rapidité à travers les poumons. Mais de ce que le besoin de respirer devient plus impérieux, il ne s'ensuit pas que le cœur doive se mouvoir conformément à ce but. On a prétendu aussi que, la circulation rencontrant beaucoup d'obstacles, la marche du sang se trouve dérangée dans les poumons et dans le cœur. Mais l'accélération des mouvemens de ce dernier organe a également lieu dans les efforts qui ne portent que sur les seules extrémités inférieures, quand on gravit une montagne, pendant la course, etc.; et l'on ne voit pas comment la circulation du sang à travers les poumons et le cœur pourrait alors être gênée. En effet, quoique les contractions permanentes des muscles des extrémités inférieures troublent la circulation dans ces parties, elle n'est pas pour cela plus difficile dans les poumons et le cœur; car le sang, qui ne peut pas traverser les petits vaisseaux des membres pelviens, ne revient pas non plus au cœur, et par conséquent ne s'accumule ni dans le cœur ni dans les poumons; le résultat doit être le même qu'après l'application du tourniquet aux deux cuisses d'un homme en plein repos, application qui n'amène pas des battemens cardiaques plus précipités. Il serait donc possible que cette accélération des mouvemens du cœur pendant les efforts, phénomène qui devient si prononcé chez les sujets d'une complexion nerveuse, dépendît d'une association de mouvemens, d'abord presque insensible, mais devenant à chaque instant de plus en plus forte, et qu'elle tînt à ce que le principe nerveux saute de la moelle épinière, livrée à un si grand déploiement de force, sur les nerfs sympathiques, tout comme l'iris se meut involontairement lorsqu'on fait volontairement agir le nerf oculo-musculaire commun. Cependant, il n'y a aucun moyen de prouver directement l'exactitude de cette explication, et l'on ne peut alléguer en sa faveur que l'analogie avec un fait réel bien constaté ; on ne doit donc la considérer, pour le moment, que comme un jalon indiquant les recherches qui restent à faire pour jeter quelque lumière sur un point si obscur.

La simultanéité d'action d'un organe soustrait à la volonté avec des mouvemens volontaires est beaucoup plus prononcée dans les vésicules séminales. On a déjà plus d'une fois remarqué que, quand les jeunes gens se livrent à de grands efforts musculaires pour grimper aux arbres ou pour sauter à la corde, ils éprouvent quelquefois, dans les parties génitales, une irritation spontanée qui va jusqu'à la contraction des réservoirs du sperme.

XX. *Le mouvement des organes motiles auxquels se distribue le nerf grand sympathique a un type péristaltique. Il suit une certaine direction, et les causes de cette marche résident non seulement dans le cerveau et la moelle épinière, mais encore dans les nerfs des organes eux-mêmes.*

Les causes de la succession régulière qu'on observe dans les effets des nerfs sympatiques sont totalement inconnues. On sait que les mouvemens péristaltiques de l'intestin s'exécutent d'avant en arrière. Ils se succèdent en ce sens comme des ondes, et avant qu'une onde ait parcouru l'intestin entier, il s'en est déjà produit une autre, qui la suit à quelque distance. Ce phénomène n'est pas borné au tube intestinal ; le canal cholédoque a aussi des contractions vermiculaires, et la succession des mouvemens est évidente également dans le cœur . En effet, sur le cœur du poulet non éclos, le mouvement procède d'avant en arrière, c'est-à-dire qu'il affecte la forme péristaltique , dont la succession des contractions du cœur de l'adulte offre encore un indice. Chez la Grenouille, les parties de cet organe se contractent dans l'ordre suivant ; la portion contractile des troncs veineux, les oreillettes, les ventricules et le bulbe aortique.

La succession du mouvement dans toutes ces parties est un des problèmes les plus difficiles, auquel on n'a même pas songé jusqu'à présent en physiologie.

La première idée qui se présente à l'esprit, c'est que la cause réside dans la moelle épinière. Que des ondulations ou des vibrations se succèdent de haut en bas dans ce cordon, les fibres auxquelles il donne naissance peuvent les recevoir l'une après l'autre, et de là résulterait un mouvement péristaltique de l'intestin d'avant en arrière. Mais cette explication n'est pas suffisante, à coup sûr ; car la succession du mouvement persiste dans le cœur et l'intestin qui ont été détachés du corps. Elle doit donc avoir sa cause dans les nerfs des organes eux-mêmes. Les fibres de ces nerfs étant situées les unes à côté des autres, comment se fait-il qu'elles observent une certaine succession dans leur action. Ici on pourrait bien invoquer un effet spontané inconnu de la part des ganglions , mais le phénomène a lieu alors même que les organes sont isolés de ces derniers. Il nous est absolument impossible aujourd'hui d'en donner une explication mécanique qui ait la moindre vraisemblance. Tout ce qu'il est permis de faire, c'est d'indiquer en général ce que serait une théorie satisfaisant aux exigences de la mécanique. Une succession du mouvement ayant les fibres nerveuses pour point de départ serait concevable si ces fibres marchaient long-temps d'avant en arrière le long de l'intestin, en produisant successivement leurs effets, ou si elles envoyaient successivement de petites branches à la périphérie. Dans ce cas, une lente succession d'ondulations dont elles seraient le point de départ, produirait un mouvement successif de l'intestin. Une succession d'ondulations a lieu aussi quand une carrière, qui est d'abord simple, donne successivement des branches dont la longueur s'accroît dans une direction déterminée, de manière que, par exemple, les antérieures soient courtes, et les postérieures de plus en plus longues. Rien de semblable n'est connu par rapport à la distribution des nerfs dans les organes en question. Ce qui augmente encore la difficulté, c'est que la succession alterne dans certains cas, comme dans les phénomènes que j'ai observés chez les Sangsues (1) et dans ceux que Lister (2) a décrits chez les Ascidies. Déjà quelque chose d'analogue se passe à l'estomac, dont la direction des mouvemens alterne dans l'état de santé, et l'on sait que, dans les maladies, le mouvement péristaltique se renverse, tant à l'intestin qu'au cœur.

II. Effets sensoriels du nerf grand sympathique.

I. *Les sensations sont faibles, obscures et non circonscrites dans les parties auxquelles le nerf grand sympathique se distribue ; elles ne deviennent plus nettes et plus précises que quand les irritations ont de l'intensité.*

J'ai déjà cité précédemment les faits qui se rapportent ici. Brachet a reconnu, dans ses expériences, qu'en répétant l'irritation, et la rendant plus forte, la sensation finissait par se prononcer dans les ganglions où elle n'existait pas d'abord.

(1) MULLER, *Archiv.*, 1828.
(2) *Philos. Trans.*, 1834, P. II.

Peut-être la faiblesse et le vague des sensations tiennent-ils au petit nombre de fibres primitives sensorielles que reçoivent les parties auxquelles le nerf grand sympathique se distribue.

II. *Les impressions sensitives qui ont lieu dans le nerf grand sympathique ne parviennent fréquemment point à la conscience, quoiqu'elles arrivent à la moelle épinière.*

La conscience peut être ou non informée de l'action centripète d'un nerf de sentiment. Dans le premier cas, cette action doit se transmettre vivement jusqu'à l'organe de l'âme. Dans le second, elle reste isolée dans la moelle épinière; elle n'est point sentie; mais elle peut annoncer par d'autres signes, notamment par des mouvemens réfléchis, qu'elle est parvenue jusqu'à ce cordon. Un fragment du tronc d'une Salamandre terrestre qu'on a décapitée, nous montre un exemple d'excitation sensorielle centripète sans sensation réelle; car, lorsque nous posons le doigt sur la peau de ce fragment, celui-ci se courbe par l'effet de la contraction des muscles, qui résulte d'une action en retour exercée par la moelle épinière, puisqu'elle ne peut avoir lieu quand le fragment ne contient aucun vestige de cette dernière. Ces phénomènes d'effets centripètes dans des fibres sensorielles, s'étendant jusqu'à la moelle épinière sans produire une véritable sensation, mais déterminant une réflexion de l'effet sur les muscles, sont très-communs dans la vie ordinaire, et précisément ceux qui ont lieu d'ordinaire dans le nerf grand sympathique. On peut prouver que ces effets sensoriels dans le nerf sympathique, dont la conscience n'est point informée, arrivent cependant à la moelle épinière. Toute irritation du rectum fait acquérir plus de force au mouvement du sphincter de l'anus, et toute irritation de l'estomac, quoique non sentie, détermine l'affection concomitante des muscles respirateurs qui a lieu pendant le vomissement. Cette action des muscles respirateurs dont les nerfs proviennent de nerfs cérébro-spinaux peut être provoquée, dans le vomissement, par une irritation sensorielle non parvenue à la conscience de tout organe quelconque du bas-ventre, du canal intestinal, du foie, des reins, de la matrice. Ici le point de départ de l'effet est dans le nerf grand sympathique : la réflexion a lieu notoirement par des nerfs cérébro-spinaux, et non par le nerf sympathique. Maintenant on peut démontrer aussi que l'intermédiaire entre l'effet centripète du grand sympathique et l'effet centrifuge ou moteur qui a lieu dans les nerfs cérébro-spinaux, est réellement la moelle épinière, et que ce n'est pas le grand sympathique par ses anastomoses. Car ce nerf s'unit bien avec tous les nerfs spinaux qui peuvent entrer en action pendant le vomissement ; mais cette union est une simple accession des fibres du rameau communiquant aux deux racines du nerf spinal ; or comme la racine motrice du nerf spinal n'a pas même de ganglion, on voit tomber d'elle-même l'hypothèse d'après laquelle l'effet du nerf sympathique irait se répandre, par le rameau communicant, dans une masse ganglionnaire, et affecterait toutes les fibres de la racine motrice qui traverseraient cette masse. L'effet centripète dans le nerf grand sympathique qui, sans conscience ni sensation, produit un effet moteur de réflexion dans un nerf cérébro-spinal, agit donc évidemment sur ce dernier, non par des anastomoses sympathiques, mais par l'intermédiaire de la moelle épinière.

III. *Dans les mouvemens réflectifs que suscitent les impressions sensitives du nerf grand sympathique, l'impression sensitive n'arrive généralement point à la conscience, tandis que cette dernière est toujours informée des impressions sensitives éprouvées par des nerfs cérébro-spinaux, qui donnent lieu à des mouvemens réflectifs.*

C'est là du moins ce qui a lieu dans la majorité des cas. Quand les muscles respirateurs du tronc sont sollicités à des efforts de vomissement par l'estomac, le canal intestinal, les reins, le foie ou la matrice, il arrive souvent, il est même de règle, que la cause qui réside dans ces organes ne soit pas sentie, c'est-à-dire que la conscience ne soit point informée de l'excitement centripète qui parvient à la moelle épinière et au cerveau. Au contraire, toutes les fois que des mouvemens réflectifs ont lieu par des nerfs cérébro-spinaux, l'irritation excitatrice est bien distinctement sentie. Une irritation de la membrane muqueuse du larynx, de la trachée-artère, des poumons, détermine, par réflexion, une action dans beaucoup de nerfs spinaux, qui s'annonce par les mouvemens des muscles du tronc dont la toux est accompagnée ; mais cette irritation produit aussi une sensation distincte. Dans le vomissement causé par la titillation du pharynx, on sent également le chatouillement. De même, dans les mouvemens respiratoires convulsifs avec action des nerfs spinaux, qui caractérisent l'éternuement, on sent la cause première de la réflexion dans le nez. On sent aussi la lumière, comme lumière dans le retrécissement de la pupille amené par l'irritation que détermine la clarté du jour, et comme cause irritante dans l'éternuement que provoque l'action d'une lueur vive sur l'œil.

IV. *Les ganglions du nerf grand sympathique n'empêchent pas les effets centripètes de ce nerf de se transmettre à la moelle épinière ; ils ne jouent point le rôle d'isolateurs à leur égard.*

C'est une conséquence des faits qui ont été exposés dans les paragraphes précédens ; car si, comme je l'ai fait voir, il y a, dans les mouvemens réflectifs, par exemple dans le vomissement provoqué par des irritations agissant sur le nerf grand sympathique, propagation ou transmission, quoique sans conscience, jusqu'à la moelle épinière, les ganglions ne sauraient jouer le rôle de corps isolans par rapport à cette propagation. Mais la proposition peut être prouvée d'une manière directe, à l'aide de l'expérience dont j'ai déjà souvent parlé, et qui m'a plusieurs fois réussi chez les Lapins ; je veux dire les convulsions des muscles abdominaux qui avaient lieu au moment même où j'irritais le nerf splanchnique avec une aiguille. Il suit de là que les ganglions situés le long du grand nerf intercostal, et d'où naît le nerf splanchnique, ne se comportent pas comme des corps isolans, eu égard à la transmission àl a moelle épinière des effets centripètes qui ont lieu dans le nerf grand sympathique. Les expériences de Volkmann sur les Grenouilles décapitées prouvent la même chose par rapport aux ganglions abdominaux ; car l'irritation de l'intestin et d'autres parties pourvues par le grand sympathique détermine des mouvemens fort étendus au tronc.

V. *Les ganglions ne peuvent point être la cause qui empêche les irritations du nerf grand sympathique d'arriver à la conscience.*

Ce théorème découle également des faits que j'ai rapportés. A la vérité, Brachet prétend que la sensation, faible ou nulle dans les ganglions thoraciques et leurs filets de jonction, est prononcée dans leurs rameaux de communication avec les nerfs spinaux, dont les lésions occasionent évidemment de la douleur. Mais ces assertions ne se concilient point avec les faits dont j'ai donné les détails. Car j'ai prouvé, dans le second paragraphe, que les irritations du nerf grand sympathique se propagent à la moelle épinière, tout aussi bien que celles des nerfs cérébro-spinaux, mais qu'elles n'arrivent point à la conscience. Les ganglions ne feraient-ils donc que changer le mode, la qualité, le contenu de l'impression, dans une propagation centripète, et permettraient-ils à l'effet de se transmettre, mais après avoir détruit en lui ce qui fait le caractère de la douleur? Ces questions deviennent si abstraites qu'on n'y saurait donner de réponse. Les ganglions ne peuvent point influer sur la transmission à la conscience. La cause qui fait que nous ne sommes point informés des effets centripètes ayant lieu dans le nerf sympathique, ne saurait être en eux, puisque la seule condition pour que nous ayons la conscience d'une sensation, est que celle-ci parvienne à l'organe de l'âme. Si donc les impression sensorielles reçues par le grand sympathique n'arrivent point à la conscience , bien qu'elles se propagent jusqu'à la moelle épinière , il faut l'attribuer non pas aux ganglions , mais à ce que ces impressions s'évanouissent dans la moelle épinière elle-même , et ne sont pas transmises jusqu'à la source de la conscience. Toutes les fois qu'il s'agit de nerfs cérébro-spinaux , elles parviennent à cette source , dans le cerveau , et si parfois alors elles ne sont pas senties, c'est que l'âme dirige ailleurs son attention.

VI. *Il est des cas où de violentes irritations dans les parties auxquelles aboutit le nerf grand sympathique déterminent des sensations dans ces parties elles-mêmes : il en est d'autres où, l'irritation étant plus faible, les sensations sont vagues dans les parties affectées , mais accompagnées de sensations bien distinctes dans d'autres parties pourvues de nerfs cérébro-spinaux.*

Des exemples du premier de ces phénomènes nous sont fournis par les inflammations du canal intestinal et du foie ; d'autres du second par les vives démangeaisons qu'on observe dans les maladies du canal alimentaire, telles que le prurit au nez et à l'anus dans les affections vermineuses, ou le prurit au gland dans les maladies chroniques des reins et de la vessie, tandis que le siége du véritable mal ne s'annonce souvent par aucune sensation distincte (1). Ici viennent encore se ranger les douleurs qu'on a quelquefois observées aux extrémités supérieures dans les maladies du cœur, à l'épaule dans celles du foie. Ce sont là des irradiations, parfaitement semblables à celles dont j'ai parlé précédemment lorsqu'il a été question du même phénomène considéré dans les nerfs cérébro-rachidiens.

VII. *Ces sensations secondaires dans des nerfs cérébrorachidiens, après des irritations du grand sympathique, se manifestent surtout aux parties terminales des appareils affectés. Ainsi, les vers de l'intestin grêle causent des démangeaisons au*

(1) P. Rayer, *Traité des maladies des reins et des altérations de la sécrétion urinaire*, Paris, 1839 , in-8.

nez ; ceux du gros intestin, du prurit à l'anus ; les maladies des reins et des voies urinaires, des démangeaisons et des douleurs au gland.

VIII. *Il n'est pas prouvé que les ganglions jouissent du pouvoir réflecteur dans les sensations sympathiques, et plusieurs faits annoncent qu'ils ne le possèdent point.*

C'est ce que démontrent les expériences citées relativement au rôle de la moelle épinière dans les phénomènes réflectifs, et surtout plusieurs de celles qu'a tentées Volkmann. Chez des Grenouilles décapitées qui avaient de la disposition aux mouvemens de réflexion, on pouvait en faire naître dans les muscles du tronc par une irritation portée sur le canal intestinal, et l'intestin lui-même devenait le siége d'effets fort étendus ; mais, quand la moelle épinière était détruite, tous les phénomènes cessaient, et la réaction n'était non plus que purement locale à l'intestin. Les ganglions n'étaient donc point aptes à propager l'irritation. Ils ne le sont vraisemblablement pas davantage à propager les irradiations des sensations.

Ordinairement, pour expliquer ces sensations secondaires dans des nerfs cérébro-spinaux, on a recours aux anastomoses du grand sympathique avec ceux-ci, et l'on compte surtout sur les ganglions des racines sensorielles des nerfs rachidiens, à travers lesquels passent les fibres primitives des racines du grand sympathique tout aussi bien que celles des nerfs cérébro-spinaux. Cette explication perd beaucoup de sa vraisemblance lorsqu'on réfléchit que ces ganglions des nerfs sensitifs ne peuvent déjà point rendre raison des sensations concomitantes des nerfs cérébro-spinaux, puisqu'il arrive souvent que des sensations simultanées se prononcent dans des nerfs qui ne communiquent point ensemble, et qui n'ont même pas de ganglions ; ainsi, le chatouillement qu'on éprouve dans le nez en fixant le soleil ne saurait être expliqué par aucune anastomose nerveuse ; car, bien que l'on ait observé des branches du grand sympathique allant du ganglion sphéno-

palatin au ganglion ophthalmique, et de petits filets du même
nerf accompagnant les vaisseaux de la rétine, de même qu'il
s'en trouve d'ailleurs dans tous les vaisseaux, on ne connaît cependant point d'anastomose constatée entre le nerf optique et
le nerf nasal. Les changemens que la vue et l'ouïe subissent
dans les maladies des organes du bas-ventre ne peuvent pas
non plus s'expliquer par des anastomoses, puisque là aussi il
n'y en a point. Admît-on que le grand sympathique envoie
réellement quelques petits filets à la rétine elle-même, on ne
parviendrait pourtant point à concevoir qu'une affection du
canal intestinal se propageât à la membrane nerveuse de l'œil
et déterminât un changement de la vue, car il faudrait pour
cela que toutes les fibres du nerf optique traversassent une
masse ganglionnaire. Mais nous savons que l'irritation d'un
point unique de la rétine demeure limitée ; l'union du grand
sympathique avec un point de la rétine ne rendrait donc la
simultanéité de sensation possible qu'en ce seul point, et ne
saurait amener une modification générale de la faculté visuelle. Donc l'explication des sensations secondaires, ayant le
grand sympathique pour point de départ, nous reporte aux
mêmes difficultés que nous a déjà présentées le phénomène
de l'irradiation dans les nerfs cérébro-spinaux, et il serait
bien possible que toutes les sensations secondaires qui sont
excitées, dans des nerfs cérébro-spinaux, par le nerf grand
sympathique, eussent la moelle épinière et le cerveau pour
intermédiaires. A la vérité, une difficulté semble, au premier
aperçu, s'élever contre cette hypothèse, c'est que souvent
rien n'est senti dans les parties recevant des filets du grand
sympathique sur lesquelles porte l'irritation, tandis qu'une
sensation a lieu dans un nerf rachidien. Mais il peut très-
bien se faire que l'excitement centripète du nerf grand sympathique arrive à la moelle épinière sans parvenir jusqu'à la
conscience, et que néanmoins, réfléchi par ce cordon, il produise d'ultérieurs effets, que par exemple il détermine dans

d'autres nerfs des sensations dont la conscience soit informée. J'ai prouvé dans le second paragraphe que cela est possible.

D'après tout ce qui précède, on voit que la théorie des sensations réfléchies qui ont le nerf grand sympathique pour point de départ, est encore fort obscure ou du moins très-douteuse.

III. Effets organiques du nerf grand sympathique.

Les lois de ces effets sont celles que nous connaissons le moins. Effectivement, à peine en sommes-nous venus au point de reconnaître que des fibres grises ou organiques sont partout, même dans les nerfs cérébro-spinaux, la cause de l'influence organique que les nerfs exercent sur la nutrition et la sécrétion. La progression ou l'oscillation du fluide nerveux n'at-elle lieu, dans ces nerfs, que suivant la direction des troncs et des ganglions vers les branches? ou bien est-elle possible aussi en sens inverse; ou enfin le principe nerveux agit-il en tous sens dans ces nerfs, de manière qu'une fibre nerveuse puisse tout aussi bien faire écouler l'influence vivifiante vers une glande, qu'exercer, quand cette glande vient à être irritée, une action réflective sur d'autres nerfs organiques? Les nerfs organiques sont-ils tellement en conflit les uns avec les autres, par leurs communications, qu'en agissant sur un seul point on puisse accroître la sécrétion d'une surface entière; ou bien, dans toutes ces réflexions, la moelle épinière est-elle l'intermédiaire qui reçoit l'impression et qui la renvoie? Les faits s'expliquent également des deux manières, et nous ne sommes point en mesure, pour le moment, de juger laquelle des deux explications mérite la préférence; cependant il y a certains cas dans lesquels l'une ou l'autre manière d'agir est plus vraisemblable.

I. *Lorsqu'après des sensations il survient, par réflexion, des sécrétions dans des parties éloignées, le cerveau et la moelle épinière servent probablement d'intermédiaire.*

L'excitation sensitive pourrait, ou parvenir aux fibres
organiques par les ganglions des racines des nerfs sensitifs, à
travers lesquels passent aussi des fibres du grand sympathique , sans aller jusqu'à la moelle épinière , ou aboutir d'abord
à cette dernière , qui la réfléchirait ensuite sur les fibres organiques. Le dernier cas offre évidemment le plus de vraisemblance, attendu que la réflexion par la moelle épinière ,
lorsqu'il s'opère des mouvemens réflectifs , est un fait avéré ,
tandis que la communication des effets des fibres dans les ganglions des nerfs sensitifs, n'est qu'une hypothèse non démontrée. Les faits qui se rapportent ici sont en très-grand
nombre. Il arrive souvent qu'une sueur générale éclate à la
suite d'impressions sur les membranes muqueuses internes, par
exemple après qu'on a bu. Des sensations violentes amènent
quelquefois des symptômes de défaillance , accompagnés de
sueurs froides. Dans ce dernier cas, la réflexion par la moelle
épinière est indubitable ; car les phénomènes de la syncope
ont une extension qu'on ne peut expliquer qu'à l'aide de cet
organe. L'explication présente plus de doute dans quelques
autres phénomènes de même nature. Après une irritation de
la conjonctive oculaire et palpébrale, accompagnée de sensations, il survient un écoulement de larmes ; le larmoiement
succède aussi à des violentes sensations, causées dans le nez
soit par des irritans fixes mis en contact avec la membrane
pituitaire , soit par des irritans volatils introduits dans la
bouche , tels que de la moutarde ou du raifort. On a coutume d'expliquer ce dernier phénomène en disant que l'irritation sensorielle se réfléchit du nerf ethmoïdal sur le tronc de
la première branche du trijumeau , et de là sur le nerf lacrymal. On attribue aussi le larmoiement par irritation de la
conjonctive à ce que cette irritation se transmet d'abord au
tronc de la première branche, et ensuite au rameau lacrymal. Mais l'explication ne vaut rien, dans un cas comme dans
l'autre ; car , puisqu'il n'y a point de communication entre les

fibres primitives d'un nerf cérébral, celui-ci ne saurait non plus réfléchir l'irritation sensorielle d'une partie de ses fibres sur d'autres. Quelques personnes, pour se rendre raison des sympathies entre la membrane pituitaire et la glande lacrymale, ont recours au ganglion sphéno-palatin, que certains anatomistes disent être uni avec le ganglion ophthalmique par des fibres sympathiques ; le ganglion ophthalmique étant lié, par sa longue racine, avec le nerf nasal, et par conséquent avec le tronc de la première branche du trijumeau, qui fournit le nerf lacrymal, il suit de là, selon elles, que le nerf lacrymal communique immédiatement avec le ganglion sphéno-palatin. Mais cette hypothèse prête le flanc aux mêmes objections que la précédente, puisqu'une irritation qui arrive jusqu'au tronc de la première branche du trijumeau, par le ganglion ophthalmique et le nerf lacrymal, ne peut, sans communication entre les fibres, être réfléchie sur le rameau lacrymal. D'autres enfin prétendent que l'irritation sensorielle passe du nez au ganglion de Gasser sur le tronc du nerf trijumeau, d'où elle est réfléchie vers la première branche de ce dernier et le rameau lacrymal. Il n'y aurait rien à objecter contre cette explication si l'on savait que le ganglion de Gasser, comme ganglion d'un nerf de sentiment, pût être cause d'une sympathie et d'une réflexion, s'il était démontré que des courans centrifuges pussent avoir lieu dans un nerf sensitif, tel que le lacrymal, et s'il était prouvé que le nerf lacrymal fournît réellement à la glande lacrymale des filets qui présidassent à la sécrétion. Cependant, la sécrétion des larmes dépendant vraisemblablement, comme toutes les autres, des seules fibres organiques du grand sympathique, la plus simple de toutes les explications consisterait à dire que l'irritation sensorielle du nez se transmet au ganglion sphéno-palatin, et qu'en vertu de la communication établie entre tous les nerfs organiques, des fibres de ceux-ci la réfléchissent par une voie quelconque vers la glande lacrymale. Mais savoir si ce mode de réflexion d'un nerf de sentiment sur un nerf organique peut avoir lieu immédiatement , sans concours du cerveau et de la moelle épinière, c'est là précisément le point en question ; or je ne saurais alléguer d'autre argument en faveur de l'hypothèse, que la possibilité qu'elle soit fondée et l'impossibilité de la réfuter d'une manière positive. Un autre phénomène , très-fréquent , de réflexion d'une irritation sensorielle sur un organe de sécrétion, est l'accroissement souvent si rapide de la salive quand on introduit des alimens dans la bouche. Ici également on est incertain de la manière dont on doit concevoir le phénomène. L'explication de ces réflexions par le concours du cerveau et de la moelle épinière, comme intermédiaires de l'action sensitive et de l'action organique, a du moins en sa faveur l'analogie des cas où l'on observe également la réflexion d'effets sensitifs dans des organes moteurs par l'entremise de ces deux centres nerveux.

II. *Les différentes parties d'une membrane sécrétoire sont en consensus les unes avec les autres, de manière que l'état d'un point de cette membrane exerce de l'influence sur celui de toute son étendue. Dans ces cas, il est plus simple d'expliquer les phénomènes par une communication entre les fibres organiques.*

Déjà le fait d'observation journalière, qu'il y a des affections générales d'une membrane muqueuse, d'une membrane séreuse, nous montre, entre les diverses parties de l'étendue de la membrane, une sympathie qui ne peut être expliquée que par une communication établie entre les fibres organiques. Cette hypothèse est ici celle qui présente le plus de vraisemblance ; mais on ne peut pas non plus la démontrer d'une manière directe.

III. *Quelquefois l'état végétatif d'un organe, son inflammation, sa sécrétion, agit de manière à appeler l'inflammation, la sécrétion dans d'autres parties. Ce cas nous offre un exemple de réflexion des fibres organiques d'une partie sur les fibres organiques d'une autre partie sans concours des nerfs cérébro-rachidiens.*

Une inflammation du testicule peut se jeter sur la parotide, et une inflammation érysipélateuse de la peau sur les méninges : la suppression d'une sécrétion peut accroître une autre sécrétion dans une autre partie. Vraisemblablement tous ces phénomènes sont accompagnés de changemens dans les fibres organiques, appartenant au nerf grand sympathique, qui accompagnent les vaisseaux sanguins. Ici encore se représente la question de savoir si ces réflexions dépendent uniquement d'un changement dans la statique du nerf grand sympathique, ou si le cerveau et la moelle épinière servent d'intermédiaires entre l'effet centripète et l'effet centrifuge. Nous manquons de données pour résoudre le problème : cependant la première des deux hypothèses est souvent plus vraisemblable que l'autre. Dans les expériences de Mayer, la ligature du grand sympathique au cou, celle du cordon de jonction entre le premier ganglion cervical et le second, était quelquefois suivie d'une affection de parties qui paraissent être influencées par le premier de ces deux ganglions, c'est-à-dire d'ophthalmie. La condition toute spéciale des nerfs organiques, dans lesquels on ne peut aisément distinguer ni commencement ni fin, qui ne se comportent pas comme troncs et branches les uns à l'égard des autres, et qui peuvent se multiplier dans leur trajet, parle évidemment en faveur de la possibilité d'une action en tous sens dans ces nerfs, de sorte qu'ils ne seraient pas seulement susceptibles d'un courant centripète et d'un courant centrifuge, mais que leurs effets seraient capables de se répandre suivant toutes les directions à partir des points centraux, des ganglions. Ce qui vient encore à l'appui de cette hypothèse, c'est qu'une partie pourvue de nerfs organiques peut être remplacée par une autre. La ligature d'un tronc artériel entraîne certainement la lésion des nerfs du vaisseau ; cependant il ne survient ni mortification, ni atrophie, ni cessation de la sécrétion, de manière qu'il semble que les nerfs vasculaires des vaisseaux collatéraux ou les fibres organiques des nerfs spinaux peuvent remplacer cette influence. D'un autre côté, l'influence des nerfs spinaux peut cesser sans que l'atrophie s'ensuive. De plus, la section des deux nerfs grands sympathiques, comme dans les expériences de Pommer, n'a aucun résultat nuisible appréciable, de sorte qu'il y a peut-être d'autres voies que celles des filets accompagnant les artères vertébrales, pour réparer ici le désastre. Dans tous les cas, une métastase d'action pathologique a constamment lieu là où il existe une prédisposition à ce que cette action y établisse son siége ; dans les maladies de poitrine, de la peau vers les poumons ; dans celles du foie, de la peau vers le foie ; chez les personnes qui ont le canal intestinal irritable, vers cet organe, etc. Au reste, dans la statique des sécrétions, il ne faut pas avoir égard seulement au système nerveux ; on doit prendre aussi en considération la nature des diverses matières sécrétées, et leurs rapports tant avec les parties constituantes du sang qu'entre elles.

IV. *Les ganglions paraissent être les parties centrales d'où l'influence végétative s'écoule vers les diverses parties.*

Après la lésion du ganglion cervical supérieur, on a observé une ophthalmie, et même des phénomènes généraux annonçant que la nutrition était modifiée.

V. *Cette influence irradiante des ganglions paraît être jusqu'à un certain point indépendante du cerveau et de la moelle épinière.*

Ainsi, par exemple, le développement de l'embryon est possible, malgré la destruction du cerveau et de la moelle épinière.

VI. *Cependant le cerveau et la moelle épinière semblent être la source principale à laquelle le système nerveux organique puise aussi ses moyens de réparation, puisque certaines paralysies cérébrales et rachidiennes sont accompagnées d'atrophie.*

En terminant ici ce que j'avais à dire sur le nerf grand sympathique, je dois exprimer mes regrets de ce que tant de points restent encore couverts d'obscurité. Cependant je crois

avoir montré comment on doit s'y prendre pour faire des recherches sur ce nerf; et, en lui appliquant la mécanique des
nerfs cérébro-spinaux, on verra s'éclaircir plus d'un point
de l'histoire de cet appareil nerveux, dont les propriétés
semblent à Magendie être si peu connues, qu'il hésite à le
regarder comme un nerf.

CHAPITRE IV.

Des sympathies.

Tant de formes de phénomènes sympathiques ont été expliquées, dans les précédens chapitres, pour la mécanique et la
statique des nerfs, sans influence exercée par le grand sympathique, que ce nerf ne joue plus qu'un bien faible rôle dans
la théorie des sympathies. Les phénomèmes de l'irradiation
et de la coïncidence des sensations, ceux de l'association de
mouvemens et ceux de la réflexion n'ont point lieu par lui,
et ils embrassent la plus grande partie des phénomènes de
sympathie qu'autrefois on plaçait sous son influence. Beaucoup
d'observateurs distingués avaient déjà émis des doutes sur la
vérité des explications de nos prédécesseurs; car les phénomènes sympathiques qui ont lieu à chaque instant entre toutes
les parties, notamment ceux qu'on remarque, dans l'état de
santé, entre la matrice et les mamelles, non plus que les plus
remarquables des sympathies pathologiques, n'avaient jamais
été explicables par le nerf grand sympathique. Quelques
sympathies pathologiques entre ce nerf et les organes des sens
sont les seuls phénomènes pour l'explication desquels on ait
eu, dans ces derniers temps, recours à son intervention avec
quelque apparence de succès, ce à quoi ont beaucoup contri-
bué les excellentes recherches de Tiedemann, de Hirzel et
d'Arnold. Cependant la fine anatomie a répandu aussi des
doutes sur les résultats de ces recherches; car elle nous apprend que, quoique le grand sympathique s'unisse avec les

nerfs cérébraux et rachidiens, ce n'est point là une preuve absolue qu'il y ait une liaison physiologique entre les parties périphériques de ces deux classes de nerfs. Partout, en effet', où le grand sympathique ne présente pas, sur les points où il s'unit avec les nerfs cérébraux et rachidiens, de ganglions à travers lesquels passent toutes les fibres des nerfs cérébro-spinaux, il n'y a aucun moyen d'admettre une connexion physiologique, sans compter que celle-ci n'est qu'une pure hypothèse ; et même, si l'on rencontre des ganglions, ceux-ci peuvent être tout aussi bien des appareils destinés à mêler des fibres organiques avec les nerfs du cerveau et de la moelle épinière. En outre, comme on n'observe pas de ganglions sur les points où le grand sympathique a des connexions avec les racines motrices des nerfs rachidiens, et que ces connexions ne consistent qu'en une simple annexion de fibres primitives, l'influence du grand sympathique dans toutes les sympathies nerveuses avec mouvemens paraît encore plus douteuse, sous le point de vue anatomique. La connaissance positive des phé-nomènes de l'irradiation, de la coïncidence, de l'association des mouvemens, et de la réflexion, et la grande probabilité que ces phénomènes sont, en totalité dans les nerfs cérébro-rachidiens, en partie au moins dans le grand sympathique, le résultat du concours de l'encéphale et de la moelle épi-nière, restreignent encore bien davantage le champ d'action de ce nerf dans les sympathies, dont elles placent le plus grand nombre en dehors de son domaine, en posant les bases d'une statique des nerfs qui, dès ce moment, présente déjà un assez haut degré de certitude. Il y a quelque analogie, sous ce rapport, entre la doctrine des sympathies et celle des fièvres, car le nombre de celles-ci était d'autant plus considérable qu'on connaissait moins les affections qui donnent lieu aux phénomènes fébriles, de sorte que, dans la pathologie mo-derne, elles ne jouent plus, comme maladies, qu'un rôle borné et très-douteux.

Ayant déjà fait connaître, dans les chapitres précédens, les lois d'après lesquelles s'expliquent une grande partie des sympathies, nous pourrons abréger beaucoup celui-ci, et nous contenter d'y considérer les sympathies sous des points de vue physiologiques généraux.

I. Sympathies des diverses parties d'un tissu entre elles.

C'est là une des espèces de sympathies qu'on rencontre le plus souvent. Les diverses expansions des membranes muqueuses se communiquent réciproquement leurs états ; les membranes séreuses, les membranes fibreuses, etc., sont dans le même cas. Quand il y a excitation consensuelle de diverses parties d'un tissu, l'affection sympathique est généralement de même nature que l'affection primitive. L'inflammation et les douleurs se propagent aux différentes expansions du tissu, et le même changement survient dans les sécrétions des parties avoisinantes que dans celles du tissu qui a été primordialement atteint.

A. *Tissu cellulaire.*

On remarque déjà dans le tissu cellulaire une grande propension à transmettre ses états à tous ses prolongemens. Ses maladies, l'emphysème, l'œdème, l'endurcissement, l'obésité, l'inflammation, la suppuration, en fournissent des exemples. Il leur arrive souvent de se propager à des régions entières du tissu cellulaire interposé entre les muscles, les vaisseaux et les expansions aponévrotiques, en ne suivant que la distribution de celui auquel on donne le nom d'interstitiel. De là vient que la connaissance des limites naturelles des expansions du tissu cellulaire, c'est-à-dire des aponévroses, est d'une si haute importance pour l'appréciation des suppurations de ce tissu.

B. *Peau.*

Quelque vif que soit le conflit entre la peau et les parties internes, cette membrane ne montre cependant pas une bien grande disposition à transmettre aux autres points de son étendue les états divers d'une quelconque de ses parties. Une inflammation purement cutanée peut demeurer limitée. Cependant, en sa qualité d'émonctoire de substances spéciales, la peau témoigne une certaine affinité pour les matières de mauvaise nature qui circulent dans la masse des humeurs ; c'est ce qui fait que des maladies propres à elle seule, les inflammations exanthématiques aiguës et chroniques, s'y développent dans le sens de son expansion en superficie. Cependant elle est bien plus fréquemment en sympathie avec les parties internes, dont elle forme la limite extérieure commune ; j'en citerai plus tard des exemples.

C. *Membranes muqueuses.*

Les membranes muqueuses ont une grande propension à se communiquer mutuellement leurs états dans le sens de leur expansion. Le catarrhe pulmonaire entraîne fréquemment le coryza à sa suite. Le catarrhe nasal affecte la membrane muqueuse des voies lacrymales et de la conjonctive. Pendant la période d'irritation du coryza, l'œil est plus rouge et plus sec, comme la membrane pituitaire ; l'une et l'autre partie redeviennent humides durant la seconde période. La membrane muqueuse de la trompe d'Eustache et de la caisse du tympan peut également être affectée dans le catarrhe, ce qui s'annonce par la dureté de l'ouïe et des bourdonnemens d'oreille, symptômes dont les maladies catarrhales sont assez fréquemment accompagnées. La membrane muqueuse des sinus frontaux et probablement aussi des autres cavités accessoires du nez, est affectée dans le coryza : on éprouve une douleur sourde et gravative au front. Les différentes parties du système muqueux du canal alimentaire tiennent les unes aux autres par des liens non moins étroits. L'état de l'estomac réagit sur le canal intestinal entier, et en change les sécrétions. La membrane muqueuse de la bouche devient l'expression de l'état dans lequel se trouve celle de l'estomac et de l'intestin. Quand nous voyons la langue sèche, ou rouge, ou chargée, nous concluons avec raison qu'il en est de même dans l'œsophage et l'estomac. Il y a également une connexion sympathique entre les membranes des organes génitaux et des voies urinaires. L'irritation fréquente des parties génitales est fort sujette à provoquer un état d'inflammation chronique de la vessie et des reins, la phthisie vésicale, la phthisie rénale, de même qu'à la phthisie laryngée et trachéale, se joint plus tard la phthisie pulmonaire. Mais ce ne sont pas seulement les membranes muqueuses anatomiquement unies ensemble qui manifestent cette propension à se communiquer leurs états ; on la remarque également, quoiqu'à un degré moins prononcé, dans celles qui sont tout-à-fait séparées. Voilà pourquoi on ne peut point faire cesser l'excès de sécrétion d'une membrane muqueuse par antagonisme, c'est-à-dire en activant la sécrétion d'une autre membrane muqueuse ; ou ne guérit pas une blennorrhée des parties génitales en provoquant la diarrhée. Quelquefois nous voyons la membrane muqueuse des organes respiratoires sympathiser avec celle de l'estomac ; on sait que certains états de ce dernier viscère entretiennent une irritation des voies aériennes, et donnent lieu à ce qu'on appelle la toux gastrique. Sur la fin de la phthisie pulmonaire, il s'établit aussi un travail inflammatoire dans la membrane muqueuse du canal intestinal, comme le prouvent les ulcères intestinaux des phthisiques. Enfin les blennorrhées colliquatives des membranes muqueuses nous fournissent l'exemple d'un état uniformément répandu dans le système muqueux entier, et qui peut avoir pour point de départ l'une des parties de ce système, par exemple les poumons, le canal intestinal, ou les organes génitaux.

D. *Membranes séreuses.*

Il arrive souvent qu'à la suite d'une affection d'une des membranes séreuses, toutes les autres sont entraînées dans le même état maladif. Ainsi à l'ascite vient se joindre plus tard l'hydrothorax. Cependant tous les cas d'hydropisie dans des parties différentes ne se rapportent point ici. L'hydropisie n'est fréquemment que le résultat d'une décomposition du sang dans plusieurs parties à la fois ; souvent aussi elle tient à ce que la circulation se trouve interrompue dans un organe important. Ici donc la sympathie ne dépend pas tant des membranes séreuses elles-mêmes, que de l'extension de la cause. Mais c'est une sympathie pure de ces membranes lorsqu'à la suite de l'inflammation d'une d'entre elles, les autres s'enflamment également. Ainsi l'on voit quelquefois, après la péritonite, survenir la pleurésie, l'arachnoïdite, et c'est peut-être à celle-ci qu'on doit rapporter la cause de la mort, parce qu'elle a son siége dans le plus important des organes.

E. *Système fibreux.*

Les membranes fibreuses sont si étroitement liées ensemble qu'une lésion locale dont elles viennent à être atteintes entraîne souvent des accidens fort étendus.

A cette classe de membranes appartiennent le périoste, la dure-mère, la sclérotique, l'albuginée du testicule, la capsule de la rate, les tendons, les ligamens et les gaînes tendineuses des muscles. Une affection rhumatismale locale montre une grande propension à s'étendre à tous les organes fibreux, et à changer de siége, mais en suivant de préférence les rapports naturels des membranes fibreuses. La lésion des ligamens, des aponévroses, du tissu fibreux de la main et du pied, est souvent suivie d'accidens qui s'étendent fort au loin : l'inflammation, le gonflement, les douleurs se propagent quelquefois du point qui a été primitivement irrité aux gaînes musculaires et même au périoste des os. L'ophthalmie arthritique qui, de même que la goutte en général, affectionne le tissu fibreux, de manière qu'elle établit son siége dans la sclérotique, ne borne pas les douleurs qu'elle détermine à l'œil sur lequel elle s'est fixée, et se distingue des autres ophthalmies en ce qu'elle donne lieu aux plus vives douleurs dans tout le côté correspondant de la face, le périoste, l'aponévrose du muscle temporal et la calotte aponévrotique.

Les membranes fibreuses interne et externe du crâne, savoir la dure-mère cérébrale, le périoste du crâne et la calotte aponévrotique, sympathisent ensemble et avec la sclérotique. Les affections de la dure-mère provoquent des affections de la sclérotique : celles de la calotte aponévrotique et du périoste peuvent se communiquer à la dure-mère, et quand cette dernière est enflammée localement, le périoste l'est parfois aussi à l'extérieur.

Les nerfs jouent un rôle dans les sympathies du système fibreux ; on peut déjà le conclure et de ce que des nerfs organiques accompagnent les vaisseaux dans toutes les parties auxquelles ceux-ci aboutissent, et de ce que la dure-mère possède réellement des nerfs. Ces derniers ont été observés par Comparetti, Arnold, Schlemm, Bidder et moi ; ils appartiennent en partie au système nerveux organique.

F. *Tissu osseux et tissu cartilagineux.*

Les sympathies entre les diverses parties du système osseux sont rares. A la vérité, il y a des maladies, telles que le rachitisme et la syphilis parvenue à la seconde période, où ce système est affecté partout ; mais ces maladies de nutrition ne peuvent guère être mises au nombre des sympathies ; l'irritation y est généralement accompagnée d'un vice dans la formation de la matière osseuse. Cependant on connaît aussi des exemples bien constatés de sympathie pure entre les divers départemens du système osseux. Lorsqu'une cause morbifique agit sur la surface d'un os long, l'inflammation qui s'ensuit ne demeure pas toujours bornée à cette surface, mais envahit fréquemment aussi toute l'épaisseur de l'os, jusqu'à la cavité médullaire, et y amène un changement de tissu. De même, la destruction de la moelle amène l'inflammation et la tuméfaction tant à l'intérieur qu'à l'extérieur, jusqu'aux parties les plus externes. En général, les exostoses sont, dans la grande majorité des cas, une maladie non pas de la surface de l'os, mais de toute son épaisseur ; j'ai pu m'en convaincre en sciant un grand nombre de ces excroissances. De là vient que, presque toujours, à une exostose extérieure développée sur un os long en correspond une intérieure qui se dirige vers la cavité médullaire ; ce qui prouve, pour le dire en passant, combien on se trompe en attribuant au périoste une part essentielle à la formation des exostoses.

Nous ne connaissons point jusqu'ici de nerfs qui appartiennent aux os ; mais nous pouvons cependant supposer en eux l'existence de nerfs accompagnant les vaisseaux, avec autant de droit que nous en admettons dans toutes les parties vasculaires.

G. *Tissu musculaire.*

On a attribué au tissu musculaire une aptitude très-prononcée à recevoir des excitations sympathiques. On a dit que l'irritation qui amène à sa suite la contraction d'un muscle est fréquemment accompagnée de convulsions sympathiques dans d'autres muscles. Mais ces symptômes ne tiennent pas au tissu lui-même ; ils dépendent de la sympathie qui existe entre les nerfs moteurs ; le muscle dont le nerf moteur se trouve séparé du reste du système nerveux, est bien accessible encore aux irritations du dehors, mais il ne les transmet jamais à d'autres parties du même tissu, il ne provoque point de convulsions sympathiques.

Les spasmes sympathiques du système musculaire ne sont donc point, à proprement parler, des sympathies du tissu avec lui-même ; ce sont des sympathies de nerfs. Les autres maladies, peu nombreuses, qui surviennent encore dans les muscles, comme l'inflammation et la suppuration, demeurent également toujours bornées. Elles ne dépassent point le lieu même de l'irritation, et ne se propagent pas, comme il arrive dans les autres tissus. Mais, si l'on excepte les inflammations, qui sont fort rares, les dégénérescences et les spasmes, on ne connaît presque pas de maladies qui atteignent les muscles. Toutes ces circonstances attestent que le tissu musculaire n'entretient de vives sympathies ni avec lui-même ni avec aucune autre partie.

H. *Système lymphatique.*

Les maladies du système lymphatique sont fort rarement locales. Lorsqu'elles sont primordiales, et non sympathiques de celles d'autres organes, elles affectent en général le système entier, sous la forme de dyscrasies (1) : il y a même certains cas, les scrofules par exemple, où elles demeurent bornées presque exclusivement au système lymphatique. Mais quand l'irritation part d'un point de ce système, elle en envahit rapidement, et par sympathie, une étendue plus ou moins considérable. Qu'une glande lymphatique vienne à s'enflammer par l'effet d'une irritation extérieure, les glandes du voisinage ne tardent pas à se tuméfier, quoiqu'elles ne soient cependant pas prises elles-mêmes d'inflammation. Certaines irritations primitives du système lymphatique reconnaissent pour cause des poisons qui se sont introduits dans les vaisseaux de cet ordre. Lorsqu'on pratique une friction locale avec du mercure, il survient fréquemment une irritation fort étendue du système

(1) G. Breschet, *Le système lymphatique considéré sous les rapports anatomique, physiologique et pathologique.* Paris, 1836, in-8.

lymphatique, et les glandes lymphatiques des diverses régions du corps peuvent être entraînées simultanément dans la même affection. L'inflammation des vaisseaux lymphatiques qui procède d'une impression vénéneuse locale, s'étend promptement à toutes leurs ramifications dans un membre, et en pareil cas la peau se montre semée de stries rouges, qui en suivent exactement le trajet.

Les sympathies des vaisseaux lymphatiques avec les glandes du même système ne sont pas moins fréquentes. Un des phénomènes les plus ordinaires des lésions de nutrition des grands viscères est le gonflement des glandes lymphatiques qui avoisinent ceux-ci. Ainsi, les glandes cervicales se tuméfient dans les maladies organiques du cou, de la glande thyroïde; celles de l'aisselle, dans les lésions organiques des mamelles, le cancer en particulier; celles du bas-ventre, dans les maladies organiques de l'estomac et du canal intestinal; celles qui accompagnent les conduits biliaires dans les maladies organiques du foie; celle de l'aîne, dans les lésions organiques des testicules, de l'urètre, de la prostate.

Les engorgemens des glandes lymphatiques ne sont pas rares non plus dans les affections inflammatoires, par exemple après les piqûres, les déchirures, les contusions. L'application d'un vésicatoire, qui enflamme la peau, est souvent suivie du gonflement des glandes lymphatiques, qui s'observe également dans le furoncle, dans le panaris. Dans ce dernier cas même, rien n'est plus commun que de voir les vaisseaux lymphatiques du bras entier irrités jusqu'aux glandes axillaires. L'inflammation de l'urètre appelée gonorrhée et les maladies inflammatoires des testicules se compliquent fréquemment de tuméfaction des glandes inguinales, ou de ce qu'on appelle des bubons; il en est de même pour les glandes de l'aisselle dans les affections inflammatoires de la mamelle, et pour les glandes du cou dans celles de la parotide.

Ce qui distingue ces gonflemens sympathiques de l'affection

primaire, c'est que, la plupart du temps, ils disparaissent aussitôt que cesse la maladie de l'organe qui avait été primitivement atteint; c'est qu'ils ont le caractère chronique dans les maladies chroniques et le caractère aigu dans les maladies aiguës; c'est enfin que, dans le cas d'affection sympathique, le tissu situé au dessous de la tuméfaction, ne s'éloigne généralement pas de l'état naturel.

En général, on peut dire qu'une irritation lymphatique fort étendue est susceptible de partir d'un point quelconque de la surface du corps où il se trouve beaucoup de vaisseaux lymphatiques. Cette irritation peut survenir tant par l'effet de l'inoculation matérielle d'un principe morbifique, qu'à la suite d'une lésion dans laquelle il n'a été introduit aucune matière étrangère, telle qu'une plaie ou une blessure. On voit d'après cela que la propagation matérielle d'une substance quelconque dans les vaisseaux lymphatiques n'est au moins pas indispensable pour la déterminer. Elle peut naître tout aussi facilement d'une irritation de la surface interne du corps que d'une lésion de la surface externe, et dans les deux cas elle donne lieu à des séries parallèles de phénomènes. De même que l'inflammation de la peau par une brûlure occasione une irritation lymphatique des parties environnantes jusqu'aux glandes lympathiques les plus prochaines, ainsi l'inflammation de la membrane muqueuse du canal intestinal, quand elle dure un certain laps de temps, détermine une irritation des vaisseaux et des glandes lymphatiques du mésentère, parmi lesquels ceux qui correspondent aux points enflammés sont ceux qui s'enflamment et se tuméfient, ce dont nous avons un exemple si frappant dans les ulcères intestinaux de la fièvre typhoïde.

Il arrive quelquefois, comme l'a vu Cruveilhier (1), que les vaisseaux lymphatiques provenant d'une partie en suppura-

(1) *Anatomie pathologique du corps humain*, **Paris, 1834, XIII**e **livraison, in-fol., fig. coloriées.**

tion renferment du pus, aussi bien que les veines : les glandes lymphatiques correspondantes peuvent aussi suppurer. On se tromperait en disant que ce pus a été absorbé par les lymphatiques. De même qu'après l'amputation il se produit du pus dans les veines du moignon, par l'effet de la phlébite, de même il s'en forme , dans les lymphatiques provenant d'une partie enflammée, par suite de la propagation de l'inflammation. L'inflammation et la suppuration des glandes mésentériques, dans les ulcérations de l'intestin qui accompagnent la fièvre typhoïde, prouvent clairement qu'en ce cas au moins le pus qu'on rencontre dans les vaisseaux et les glandes lymphatiques a pris naissance sur le lieu même où on l'observe.

I. *Vaisseaux sanguins.*

Quand on réfléchit que les sympathies du pouls avec les maladies n'appartiennent pas tant aux artères qu'au cœur, et qu'on prend en considération que les maladies locales des artères, comme leur inflammation et leur ramollissement, demeurent généralement bornées au point irrité, parce qu'elles n'ont pas de tendance à se propager au loin, nous sommes autorisés à conclure que les sympathies de ces vaisseaux sont faibles, ou du moins nous sommes en droit de le penser des tuniques des grosses artères.

Mais nous sommes forcés d'attribuer au système nerveux, sur l'état des artères, une influence qui est indépendante du cœur ; elle nous est attestée effectivement par les changemens de la turgescence de la peau dans les passions, par les congestions locales et le collapsus consécutif qu'on observe à la suite de toute excitation des parties extérieures par le seul effet d'un mouvement passionné.

Il est difficile de décider si, lorsqu'il y a affection générale des veines, celle-ci est partie originairement d'un point du système veineux et a gagné peu à peu du terrain par sympathie, ou si la cause prochaine de la maladie a porté son action sur une grande partie du système à la fois. Cependant le système veineux présente cela de particulier qu'en général ses maladies ne sont point des affections totalement locales, comme le prouvent l'atonie des veines et les varices.

La phlébite nous donne une preuve directe de l'étendue des sympathies du système veiueux. Elle se manifeste localement, sur le trajet d'une veine, par l'une des causes capables de la déterminer, telle qu'une saignée mal faite, ou la lésion d'une varice, de même qu'elle survient dans les plaies produites par les amputations, ou dans la matrice des femmes en couches; mais elle s'étend avec tant de rapidité au-delà de son point de départ, qu'en peu de temps elle envahit tous les troncs veineux du membre. Aussi entraîne-t-elle ordinairement la mort, quand on ne sait pas la reconnaître et la combattre sur-le-champ; elle passe à la suppuration des veines.

Une sympathie remarquable des veines consiste dans leur relâchement et leur ampliation au pourtour d'une tumeur avec dégénérescence du système vasculaire. Cette disposition des petites veines à perdre leur ton et à se dilater s'étend quelquefois au corps entier, dans les cas de cachexies et de dyscrasies, et donne lieu à des changemens particuliers de la coloration, par exemple à des cercles bleus autour des yeux.

K. *Tissu glandulaire.*

Quoique certaines maladies, telles que les scrofules, le cancer et les tubercules, qui sont des lésions de la nutrition, attaquent spécialement le tissu glandulaire, l'affection générale de ce tissu qu'on observe alors ne saurait être expliquée par la sympathie; car il est dans la nature de ces maladies de se jeter surtout sur les glandes, et leurs envahissemens ne tiennent pas tant à la propagation d'une irritation locale qu'à une prédisposition en vertu de laquelle le tissu glandulaire tombe malade partout dès qu'il vient à être irrité sur un point.

Cependant il n'est pas permis de douter que quand une maladie commence dans une glande déterminée, elle ait plus de tendance à envahir celle-ci toute entière, par sympathie entre ses diverses parties, que les organes environnans.

Parmi les phénomènes de l'irritation sympathique du tissu glandulaire, on peut citer un fait bien connu. Tous les organes de sécrétion, de même qu'ils transmettent à leur conduit excréteur les irritations dont ils viennent à être atteints, deviennent aussi le siége d'une irritation sympathique quand c'est leur conduit qui est irrité le premier. Ainsi la présence des alimens dans la bouche détermine une sécrétion plus abondante de la part des glandes salivaires, celle d'une sonde dans la vessie active l'action sécrétoire du rein (?), celle du gland de la verge rend la sécrétion du sperme plus abondante, celle de la membrane muqueuse de l'œil donne lieu à la formation d'une plus grande quantité de larmes. C'est un fait connu également qu'aussi long-temps que les alimens se trouvent encore dans l'estomac, la bile ne coule qu'en petite quantité dans le duodénum, mais que la quantité de ce liquide augmente beaucoup durant la seconde période de la digestion, quand le chyme entre en contact avec la membrane interne de l'intestin grêle, et qu'elle diminue au contraire pendant la fin.

Les matériaux qui font le sujet de cet article ont été rendus, par Bichat, accessibles à la lumière de l'anatomie pathologique, dans son *Anatomie générale*, ouvrage dans lequel on trouve plus de vrais principes d'une pathologie générale que dans la plupart des livres qui traitent spécialement de cette dernière. Il est difficile de dire comment ont lieu les sympathies entre les diverses parties d'un tissu. Quelques personnes, qui les croient indépendantes des nerfs, les expliquent par l'analogie et par la continuité des parties d'un tissu. La propagation d'une inflammation, par exemple, peut-elle avoir lieu de cette manière? La substance d'un tissu est-elle susceptible, indépendamment de toute influence nerveuse, et par le seul fait d'une sorte d'affinité entre ses molécules, de transmettre au loin une irritation ? Nous ne saurions résoudre ces questions. D'autres font dépendre des nerfs les sympathies qui ont lieu dans la continuité d'un tissu. Beaucoup de phénomènes appartenant à la catégorie de ceux qui nous occupent actuellement doivent être expliqués de cette manière ; ce qui semble le démontrer, c'est que des phénomènes sympathiques ont lieu entre des membranes, tant muqueuses que séreuses, qui ne communiquent point ensemble d'une manière directe. Cependant, même pour ceux-là, il est possible de les concevoir en admettant qu'une matière morbifique introduite ou développée dans le sang a de l'affinité pour tout le système muqueux, séreux, etc. Mais pour ce qui concerne l'extension des sensations aux diverses parties d'un tissu, les nerfs jouent certainement là un rôle, et la question se réduit à savoir si l'irradiation, par exemple dans les membranes muqueuses, a lieu par le concours des parties centrales du système nerveux, ou par une communication entre les branches périphériques de ces nerfs.

II. Sympathies de tissus différens les uns avec les autres.

Cette seconde forme de sympathie est beaucoup plus rare que la première. Généralement parlant, une maladie se propage plus facilement d'un tissu à un autre analogue dans un autre organe, que d'un tissu quelconque à un autre différent de lui dans un même organe. La tunique muqueuse du canal intestinal entier peut devenir le siége d'une sécrétion morbide, sans que la musculaire soit simultanément affectée ; la substance musculeuse du cœur peut demeurer saine au dessous de l'enveloppe séreuse malade ; la tunique musculeuse du canal intestinal peut être atteinte de spasmes sans que la muqueuse et la séreuse soient affectées : la tunique séreuse peut sécréter du liquide sans que les autres membranes d'un organe s'en ressentent. Cependant il existe des sympathies de ce genre. Ici l'on doit remarquer que si les sympathies des diverses parties d'un même tissu supposent en général des états semblables, dans celles de tissus différens les affections de ceux-ci varient en raison de leur mode de vitalité. L'inflammation est ici le seul changement qui se communique sans changer de nature. Les principaux phénomènes sympathiques appartenant à cette classe sont les suivans :

A. *Sympathies entre la peau et les membranes muqueuses.*

Celles-là sont très-fréquentes. Beaucoup de maladies des membranes muqueuses, notamment les inflammations et les blennorrhées, ne doivent souvent naissance qu'à l'action d'une cause morbifique sur la peau, et *vice versâ*. A la suite d'un refroidissement de la peau, on voit survenir la pneumonie, l'angine, l'entérite, etc., ou une affection catarrhale de ces parties, et toujours dans la membrane muqueuse de l'organe qui, en raison des circonstances individuelles, a plus de prédisposition aux maladies que la peau. L'inflammation de la membrane muqueuse du poumon ou de l'estomac succède quelquefois aux brûlures fort étendues des tégumens extérieurs. Les membranes muqueuses sont parfois affectées en même temps que la peau, dans les exanthèmes. D'un autre côté, une maladie des membranes muqueuses, par exemple, un état gastrique, change la sécrétion, la turgescence, la couleur de la peau extérieure. On peut aussi agir sympathiquement par la peau sur les membranes muqueuses, comme lorsqu'on applique le froid à l'extérieur pour arrêter les hémorrhagies de ces membranes.

B. *Sympathies entre la peau et les membranes séreuses.*

Les épanchemens du liquide fourni par les membranes séreuses diminuent, en général, la sécrétion cutanée, et la suppression de cette dernière donne quelquefois lieu à des collections de liquide dans les sacs séreux, soit que la peau fût saine auparavant, soit qu'elle fût atteinte d'exanthèmes, dont une cause quelconque vient troubler la marche. Enfin il n'est pas rare que des influences morbifiques qui agissent sur les tégumens extérieurs, déterminent l'inflammation des membranes séreuses.

C. *Sympathies entre le tissu glandulaire et les membranes muqueuses.*

J'ai déjà dit précédemment que la glande qui décharge son produit à la surface d'une membrane muqueuse est unie avec celle-ci par les liens d'une vive sympathie, qui tient, non seulement à ce que le tissu glanduleux peut être considéré comme une prolongation du conduit excréteur, et ce dernier comme une continuation de la membrane muqueuse, mais encore à ce que les glandes annexées au canal intestinal lui sont redevables de leur origine première et proviennent, dans le principe, de son propre tissu. Nous ne devons donc point être surpris de voir l'irritation de la membrane muqueuse buccale provoquer la salivation, celle de la conjonctive amener le larmoiement, et une indigestion faire couler la salive en plus grande abondance.

D. *Sympathies entre les membranes muqueuses et les membranes séreuses.*

Il est plus rare d'observer celles-là que les précédentes.

E. *Sympathies entre les membranes fibreuses, la membrane médullaire des os et les tissus osseux et cartilagineux.*

Une relation très-intime existe entre toutes ces parties. L'état du périoste influe sur celui de l'os, et *vice versa*. A l'inflammation du périoste succède fort souvent une tuméfaction de l'os sous-jacent, et dans les gonflemens des os le périoste se tuméfie aussi. Après l'inflammation de la membrane médullaire, il survient une tuméfaction de toute l'épaisseur de l'os. La destruction du périoste entraîne la nécrose externe des os longs, et celle de la membrane médullaire leur nécrose interne. Ce conflit tient principalement à ce que du périoste et de la membrane médullaire partent une infinité de vaisseaux qui pénètrent de dehors en dedans et de dedans en dehors dans l'intérieur de l'os.

Un médecin attentif n'aura pas de peine à étendre cette liste d'exemples de sympathies entre des tissus de nature différente. Mais l'explication qu'on doit en donner ne saurait être la même pour tous les cas. Les membranes sécrétantes sont, par elles-mêmes, et indépendamment des nerfs, en rapport d'antagonisme les unes avec les autres, à cause de l'influence que l'état des sécrétions exerce sur la masse des liquides. D'autres phénomènes, dans lesquels le changement porte moins sur la sécrétion que sur l'état tout entier de vitalité des membranes, comme ceux qui ont trait au vif conflit entre la peau et les membranes muqueuses, appartiennent davantage à la classe de ceux qui sont dus à une réflexion qu'on doit expliquer par le concours des nerfs. Quant au conflit entre les glandes et les membranes muqueuses, on ignore s'il a lieu par réflexion ou par le concours des nerfs eux-mêmes, sous l'influence du grand sympathique. Enfin le conflit entre le périoste, tant externe qu'interne, et les os, s'explique au moyen des rapports entre les vaisseaux de ces parties, et des connexions de leur tissu vasculaire.

III. Sympathies des tissus avec des organes entiers.

La maladie d'un organe entier à laquelle participe un tissu qui a beaucoup d'extension se propage aux prolongemens de ce tissu par delà l'organe primitivement affecté, et réciproquement l'état d'un tissu peut réagir sur celui d'un organe complexe.

Des exemples de ce genre de sympathies sont fournis par les rapports des viscères avec la peau , les membranes muqueuses et les membranes séreuses.

Une cause morbifique peut trouver accès par la peau à tout organe disposé à tomber malade ; d'un autre côté, des irritations exercées sur les tégumens extérieurs peuvent exercer une influence dérivative sur les états morbides d'un organe placé au voisinage. Les hémorrhagies internes sont arrêtées aussi par l'action du froid sur la peau. Enfin une maladie exanthématique peut se jeter sur toutes les parties internes.

Les membranes séreuses participent toujours aux états des organes auxquels elles fournissent une enveloppe. Dans les lésions organiques des viscères , elles souffrent , non pas seulement là où elles revêtent ceux-ci , mais encore dans toute leur étendue. C'est ainsi qu'on voit survenir l'hydropisie de poitrine à la suite des maladies organiques du poumon, l'hydropéricarde après celles du cœur (1), l'ascite après celles du foie, de la matrice et des ovaires, l'hydrocèle après celles des testicules. Ici l'expérience nous a révélé une loi : c'est qu'ordinairement ce sont les membranes séreuses les plus rapprochées de l'organe malade qui recoivent l'influence sympathique.

Les membranes muqueuses sont également affectées toujours dans une grande étendue lorsque les viscères viennent à être atteints de maladies auxquelles elles participent. Ainsi , l'on observe la leucorrhée dans les affections organiques de la matrice. Les membranes muqueuses des bronches sont affectées dans les maladies des poumons. Les lésions organiques de l'estomac et du canal intestinal s'accompagnent fréquemment d'une constipation opiniâtre, due au défaut de sécrétion dans la membrane muqueuse du conduit alimentaire.

(1) Voyez J. Bouillaud , *Traité clinique des maladies du cœur*, Paris, 1835, 2 vol. in-8, fig.—*Traité clinique du rhumatisme articulaire*, Paris, 1840, in-8.

Toutes les fois qu'une membrane muqueuse est frappée d'inflammation, le système entier ressent l'atteinte, et les muscles placés au voisinage sont ou gênés dans leurs mouvemens, comme ceux du pharynx dans l'angine pharyngée, ou agités de spasmes, comme le diaphragme et les muscles intercostaux dans la toux irritative qui procède de la membrane muqueuse des poumons. Une irritation mécanique de la membrane muqueuse produit le même effet. On connaît les spasmes qui proviennent d'une irritation mécanique de la glotte, et les soulèvemens auxquels donne lieu la titillation du pharynx; l'irritation de la membrane muqueuse de la vessie et des urétères par des calculs et par inflammation détermine le spasme du sphincter de l'anus et du sphincter de la vessie, ainsi que la rétraction du testicule par le muscle crémaster. Nous avons déjà vu précédemment que l'irritation des membranes muqueuses peut occasioner des mouvemens respiratoires spasmodiques, comme on en observe dans le vomissement, l'éternuement, le hoquet, la toux, etc.

De toutes les membranes, les fibreuses sont celles qui ont le moins de conflit avec d'autres organes, même avec les organes qu'elles enveloppent. Sous ce rapport elles agissent presque comme isolateurs des parties qu'elles sont destinées à protéger et à maintenir en place. Leur inflammation seule peut, en raison de la perversion du sang et du conflit des vaisseaux, donner lieu à des symptômes violens, même dans les organes qu'elles circonscrivent; c'est ainsi que l'inflammation de la dure-mère s'accompagne de symptômes cérébraux intenses.

Du reste, les sympathies des tissus avec des organes entiers trouvent leur explication soit dans les lois de la réflexion, lorsque les parties n'ont aucune connexion les unes avec les autres, comme la peau et les organes internes, soit dans le conflit des vaisseaux et des nerfs vasculaires, quand ces parties sont unies ensemble, comme la matrice et la membrane muqueuse des organes génitaux.

IV. Sympathies d'organes entiers entre eux.

Quoique l'idée fondamentale de l'organisme implique nécessairement qu'un organe peut agir sur tous les autres, cependant la transmission des états a lieu plus facilement entre les organes de certains systèmes qu'entre ceux de certains autres. Voici quelles sont les sympathies qui se rangent ici :

1. Sympathies entre des organes qui se ressemblent, eu égard à leur structure et à leur fonction, entre les diverses glandes salivaires, entre le cœur et les vaisseaux sanguins, entre l'estomac et le canal intestinal, entre les organes centraux du système nerveux.

2. Sympathies entre des organes qui, bien qu'ayant une structure différente, appartiennent à un même système, comme les diverses parties de l'appareil chylopoiétique (canal alimentaire, glandes, rate), de l'appareil uropoiétique, de l'appareil génital, de ces deux derniers entre eux, et de l'appareil respiratoire (larynx, trachée-artère, poumons.)

3. Sympathies entre des organes qui sont mis en communication anatomique par des vaisseaux et par leurs nerfs, comme les pou mons et le cœur.

4. Sympathies entre tous les viscères importans et les organes centraux du système nerveux. Ici se rapportent l'affection concomitante du cerveau dans l'inflammation des viscères, du foie, des poumons, du conduit alimentaire ; les affections de l'estomac et du foie, la polycholie, l'hépatite, après les lésions et les irritations du cerveau, etc.

Les phénomènes sympathiques de cette espèce s'expliquent tantôt par la dépendance dans laquelle les organes d'un même système ou des parties ayant entre elles des connexions anatomiques, sont de mêmes points d'irradiation de l'influence nerveuse ; tantôt par l'influence des parties centrales du système nerveux sur tous les organes. Ce qui semble annoncer que l'influence des organes centraux joue ici un rôle supérieur à celui de la communication du nerf grand sympathique, c'est qu'il y a certaines sympathies totalement inexplicables par la liaison des nerfs ou par la connexion anatomique, comme celles qui ont lieu entre les mamelles et les parties génitales, entre le larynx, les organes respiratoires et l'appareil reproducteur, à l'époque du développement de la puberté, chez les personnes livrées à la débauche et chez les hommes mutilés par la castration. D'autres sympathies encore ne se prêtent jusqu'à présent qu'à la seule explication par la réflexion; telles sont celles de la parotide et du testicule, organes dont les affections inflammatoires se jettent quelquefois de l'un sur l'autre.

V. Sympathies des nerfs eux-mêmes.

Quoique les nerfs soient les causes de la plupart des phénomènes sympathiques, sinon de tous, cependant nous mettons à part les sympathies dans lesquelles le conflit n'a lieu qu'entre des nerfs, ou du moins dans lesquelles c'est un nerf qui, exposé à l'influence d'une autre partie, montre des phénomènes consensuels. On peut classer de la manière suivante les faits qui se rapportent ici.

A. *Sympathies des nerfs avec les parties centrales du système nerveux.*

Pour agir d'une manière conforme à la nature, les nerfs exigent l'influence continuelle des organes centraux, comme le prouvent les expériences dans lesquels Sticker et moi nous avons vu un nerf séparé depuis quelque temps du cerveau et de la moelle épinière perdre entièrement son irritabilité. Mais les organes centraux peuvent subir aussi des changemens de la part des nerfs. Les phénomènes qui viennent à l'appui de cette assertion ont déjà été relatés en partie dans le chapitre de la réflexion. Il est une foule de circonstances où nous nous servons de ce conflit pour obtenir la guérison de maladies des organes centraux. Ainsi , nous excitons la moelle épinière en irritant les nerfs auxquels elle donne naissance par des frictions avec la brosse ou autrement, par des sinapismes, des vésicatoires, le moxa, le séton, etc. Nous agissons sur le cerveau et le cordon rachidien, par l'intermédiaire des nerfs, au moyen des bains froids et chauds, des bains de surprise , de l'eau froide versée goutte à goutte sur divers points de la peau. Tous ces faits étaient connus jusqu'ici; mais on connaissait moins les faits physiologiques d'où l'on peut les dériver. Aujourd'hui, nous sommes en mesure, à l'aide des phénomènes qui ont été exposés en traitant de la réflexion, de concevoir nettement la manière dont s'accomplit ce genre de conflit. Sur quelque partie du corps, de la peau surtout, qu'on fasse agir une irritation mécanique, galvanique ou chimique, on peut déterminer, dans les nerfs qui en proviennent, un effet centripète violent qui, lorsqu'il se répète souvent, est en état de ranimer le travail languissant de la vie dans les parties du cerveau et de la moelle épinière d'où ces nerfs naissent, et d'agir ainsi indirectement sur d'autres parties des organes centraux. De ces considérations, il résulte, pour la thérapeutique, que nous avons deux manières d'influencer les organes centraux :

1° En agissant directement sur eux par des substances ingérées dans le canal intestinal ou appliquées à la peau, et qui passent dans le sang, méthode qui se montre inefficace dans une multitude de circonstances;

2° En agissant sur les nerfs qui naissent des organes centraux, autre méthode dont la thérapeutique obtient les meilleurs effets.

B. *Sympathies entre les nerfs de mouvement et les nerfs de sentiment.*

Dans le cas précédent, nous n'avons considéré le changement opéré dans les organes centraux eux-mêmes qu'autant qu'il avait lieu par des impressions sur les nerfs de sentiment. Ici nous allons parler des réactions qu'à cette occasion les organes centraux exercent sur d'autres nerfs de sentiment ou de mouvement. L'excitation centripète des nerfs sensitifs ne se borne point à agir sur les organes centraux : elle est réfléchie aussi par ces organes. Cette réflexion a également lieu entre des nerfs sensitifs différens. Voilà pourquoi nous parvenons à exciter certains nerfs de sentiment, qui sont innaccessibles à nos moyens directs, comme ceux de l'ouïe et de la vue, en stimulant d'autres nerfs sensitifs qui ont de l'affinité avec eux et sous le point de vue physiologique et sous celui de leur origine. C'est là-dessus que se fonde le traitement de la dureté d'ouïe et de l'amblyopie par les irritans de la peau, etc. Des impressions réfléchies de nerfs sensitifs sur des nerfs moteurs, par l'intermédiaire de la moelle épinière et du cerveau, nous servent à guérir quelquefois des paralysies locales de certains nerfs, par exemple du facial, comme dans le cas de blépharoptose, etc. Dans tous ces procédés thérapeutiques éprouvés depuis long-temps, comme aussi dans ceux qui sont consignés au paragraphe précédent, nous voyons dès à présent nos connaissances physiologiques et nos connaissances pratiques se lier ensemble de la manière la plus intime. Quel progrès que celui de savoir qu'on peut et comment on peut influer d'une manière salutaire sur des mouvemens en excitant des sensations par des moyens artificiels !

C. *Sympathies des nerfs pairs.*

Ici se placent surtout les nerfs de sens pairs, comme les

deux optiques, les acoustiques, les olfactifs et les nerfs du système ciliaire.

Dans les cas d'affection primitive d'un seul œil, où l'irritation n'a primordialement agi que sur ce dernier, il arrive quelquefois à l'autre œil d'être atteint de la même maladie. Lorsqu'un œil a été détruit par l'inflammation, l'autre éprouve parfois aussi le même sort. Les affections de l'oreille interne ne demeurent pas toujours isolées. Celui qui a perdu l'ouïe d'un côté, ne la conserve pas constamment du côté opposé. Les sympathies des nerfs moteurs de l'œil, et en particulier des nerfs ciliaires, sont assez connues. C'est aussi à ces sympathies qu'il faut rapporter l'égalité d'ouverture des deux pupilles, malgré la différence des impressions extérieures qui agissent sur l'un et sur l'autre œil. Les sympathies des nerfs pairs se manifestent très-fréquemment dans les névralgies : on voit très-souvent le tic douloureux d'un côté de la face être suivi de l'apparition du même accident de l'autre côté. L'odontalgie qui dépend de la carie d'une dent ne reste pas limitée au lieu où se fait sentir l'irritation ; parfois aussi elle se fait sentir dans les nerfs pairs du côté opposé.

D. *Sympathies des nerfs moteurs entre eux.*

Les nombreux phénomènes d'association de mouvemens qui se rapportent ici, et qui consistent en ce qu'à l'occasion d'un mouvement d'autres mouvemens sont involontairement excités, ont été énumérés et expliqués précédemment.

E. *Sympathies des nerfs sensitifs.*

Les sympathies des nerfs de sentiment nous apparaissent sous trois formes principales, qui ne diffèrent que par l'étendue et l'éloignement des parties mises en consensus.

1° Une sensation vive, excitée sur un seul point, se propage dans des nerfs de même espèce ou dans d'autres fibres

nerveuses du même nerf. Telles sont les irradiations des sensations dans les parties voisines de la peau , à la suite d'une
forte brûlure purement locale. L'explication de ces phénomènes a été donnée en traitant de l'irradiation.

2° Un nerf de sentiment communique l'impression qu'il a
reçue à un nerf sensitif d'une autre espèce , mais dans le
même organe. Cette espèce de sympathie s'observe principalement entre les nerfs sensoriels proprement dits et les nerfs
accessoires des organes de sens. En effet, outre les sensations
proprement dites que procure chaque organe de sens , il fait
encore éprouver, mais par d'autres nerfs, les sensations générales de la résistance , de la chaleur, du froid , du plaisir, de
la douleur. Le nerf optique n'est apte qu'à sentir la lumière,
et, suivant Magendie, il ne jouit pas du toucher ordinaire ;
cependant l'œil éprouve des sensations de toucher au moyen et
des rameaux de la première branche du nerf trijumeau qui se
distribuent à la conjonctive , et des nerfs ciliaires. Ce sont
donc là des nerfs accessoires ou auxiliaires de l'œil. L'organe
auditif possède , outre le nerf acoustique, des nerfs accessoires , provenant du facial , du glosso-pharyngien , du grand
sympathique , de la seconde et de la troisième branche du
trijumeau , enfin du ganglion otique , qui se répandent dans
la caisse du tympan, et sur lesquels nous reviendrons dans la
physiologie spéciale de chaque nerf. C'est à ces nerfs, répandus dans la membrane muqueuse de la cavité tympanique, et
à ceux fort nombreux du pavillon de l'oreille et du conduit
auditif externe , que sont dues les sensations tactiles de l'organe de l'ouïe. Le nez n'est pas seulement le siége de l'odorat au moyen des nerfs olfactifs , qui , suivant Magendie, ne
peuvent sentir autre chose que des odeurs ; il reçoit aussi ,
par les nerfs nasaux de la seconde branche du trijumeau , de
vives impressions tactiles , telles que les sensations de résistance , de chaleur, de froid , de chatouillement, de douleur, etc. La langue, comme chacun sait , est susceptible de

recevoir et les impressions des saveurs et les impressions du toucher.

L'un de ces modes de sentir peut être aboli dans chaque organe sensoriel, quoique l'autre persiste. Mais, les nerfs sensoriels et les nerfs tactiles des organes de sens sont susceptibles de réagir vivement les uns sur les autres par sympathie. La cécité qui survient quelquefois après les lésions du nerf frontal, a été placée parmi les phénomènes de ce genre, quoiqu'il soit encore douteux qu'elle y doive être rangée. On croit que la lésion du nerf frontal réagit sur le tronc de l'ophthalmique, d'où émane le nerf naso-ciliaire qui fournit la longue racine du ganglion ophthalmique. Mais, les nerfs ciliaires ne peuvent paralyser que l'iris, et ils n'ont pas ce pouvoir à l'égard de la rétine, qui n'a aucune connexion avec eux. Je trouve beaucoup plus naturel d'attribuer la cécité qui s'observe après les contusions de la région frontale à la commotion de l'œil et du nerf optique. Walther me paraît avoir attaché trop d'importance au système des nerfs ciliaires dans l'amaurose et l'amblyopie. Mais beaucoup d'autres phénomènes nous fournissent des exemples irrécusables de réaction des nerfs sensoriels; tels sont les démangeaisons qu'on ressent dans le nez après avoir regardé le soleil, les frissonnemens que font éprouver certains sons, etc. L'explication qu'on doit donner de ces phénomènes n'est point douteuse d'après les principes que j'ai posés en traitant de la mécanique des nerfs. Comme l'anatomie n'a point appris d'une manière positive que les nerfs optique et auditif communiquassent avec les nerfs accessoires des sens de la vue et de l'ouïe par le moyen du grand sympathique, on ne peut avoir recours ici qu'à la loi de la réflexion, c'est-à-dire à l'intervention du cerveau entre l'excitation centripète, par exemple du nerf optique, et la réaction sur les nerfs nasaux dans le cas d'éternuement et de démangeaisons à la membrane pituitaire survenus après avoir fixé le soleil. Dans l'exposition complète qu'il a donnée des sympathies des organes sensoriels, Tiedemann (1) a fait ressortir ce fait, que tous les appareils de sens reçoivent des filets du nerf grand sympathique. La chose ne saurait être révoquée en doute ; mais, pour expliquer les sympathies des nerfs sensoriels avec d'autres nerfs de sentiment, il ne suffit pas que l'appareil de sens, qui est un assemblage très-complexe de tissus juxtaposés, ait de telles communications ; il faut encore que les nerfs sensoriels eux-mêmes n'y soient point étrangers. A la vérité, on a décrit quelques unes de ces communications. Tiedemann lui-même a suivi des filets des nerfs ciliaires qui accompagnent l'artère centrale jusqu'à la rétine. Mais ce n'est point là une anastomose du nerf optique, ou de la rétine, avec le grand sympathique. Hirzel (2) a observé plusieurs fois une communication entre le ganglion sphéno-palatin et le nerf optique ; mais Arnold, qui n'a pu suivre un de ces filets que jusque dans la gaîne du nerf, nie qu'il communique avec celui-ci même, et Varrentrapp n'en a même pu voir aucun. D'ailleurs, quand bien même le grand sympathique enverrait réellement au nerf optique un filet qui se confondrait avec lui, on n'en serait pas beaucoup plus avancé quant à l'explication ; car un conflit complet, comme celui qui devrait avoir lieu dans les sympathies, exigerait que le filet du grand sympathique s'unît avec toutes les fibres contenues dans le nerf optique, attendu que son union avec l'une ou quelques unes d'entre elles ne suffirait point. Les mêmes remarques s'appliquent à l'organe de l'ouïe. Koellner, Swan, Arnold, Varrentrapp, ont observé une anastomose du nerf facial et de l'acoustique dans l'intérieur du méat auditif interne. Suivant Arnold (3),

(1) *Zeitschrift fuer Physiologie*, t. I, p. 237.—*Etudes anatomimiques, ou Recherches anatomiques sur l'organisation de l'œil, considérées chez l'homme et dans quelques animaux*, par J.-A. Giraldès, Paris, 1836, in-4, fig.

(2) TIEDEMANN, *Zeitschrift*, t. I, p. 229.

(3) *Der Kopftheil des vegetativen Nervensystems*, Heidelberg, 1831, p. 83.

cette anastomose est double. L'une appartient au nerf grand sympathique. En effet, du genou du nerf facial part un filet, provenant du grand sympathique, qui va gagner le nerf acoustique. Chez le Veau, ce filet forme un petit ganglion au fond du conduit auditif. Il me semble que cette disposition, qui est très-prononcée chez le Veau, a pour but d'envoyer des fibres organiques dans l'intérieur du labyrinthe. Il est probable aussi que les filets de l'anastomose de Jacobson, qui vont à la caisse du tympan, servent également à des fonctions organiques, par exemple à la sécrétion du mucus. La seconde anastomose des nerfs facial et acoustique conduit un filet de la petite portion du premier au second. Comme les deux nerfs sont déjà unis dès leur origine par plusieurs filamens nerveux, le filet anastomotique dont il s'agit ici peut être considéré comme appartenant à l'acoustique, mais marchant avec le facial. Le rameau acoustique accessoire du facial chez les Oiseaux et chez les Cyclostomes a une signification analogue.

3° Ce qui vient d'être dit du rapport entre les nerfs sensoriels et leurs nerfs accessoires est vrai aussi des sympathies plus éloignées qui ont lieu entre les organes des sens et les viscères du bas-ventre. On a quelquefois observé, dans les troubles des fonctions des organes abdominaux, l'amblyopie, des bourdonnemens d'oreilles, etc. Beaucoup d'auteurs expliquent également ces phénomènes en admettant que le nerf grand sympathique prend part aux fonctions des organes des sens. Mais on les conçoit bien plus aisément à l'aide de l'impression que les changemens des nerfs abdominaux produisent sur les organes centraux, et de la réflexion de cette impression sur les organes sensoriels. On ne peut pas considérer les changemens que les organes des sens subissent dans les maladies du bas-ventre comme des phénomènes isolés; le système nerveux tout entier a souvent subi aussi une altération; des céphalalgies opiniâtres ont précédé l'affection des organes sensoriels, ou les accompagnent, et la sensibilité générale de tous les nerfs sensitifs, des nerfs rachidiens, est altérée.

Après avoir passé en revue les différentes formes des sympathies, il est nécessaire de jeter un coup d'œil sur l'emploi que la thérapeutique fait de ces dernières. La théorie de la statique du consensus nous apprend que nous devons bien nous garder d'accroître l'état maladif de l'organe A par des actions dirigées sur l'organe B ; mais elle nous indique aussi les moyens de modifier l'état de l'organe A, qui est inaccessible pour nous, à l'aide de changemens convenables déterminés dans l'organe B. Les méthodes curatives fondées sur ce principe portent les noms de dérivation et d'antagonisme, attendu qu'elles tendent à provoquer un certain changement dans un organe pour faire cesser un état quelconque dans un autre organe. Voici quels sont les cas qui peuvent se présenter :

1° Accroître l'activité de la partie malade A, en exaltant celle de la partie B, qui sympathise avec elle.

2° Diminuer l'irritation de la partie A, en relâchant la partie B, avec laquelle elle est unie par les liens de la sympathie. C'est principalement des sympathies nerveuses qu'on doit attendre cet effet, surtout dans les points où les lois de la réflexion des nerfs sensitifs sur les organes centraux et de ceux-ci sur les nerfs moteurs trouvent à s'appliquer. L'expansion périphérique des nerfs cutanés fournit au médecin un vaste champ pour agir d'une manière indirecte sur le cerveau et la moelle épinière. Ainsi, on accroît l'activité des organes centraux, ou bien on calme leur irritation, suivant qu'on stimule celle des extrémités périphériques des nerfs dans la peau par des frictions, l'électricité, le moxa, les bains froids, les sinapismes, etc., ou qu'on la diminue par des bains tièdes.

3° Diminuer la sécrétion morbide de la partie A, en augmentant celle de la partie B, ou en provoquant une sécrétion analogue dans cette dernière. L'effet produit ainsi est absolument inverse de celui qui a lieu dans le cas précédent. Là l'impression faite sur A en détermine une semblable en B. Ici l'impression reçue par A amène un résultat contraire en B. Cette contradiction s'explique par l'antagonisme des diverses sécrétions. Tout accroissement d'une sécrétion doit être considéré comme une soustraction faite à la masse des humeurs, de sorte qu'il modifie l'équilibre de la répartition des liquides dans le corps. C'est ainsi qu'il faut envisager l'effet des vésicatoires et des cautères, quand une partie interne est disposée à des sécrétions morbides, celui des diurétiques dans les hydropisies, etc. Seulement, il est à remarquer qu'on diminue rarement la sécrétion morbide d'une membrane muqueuse en activant celle d'une autre membrane muqueuse, c'est-à-dire d'un tissu identique, parce que les états analogues tendent à s'exaspérer mutuellement, plutôt qu'à se contrebalancer, dans les tissus de même espèce.

4° Diminuer la congestion du sang dans l'organe A, en déterminant une congestion sanguine dans l'organe B. Tel est l'effet des pédiluves chauds. Ce cas ressemble au précédent, il est l'inverse des deux premiers, et il s'explique de la même manière.

5° Diminuer l'état x dans la partie A, en provoquant un état différent de celui-là, y, dans la partie B. On se sert fréquemment de cette méthode avec les plus grands avantages. La sécrétion et l'inflammation doivent être considérées, surtout dans les parties chargées de sécréter, comme deux états presque opposés. L'inflammation supprime toujours les sécrétions naturelles. Aussi traite-t-on l'angine avec succès par des moyens propres à exciter la diarrhée. Cette méthode est susceptible également de s'appliquer à des tissus de nature différente. La diarrhée diminue les congestions vers la tête ; mais il s'agit là d'un cas qui rentre déjà dans la catégorie de ceux du paragraphe précédent.

6° Diminuer l'état x dans l'organe A par la provocation du même état x dans l'organe B. Ce cas paraît être contradictoire à la plupart de ceux qui précèdent, et l'explication en est fort difficile. Si l'on voulait susciter une inflammation artificielle tout au voisinage d'une partie enflammée, loin de diminuer la maladie primitive, on ne ferait que l'exaspérer, surtout dans des parties formées d'un même tissu et qui ont de la tendance à se communiquer leurs états. Cependant il arrive quelquefois qu'une inflammation provoquée dans l'organe B, à quelque distance de l'organe A enflammé, fait cesser cette dernière phlegmasie. On traite certaines ophthalmies par des inflammations de la peau qu'on fait naître à quelque distance de l'œil. On détermine des phlegmasies cutanées dans les maladies des articulations, etc. Le résultat de cette méthode semble prouver qu'entre les états irritatifs des vaisseaux capillaires de deux organes, surtout quand ceux-ci sont différens de tissu, ne règne pas ce rapport de réflexion que nous avons vu, dans les paragraphes premier et second, être si prononcé entre les parties périphériques et les parties centrales, et qui fait que l'irritation des branches nerveuses de la périphérie, au lieu de diminuer celle des organes centraux, ne fait que l'exaspérer.

Section quatrième.

Des propriétés de chaque nerf en particulier.

CHAPITRE PREMIER.

Des propriétés des nerfs sensoriels.

Les nerfs ayant toujours été considérés comme des conducteurs du conflit entre nos organes et le monde extérieur, les médecins n'ont vu, dans ceux des appareils sensoriels, que de simples conducteurs pour les qualités des objets du dehors, hypothèse d'après laquelle les cordons nerveux ne feraient en quelque sorte que transmettre passivement les propriétés des corps à la conscience, sans rien changer à l'impression qu'elles font. Dans ces derniers temps, quelques physiologistes ont commencé à analyser ces idées de transmission passive des impressions par les nerfs. Si les nerfs ne sont que des conducteurs passifs pour les impressions de la lumière, du son, des odeurs, comment se fait-il que celui qui est chargé de l'olfaction soit accessible aux impressions des substances odorantes seulement, qu'il ne le soit point à celles des autres, et que nul autre nerf que lui ne le soit non plus à celles-là ; que le nerf qui sent la matière ou les oscillations de la lumière, ne sente point les vibrations des corps conducteurs du son ; que le nerf auditif soit insensible à la lumière, que le nerf gustatif ne puisse point apprécier les odeurs, que les nerfs tactiles ne sentent point les fibrations des corps comme son, mais comme tremblement? Ces considérations ont mis les physiologistes dans la nécessité d'attribuer à chaque nerf sensoriel une réceptivité spécifique par certaines impressions, réceptivité en vertu de laquelle il n'est conducteur que de certaines qualités, et ne joue ce rôle à l'égard d'aucune autre.

Telle était la théorie contre laquelle ne s'élevait pas le moindre doute, il y a dix ou vingt ans. Mais, en la comparant avec les faits, on la trouva bientôt insuffisante. Effectivement, une même cause, telle que l'électricité, peut agir sur tous les organes des sens à la fois ; tous ont de la réceptivité pour elle, et cependant chaque nerf sensoriel la sent d'une autre manière ; elle fait que l'un voit de la lumière, qu'un autre entend un son, qu'un troisième sent une odeur, qu'un quatrième éprouve une saveur, qu'un cinquième ressent de la douleur et une secousse. Une même irritation mécanique fait apercevoir à un nerf une image lumineuse, entendre à un autre des bourdonnemens, sentir de la douleur à un troisième. L'accroissement de l'excitation du sang produit, dans un organe, une sensation spontanée de lumière, dans une autre du bruissement, dans un autre du prurit, de la douleur, etc. Celui qui sentait la nécessité de tirer les conséquences de ces faits, devait entrevoir que la réceptivité spécifique des nerfs pour certaines impressions ne suffit point, puisque, tous les nerfs sensoriels étant accessibles à une même cause, chacun d'eux la sent autrement que les autres. Aussi quelques physiologistes reconnurent-ils qu'un nerf sensoriel n'est point un conducteur passif, et que chaque nerf d'un organe de sens spécial possède certaines forces ou qualités inaliénables, que les causes de sensation ne font qu'exciter et rendre apparentes ou phénoménaliser. *La sensation est donc la transmission à la conscience non d'une qualité ou d'un état des corps extérieurs, mais d'une qualité ou d'un état de nos nerfs, état auquel donne lieu une cause extérieure.* Nous ne sentons pas le couteau qui nous cause de la douleur, mais l'état douloureux de nos nerfs. L'oscillation, peut être mécanique, de la lumière, n'est point en elle-même une sensation de lumière : quand bien même elle pourrait arriver à la conscience, elle n'y produirait que la sensation d'une oscillation ; ce n'est qu'en agissant sur le nerf optique, intermédiaire entre la cause et la conscience, qu'elle est sentie comme lumière. Les vibrations des corps ne sont point, par elles-mêmes, des sons ; le son ne résulte que de la sensation par la qualité du nerf acoustique ; car les mêmes vibrations du corps en apparence sonore ne font naître que la sensation d'un tremblement dans le nerf tactile. Ainsi, c'est uniquement par les états que des causes extérieures suscitent dans nos nerfs, que nous entrons en rapport avec le monde du dehors, quant aux sensations.

Cette vérité, qui ressort d'une analyse simple et impartiale des faits, non seulement nous mène à reconnaître que les différens nerfs de sentiment sont animés de forces spéciales, indépendamment de la différence générale qui existe entre eux et les nerfs moteurs, mais encore nous indique le moyen de débarrasser à jamais la physiologie d'une foule d'erreurs qui concernent l'aptitude prétendue des nerfs à se remplacer les uns les autres. On sait depuis long-temps que les aveugles ne peuvent point distinguer les couleurs, comme telles, avec les doigts ; mais nous en concevons l'impossibilité d'après des faits qui sont explicatifs pour un grand nombre d'autres faits. A quelque degré de perfection que l'exercice puisse amener le toucher des doigts chez un aveugle, il ne cesse jamais d'être une qualité des nerfs tactiles, c'est-à-dire toucher.

Ceci donne aussi la réfutation des hypothèses relatives à une prétendue compensation du nerf optique ou du nerf olfactif par le nerf trijumeau.

On a refusé le nerf optique à quelques animaux privés d'yeux, tels que la Taupe et le Protée, et l'on a prétendu que, chez eux, la sensation de la vue avait lieu par la branche ophthalmique du nerf trijumeau. Cependant, pour ce qui concerne la Taupe, il ne s'agit ici que d'un fait mal observé, et le Protée est probablement dans le même cas. La Taupe a un nerf optique fort grêle et un chiasma très-délié aussi, ainsi que Henle me l'a fait voir. On a dit que, chez les Cétacés, où le nerf olfactif est extrêmement petit et rudimentaire, d'après Blainville, Mayer et Treviranus, ce nerf est remplacé par les branches nasales du trijumeau (1). Mais, ce qui prouve combien cette assertion manque de fondement, c'est qu'il n'y a pas une seule circonstance qui atteste, même de la manière la plus éloignée, que les Cétacés jouissent de l'odorat. Magendie a cru pouvoir démontrer que le nerf olfactif n'est point le nerf de l'olfaction, et que la faculté de sentir les odeurs doit être dévolue aux nerfs nasaux du trijumeau (2). Ses

(1) Treviranus, *Biologis*, t. V, p. 342.
(2) *Journal de physiol.*, t. IV, p. 169.

argumens sont tirés de ce que la destruction des nerfs olfactifs n'abolit pas la faculté de sentir le vinaigre, l'amoniaque,
l'huile de lavande et l'huile animale de Dippel ; car, lorsque
l'on introduisait ces substances dans les cavités nasales, l'animal se frottait le nez avec ses pattes et éternuait. Mais, comme
l'a fait voir Eschricht (1), et comme chacun l'aperçoit aisément,
tout ce qui découle de là, c'est que les nerfs olfactifs sont uniquement nerfs d'olfaction, et qu'ils ne sont pas nerfs tactiles
du nez, puisque toutes les substances qui viennent d'être
énumérées excitent aussi la sensibilité générale de la membrane pituitaire, qui dépend des branches nasales du trijumeau. La viande ne provoque que la sensation de l'odeur, et,
en ce qui la concerne, Magendie lui-même avoue qu'après
été avoir enveloppée dans du papier, elle n'était plus sentie par
un Chien sur lequel on avait pratiqué la destruction des nerfs
olfactifs. Des faits, rapportés par Rudius, Rolfink, Magnenus
et Oppert, Baillou, Loder et Serres, prouvent que l'homme ne
jouit point du sens de l'odorat quand les nerfs olfactifs manquent, ou qu'ils ont été détruits (2). Cependant Méry et Bé-
rard prétendent avoir observé l'odorat chez des sujets qui
avaient une induration des nerfs olfactifs ou des lobes antérieurs du cerveau (3). Mais qui nous dit qu'ils ne sont pas trom-
pés, comme Magendie, en confondant les sensations tactiles du
nez avec les sensations olfactives ?

On admettait autrefois que, chez les Poissons, le nerf auditif
est remplacé par le trijumeau. Scarpa et Cuvier croyaient
encore à cette substitution. Weber (4) nous apprend que, chez

---

(1) *Diss. de function. primi et quinti paris in olfactorio organo.* —
MAGENDIE, *Journal,* t. VI, p. 339.

(2) *Comp.* ESCHRICHT, *loc. cit.*—BACKER, *Comment. ad. quæst physiol.,*
Utrecht, 1830.

(3) MÉRY, *Hist. de l'anat.* par PORTAL, t. III. p. 603.—MAGENDIE, *Journal,* t. V, p. 17.

(4) *De aure et auditu.* Leipzick, 1820.

quelques Poissons , comme le *Silarus glanis* et la *Muræna anguilla* , le nerf trijumeau envoie un filet à l'acoustique. Mais , suivant ce même anatomiste, il y a un nerf accessoire de l'organe auditif , qui naît tantôt du cerveau même, tantôt du nerf trijumeau ou du vague, et qui va se rendre à l'ampoule du canal postérieur et au sac. Les Raies ont un nerf accessoire de l'acoustique , qui tire son origine du cerveau même. D'après Buechner (1) , le nerf acoustique accessoire qui se rend au sac et à l'ampoule postérieure n'est pas non plus, chez quelques Poissons osseux , une branche fournie par d'autres nerfs, mais un faisceau spécial, qui émane de la moelle allongée. Schlemm et d'Alton ont observé, dans la Lamproie, un nerf acoustisque accessoire, allant au labyrinthe , qui provient du facial. J'ai fait la même remarque chez les Myxinoïdes. Il ne faut pas non plus attacher trop d'importance à l'observation que le nerf acoustique accessoire naît quelquefois d'autres nerfs : ce n'est là sans doute qu'une simple juxtaposition de fibres différentes , de même que, dans le nerf lingual de l'homme, qui est réellement à la fois nerf gustatif et nerf tactile de la langue , nous sommes obligés d'admettre la coadnation de fibres totalement différentes, les unes pour le goût, et les autres pour le toucher. Voilà pourquoi la physiologie ne peut tirer aucun parti de l'observation faite par Treviranus, qui assure que le nerf du vestibule est une branche du facial chez quelques Oiseaux. Dans l'Oie, ce nerf est une branche de l'acoustique, et le nerf facial ne fait que passer immédiatement auprès de lui. D'ailleurs, que prouverait pour la physiologie la juxtaposition dans une même gaîne de fibres exerçant des fonctions différentes ?

Le nerf gustatif paraît ne jamais constituer un nerf à part, et il semble que ses fibres soient toujours renfermées dans

(1) *Mém. de la Société d'hist. nat. de Strasbourg*, t. II, liv. 2.

d'autres nerfs, parmi lesquels doivent être comptées vraisemblablement la branche linguale et les branches palatines du trijumeau ; car le palais et la langue possèdent le sens du goût. On sent distictement la saveur du fromage mis en contact avec le palais seul. Les sensations du dégoût, entre lesquelles et celles du goût règne une grande affinité, ont même lieu dans le pharynx.

On a observé la perte du goût après la lésion du nerf trijumeau dans des maladies (1). Magendie a fait la même remarque après la section du nerf lingual. Tel est aussi le résultat des expériences de Mayo, et de celles que j'ai faites avec Gurlt et Kornfeld.

Suivant Panizza, au contraire, le goût persiste, chez les animaux, après la section du nerf lingual ; car on les voit bien essayer de manger le pain, le lait, la viande, qu'on a mêlés avec de la coloquinte ou de la quassie amère ; mais ils laissent sur-le-champ ces substances de côté, tandis qu'après la section du nerf glosso-pharyngien, ils les avalent sans difficulté. En conséquence, Panizza (2) regarde le lingual comme un simple nerf tactile, et le glosso-pharyngien comme présidant à la fonction du goût.

Dans tous les cas, le nerf glosso-pharyngien ne saurait être simplement sensitif ; car sa racine est mixte, en partie ganglionneuse, en partie dépourvue de ganglion, et une portion de ses filets se distribue à un muscle seulement, au stylopharyngien.

D'ailleurs, des expériences récentes élèvent des doutes contre la théorie de Panizza.

Si le goût existait encore après la section du nerf lingual, sa persistance pouvait tenir aux branches palatines du triju-

(1) Parry, *Elem. of pathol. and therap.*, t. I.— Muller, *Archiv*, 1834, p. 132.

(2) *Ricerche sperimentali sopra i nervi*, Pavie, 1834.

meau. Dans les expériences que j'ai faites avec Gurlt et Korn-feld, il y avait encore manifestement du goût après la section du glosso-pharyngien. Ces sortes d'expériences sont fort dif-ficiles et sujettes à bien des causes d'illusion. Les Chevaux et les Chiens, dès qu'ils sont tourmentés par la faim, mangent des substances imprégnées des drogues les plus amères, même lorsque tous leurs nerfs sont intacts. Ce n'est pas parce qu'ils mangent des choses amères, mais d'après la manière dont ils les mangent, qu'on peut reconnaître s'ils ont ou non le sens du goût (1). Les expériences d'Alcock (2) ne sont pas favorables non plus à la doctrine de Panizza (3).

Au reste, le nerf lingual est susceptible aussi de sensations gustatives, et c'est à la fois de lui et du glosso-pharyngien que dépendent les facultés tactiles et sensorielles de la lan-gue. La section de ce nerf est fort douloureuse, observation qui a été faite par Magendie, par Desmoulins et par moi. Peut-être renferme-t-il des fibres spéciales juxtaposées pour les sensations du goût et du toucher. La corde du tympan peut être comprise dans la portion tactile.

Les fibres gustatives peuvent s'annexer à des nerfs très-différens. Chez les Oiseaux, le nerf gustatif est une branche du glosso-pharyngien, et chez les Grenouilles, il vient du nerf vague.

Magendie dit avoir observé la cessation de presque toutes les fonctions sensorielles après la section du tronc du nerf trijumeau dans le crâne (4). Il conclut l'abolition de la vue de ce que l'animal ne remarquait pas la lumière d'une

(1) *V.* Kornfeld, *De functionibus nervorum linguæ experimenta*, Berlin, 1836.

(2) *Lond. med. Gaz.*, 1836.

(3) *Comp.*, pour et contre la théorie de Panizza sur le glosso-pha-ryngien : R. Wagner, dans Froriep, *Notizen*, 1837, nº 75; Valentin, *Repertorium*, 1837, 2, 249 ; Romberg, dans Muller, *Archiv*, 3.

(4) *Journal de physiol.*, t. IV, p. 302.

lampe. Mais il arrive souvent aux Lapins de ne pas se montrer sensibles à cette lumière, sans qu'on ait besoin pour cela de leur couper le nerf trijumeau. Magendie lui-même avoue qu'en faisant tomber la lumière solaire sur l'œil, dans un endroit obscur, l'animal fermait ses paupières, et que cet effet devenait encore plus prononcé lorsqu'on réunissait les rayons de la lumière au moyen d'une lentille. Il prouve ensuite, par des expériences sur les animaux, ce que nous savons malheureusement d'après un grand nombre de faits observés sur l'homme, que le nerf trijumeau ne peut point sentir la lumière quand le nerf optique est frappé de paralysie; mais il pense que sa sensibilité est au moins nécessaire pour que le nerf optique déploie complétement la faculté de voir. Il croit aussi à la nécessité du nerf trijumeau pour l'audition. Si, après la section d'un nerf aussi volumineux que le trijumeau, l'animal n'est pas sur-le-champ apte à devenir le sujet d'autres expériences d'irritation, tout ce qu'il est permis de conclure de là, c'est que la lésion a été considérable. Nous savons que la section de gros troncs nerveux, celle du nerf optique lui-même, a entraîné de fâcheux accidens nerveux. Suivant moi, le nerf trijumeau n'exerce absolument aucune influence ni sur la vue, ni sur l'audition et l'olfaction. Chez un épileptique, qui était atteint d'ophthalmie et d'opacité de la cornée du côté droit, qui par conséquent était privé de la faculté visuelle de cet œil, et chez lequel il survint ensuite insensibilité de la paupière, du nez et de la langue à droite, surdité de l'oreille droite, et état scorbutique des gencives, Serres observa une dégénérescence de la grande portion du nerf trijumeau, jusqu'au pont de Varole (1). Mais la cécité était la conséquence de l'opacité de la cornée, et quant à toutes les autres altérations de sens, elles s'expliquent sans peine par les convulsions que la dégénéres-

---

(1) MAGENDIE, *Journal*, t. V, p. 232.

cence du cerveau avait suscitées au côté droit. Du reste, les conséquences tirées de ce fait sont complétement réfutées par un autre cas de dégénérescence du tronc entier du nerf trijumeau, dans lequel l'individu était frappé d'insensibilité de tout le côté gauche de la tête, du nez, de la langue, de l'œil, bien qu'il conservât pleinement la faculté de voir (1).

CHAPITRE II.

Des propriétés des nerfs non sensoriels.]

I. Nerfs oculaires.

On ignore si, indépendamment de leur pouvoir moteur, les nerfs oculo-musculaire commun, abducteur et pathétique possèdent aussi la faculté de sentir. Desmoulins dit qu'on peut les tirailler et les contondre sans occasioner de douleurs. Mais la question est difficile à résoudre pour de si petits nerfs, qu'on ne peut d'ailleurs mettre à découvert qu'après avoir pratiqué des lésions considérables. Le nerf oculo-musculaire commun fournit des filets au muscle élévateur de la paupière supérieure, aux droits supérieur et inférieur de l'œil, au droit interne et à l'oblique inférieur, et au moyen de la branche qui se rend au muscle oblique inférieur, il donne la courte racine du ganglion ophthalmique, dont la longue provient du nerf nasal et reçoit aussi un filet du plexus caverneux du nerf grand sympathique.

L'influence du nerf oculo-musculaire commun et du nerf naso-ciliaire sur l'iris mérite une étude particulière. [Desmoulins rapporte que, d'après les expériences de Fowler, de Reinhold et de Nysten, le courant galvanique dirigé sur la troisième paire provoque l'iris à se contracter. Celles de Mayo ont établi que le nerf oculo-musculaire commun détermine les mouvemens de l'iris par la courte racine du ganglion

(1) Muller, *Archiv*, 1834, p. 132.

ophthalmique, et que la longue racine de celui-ci, provenant du nerf naso-ciliaire, ne prend aucune part à ces mouvemens (1).

Voici quels sont les résultats des expériences faites sur treize Pigeons vivans, animaux qui, d'après les recherches de Muck (2), ont deux racines à leur ganglion ophthalmique, l'une venant du nerf oculo-musculaire, l'autre fournie par le nerf trijumeau.

1° La section du nerf optique dans le crâne détermine la dilatation de la pupille, qui ne se contracte plus ensuite, quelque vive que puisse être la lumière. Magendie aussi a observé l'ampliation de la pupille et l'immobilité de l'iris après la section du nerf optique sur des Chiens et des Chats : mais, chez les Lapins et les Cochons-d'Inde, cette opération était suivie de rétrécissement et d'immobilité de l'iris.

2° La section du nerf oculo-musculaire commun dans le le crâne d'un Pigeon vivant produit le même résultat ; dans les deux cas, c'est-à-dire tant après la section du nerf optique qu'après celle de l'oculo-musculaire, l'œil conserve sa sensibilité à la surface.

3° La section du nerf trijumeau dans le crâne n'apporte aucun changement dans les mouvemens de l'iris ; mais la surface de l'œil perd sa sensibilité, dont elle est redevable aux branches du nerf ophthalmique qui se répandent dans la conjonctive.

4° Lorsqu'on fait agir une irritation mécanique sur le nerf optique dans le crâne d'un Lapin vivant, ou immédiatement après la décapitation, l'iris se contracte constamment, et la pupille se rétrécit, phénomènes qui ont été vus aussi par Flourens.

____

(1) *Anatomical and physiological commentaries*, Londres, 1823.—Magendie, *Journal*, t. III, p. 348.

(2) *De ganglio ophthalmico*, Landshut, 1845.

5° La même chose a lieu quand on tiraille le nerf oculo-musculaire commun.

6° Les irritations mécaniques de la cinquième paire n'exercent aucune influence sur la pupille.

7° Quand on coupe le nerf optique dans le crâne d'un Lapin, immédiatement après la décapitation, et qu'on irrite la portion unie à l'œil, la pupille ne subit aucun changement; mais si l'action mécanique porte sur la partie du nerf qui tient au cerveau, la pupille se rétrécit, tout comme si le nerf optique n'avait point été coupé.

8ᵉ La section de la cinquième paire n'apporte aucune modification à l'état de la pupille.

9° Après la section de la troisième paire, l'irritation du nerf optique, que celui-ci d'ailleurs soit entier ou coupé, n'exerce aucune influence sur la pupille.

De ces expériences on peut conclure en toute certitude que le nerf oculo-musculaire commun communique la force motrice au ganglion ophthalmique et aux nerfs ciliaires, que la lumière n'agit pas immédiatement sur les nerfs ciliaires, mais que l'irritation de la rétine et du nerf optique agit sur le cerveau, qui, à son tour, réagit sur le nerf oculo-musculaire commun et la courte racine motrice du ganglion ophthalmique. Cette conclusion découle aussi du fait bien connu que, dans le cas d'amaurose ou de paralysie de la rétine, l'iris de l'œil atteint n'est plus susceptible de se mouvoir lorsque la lumière tombe sur ce dernier, tandis qu'elle se meut quand la lumière frappe l'autre œil. Il suit, en outre, des expériences de Mayo, que la sensibilité générale de l'œil dépend du nerf trijumeau, qui procure la sensibilité à la conjonctive par des branches du nerf ophthalmique, et à l'intérieur de l'œil par la longue racine du ganglion ophthalmique. Les ramifications du nerf grand sympathique dominent la nutrition de l'œil; nous avons déjà vu comment ce nerf influe sur la nutrition de l'œil par son union avec le ganglion ophthalmique, et que la destruction du ganglion cervical supérieur est suivie d'ophthalmie avec exsudation. La section du nerf trijumeau entraîne l'immobilité de l'iris, chez les Lapins, les Cabiais, les Chiens et les Chats, d'après les expériences de Magendie ; la pupille est alors dilatée chez les Chiens et les Chats, rétrécie chez les Cochons-d'Inde et les Lapins (1). Il doit y avoir ici une réaction sur le cerveau.

Je vais maintenant m'occuper du mode d'influence du nerf oculo-musculaire commun sur le mouvement de l'iris, sujet à l'égard duquel j'ai fait plusieurs observations particulières. Le nerf oculo-musculaire commun détermine fréquemment la contraction de l'iris, dès qu'il entre en action par le fait de la volonté, ou qu'il éprouve une irritation involontaire. Comme l'externe est le seul des quatre muscles droits de l'œil auquel ce nerf n'envoie pas de filets, nous pouvons être certains qu'il n'agit pas quand on tourne volontairement l'œil en dehors, et qu'il agit, au contraire, quand la volonté fait porter l'œil en dedans. Mais on acquiert la conviction qu'à intensité égale de la lumière, la pupille se rétrécit dès qu'on ferme l'un des deux yeux, et qu'on tourne l'autre en dedans, tandis qu'elle s'agrandit, lorsque, dans les mêmes conditions, c'est en dehors qu'on tourne le globe oculaire. De là il résulte incontestablement que l'iris agit dans tout mouvement volontaire de l'œil qui accompagne l'action de la branche du nerf oculo-musculaire commun allant au muscle droit interne, et que cette membrane demeure inactive quand c'est le nerf abducteur qui agit.

Si l'on tourne l'un des yeux en dehors, et l'autre en dedans, on ne remarque pas de changement appréciable dans la pupille, à cause des conditions opposées. Lorsque les deux yeux convergent l'un vers l'autre, le rétrécissement de la pupille est porté aussi loin que possible , soit qu'on regarde un objet

____

(1) DESMOULINS, *Anat. des systèmes nerveux*, t. II, p. 712.

voisin situé sur le côté, soit qu'on fixe un'objet voisin placé en
face ; au contraire, plus les yeux sont parallèles l'un à l'autre,
plus par conséquent les muscles droits internes, qui dépendent
du nerf oculo-musculaire commun, tombent dans l'inaction,
plus aussi la pupille s'agrandit.

, La connexion qui existe entre la racine motrice du ganglion
ophthalmique et le nerf oculo-musculaire commun nous permet donc de mouvoir volontairement l'iris par sympathie,
c'est-à-dire que cette membrane se contracte d'elle-même
aussitôt que la volonté agit sur le nerf oculo-musculaire commun. Comme les axes visuels sont convergens et les yeux plus
tournés en dedans qu'à l'ordinaire lorsqu'on regarde un objet
rapproché, qu'au contraire les deux yeux sont plus écartés
l'un de l'autre quand on fixe un corps éloigné, il résulte de là
que la pupille devient beaucoup plus étroite dans le premier
cas, et beaucoup plus large dans le second. Les mouvemens
de l'iris ne sont pas précisément plus volontaires chez les Oiseaux que chez nous : la pupille de ces animaux devient fort
étroite lorsqu'on s'approche d'eux et qu'on éveille leurs
passions.

Je vais faire voir actuellement que la branche envoyée au
muscle droit interne par le nerf oculo-musculaire commun
n'est pas la seule qui exerce cette influence sympathique sur
le mouvement de l'iris, et que le même effet est également
produit par d'autres, en particulier par celle qui se rend au
muscle oblique inférieur. Le muscle oblique inférieur fait
tourner l'œil sur lui-même, de manière à placer la pupille
en haut et en dedans. Si l'on exécute ce mouvement par un
acte de la volonté, la pupille devient très-étroite. Ce même
mouvement a lieu de lui-même, et involontairement, lorsqu'on s'endort, pendant le sommeil, dans l'ivresse et dans
les accidens nerveux ; c'est ce qui fait qu'on trouve les pupilles resserrées chez ceux qui dorment.

Au reste, la pupille rétrécie pendant le sommeil peut se resserrer encore davantage par l'irritation de la lumière, comme nous l'apprennent des observations de Hawkins rapportées par Mayo. Au moment du reveil, elle s'élargit par quelques contractions irrégulières.

L'anatomie comparée confirme en général les résultats de la physiologie. Les nerfs ciliaires consistent partout en des filets du nerf oculo-musculaire commun et du nerf nasal. On remarque à cet égard les différences suivantes :

1° Des branches du nerf oculo-musculaire commun et du nerf nasal s'unissent ensemble comme racines du ganglion ophthalmique. Les nerfs ciliaires sont des branches tantôt du ganglion, et tantôt du nerf nasal lui-même. Cet état de choses a lieu, d'après les recherches de Muck et de Tiedemann, dans le Chien, le Lièvre, le Bœuf, la Brebis, la Chèvre, le Cerf, le Chevreuil, le Cochon, le Hibou, le Pigeon, le Perroquet, l'Oie, le Dindon, le Vanneau, et aussi, selon Bojanus, dans la Tortue.

2° Le ganglion appartient immédiatement à la racine du nerf oculo-musculaire commun, et une partie des nerfs ciliaires qui en proviennent se rend à l'œil, tandis que les autres s'unissent en arcade avec les nerfs ciliaires du nerf nasal, qui, en partie aussi, se rendent seuls à l'œil. Tel est le cas du Chat, du Faucon, du Héron, du Corbeau, de la Poule, du Canard, du Merle et de l'Étourneau. Je le regarde comme une simple variété du précédent.

3° Muck a trouvé, chez le Lapin, qu'il n'y avait aucune connexion entre la racine du nerf oculo-musculaire commun et celle du nerf nasal, et que les deux nerfs fournissaient chacun à part les nerfs ciliaires. D'après Retzius, ce ganglion est situé presque dans la gaîne du nerf oculo-musculaire.

4° Desmoulins prétend qu'il n'y a point de nerfs ciliaires du nerf nasal chez le Lapin, le Cabiai et le Rat d'eau, de sorte que là ce serait l'oculo-musculaire commun seul qui fournirait les nerfs ciliaires. Il assure également que ces animaux, comme les Rongeurs en général, n'ont point de ganglion ophthalmique (?).

5° Il n'existe pas d'animal à iris mobile qui ne reçoive des nerfs ciliaires de l'oculo-musculaire commun, et chez lequel ces nerfs proviennent uniquement du nasal. Le nerf oculo-musculaire commun demeure toujours la source principale des nerfs ciliaires, tant que l'iris est mobile. A la vérité, Muck et Tiedemann avaient prétendu qu'il n'y a point de ganglion ophthalmique chez le Cheval, et que le nerf oculo-musculaire de cet animal ne fournit pas non plus de nerfs ciliaires ; mais Retzius a trouvé le ganglion, qui est d'une petitesse extraordinaire, et il a vu les deux racines qui le produisent par sa réunion (1). C'est probablement aussi par erreur que Muck a prétendu que, chez l'Écureuil, le nerf oculo-musculaire commun ne contribue en rien à la production des nerfs ciliaires.

6° L'iris est immobile chez presque tous les Poissons. Muck et Tiedemann ont trouvé, dans le *Salmo Hucho*, des nerfs ciliaires provenant de l'oculo-musculaire et du nasal, qui s'unissaient en partie ensemble ; dans la Carpe, ces nerfs émanaient de l'oculo-musculaire. D'après les recherches de Schlemm et de D'Alton, les Poissons ne diffèrent pas des autres animaux sous le rapport des nerfs ciliaires ; ils ont trouvé partout les deux racines ordinaires (2).

7° Chez les Mammifères, le nerf abducteur se distribue aussi au muscle suspenseur, et chez les Oiseaux il donne des filets aux muscles de la membrane nictitante.

8° Chez les Cétacés, le nerf trijumeau fournit aussi des branches oculo-musculaires, selon Rapp et Bruns. La même chose a lieu chez la Lamproie, suivant Schlemm et D'Alton.

9° D'après Schlemm, la Lamproie n'a que deux nerfs oculo-

(1) *Isis*, 1827, p. 997.
(2) Muller, *Archiv*, 1837, LXXVIII.

musculaires, l'oculo-moteur et le pathétique, qui s'unissent dans l'orbite.

10° Les Myxinoïdes, qui n'ont pas de muscles oculaires, manquent des troisième, quatrième et sixième paires cérébrales.

Quant à l'influence du cerveau sur les nerfs oculaires, Desmoulins et Magendie disent qu'après la section des pédoncules du cervelet allant au pont de Varole, chez les Mammifères, l'œil du côté de la blessure se dirige en avant et en bas, celui du côté opposé en haut et en arrière. Le même phénomène eut lieu après la section du pont de Varole.

II. Nerf trijumeau.

J'ai déjà parlé fort au long de la portion sensitive et de la portion motrice de ce nerf, en traitant des nerfs du sentiment et du mouvement ; j'ai fait voir que sa première et sa seconde branches donnent des filets exclusivement sensitifs, tandis que la troisième, produite par le mélange des deux portions du nerf, fournit et des rameaux sensitifs et des rameaux moteurs, savoir, parmi les premiers, le dentaire inférieur, le temporal superficiel, le lingual, et parmi les seconds, le massétérin, le buccinateur, les temporaux profonds, le ptérygoïdien, le mylo-hyoïdien.

Ce nerf, important, qui entretient le sentiment dans la partie antérieure et latérale de la tête, ainsi que dans la portion céphalique des membranes muqueuses (conjonctive, membrane pituitaire, membrane muqueuse de la bouche), et qui, par sa petite portion, est en même temps nerf moteur des muscles servant à la mastication, communique par chacune de ses trois principales branches avec le grand sympathique ; ce qui fait que très-probablement il entre aussi des fibres organiques dans la composition de ses rameaux.

1° La première de ces anastomoses est celle du nerf nasociliaire avec le ganglion ophthalmique, qui reçoit un filet du

grand sympathique. On reconnaît aisément , chez le Bœuf,
que la première branche du trijumeau reçoit aussi des fibres
organiques de la partie du grand sympathique qui s'unit avec
le nerf abducteur.

2° La seconde est celle de la seconde branche avec le grand
sympathique, au moyen du ganglion sphéno-palatin, là précisément où le filet pétreux profond du nerf vidien, qui vient
de la partie carotidienne du grand sympathique , s'unit avec
la seconde branche du trijumeau. Dans le Bœuf, le rameau
profond du nerf vidien, qui provient manifestement du grand
sympathique , fournit non seulement des filets au ganglion
sphéno-palatin, mais encore beaucoup d'autres filets qui vont
gagner la seconde branche du trijumeau. Le rameau superficiel du nerf vidien, qui se rend de la seconde branche du
trijumeau au nerf facial , paraît avoir une tout autre signification que le rameau profond, allant du grand sympathique à la
seconde branche du trijumeau. Arnold le regarde comme éma-
nant réellement de cette seconde branche, et allant se mêler
avec le nerf facial. Bidder dit qu'il sert à faire passer des
fibres motrices du facial dans les filets de la seconde branche
du nerf trijumeau destinés aux muscles du palais. Le nerf
vidien des Serpens, entre la seconde branche du trijumeau et
le facial , donne une branche musculaire au rétracteur de la
mâchoire supérieure. Cependant la portion motrice du trijumeau fournit en devant une branche allant au nerf vidien , de
laquelle peut provenir ce filet musculaire. Chez les Oiseaux ,
d'après les observations de Schlemm , le grand sympathique
communique , par le moyen d'un nerf analogue au vidien ,
non avec la seconde branche du trijumeau , mais avec la première , dans l'orbite.

3° La troisième anastomose entre le grand sympathique et
le trijumeau est celle qui a lieu avec la troisième branche, par
le moyen du ganglion otique (1). Ce ganglion communique

(1) ARNOLD, *Ueber den Ohrknoten*, Heidelberg, 1828.—*Comp.* Schlemm,

avec le tronc de la troisième branche, aux ramifications de laquelle il envoie des fibres organiques. D'après Bendz, il fait partie des nerfs végétatifs qui, partis du ganglion cervical supérieur, accompagnent l'artère carotide externe, puis la maxillaire interne, et ensuite la méningée moyenne.

Du ganglion partent deux nerfs qui vont à la caisse du tympan; l'un de ces nerfs appartient au ganglion lui-même; l'autre semble seulement en venir, et il est une branche du ptérygoidien interne, ainsi que Schlemm l'a prouvé. Cette seconde branche est le nerf moteur du muscle interne du marteau, que Comparetti a découvert. Chez le Veau, il traverse le ganglion otique. L'autre nerf, appelé petit pétreux superficiel, et qui naît du ganglion lui-même, pénètre dans un canal particulier du rocher, qui est situé en avant et au côté externe de l'entrée de l'aquéduc de Fallope, passe de ce canal dans la caisse du tympan, et s'unit avec l'anastomose de Jacobson. Il donne aussi une petite branche au genou du nerf facial. Cette anastomose, dont l'arc principal repose sur le promontoire de la cavité tympanique, unit le nerf tympanique du ganglion otique avec le rameau carotico-tympanique du grand sympathique et le rameau tympanique du ganglion pétreux du nerf glosso-pharyngien, en une anse de nerfs organiques. La branche du nerf glosso-pharyngien paraît ne pas venir de ce nerf, mais s'y rendre au contraire, et mêler des fibres organiques avec lui à l'endroit du ganglion pétreux.

Tout cet appareil de fibres nerveuses organiques, qui part du ganglion otique, semble destiné à mêler des fibres organiques avec la troisième branche du nerf trijumeau, la septième paire de nerfs et la neuvième, et à pourvoir de ces fi-

dans Froriep, *Notizen*, n° 660; Muller, dans Meckel's *Archiv*, 1832, p. 67; Hagenbach, *Disq. circa musc. auris internæ, adjectis animadversionibus de ganglio otico*, Bale, 1833; Bendz, *De anastomosi Jacobsonii et ganglio Arnoldi*, Copenhague, 1833. — *Voyez*, sur l'histoire de ce ganglion et de ses nerfs, Muller, *Archiv*, 1837, p. 284.

bres la caisse du tympan, notamment sa membrane muqueuse. Au contraire, le ganglion otique ne paraît avoir aucune relation avec l'ouïe. On conçoit maintenant, au milieu d'une telle quantité de fibres organiques qui sont entrelacées avec le nerf trijumeau, pourquoi, dans les expériences de Magendie, la section de ce dernier nerf altérait les fonctions nutritives de l'œil, de la gencive et de la langue ; on entrevoit aussi pourquoi les membranes muqueuses de l'œil, du nez et de la caisse du tympan ont de la tendance a être prises simultanément d'affections catarrhales.

Le ganglion maxillaire, situé au rameau lingual de la troisième branche du nerf trijumeau, ressemble au ganglion ophthalmique, en ce qu'il est composé de fibres organiques et de filets du système nerveux de la vie animale. D'après les observations de Haller, de Bock et d'Arnold, il reçoit du ganglion cervical supérieur un filet qui lui arrive avec l'artère faciale. De ce filet et de la masse ganglionnaire peuvent fort bien dépendre les effets organiques que le ganglion exerce sur la sécrétion de la salive dans la glande sous-maxillaire. En outre, le ganglion reçoit, selon Arnold, une branche de la corde du tympan annexée au nerf lingual, tandis que le tronc de cette corde continue de rester dans ce dernier. Comme la corde du tympan vient du nerf facial, qui est un nerf moteur, ce filet peut rendre raison de l'action motrice exercée par les filets que le ganglion maxillaire envoie au canal de Wharton. Ensuite Arnold indique encore quelques filets qui se détachent du nerf lingual lui-même pour aller gagner le ganglion maxillaire, et qui peuvent servir à entretenir la sensation dans la glande et son conduit excréteur. Ainsi ce ganglion ressemble à l'ophthalmique, eu égard à ses racines provenant de trois sources différentes. D'après Arnold, il donne des filets gris tant à la glande qu'à son conduit et au nerf lingual.

L'anatomie comparée du nerf trijumeau est encore enveloppée d'une certaine obscurité. Cependant ce nerf se comporte, chez les animaux supérieurs, à peu près comme chez l'homme, tant sous le rapport de sa distribution que sous celui de ses propriétés physiologiques. Il est le principal nerf sensitif de la face ; ainsi, d'après Rapp (1), les fibres sensitives des follicules d'où sortent les poils des moustaches, chez les animaux, proviennent du nerf sous-orbitaire, tandis que c'est le nerf facial qui préside aux mouvemens des follicules.

Chez les animaux dont le museau est doué d'un toucher très-développé, le nerf sous-orbitaire a toujours plus de volume qu'ailleurs. La même chose a lieu chez ceux qui sont pourvus d'une trompe.

Je remarque, dans les Serpens et les Lézards, que la première branche du nerf trijumeau forme son ganglion indépendamment de la seconde et de la troisième. Chez plusieurs animaux, la première branche renferme des filets destinés aux muscles oculaires. C'est ce qu'on observe dans les Cétacés, d'après Rapp et Bruns, dans la Lamproie, selon Schlemm et D'Alton, dans la Grenouille, suivant Volkmann (2).

Chez la Grenouille, au dire de Volkmann, la cinquième paire donne une branche qui traverse la caisse du tympan et va gagner la branche glosso-pharyngienne du nerf vague, ou le glosso-pharyngien.

Dans les Torpilles, la région antérieure de l'organe électrique reçoit aussi une branche du trijumeau, tandis que les principaux nerfs de cet appareil sont des ramifications de la paire vague. Dans les Raies, une branche du trijumeau se rend aux irradiations des tubes mucipares sous la peau. Dans les Carpes, le nerf vague et le dernier nerf cérébral, qui va aux muscles de la nageoire pectorale, reçoivent aussi une portion du trijumeau, d'après les recherches de Weber (3),

(1) *Die Verrichtungen des fuenften Nervenpaares*, Leipzick, 1832.
(2) Muller, *Archiv*, 1837, LVII, LXXIX; 1838, 76.
(3) Meckel's *Archiv*, 1827, p. 313.

qui a trouvé également, chez la Lote, une branche du trijumeau allant à la nageoire jugulaire.

E.-H. Weber a découvert que, chez plusieurs Poissons,
indépendamment de la branche du nerf vague qui suit la ligne
latérale, dans les muscles du tronc, jusqu'à la queue, il y a
encore un autre nerf longitudinal provenant du trijumeau.
Tels sont le *Silurus glanis* et la Lote (1). Ce nerf latéral du
trijumeau s'unit de la manière la plus intime avec les nerfs
spinaux, ce que ne fait pas celui qui provient de la paire
vague. Chez les Poissons, les nerfs vague et trijumeau sont
communément les plus gros nerfs du cerveau, et leur développement est proportionnel au volume des renflemens de
la moelle allongée, qui souvent se renfle en un lobe cérébral
particulier à l'origine de la paire vague. Weber a reconnu
que le nerf trijumeau naît, chez la Carpe, d'un renflement impair antérieur, et chez le Silure d'un renflement latéral du cervelet. Dans les Myxinoïdes, le lobe de la moelle allongée se
termine en devant dans le nerf trijumeau.

III. Nerf facial.

Quoique le nerf facial reçoive une certaine quantité de fibres sensitives, il est néanmoins le principal nerf moteur de
la face. Son domaine comprend tous les muscles de la face et
de l'oreille jusqu'à l'occipital ; de plus, il domine encore quelques autres muscles, comme le ventre postérieur du digastrique (dont l'antérieur est pourvu par le mylo-hyoïdien), le
stylo-hyoïdien et la peaucier. De là vient qu'il est à la fois et
le nerf de la physionomie et le nerf respirateur de la face,
en tant qu'il se trouve affecté toutes les fois que les mouvemens de la respiration s'exécutent avec plus d'énergie qu'à
l'ordinaire, ou avec effort, surtout chez les hommes d'une con-

(1) *De aure et auditu*, Leipzick, 1820. — Meckel's *Archiv*, 1827,
p. 304. — Breschet, *Recherches anat. et physiologiques sur l'organe de
l'ouïe des poissons*, Paris, 1838, in-4°.

stitution affaiblie. A mesure les muscles de la face et l'expression physionomique des passions diminuent chez les animaux, le volume de ce nerf devient aussi moins considérable. Chez les animaux pourvus d'une trompe mobile , il est très-gros , et, dans l'Eléphant , celle de ses branches qui se rend à la trompe égale le nerf sciatique de l'homme , tandis que les branches de la cinquième paire se rendent à l'extrémité tactile du prolongement du nez. Les moustaches mobiles des animaux reçoivent les filets nerveux de leurs muscles du nerf facial, pendant que la sensibilité des follicules dépend du nerf sous-orbitaire (1). Chez les Oiseaux , le nerf facial cesse d'être nerf de la physionomie ; il ne conserve ce caractère , et ne sert ainsi à l'expression des passions , que chez certains Oiseaux qui ont la faculté de redresser les plumes mobiles de leurs oreilles et celles de leur cou : du reste, il ne se répand plus que dans les muscles correspondans à ceux qui, chez l'homme, reçoivent de lui des filets conjointement avec ceux de la face, savoir les muscles abaisseurs de la mâchoire, les élévateurs de l'hyoïde et le peaucier. Il continue d'être nerf moteur partout où il existe, et c'est par malentendu que Treviranus a cru trouver en lui un exemple de la possibilité qu'un nerf change de fonction , parce que sa fonction motrice cesse presque entièrement chez les Oiseaux. Loin qu'il en soit ainsi , le nerf facial ne cesse pas d'être , chez-les animaux comme chez l'homme , un nerf musculaire proprement dit. Dans les Tortues , sa distribution est la même que chez les Oiseaux. Chez les Serpens et les Lézards , on voit passer immédiatement derrière la troisième branche du trijumeau , un nerf particulier, comparable au facial, qui se porte en dehors : il donne une branche au nerf vague en arrière, et reçoit, par un canal osseux de la base du crâne, un filet comparable au nerf vidien , qui communique avec là seconde branche du trijumeau. Le tronc du

____

(1) Bell. , *Exp. du syst. nat. des nerfs*, Paris, 1825, in-8, p. 55.

facial se répand dans le muscle placé entre l'os carré et la mâchoire inférieure, qui sert à abaisser cette dernière ; il se distribue aussi, chez les Lézards, dans le muscle cutané.

Chez les Grenouilles, un nerf comparable au facial se rend, d'après Volkmann, au ganglion du nerf trijumeau, mais se prolonge plus loin, comme branche sympathique de la cinquième paire, et va se jeter dans la branche laryngée du nerf vague. La branche laryngée est un rameau du glosso-pharyngien. On peut comparer cette anastomose à celle que l'on rencontre quelquefois, chez l'homme, entre le facial et le glosso-pharyngien.

Dans les Poissons osseux, le nerf facial ne forme pas un cordon distinct ; il est probablement renfermé dans la cinquième paire, dont il constitue le rameau operculaire.

Chez les Plagiostomes, un nerf analogue au facial s'isole, et chez les Cyclostomes le nerf facial naît à part du cerveau. Born, Schlemm et D'Alton l'ont vu dans la Lamproie, et je l'ai remarqué aussi chez les Myxinoïdes.

L'anastomose qui, chez l'homme et les Mammifères, existe entre le nerf facial et le lingual, par le moyen de la corde du tympan, est complétement énigmatique. Cloquet et Hirzel prétendent que le nerf pétreux superficiel, qui provient du nerf vidien, et qui va de la seconde branche du trijumeau au genou du facial, ne fait que s'annexer à ce dernier, qu'il s'insinue dans sa gaîne, et que c'est lui qui s'en sépare de nouveau, sous la forme de corde du tympan, pour aller gagner le nerf lingual. Cependant, d'après les recherches d'Arnold, cette assertion est erronée, parce qu'à moins d'user de violence, on ne peut parvenir à démontrer une telle disposition. Suivant Varrentrapp (1), le nerf pétreux superficiel, après avoir atteint le facial, ne se borne point à s'y accoler, mais se confond en partie avec lui, de manière qu'il n'y en a

____

(1) *Obs. anat. de parte cephalica nervi sympathici*, Francfort, 1831.

qu'une partie qui passe au-delà du genou de ce nerf, sans s'u-
nir intimement avec lui. Il pense que ce prolongement doit
déjà être considéré comme corde du tympan , et, si on l'en
croit, le tronc de la corde du tympan peut être poursuivi,
dans le nerf lingual , jusqu'au voisinage du ganglion maxillaire, où il se partage en deux branches , dont l'une se
jette dans ce ganglion, et l'autre continue de marcher dans
le nerf lingual. Selon Arnold (1) , la corde du tympan marche dans la gaîne du nerf lingual , contracte très-souvent
des connexions avec lui , et finit par se diviser en deux
filets, l'un plus petit, qui se plonge dans le ganglion maxillaire , l'autre plus gros , qui se perd dans le nerf lingual.
Comme les branches du ganglion maxillaire se répandent,
non pas seulement dans la glande sous-maxillaire , mais encore sur son conduit excréteur, ainsi que l'a vu Arnold , ce
qu'il y a de plus admissible jusqu'à présent , au dire de cet
anatomiste, c'est que les mouvemens du conduit excréteur
tiennent à ces filets nerveux de la corde du tympan provenant
du nerf facial moteur. Arnold a donné une explication de cette
anastomose qui ne me paraît pas vraisemblable (2). En général, cependant, il a lui-même déjà porté son attention sur le
rôle du ganglion maxillaire par rapport aux mouvemens du
conduit de Wharton.

IV. Nerfs glosso-pharyngien.

J'ai déjà parlé de la position que le nerf glosso-pharyngien occupe dans le système des nerfs. Il appartient à la
classe des nerfs mixtes, qui renferment des fibres sensitives
et des fibres motrices. C'est ce qui ressort, tant du ganglion
découvert par moi sur une partie de sa racine, que de sa
distribution dans des parties sensibles , à la région postérieure

(1) *Kopftheil des vegetativen Nervensystems*, Heidelberg, 1831, p. 449.
(2) *Loc. cit.*, p. 183.

du dos de la langue , dans les papilles calicinales , les amygdales et les parties mobiles du pharynx. On est encore dans le
doute de savoir si ce nerf renferme aussi des fibres destinées
à la gustation. Ce qui autoriserait à le penser, c'est que, chez
les Oiseaux et quelques Reptiles, le nerf gustatif semble
être une branche du glosso-pharyngien ; il provient même de
la paire vague chez les Grenouilles. Au reste , nous ignorons
quelle étendue a le sens du goût. Les sensations de dégoût,
dont le siége réside principalement dans le pharynx , ont
beaucoup d'analogie avec les sensations gustatives , et pour
ce qui les concerne aussi , nous ne savons pas non plus si elles
naissent dans le rameau pharyngien de la paire vague ou
dans celui du glosso-pharyngien.

Le rameau tympanique du glosso-pharyngien doit vraisemblablement être considéré comme une branche du grand
sympathique allant à ce nerf, ainsi que je l'ai fait voir ailleurs. J'ai traité plus haut de cette connexion dans la caisse
du tympan , ou de l'anastomose de Jacobson , et de l'anastomose avec le ganglion otique. On peut consulter, à l'égard des
nerfs analogues chez les Oiseaux, ce qu'en ont dit Weber (1)
et Breschet (2). Le nerf glosso-pharyngien des Oiseaux s'unit
par une branche avec le nerf vague ; il finit par se répandre
dans la langue , dont il est le nerf gustatif selon Weber, et ,
au moyen d'une seconde branche , tant à la partie supérieure
du larynx qu'à l'œsophage. Bischoff a décrit aussi , dans l'Iguane , un nerf glosso-pharyngien allant à la langue. Chez
les Serpens à sonnettes , j'ai vu le glosso-pharyngien passer
tout entier dans le nerf vague , qui donne aussi un rameau
lingual. Suivant Volkmann, il n'y a , chez les Grenouilles ,
que la branche glosso-pharyngienne de la paire vague qu'on

(1) *Anat. comp. nerv. symp.*, p. 26, 38.
(2) *Recherches anat. et phys. sur l'organe de l'ouïe et l'audition des
oiseaux*, Paris, 1836, in-8, fig.

puisse comparer au glosso-pharyngien. Chez les Poissons, on
a donné ce nom à une branche antérieure du nerf vague, qui,
dans la Carpe, est munie d'un ganglion, comme les autres
rameaux branchiaux de ce dernier nerf, mais qui sort par
un trou particulier du crâne, et se répand dans le premier
arc branchial, ainsi que dans la langue, jusqu'à la peau voisine de l'ouverture de la bouche. Il est facile de juger d'après
ces variétés, comme aussi d'après l'absence du nerf accessoire chez les Poissons, que les nerfs vague, glosso-pharyngien et accessoire ne forment qu'un seul et même système,
dont la division peut varier beaucoup dans les diverses classes
du règne animal.

V. Nerf vague.

Ce nerf mixte, qui peut-être, et assez probablement, doit
l'influence motrice qu'il exerce à son union avec la branche
interne du nerf accessoire, se répand constamment dans les
organes de la voix, ceux de la respiration, le pharynx et
l'estomac. Son influence sensorielle s'exerce sur toutes ces
parties; elle s'étend même jusqu'à l'oreille externe, par un
rameau auriculaire qui traverse le rocher, et tout porte à
croire que c'est lui qui communique au nerf facial la sensibilité dont jouit ce dernier, par l'anastomose existant entre lui
et son rameau auriculaire, dans l'intérieur du rocher. Du nerf
vague dépendent le sentiment de la faim, celui de la satiété,
et tous ceux, si divers, qui accompagnent l'état normal et
anormal de la respiration. Brachet assure que le sentiment de
la faim cesse après qu'il a été coupé (1). Chez un enfant né
avec deux têtes, deux poitrines et un abdomen simple, l'une
des moitiés n'était pas satisfaite quand l'autre avait bu, probablement parce que l'estomac était double. Les branches en
même temps motrices du nerf vague sont le nerf pharyngien
et les nerfs laryngés.

____

(1) Recherches sur les fonct. du syst. ganglionn., p. 179.

La section du nerf laryngé inférieur, ou celle du nerf vague au cou, des deux côtés, paralyse incomplétement le mouvement des petits muscles du larynx : la voix s'éteint, mais elle reparaît au bout de quelques jours, parce que le nerf laryngé supérieur exerce encore son influence. Magendie avait prétendu que le nerf laryngé supérieur se distribuait seulement aux muscles qui resserrent la glotte, et l'inférieur à ceux qui l'agrandissent : cette assertion n'a point été confirmée par les recherches de Schlemm. Le nerf vague n'exerce aucune influence motrice sur l'estomac ; on a beau l'irriter mécaniquement ou galvaniquement au cou, il ne détermine aucun mouvement dans ce viscère, comme l'ont établi les expériences faites par Magendie, par Mayo et par moi. Ce nerf renferme un grand nombre de fibres organiques du grand sympathique, qui arrivent tant à son tronc qu'à ses branches. C'est de ce mélange que provient sans doute l'influence chimico-organique qu'il exerce.

L'acte chimique de la respiration et de la sécrétion du mucus dans les poumons dépend en partie de ce nerf ; du moins, quand il a été coupé au cou, voit-on survenir des épanchemens de sang dans les poumons, et quoique le travail chimique de la respiration ne paraisse pas d'abord éprouver de trouble sensible, les animaux n'en périssent pas moins dans l'espace de quelques jours ; les Oiseaux vivent tout au plus jusqu'au cinquième ou huitième jour. La sécrétion du suc gastrique est également régie par l'action organique du nerf vague. Après la section de ce nerf au cou, la sécrétion du suc gastrique ne cesse pas complétement, mais elle diminue, et il en est de même de la digestion, qui, chez les Oiseaux dont la vie se prolonge davantage, continue bien d'une manière évidente, mais s'accomplit avec beaucoup plus de lenteur. Si les opérations chimiques du poumon et de l'estomac qui dépendent du nerf vague, ne cessent pas sur-le-champ et totalement après la section de ce nerf au cou, des deux côtés, le phénomène s'explique sans peine , puisque le nerf vague reçoit des fibres organiques , non pas seulement à la partie supérieure de son tronc , mais encore à l'inférieure, avec laquelle le grand sympathique contracte un grand nombre d'anastomoses, qui ne peuvent point être paralysées par la section faite à la région du cou.

La sécrétion muqueuse qui s'accomplit dans les organes respiratoires semble avoir lieu partout sous l'empire des fibres organiques mêlées avec le nerf vague, et c'est probablement aussi pour cela que le nerf laryngé inférieur reçoit, à son anse de réflexion, des filets si considérables du grand sympathique.

Après la section des deux nerfs vagues , l'absorption des liquides, ou des substances étrangères mêlées avec eux, telles que poisons ou autres , ne cesse point dans l'estomac. Les expériences d'après lesquelles Dupuy et Brachet ont conclu le contraire , étaient certainement inexactes ; elles ont été complétement refutées par celles d'autres physiologistes et par les miennes, qui prouvent que l'opération n'apporte pas le plus petit changement à l'absorption stomacale. Il est vrai que la section des deux nerfs amène la mort en peu de jours ; mais l'opération n'est point mortelle quand on ne l'exécute que d'un seul côté, ou lorsqu'on laisse s'écouler entre la section d'un des nerfs et celle de l'autre un laps de temps assez considérable pour que la plaie du premier puisse se cicatriser complétement (1).

Sous le point de vue de l'anatomie et de la physiologie comparée , le nerf vague offre un grand nombre de particularités remarquables.

______

(1) *Comparez* A. SOLINVILLE , *Anatomia et descriptio nervi pneumogastrici in corpore humano.* Zurich, 1833, in-4. — *Comp.* aussi les recherches et expériences d'Arnold sur les effets de la section du nerf pneumogastrique, dans F. ARNOLD, *Bemerkungen ueber den Bau des Hirns und Rueckenmarks.* Zurich, 1838, in-8. p. 106.

1° Chez les Oiseaux et les Reptiles écailleux, où le nerf accessoire se confond avec le tronc du nerf vague, celui-ci donne aussi une ou plusieurs branches aux muscles du cou (1).

2° Chez les Grenouilles, il part du ganglion du nerf vague une branche qui va se rendre aux muscles des mâchoires (2). C'est la branche laryngée de Volkmann, qui se répand en partie dans les muscles hyoïdiens, en partie dans ceux de la mâchoire. Volkmann a fait voir que son influence motrice dépend de la branche du facial qui s'unit avec elle.

3° Chez les Grenouilles, le nerf vague fournit aussi un rameau lingual, qui vraisemblablement remplace le rameau lingual sensitif du trijumeau, et la branche motrice ordinaire du nerf grand hypoglosse existe. Ce rameau ne détermine pas de convulsions dans la langue, comme l'a prouvé Volkmann. Le rameau lingual du nerf vague existe également chez les Serpens et les Crocodiles. Bischoff décrit aussi, dans le Crocodile, une branche du nerf vague allant aux muscles de l'hyoïde. On la rencontre également chez les Serpens et les Lézards.

4° Le nerf récurrent existe encore chez les Mammifères, les Oiseaux et les Reptiles. Weber a fait voir (3) que, chez les Grenouilles aussi, une branche du nerf vague envoie un nerf récurrent au larynx. Le larynx des Oiseaux reçoit une branche de la neuvième paire; leur trachée-artère et leur larynx inférieur en reçoivent du nerf vague, mais les nerfs des longs muscles qui raccourcissent la trachée-artère chez beaucoup de ces animaux viennent d'un rameau descendant particulier du grand hypoglosse.

______

(1) Bischoff, *Nervi accessorii anatomia et physiologia*, Heidelberg, 1832, pag. 41, 45.

(2) Weber, *Anat. comp. nerv. symp.*, p. 44.

(3) *Loc. cit.*, p. 46.

5° Dans la Grenouille, au dire de Volkmann, le nerf vague fournit aussi une branche cutanée pour la région située derrière l'oreille.

6° Chez les Poissons, il donne les nerfs branchiaux, ainsi qu'un rameau intestinal pour le pharynx et l'estomac. Il fournit, en outre, chez les Torpilles et le Silure électrique, les nerfs de l'appareil électrique, chez les Carpes les nerfs des dents palatines, et chez tous les Poissons, le nerf de la ligne latérale.

Il est de toute évidence que la substance du nerf vague des Poissons augmente dans son ganglion ; car les branches, prises ensemble, dépassent le volume des racines, et il y en a même quelques unes qui sont plus grosses que ces dernières. Cet accroissement paraît être dû à une division et à une multiplication que les fibres primitives éprouveraient dans l'intérieur du ganglion, et qui ferait que plusieurs fibres des branches n'en représenteraient qu'une seule des racines. Chez la Sandre et le Bars, toutes les branches ensemble forment un ganglion : chez la Carpe, il n'y a que les nerfs branchiaux qui en produisent, et alors on compte plusieurs de ces ganglions, dans lesquels la substance se multiplie (1).

7° L'une des plus remarquables branches du nerf vague, chez les Poissons, est le nerf de la ligne latérale, qui marche entre les muscles, non loin de la peau, jusqu'à la queue, et qui donne des filets aux muscles (?), ainsi qu'aux tégumens. Desmoulins prétend que ce nerf n'est point sensible. Mais il n'est certainement pas moteur, quoiqu'il se répande aussi dans des muscles ; car, en le galvanisant, sur la Carpe, avec une pile de quarante paires de plaques, je n'ai pu faire entrer ceux-ci en convulsion. Van Deen l'a découvert aussi

(1) Weber, *Anat. comp. nerv. symp.*. p. 62. 66. — Meckel, *Archiv*, Pl. IV, fig. 25, 26.

dans les Têtards des Grenouilles, et comme nerf persistant chez le Protée (1). Mayer l'a rencontré dans le Ménopome, et Krohn chez les Tritons. La courte branche cutanée du nerf vague des Grenouilles paraît en être l'analogue ou le débris. On a comparé ce nerf à l'accessoire; mais je crois qu'il n'y a que le rameau auriculaire du nerf vague de l'homme et des Mammifères qui lui soit comparable (2). Le nerf latéral de la Lamproie est exactement conformé comme le rameau auriculaire provenant du nerf vague et du facial. Comme le nerf facial des Poissons osseux est renfermé dans le trijumeau, on conçoit le concours de ce dernier à la production du nerf latéral chez beaucoup d'animaux de cette classe. Les Cyprins ont une branche du trijumeau qui, même déjà dans l'intérieur du crâne, se joint au nerf vague pour constituer le nerf latéral. Dans le Gymnote électrique, la concurrence a lieu hors de la cavité crânienne. Weber a trouvé, dans le Bars et la Lote, un double nerf latéral venant du trijumeau et du vague. Swan a fait une observation intéressante sur la Morue, où une branche de la cinquième paire, unie avec un rameau du nerf vague, donne deux nerfs du tronc, dont l'un passe sur le dos, au dessus de la colonne vertébrale, et gagne la base des nageoires, tandis que l'autre marche au côté ventral de la queue, jusqu'à l'extrémité de la nageoire anale. Tous deux s'unissent avec les nerfs spinaux, l'un avec les branches ascendantes, et l'autre avec les branches descendantes. Il y a donc, dans la configuration du système nerveux, comme dans le système osseux et la disposition des muscles, une symétrie entre la moitié supérieure et la moitié inférieure de la queue. Outre ces deux nerfs latéraux du trijumeau, on trouve encore deux branches de la paire vague qui gagnent

(1) MULLER, *Archiv*, 1834, p. 477.
(2) MULLER, *Archiv*, 1837, LXXVI.

l'extrémité postérieure du corps, en passant sur les muscles (1).

Le Hérisson possède, d'après Barkow, un nerf latéral destiné à la peau et aux muscles, mais qui ne provient que des nerfs rachidiens, savoir du dernier cervical et du premier dorsal.

8° Les branches que le nerf vague envoie à l'organe palatin des Cyprins sont remarquables (2). Weber a découvert le premier que cet organe possède une contractilité très-singulière ; car lorsqu'on le pique ou comprime avec un corps pointu, le point irrité s'élève aussitôt sous la forme d'un monticule conique, qui demeure soulevé pendant quelques secondes, après quoi il s'affaisse, le tout sans changement de couleur qui puisse annoncer une affluence de sang. Je le regarde non pas comme un organe de goût, mais comme un appareil spécial de déglutition. J'ai remarqué qu'il peut se contracter dans toutes les directions, et que partout il produit des élévations coniques, linéaires ou larges, suivant qu'on le comprime avec l'extrémité d'un corps pointu, qu'on promène cette extrémité sur sa surface, ou qu'on agit sur toute son étendue à la fois. Lorsque j'y appliquais les pôles d'une batterie de quarante paires de plaques, il survenait les plus violentes convulsions, et la direction du mouvement était toujours déterminée par le courant. L'organe peut se renfler en une masse dans son milieu, et c'est probablement ainsi qu'il agit pendant la déglutition, ou opérer des contractions en tous sens, qui ont lieu aussi dès qu'on le distend. Dans ce dernier cas, la convulsion suit la direction de la distension. Nous ne pouvons savoir si sa mobilité obéit aux ordres de la volonté. Ce qu'il y a de contractile en lui n'est

_____

(1) *Illustrations of the comp. anat. of the nervous syst.*, Londres ; 1835, in-4, fig.

(2) MECKEL, *Archiv*, 1827, p. 309.

qu'une surface d'une ligne et demie d'épaisseur ; plus profondément, se trouve une couche adipeuse, qui n'est point contractile.

9° Le nerf vague donne aussi des branches à la nageoire chez le Bars et les Carpes.

10° E.-H. Weber a fait remarquer que le nerf vague se trouve en réciprocité d'action avec le grand sympathique. Ce dernier est fort peu développé chez les Serpens, tandis que le rameau intestinal du nerf vague est très-gros]; le contraire a lieu chez les Grenouilles. Les branches intestinales du nerf vague ont aussi beaucoup de volume chez les Poissons, et, chez les Myxinoïdes, le rameau intestinal, né de l'union des deux nerfs vagues, va jusqu'à l'anus, tandis que le grand sympathique manque.

VI. Nerf accessoire de Willis.

J'ai déjà parlé des rapports entre le nerf accessoire de Willis et la paire vague, eu égard à la propriété motrice de cette dernière. On ne rencontre ce nerf que chez les Mammifères, les Oiseaux et les Reptiles : il n'existe point chez les Poissons. Dans la classe des Oiseaux et dans celle des Reptiles, il se comporte presque comme une racine du nerf vague, puisqu'il passe tout entier dans celui-ci, qui envoie aux muscles du cou une branche paraissant correspondre au nerf accessoire des Mammifères (1). Les muscles sterno-cléido-mastoïdien et trapèze sont le domaine du nerf accessoire des Mammifères, en tant qu'il ne s'unit point avec le vague. On ignore quelle est la cause des singularités que ce nerf présente dans son origine et sa marche. Probablement elles tiennent à ce que la branche pharyngienne qui se sépare du nerf vague aussitôt après sa sortie, reçoit des fibres de presque toute la portion cervicale

(1) Bischoff, *Nervi accessorii Willisii anatomia et physiologia*, Heidelberg, 1832.

de la moelle épinière. D'autres nerfs ont également des origines fort étendues : ainsi le rameau descendant de l'hypoglosse naît de ce dernier et des cervicaux supérieurs. La différence consiste donc uniquement en ce que , pour l'accessoire, les filets destinés à le former se réunissent déjà dans l'intérieur du rachis, tandis que , pour d'autres nerfs , leur réunion n'a lieu que hors de la cavité rachidienne.

VII. Nerf grand hypoglosse.

Le nerf grand hypoglosse est essentiellement moteur, quoiqu'il renferme aussi des fibres sensitives. Mayer a découvert qu'il présente, chez quelques Mammifères, une petite racine postérieure munie d'un ganglion. La place qu'il occupe dans le système a déjà été assignée précédemment. Il est le nerf moteur de la langue, dans tous les mouvemens de cet organe pour la parole, la mastication, la déglutition, etc. Lorsqu'on le tiraille, chez les animaux, il détermine des convulsions violentes de la langue. Mais il est en même temps le nerf moteur des grands muscles du larynx et de l'hyoïde, du génio-glosse, de l'hyo-thyroïdien, de l'omoplat-hyoïdien, du sterno-thyroïdien et du sterno-hyoïdien.

L'observation suivante, recueillie par Montault, a de l'importance pour la physiologie du nerf grand hypoglosse. Après une chute sur la nuque, il survint de la tension et des tremblemens dans les muscles du cou, et de la difficulté pour parler; la langue s'atrophia peu à peu, surtout du côté gauche, et quand le sujet la sortait de la bouche, elle s'inclinait à droite. Le goût existait sur les deux côtés de la langue. Plus tard il se manifesta une petite tumeur derrière l'apophyse mastoïde, la déglutition devint difficile, les hoquets, l'aphonie, le vomissement s'y joignirent, et finalement des accès d'épilepsie. A l'ouverture du corps on trouva, entre la fosse occipitale gauche, l'hémisphère gauche du cervelet, et la moelle allongée, une tumeur qui contenait beaucoup d'hydatides. Ce kyste soulevait l'hémisphère gauche du cervelet, et repoussait la moelle allongée un peu vers la droite; situé en dedans de l'arachnoïde, il pénétrait de quelques lignes dans le canal rachidien, et était en même temps engagé dans le trou condyloïdien antérieur. De sa base partait un prolongement qui, traversant la partie antérieure du trou déchiré gauche, se portait au dehors sous l'extrémité supérieure des muscles complexus et sterno-cléido-mastoïdien. Au dedans du crâne, les nerfs étaient sains; mais, depuis sa sortie de la cavité crânienne, le grand hypoglosse était atrophé jusqu'à la langue; le glosso-pharyngien participait aussi à cet état, mais ni le vague ni l'accessoire n'en étaient atteints. Les muscles de la langue et du voile du palais du côté gauche et la corde vocale gauche furent trouvés atrophiés. Ce cas prouve que le nerf lingual est le nerf gustatif de la langue, et que la paralysie et l'atrophie de celle-ci dépendaient de l'atrophie du glosso-pharyngien et du grand hypoglosse. L'état des choses fut parfaitement reconnu par Dupuytren, qui prédit qu'on découvrirait une altération du grand hypoglosse à sa sortie du crâne, parce que, si la lésion avait intéressé l'origine du nerf, il aurait dû y avoir paralysie des membres.

Chez les Oiseaux, le nerf grand hypoglosse, après s'être uni avec le vague par un rameau, se divise en deux branches principales, qui vont gagner, l'une les muscles de l'hyoïde, l'autre la partie latérale de l'œsophage (1). J'ai aussi observé, dans le Dindon, une longue branche descendante, destinée au long muscle qui raccourcit la trachée-artère. Bojanus et Bischoff ont vu le nerf hypoglosse se rendre aux muscles de la langue, le premier chez la Tortue, et le second chez l'Iguane. Le Serpent à sonnettes m'a offert un nerf hypoglosse grêle, qui sort derrière la paire vague, par

____

(1) WEBER, *loc. cit.*, p. 40.

une ouverture particulière, et qui, après s'être uni avec le premier cervical, se jette en entier dans le nerf vague. Chez les Grenouilles, le nerf correspondant à l'hypoglosse, qui se rend à la langue, est fourni par le premier cervical. On conçoit cette disposition, puisque, chez l'homme aussi, l'hypoglosse s'unit avec le premier nerf cervical. E.-H. Weber a trouvé, dans les Poissons, un dernier nerf cérébral, qui naît par trois racines, dont une, postérieure ganglionneuse, passe à travers un trou particulier du crâne, et va aux muscles de la nageoire pectorale. Dans la Carpe, la racine ganglionnaire s'unit avec une racine du trijumeau (1). Ce nerf donne aussi, d'après Buechner, des branches au muscle sterno-hyoïdien, et il est l'hypoglosse : il paraît exister généralement chez les Poissons ; mais il ne passe pas toujours à travers l'os occipital même ; car, chez le Brochet et la Perche, c'est derrière cet os qu'il sort.

Quand on pense que le premier nerf rachidien de l'homme n'a quelquefois qu'une racine antérieure, que le grand hypoglosse n'en a qu'une antérieure chez l'homme, mais qu'il en présente aussi une postérieure chez certains Mammifères, on voit que l'hypoglosse rentre tout-à-fait dans la catégorie des nerfs spinaux, et qu'on doit le regarder en quelque sorte comme un premier nerf rachidien, qui seulement sort encore la plupart du temps à travers le crâne. Par là l'analogie devient plus grande encore entre lui et le dernier nerf cérébral des Poissons.

Après avoir ainsi passé en revue les différences qu'on rencontre, chez les animaux, eu égard à la disposition des nerfs cérébraux, jetons un coup d'œil sur le système de ces nerfs, en tant qu'il peut être rapporté à un certain type fondamental. L'idée qui sert de guide ici est celle de nerfs cérébraux primitifs et de nerfs cérébraux secondaires, telle que

_____

(1) BISCHOFF, *loc. cit.*, p. 49.

Meckel l'a exprimée. La première classe comprend, d'un côté, les trois nerfs purement sensoriels, l'olfactif, l'optique et l'acoustique ; d'une autre part, les nerfs cérébraux mixtes ou à deux racines, qui sont construits d'après le type des rachidiens, et qu'on peut appeler nerfs vertébraux de la tête. A la seconde classe se rapportent ceux qui peuvent devoir naissance à un certain nombre de fibres détachées de la racine d'un nerf cérébral, ou être confondus avec d'autres nerfs vertébraux de la tête. Cette idée, exacte au fond, n'a pas été bien développée par Meckel. Arnold l'a mieux appliquée, en admettant deux nerfs vertébraux de la tête ; le premier est le trijumeau, avec les oculo-musculaires et le facial, qu'on peut considérer comme appartenant à sa portion motrice ; le second comprend le vague, l'accessoire, le glosso-pharyngien et l'hypoglosse (1). Dans mon opinion il y a trois nerfs vertébraux crâniens, qui correspondent aux trois vertèbres céphaliques. Le premier est le trijumeau ; le second, le vague, avec le glosso-pharyngien et l'accessoire ; le troisième, l'hypoglosse. Les nerfs oculo-musculaires sont des nerfs secondaires, qu'on doit regarder comme la portion motrice de la première branche du trijumeau. Chez les Cétacés, la première branche du trijumeau donne déjà des rameaux aux muscles de l'œil, quoique les nerfs oculo-musculaires ordinaires existent aussi. Chez les Grenouilles, le nerf abducteur passe dans le ganglion de Gasser, ainsi que l'a fait voir Wolkmann, et le trijumeau donne par conséquent des filets aux muscles oculaires. Chez les Lamproies, il manque l'un des trois nerfs oculo-musculaires, vraisemblablement l'abducteur, et le trijumeau fournit aussi des nerfs aux muscles de l'œil, comme l'ont montré Schlemm et D'Alton.

Le nerf facial est, dans tous les cas, un nerf secondaire,

(1) *Comp.* Buechner, *Mém. de la Soc. d'hist. nat. de Strasbourg*, t. II, liv. 2.—Muller, *Archiv*, 1837, LXXIV.

et il a beaucoup d'affinité avec la portion motrice du triju-
neau ; car, chez les Poissons osseux, il se confond avec ce
dernier, dont il constitue le rameau operculaire, ce que Serres
a rendu probable. Volkmann a fait voir qu'il s'adjoint aussi
au trijumeau chez les Grenouilles. Mais ses rapports avec le
vague ne sont pas moins grands. En effet, déjà chez l'homme
et les Mammifères, il s'unit avec des branches de ces deux
nerfs. Chez les Serpens et les Lézards, il donne une branche à
la paire vague. Chez la Grenouille, le facial du trijumeau
se prolonge en une branche du vague, savoir la laryngée,
ainsi que Volkmann l'a observé. Le facial de la Lamproie
forme, conjointement avec le vague, le nerf latéral, qui,
chez les Poissons osseux, est souvent constitué par la cinquième paire et le vague.

Au second nerf vertébral de la tête appartiennent le nerf
vague, le glosso-pharyngien et l'accessoire. Le vague n'est
qu'en très-grande partie sensitif; l'accessoire n'est non plus
moteur qu'en très-grande partie; le glosso-pharyngien est
sensitif et moteur à degré égal.

Le troisième nerf vertébral du crâne est formé uniquement
par l'hypoglosse.

Les Myxinoïdes sont les animaux qui se rapprochent le plus
du type simple des nerfs vertébraux du crâne, sans nerfs secondaires ; car, parmi ces derniers, ils ne possèdent que le
nerf facial.

VIII. Nerf grand sympathique.

Il a déjà été question plusieurs fois de la physiologie de ce
nerf. Ainsi, ses propriétés sensitives, motrices et organiques
ont été examinées d'une manière générale, et la mécanique
de ses effets a été exposée. Ici c'est le lieu de dire ce qu'il
présente de particulier dans les différentes classes du règne
animal et chez les divers animaux, tout en se restreignant

aux circonstances qui peuvent offrir de l'intérêt sous le point de vue physiologique (1).

Chez les Oiseaux, la portion cervicale du grand sympathique est contenue dans le canal des apophyses transverses des vertèbres, où, chez les Mammifères et l'homme, on ne découvre qu'un cordon proportionnellement très-grêle de ce nerf.

Les plus constantes parmi les jonctions des nerfs cérébraux avec le grand sympathique, sont celles des nerfs vertébraux du crâne. Elles ont lieu, chez les Poissons, à la base du crâne, absolument de la même manière que les anastomoses du cordon limitrophe du nerf grand sympathique avec les nerfs rachidiens.

Chez plusieurs animaux, on trouve des équivalens, ou de certaines parties du grand sympathique, ou du nerf entier, qui s'éloignent totalement de son type. Je citerai les exemples suivans :

1° Le grand sympathique manque chez les Cyclostomes, et le nerf vague, qui le remplace, va jusqu'à l'anus.

2° Chez les Serpens, la portion céphalique est séparée du cordon limitrophe du tronc, et passe tout entière dans le nerf vague. Le cordon limitrophe manque aussi à la partie antérieure du tronc. Au lieu de la formation ordinaire, on voit des branches de nerfs spinaux se rendre aux poumons, à l'intestin, aux parties génitales et aux organes urinaires, comme l'avait déjà remarqué Weber. Ces branches s'unissent

(1) Je renvoie pour les détails anatomiques aux ouvrages de Weber (*Anat. comp. nerv. sympath.*, Leipzick, 1817); de Lobstein (*De nerv. symp. hum. fabrica, usu et morbis*, Paris, 1823); de Wutzer (*De gangliorum fabrica*, Berlin, 1817); de Hirzel (dans TIEDEMANN's, *Zeitschrift fuer Physiologie*, I); d'Arnold (*Der Kopftheil des vegetativen Nervensystems*, Heidelberg, 1831); de Varrentrapp (*Obs. anat. de parte cephalica nerv. symp.*, Francfort, 1831); et de Giltay (*De nerve sympathico, diss.*, Leyde, 1834.)

ensemble par des anses, qui sont tout ce qui reste du cordon limitrophe. Mais de pareilles anastomoses en arcades sont très-communes entre les nerfs cérébro-rachidiens. Les grands Serpens sont les seuls chez lesquels j'aie rencontré une trace de ganglions dans le cordon limitrophe. Chez ces animaux le nerf vague s'étend sur l'intestin jusqu'au-delà des deux tiers de la cavité abdominale.

3° Des équivalens de quelques parties du grand sympathique se voient parfois aussi chez les animaux supérieurs. Ainsi des organes glanduleux, au lieu de recevoir, comme de coutume, des filets de ce nerf, tiennent les leurs des nerfs cérébro-spinaux ; tel est le cas de la glande lacrymale, pourvue par le nerf du même nom, et de la glande mammaire, chez l'homme, dont les filets nerveux viennent du troisième et du quatrième thoraciques.

Section cinquième.

Des parties centrales du système nerveux.

CHAPITRE PREMIER.

Des parties centrales du système nerveux en général.

C'est dans les organes centraux du système nerveux que s'exerce l'activité réunie de toutes les fonctions nerveuses, soit en dehors de la domination de l'âme, soit sous l'empire de cette dernière. Ce sont ces organes qui réunissent tous les nerfs ou conducteurs en un seul tout. En leur qualité d'excitateurs, ils sollicitent, tantôt d'une manière automatique, continue ou intermittente, tantôt d'après des déterminations volontaires émanées du *sensorium commune*, les nerfs moteurs à agir pour provoquer le mouvement des muscles. Dans certains cas, ils réfléchissent les effets des nerfs sensitifs sur les nerfs moteurs, sans que la conscience en soit informée, et dans d'autres, ils en avertissent la conscience du *sensorium commune*. Ils maintiennent l'intégrité des effets nerveux organiques, produisent et reproduisent continuellement le principe nerveux, enfin ont seuls le pouvoir de rendre durables l'activité et l'irritabilité des nerfs. Telle est la définition générale du cerveau et de la moelle épinière considérés comme excitateur indépendant, par opposition avec les nerfs considérés comme conducteurs du principe nerveux. Il n'est pas difficile de prouver, d'après les faits qui ont été allégués dans la physique des nerfs, que les organes centraux diffèrent de ceux-ci par les propriétés dont l'énumération vient d'être faite.

1° Les organes centraux réunissent tous les nerfs. Cet axiome est vrai, même pour les nerfs sympathiques, qui, ainsi qu'on l'a vu dans le chapitre précédent, communiquent avec eux par des fibres sur un très-grand nombre de points. La seule différence qui existe entre les nerfs cérébro-spinaux et les nerfs organiques, par rapport aux organes centraux, c'est que les premiers émanent beaucoup plus immédiatement des centres, tandis que les autres sont bien en conflit avec le cerveau et la moelle épinière par celles de leurs fibres qui accompagnent les nerfs cérébro-spinaux, mais qu'ils ont outre des centres subordonnés, leurs ganglions et leurs plexus, d'où l'influence organique émane immédiatement, quoique l'activité de ce système ne puisse être durable sans le concours du cerveau et de la moelle épinière.

2° Les organes centraux jouent le rôle d'excitateurs à l'égard des nerfs moteurs qui remplissent l'office de conduire aux muscles la décharge motrice du principe nerveux. Cette activité motrice se manifeste de trois manières différentes :

a. Par une irradiation continue, ce dont nous avons un exemple dans la domination non interrompue des sphincters, dont les contractions cessent après les lésions des organes centraux ;

b. Par des mouvemens rhythmiques, comme le prouve la dépendance dans laquelle les mouvemens de la respiration sont de la moelle allongée ;

c. Par des décharges qui partent du *sensorium commune* soumis aux actions spontanées de l'âme.

Les nerfs moteurs se comportent de deux manières à l'égard de cette influence motrice :

a. Les uns ne jouent que le rôle de simples conducteurs. A la vérité, ils sont continuellement chargés d'influence motrice, et l'art peut les déterminer, par des moyens mécaniques, à opérer des décharges, ainsi qu'il arrive au nerf d'une cuisse de Grenouille ; mais, dans l'état de santé, ils ne se déchargent jamais spontanément, et ne le font que sous l'influence des organes centraux. Ce sont les nerfs cérébro-spinaux moteurs.

b. D'autres, entièrement soustraits à l'influence du *sensorium commune*, pour ce qui regarde les actions volontaires, peuvent bien être sollicités à des actions continues ou rhythmiques par les organes centraux, mais ils ont cela de particulier, qu'ils opèrent aussi des décharges spontanées, quoique cependant ils aient besoin des organes centraux pour reproduire leur influence nerveuse. Ici se rangent les effets moteurs du grand sympathique. Les parties régies par ce nerf se contractent spontanément, même lorsqu'elles sont séparées du corps et soustraites à l'influence des organes centraux, comme le cœur, le canal intestinal, etc.; mais l'énergie et la la durée de leurs contractions dépendent du conflit de leurs nerfs avec les organes centraux. Lorsqu'on éprouve une lassitude passagère, et aussi pendant le sommeil, après l'action diurne du système nerveux, l'influence des organes centraux sur les parties périphériques se relâche ; mais ce changement momentané dans les organes centraux n'est point en état de modifier d'une manière essentielle les mouvemens sponta-

nés soumis au système sympathique. C'est seulement quand
la lassitude dure long-temps dans les parties centrales,
quand ces organes éprouvent une lésion grave, que les mouvemens soumis au système sympathique se paralysent aussi,
parce qu'ils se ressentent du désordre survenu dans la source
de leur énergie et de leur durée.

Mais il ne faut pas s'imaginer que les organes centraux soient
complétement inactifs durant l'état de lassitude et de sommeil
dans lequel ils tombent une fois par jour. La fatigue est bien
générale, mais il n'y a que le *sensorium commune*, c'est-à-
dire la partie du cerveau soumise aux actions de l'âme, qui
devienne inactif; il n'y a que les seuls mouvemens volontaires
qui soient complétement soustraits aux actions motrices des
organes centraux pendant le sommeil. Toutes les autres parties de ces organes continuent d'agir comme pendant la veille.
Ce qui le prouve, c'est la persistance des contractions continues des sphincters et des mouvemens rhythmiques de la
respiration, phénomènes qui sont accomplis tous deux par de
véritables nerfs cérébro-spinaux. Donc certains muscles,
quoique pourvus de nerfs cérébro-spinaux, ne cessent pas
d'agir pendant le sommeil; les sphincters sont toujours fermés, le sommeil amène toujours une situation fixe de l'œil
telle qu'il regarde en haut et en dedans; toujours il détermine la contraction de l'iris et la diminution de la pupille,
compagnes inséparables de cette situation, et le plus ordinairement aussi il entraîne l'occlusion de la bouche. En un mot,
nous voyons que, même durant le sommeil, l'appareil moteur
tout entier des organes centraux, tant du cerveau que de la
moelle épinière, continue d'agir, et qu'il n'y a que l'excitation
volontaire de cet appareil qui cesse pendant l'inaction du
sensorium commune. Nous devons donc nécessairement admettre que le conflit entre les organes centraux et l'activité
motrice du système sympathique persiste pendant le sommeil,
puisque, sans cette influence, les mouvemens qui ont lieu

dans le système sympathique diminueraient sur-le-champ d'énergie, comme nous le voyons dans l'apoplexie, dans les syncopes dont le point de départ est au cerveau, et dans les cas où l'on a pratiqué par des moyens artificiels la destruction de la moelle épinière.

3° Les organes centraux ressentent les effets des nerfs sensitifs, et tantôt les reversent, sans que la conscience en soit instruite, sur les origines des nerfs moteurs, ce qui donne lieu à des mouvemens réflectifs, tantôt les transmettent au *sensorium commune*, de manière que la conscience en soit informée. Dans le premier cas, les effets centripètes des nerfs sensitifs n'arrivent jamais qu'à exciter l'appareil moteur des organes centraux, qui a principalement son siége dans la moelle épinière, mais qui se ramifie aussi dans le cerveau. Dans le second cas, ces effets parviennent, sans provoquer de mouvemens réflectifs, jusqu'à une région particulière des organes centraux où réside le *sensorium commune*, qui les porte à la connaissance de l'âme. Il n'est pas rare que les deux phénomènes aient lieu simultanément ; les sensations sont portées à la conscience, et elles déterminent en même temps des mouvemens réflectifs, parce que la propagation se fait à la fois et vers l'appareil moteur des organes centraux et vers le *sensorium commune*, comme dans la toux provoquée par une irritation sentie de la trachée-artère, dans l'occlusion des paupières sous l'influence d'un bruit violent, ou dans la contraction de l'iris quand la rétine est frappée par une lumière trop vive. Je dois renvoyer aux chapitres précédens pour ce qui concerne la théorie et les lois de ces effets. Comme les phénomènes de réflexion ne dépendent point du *sensorium commune*, mais de l'appareil moteur des organes centraux, et que cet appareil continue d'agir pendant le sommeil, ils ont lieu tout aussi bien chez l'homme qui dort que chez celui qui veille, comme le prouvent la toux due à des irritations de la trachée-artère, et beaucoup d'autres phénomènes qui se passent durant le sommeil.

4° Les organes centraux maintiennent dans son intégrité l'énergie des effets nerveux organiques. Ici le nerf grand sympathique se comporte, à l'égard des organes centraux, comme il le fait sous le point de vue des mouvemens des parties soumises à son empire. La nutrition et la sécrétion s'accomplissent à la faveur d'une certaine action indépendante des nerfs organiques. On voit des embryons parvenir jusqu'au terme de la maturité, en se nourrissant bien, quoique leur moelle épinière et leur cerveau aient été détruits(1). La nutrition se fait même quelquefois dans des parties d'embryon, la tête ou une extrémité, qui ne possèdent point de cœur, et auxquelles le sang arrive par le cœur d'un autre embryon, du cordon ombilical duquel partent leurs vaisseaux (2). Mais, chez l'adulte, la nutrition souffre souvent dans les paralysies du cerveau et de la moelle épinière, bien que ce cas n'arrive pas toujours ; les parties paralysées sont plus sujettes à tomber en gangrène quand elles viennent à être lésées, et les vives affections aiguës des organes centraux, qui en font cesser les actions, déterminent fréquemment l'apparition spontanée de la gangrène dans des points plus ou moins circonscrits. Les hommes atteints de phthisie dorsale finissent par ne plus pouvoir entrer en érection, phénomène qui est dû, comme l'on sait, à l'accumulation du sang dans le tissu érectile de la verge : ils deviennent impuissans.

5° Le principe nerveux est produit et reproduit dans les organes centraux. Nous en avons la démonstration dans les expériences que j'ai faites avec Sticker, et desquelles il ré-

(1) *Voy.* Eschricht, dans Muller, *Archiv*, 1834, 268.

(2) *Voy.* Rudolphi, dans les *Abhandl. der Akad. zu Berlin*, 1816. — Muller, *Archiv*, 1834, p. 178.

sulte que les nerfs d'un membre , lorsqu'ils ont été séparés des organes centraux, conservent bien encore pendant quelque temps leur pouvoir moteur , c'est-à-dire la faculté de provoquer , dès qu'ils viennent à être irrités, des mouvemens dans les muscles auxquels ils se distribuent , mais perdent au bout de quelques mois , à moins que la plaie ne se cicatrise parfaitement, toute irritabilité pour les stimulus mécaniques et galvaniques. Un conflit continuel entre les organes centraux et les nerfs est donc nécessaire au maintien des facultés de ceux-ci , tandis que les organes centraux conservent encore les leurs après avoir perdu leurs conducteurs. Cependant le maintien de l'irritabilité des nerfs ne dépend point uniquement de l'influence non interrompue des organes centraux ; elle tient aussi à l'activité des cordons eux-mêmes. Lorsqu'un nerf demeure pendant long-temps sans agir , il perd de plus en plus son aptitude à entrer en action. La plupart des hommes n'ont aucune influence sur certains petits muscles , uniquement par défaut d'exercice , et après la perte de la transparence de l'œil , le nerf optique finit par s'atrophier jusqu'au cerveau ; Magendie a même déterminé cette atrophie en quelques mois chez des Oiseaux qu'il avait réduits à l'état de cécité.

Une concentration de la matière animale vivante dans des organes centraux et l'existence de parties dépendantes de ces organes ne sont pas seulement un attribut de tous les êtres animaux. La tendance à cette concentration se rencontre même dès le principe dans la matière susceptible de germer, et il paraît que c'est par la manifestation de ce penchant que commence l'organisation entière. Les observations qu'on a recueillies dans ces derniers temps sur la structure complexe des animaux les plus simples , rendent probable que , chez tous les êtres qui font partie du règne animal, sans excepter même ceux qui semblent être d'une simplicité extrême , il y a des nerfs et des parties placées sous la dépendance des nerfs , et partout où l'anatomie du système nerveux devient possible, nous le voyons se séparer en deux portions, savoir en certains organes centraux, qui ont plus d'importance , et en conducteurs de ces organes. Chez l'embryon des animaux supérieurs , cette séparation commence déjà dans la membrane proligère , sur l'axe de laquelle s'accumule la portion de matière animale imbue des forces propres aux organes centraux , pendant qu'autour d'elle se forment les parties qui dépendent de ceux-ci. Mais une séparation analogue continue de s'effectuer aussi dans la partie périphérique du nouvel être qui est dépendante des masses centrales , puisqu'elle se partage à son tour en conducteurs du principe nerveux , les nerfs, et en tissus recevant par ces derniers l'influence des organes centraux. La formation des organes centraux amène nécessairement celle des parties périphériques , et la formation des nerfs dans la partie périphérique de l'animal entraîne non moins nécessairement celle de tissus animés par eux. Du moment qu'a lieu cette séparation entre des organes centraux et des organes périphériques , le cerveau et la moelle épinière existent virtuellement ; car ni l'un ni l'autre ne se produisent d'abord et seuls , et , pour ce qui concerne la manifestation des régions diverses des organes centraux , elle est la conséquence des progrès du développement. La même chose a lieu pour la séparation histologique des parties occupant la périphérie ; dès qu'elle commence , le nerf entier existe certainement; il ne pousse pas de son extrémité externe pour aller à la rencontre de l'organe central. Du moins, cette opinion, qui a été émise par Serres, ne repose-t-elle sur aucun fait, et les observations citées en sa faveur n'ont point été confirmées par les recherches classiques de Baer sur l'embryogénie (1).

Si l'on compare les animaux inférieurs avec ceux des classes supérieures , sous le point de vue de l'opposition entre les

(1) C.-F. Burdach, *Traité de physiologie*, Paris , 1838, t. I, II, III,

parties centrales et les parties périphériques, comme aussi de celle entre les parties centrales et le système nerveux de la périphérie, on voit que cette opposition, bien qu'existante aussi chez les animaux des classes inférieures, y est cependant moins prononcée. Les découvertes d'Ehrenberg, relativement à la structure complexe d'êtres qu'on avait crus très-simples jusqu'à lui, les Infusoires et les Méduses, nous obligent d'admettre l'existence des nerfs chez ces animaux (1). Mais le principe animateur des parties centrales doit être plus accumulé ici dans le système nerveux qu'il ne l'est chez les animaux supérieurs, puisque la division du corps de ces animaux, loin de détruire l'organisme, donne lieu, au contraire, à la formation de plusieurs organismes. Ce phénomène est d'une évidence parfaite chez quelques Annélides, qui ont un système nerveux bien prononcé, mais qui, lorsqu'on les coupe en deux, continuent de vivre dans les deux segmens, comme les Néréides et les Naïdes. Les parties centrales, constituées par un cordon noueux, doivent donc ici contenir le principe animateur dans une grande extension : la répartition de la matière douée des forces dévolues aux parties centrales doit être plus grande encore chez les Polypes et les Planaires, dont les fragmens sont susceptibles de survivre, après qu'on les a divisés en quelque sens que ce soit. La tendance de la matière animale vivante à se partager en parties centrales et en parties dépendantes, reparaît sur-le-champ dans le morceau détaché du corps d'une Planaire, comme elle se montre dans le germe des animaux supérieurs. Si ce morceau devient un nouvel animal doué de tous les organes propres à son espèce, c'est par la manifestation de cette tendance inhérente à toute matière animale vivante.

(1) *Comparez*, sur les Méduses, EHRENBERG, dans MULLER, *Archiv*, 1834. — *Die Infusionsthierchen*. Leipzig, 1838, in-fol., fig. — *Recherches sur l'organisation des animaux infusoires*, Paris, 1839, in-8, fig.

L'exemple cité plus haut des Annélides nous fait voir que le cordon noueux de ces animaux contient le principe vital le plus important des organes centraux, non seulement dans le premier de ses ganglions, celui qu'on appelle le cerveau, mais encore dans toute son étendue ; car, ici, le principe vital lui-même est divisible avec la matière animée individuelle.

Il nous reste à examiner jusqu'à quel point cette extension du principe central de la vie dans le système nerveux a lieu chez les animaux qui viennent immmédiatement après les précédens.

Les Articulés, quoique pourvus encore d'un cordon noueux, comme les Annélides, ne survivent pas quand on les divise. Cependant les Insectes laissent fréquemment apercevoir des traces de mouvemens volontaires après qu'on leur a enlevé la tête. Un *Carabus granulatus* courait après la décapitation comme auparavant : un Bourdon, mis sur le dos, faisait des efforts pour se remettre sur ses pattes. Treviranus rapporte aussi une observation intéressante de Walckenaer sur la *Cerceris ornata*, insecte qui poursuit les Abeilles vivant dans des trous ; Walckenaer coupa la tête à un de ces Hyménoptères, au moment où il voulait pénétrer dans le trou de l'Abeille ; il n'en continua pas moins ses mouvemens : seulement il se retourna pour chercher à pénétrer à reculons (1).

Ces faits prouvent que le ganglion cérébral des animaux articulés n'est pas le seul qui influe sur la spontanéité et l'harmonie des mouvemens. Cependant les autres ganglions lui sont subordonnés, quant à l'action.

Chez les animaux vertébrés, la moelle épinière ne possède plus, sur les mouvemens spontanés et volontaires, une influence égale à celle que les ganglions subordonnés des parties centrales exercent chez les animaux sans vertèbres. Toutefois on remarque encore une certaine harmonie dans les mouve-

(1) Treviranus, *Erscheinungen und Gesetze des organischen Lebens*, t. II, p. 194.

mens après la décapitation. Une Grenouille à laquelle on a coupé la tête, se redresse, suivant ce qu'a vu Volkmann. Quant à moi, je n'ai jamais, après la décapitation de ces Reptiles, observé de pareils mouvemens, qui ne sont point réflectifs, que quand la tête avait été tranchée immédiatement au cou. Si la section tombait plus bas, à travers la moelle épinière, l'animal ne montrait plus aucune trace de volonté dans ses mouvemens. Quoique les Oiseaux battent encore des ailes après que leur moelle épinière a été coupée au milieu du cou, ce sont là sans doute des mouvemens groupés ou associés, qui ont leur cause dans le cordon rachidien, mais qui diffèrent beaucoup des mouvemens volontaires.

Nous ne connaissons aucun fait certain d'où il ressorte que la moelle épinière sente, indépendamment du cerveau et de la moelle allongée. On ne peut citer comme tels les mouvemens réflectifs qui succèdent à des irritations cutanées chez des animaux auxquels on a coupé la tête, et si les Grenouilles décapitées montrent encore une certaine harmonie dans la réaction, lorsqu'on fait agir des irritans sur leur peau, ce phénomène n'a lieu certainement que quand la section a été pratiquée au commencement du cordon rachidien.

Chez tous les animaux vertébrés, tant inférieurs que supérieurs, la masse de la moelle spinale correspond, en général, au volume des parties du corps que celle-ci domine. La moelle épinière d'un Poisson n'est pas, proportion gardée, beaucoup moins grosse que celle d'un homme. Mais, chez les animaux supérieurs, le cerveau croît en proportion du développement de leurs facultés intellectuelles. Chez les Poissons, il ne consiste qu'en plusieurs renflemens situés au devant de la moelle allongée. Le cerveau des Reptiles est plus volumineux que celui des Poissons, et celui des Oiseaux l'est plus que celui des Reptiles; le cerveau des Mammifères surpasse celui des Oiseaux, et celui de l'homme l'emporte sur tous les autres. Plus tard nous établirons ces rapports d'une manière précise par des proportions numériques. Cependant, quoique tous les animaux, jusqu'à l'Infusoire, soient organisés d'une manière également parfaite sous le rapport de ce qui est nécessaire à la vie animale, on doit accorder qu'il y a une différence de perfection entre eux eu égard au développement intellectuel et à ses organes, et cette différence se révèle dans la structure du cerveau.

On voit, d'après ce qui précède, qu'une comparaison établie entre la force des nerfs et celle des parties centrales du système nerveux, prises ensemble, est peu propre à fournir des conclusions physiologiques. Il est bien vrai que, chez les animaux vertébrés inférieurs, la force des nerfs croît généralement en proportion des parties centrales; mais, pour s'exprimer d'une manière exacte, on doit dire qu'elle augmente seulement en proportion du cerveau. Un autre appareil des parties centrales, le cordon rachidien, qui non seulement sert de conducteur entre le cerveau et les nerfs auxquels lui-même donne naissance, mais encore représente une colonne chargée de force motrice, dont l'énergie correspond aux forces motrices du corps, semble être partout en rapport avec ces forces motrices sous le point de vue de sa masse (mais non de sa longueur, qui varie beaucoup) et des nerfs auxquels il donne origine. Suivant Carus, la masse de la moelle épinière est à celle du corps :: 1 : 481 dans la Lote, :: 1 : 190 dans la Salamandre terrestre, :: 1 : 305 chez le Pigeon, :: 1 : 180 chez le Rat, :: 1 : 161 chez le Chat. Il y a, chez les Poissons, des troncs nerveux, tels que le nerf trijumeau et le nerf vague, dont le diamètre excède celui du cordon rachidien. Cependant lorsque l'on veut comparer les nerfs et la moelle épinière ensemble, chez des animaux différens, il faut bien avoir égard au volume des premiers; mais, pour ce qui concerne la seconde, ce n'est pas sa grosseur seulement, c'est encore sa longueur qu'on doit prendre en considération, ou, pour mieux dire, il faut comparer sa masse entière à la somme de tous les

nerfs qui naissent d'elle. Mais alors la force des nerfs cérébraux qui proviennent des prolongemens de la moelle épinière dans le cerveau ne saurait être comparée d'une manière
fructueuse à celle du cordon rachidien proprement dit, derrière l'encéphale (1).

CHAPITRE II.

De la moelle épinière.

La moelle épinière diffère déjà des nerfs sous le point de
vue anatomique. Comme le cerveau, elle renferme des fibres
tubuleuses. On trouve, dans son intérieur, de la substance
grise, qui, sur la coupe transversale, représente une espèce
de croix, de sorte que la figure se prolonge de chaque côté,
en manière de cornes, dans les cordons antérieurs et postérieurs. J'ai parlé plus haut, en traitant de la structure intime
des nerfs, des deux sortes de substance grise qu'elle renferme, et de la substance cendrée gélatineuse que Rolando
admet dans ses cornes postérieures. La disposition de la
substance blanche est toute spéciale aussi. Rachetti et
Rolando ont reconnu que cette substance est partagée en

(1) Les considérations dans lesquelles je viens d'entrer, suffisent pour
ouvrir la voie à une étude plus approfondie des forces dont sont doués la
moelle épinière et le cerveau eux-mêmes. Les ouvrages les plus importans sur la physiologie de ces deux appareils sont ceux de Gall et Spurz-
heim (*Anat. et physiolog. du système nerveux*, Paris, 1810. — *Sur les
fonctions du cerveau*, Paris, 1824, 6 vol. in-8.); de Tiedemann (*Anat.
de cerveau*, trad. par A.-J.-L. Jourdan, Paris, 1823); de Burdach (*Vom
Bau und Leben des Gehirns*, Leipzick, 1819-1826); de Carus (*Versuch
einer Darstellung des Nervensystems*, Leipzick, 1811); de Desmoulins
et Magendie (*Anatomie des systèmes nerveux*, Paris, 1825); de Serres
(*Anat. comparée du cerveau*, Paris, 1824); de Rolando (*Saggio sopra la
vera struttura del cervello*, Turin, 1828); de Flourens (*Recherches expérimentales sur le système nerveux*, Paris, 1824); de Treviranus (dans
Tiedemanns' Zeitschrift fuer Physiologis, t. IV); de F. Leuret (*Anatomie comparée du système nerveux, considérée dans ses rapports avec
l'intelligence*, Paris, 1839, in-8 et atlas in-fol.).

lamelles allant du dehors en dedans, qu'on peut rendre visibles en conservant pendant long-temps des segmens transversaux de moelle épinière dans du sel marin, et Rolando prétend qu'elle ne consiste qu'en plis superposés d'une membrane disposée à peu près comme la feuille d'un éventail, plis entre lesquels s'insinuent du dehors des prolongemens de la pie-mère, tandis qu'à l'intérieur ils sont séparés par des couches minces de substance grise. On dit que la membrane médullaire passe d'un côté à l'autre dans la commissure blanche antérieure, et que la même chose n'a point lieu en arrière.

Sous le rapport physiologique, la moelle épinière ressemble aux nerfs en ce qu'elle propage les effets de ses nerfs au cerveau, comme les nerfs cérébraux transmettent directement les leurs au sensorium commun, et qu'elle conduit aussi les actions cérébrales à ses nerfs, comme si ces derniers les recevaient immédiatement du cerveau. Mais, sous d'autres points de vue, elle diffère essentiellement des nerfs par les forces qui lui sont dévolues en sa qualité de partie centrale, et que ceux-ci ne possèdent point. Examinons de plus près ces deux propriétés.

I. *La moelle épinière est conducteur du principe nerveux ou de ses oscillations.*

Tous les nerfs cérébraux et spinaux sont mis, par elle, sous l'influence du cerveau, les premiers immédiatement et les autres médiatement. Dès que cette influence vient à être interrompue, les excitations des nerfs sensitifs ne parviennent plus à la conscience, et le cerveau ne peut plus exciter volontairement la force motrice des nerfs, qui sont soustraits à son empire.

Les causes qui interrompent la communication entre le cerveau et la moelle épinière, d'une part, et les nerfs, de l'autre, sont la compression exercée sur ces derniers, leur destruction, leur section, et la paralysie de leur force motrice par des substances solubles, par exemple dans l'empoisonnement par des préparations saturnines.

Aussi souvent que de telles causes agissent sur un nerf,
toutes les branches qui se détachent au dessous du point lésé
sont soustraites à l'excitation volontaire de la force motrice ;
les muscles auxquels elles se rendent sont paralysés sous le
point de vue du mouvement volontaire, et la partie cesse en
même temps d'être sensible aux stimulations du dehors.

Au contraire, les branches du nerf qui naissent au dessus
du point lésé ne sont point soustraites à l'influence du cerveau
et des déterminations de la volonté sur leurs muscles, parce
que leurs fibres primitives communiquent encore sans interruption avec l'encéphale. Par la même raison, tous les nerfs
sensitifs qui naissent au dessus du point de la lésion conservent le sentiment.

La lésion d'un nerf sur un point ne détruit que la liaision
avec le cerveau ou l'organe de la conscience et des excitations volontaires ; les portions de ce nerf situées plus bas demeurent en jouissance de leur force motrice pendant un certain laps de temps ; elles ont seulement cessé de pouvoir
ressentir l'influence du cerveau. Aussi, quand on pique,
écrase, brûle, cautérise, électrise ou galvanisme un nerf qui
a été frappé de paralysie, soit parce que l'influence cérébrale
n'arrive plus jusqu'à lui, soit parce qu'il cesse de communiquer avec le cerveau, l'animal n'a aucune sensation, parce
que l'irritation ne peut plus parvenir jusqu'au cerveau ; mais les
muscles auxquels il envoie des ramifications se contractent,
parce, que si l'influence cérébrale sur la force motrice est
paralysée, la force motrice des nerfs ne l'est point au dessous
du lieu de la lésion. Ce n'est qu'après avoir été soustrait pendant plusieurs mois à l'influence des parties centrales, qu'un
nerf perd totalement son irritabilité, comme le démontrent
les expériences faites par moi et Sticker.

Ainsi, chez l'homme et les animaux supérieurs, la moelle

épinière se comporte envers le cerveau de la même manière exactement que tous les nerfs cérébraux, et elle doit être considérée comme le tronc commun de tous les nerfs du tronc, quoiqu'elle possède encore des forces particulières, dont ceux-ci sont dépourvus. Les fibres primitives de tous les nerfs du tronc tiennent par elle au cerveau, tandis que les nerfs cérébraux se rendent immédiatement à cet organe.

Les conséquences des lésions de la moelle épinière doivent être jugées d'après cela. La lésion de l'extrémité inférieure du cordon entraîne la paralysie des membres pelviens, du rectum, de la vessie; celle de l'organe à une hauteur plus considérable détermine la paralysie de ces mêmes parties et des muscles abdominaux; plus haut encore, on observe en outre celle des muscles pectoraux; au cou enfin, plus bas que la quatrième vertèbre, on voit survenir aussi celle des bras, mais non celle du diaphragme, parce que le nerf phrénique naît du quatrième cervical. La lésion de la moelle allongée paralyse le tronc entier. Lorsqu'une lésion procède de bas en haut, la paralysie suit la même marche, comme dans la phthisie dorsale. En cela donc, la moelle épinière se comporte absolument comme tronc commun des nerfs du tronc. Si l'on exerce une irritation mécanique ou galvanique sur son extrémité supérieure, on voit entrer en convulsion les muscles du tronc entier, de même qu'en irritant un cordon nerveux, on fait contracter tous les muscles qui reçoivent des branches de lui. Si l'on coupe un nerf en travers, la portion soustraite à l'influence cérébrale est susceptible, quand on l'irrite, de déterminer des contractions dans les muscles auxquels elle se distribue; de même, après la section transversale de la moelle épinière, le bout inférieur peut encore, lorsqu'on l'irrite, exciter tous les nerfs qui en naissent et agir par-là sur leurs muscles.

La moelle épinière ne remplace pas seulement tous les nerfs du tronc en masse dans le cerveau; elle y remplace aussi

toutes leurs fibres primitives , car l'affection de certaines parties de ce cordon n'interrompt que l'influence cérébrale sur
certains muscles du tronc , et la lésion de certaines parties du
cerveau n'entraîne non plus que la paralysie de certaines
parties du tronc. Une cause qui n'agit que sur une moitié du
cerveau et de la moelle épinière n'amène qu'une paralysie
d'une des deux moitiés latérales du tronc, et plus la lésion
est faible , moins elle attaque de cordons de la moelle épinière , moins aussi il y a de parties soustraites par elle à l'influence cérébrale. Si l'on réfléchit en outre que du cerveau
dépend le nombre des muscles du tronc qui sont mis chaque
fois en mouvement, il paraît découler nécessairement de là
que les fibres primitives des troncs nerveux qui pénètrent
dans la moelle épinière ne s'unissent pas non plus dans cette
dernière , mais qu'elles continuent d'y marcher parallèlement
les unes aux autres, comme dans le tronc d'un nerf, et qu'elles arrivent ainsi au cerveau , afin de pouvoir, chacune isolément, lui communiquer les impressions locales et recevoir de
lui les excitations nécessaires pour donner lieu à des mouvemens. En effet , si elles s'unissaient ensemble dans la moelle
épinière , toute sensation locale au tronc serait aussi impossible que toute contraction isolée d'un seul muscle du tronc.
D'ailleurs, la cause des convulsions qui réside dans le cerveau
et la moelle épinière agit aussi sur des parties isolées du
tronc, et les lésions dont certaines régions de ces centres
viennent à être affectées, donnent lieu à des sensations locales
dans le tronc.

Au reste, l'ordre des fibres primitives que produisent les
nerfs, n'est point encore préformé à leur sortie de la moelle
épinière, et il ne se manifeste que par la réunion des filets radiculaires en faisceaux. On sait que les racines antérieures et
postérieures s'insèrent aux cordons antérieurs et postérieurs
sur une ligne latérale qui, de chaque côté, s'écarte un peu de
la ligne médiane. Les faisceaux radiculaires de la queue de

cheval s'insèrent immédiatement les uns à côté des autres sans interruption, tandis que les racines des autres nerfs semblent laisser une intervalle entre elles, attendu que les fibres s'écartent bien les unes des autres, mais que les faisceaux des racines nerveuses ne se touchent point. Il en est ainsi, en apparence, dans les lignes latérales d'insertion, où les faisceaux des fibres percent la pie-mère. Mais, à partir de la ligne d'insertion, ils s'écartent encore davantage les uns des autres, et lorsqu'on les poursuit à une plus grande profondeur, on voit que les commencemens des racines de tous les nerfs forment presque une ligne longitudinale non interrompue, de sorte que la racine d'un nerf spinal résulte seulement de la réunion d'un certain nombre de faisceaux primitifs. Si l'on fait abstraction de la réunion de ces fibres en faisceaux pour produire des troncs nerveux, et si l'on prend en considération la manière dont elles naissent, dans la moelle épinière, les unes à la suite des autres, celle dont elles demeurent isolées dans les troncs nerveux, celle enfin dont elles s'étalent dans les dernières ramifications de ceux-ci, on arrive à se représenter la moelle épinière comme un tronc formé de fibres nerveuses, de la partie antérieure et de la partie postérieure duquel sortent avec régularité, et sans nulle interruption, des millions de fibres primitives, douées les unes de force motrice, et les autres de force sensitive, qui se rendent, comme autant de rayons, à toutes les parties du corps, qui enfin, dans l'intervalle compris entre leurs origines rachidiennes et leurs extrémités périphériques, sont réunies, par des gaînes, en autant de faisceaux, gros et petits, qu'il y a de nerfs rachidiens et de ramifications à ces nerfs. Mais nous avons déjà vu que cette réunion a lieu sans que les fibres primitives s'unissent ensemble et sans qu'elles puissent se communiquer leurs forces primitives.

L'anatomie comparée ne nous fournit aucune lumière en ce qui concerne les relations des nerfs avec la moelle épinière.

Nous trouvons de grandes différences dans la longueur de ce dernier organe. Chez le Hérison, dont le muscle cutané a besoin d'une influence nerveuse considérable, tandis que la peau, armée de piquans, est peu propre à recevoir des impressions tactiles, la moelle épinière cesse de si bonne heure, que toute sa moitié postérieure manque. Chez la plupart des autres Mammifères, elle occupe presque toute la longueur du canal vertébral, et, chez le Lapin, le Cochon-d'Inde, elle s'étend jusqu'au-delà des vertèbres sacrées, nonobstant la brièveté de la queue (1), ce qui prouve que sa longueur ne dépend pas uniquement de la longueur et de la force de cet appendice. Dans le Kanguroo, dont la queue très-grosse sert plus à la progression qu'au toucher, elle n'est pas plus prolongée que dans le Chien, au dire de Desmoulins. Chez les Quadrumanes à queue préhensile, elle s'étend jusqu'aux vertèbres sacrées, en conservant encore un volume assez considérable. Le Poisson-Lune, qui a presque autant de hauteur que de longueur, semble, au premier aperçu, n'avoir pas du tout de moelle épinière; son cerveau se termine en un moignon conique extrêmement court, d'où les racines des nerfs partent, les unes à côté des autres, comme autant de cordes, en formant deux séries, l'une antérieure, l'autre postérieure. Chez la plupart des animaux, la moelle épinière est un cordon qui ne diminue pas à mesure que des racines de nerfs s'en échappent, comme on le voit surtout chez les Poissons et les Chéloniens, et qui conserve encore à sa partie inférieure un volume presque égal à celui qu'il présente à sa partie supérieure. Il est donc vraisemblable que les fibres primitives de ce cordon, venant du cerveau, fournissent bien les fibres radiculaires des nerfs dans les points correspondans à ceux-ci, mais qu'elles continuent de se porter plus loin dans le cor-

(1) *Loc. cit.*, p. 539.

don, ou que celui-ci en renferme beaucoup d'autres encore.

La découverte des propriétés diverses dévolues aux racines antérieures et postérieures des nerfs rachidiens, dont les premières sont motrices, et les autres sensitives, a répandu beaucoup de lumière sur l'histoire des paralysies. On sait qu'il arrive quelquefois au sentiment de s'éteindre dans un membre, dans tout un côté du corps, ou dans sa moitié inférieure, tandis que la faculté de se mouvoir conserve son intégrité : dans d'autres cas, c'est la mobilité qui disparaît, et le sentiment persiste ; dans d'autres encore, les deux facultés sont simultanément abolies. La différence entre les nerfs moteurs et les nerfs sensitifs se répète-t-elle aussi à la moelle épinière, et celle-ci envoie-t-elle au cerveau des fibres sensorielles différentes des fibres motrices? La diversité des paralysies semblerait l'annoncer ; car autrement il serait impossible d'expliquer ces remarquables phénomènes pathologiques. Mais c'est une tout autre question que d'indiquer d'une manière précise quelles parties de la moelle épinière sont motrices. On peut admettre, ou que les cordons antérieurs et postérieurs d'où naissent les racines motrices et sensibles, sont uniquement, les premiers moteurs et les seconds sensibles jusqu'au cerveau, ou qu'une des deux fonctions appartient à la substance corticale blanche et l'autre à la substance grise. La première hypothèse est celle de Bell et de Magendie ; elle n'a pour elle aucune preuve satisfaisante, ni expérimentale, ni pathologique. Il y a impossibilité de tenter des expériences sur lesquelles on puisse compter; car, en faisant agir l'instrument tranchant sur les cordons postérieurs de la moelle épinière, on comprime nécessairement les antérieurs. Autant les résultats sont positifs par rapport aux racines antérieures et postérieures des nerfs rachidiens, autant ils le sont peu en ce qui concerne les cordons antérieurs et postérieurs de la moelle, dont l'anatomie ne parvient même pas à démontrer la séparation (1). Magendie (2) a trouvé que les cordons postérieurs étaient très-sensibles, et que les antérieurs ne l'étaient point, mais qu'ils excitaient de violentes convulsions lorsqu'on les irritait. Plus tard (3), il convint que ce résultat n'était point absolu. Backer (4) a vu la section des cordons antérieurs paralyser le mouvement seul, et celle des cordons postérieurs n'abolir que le sentiment ; les animaux sur lesquels il coupait les cordons antérieurs de la moelle, à la région dorsale, n'éprouvaient de spasmes que dans leurs membres thoraciques après avoir été empoisonnés avec de la noix vomique. Les expériences de Seubert ont eu un résultat positif quant aux racines des nerfs, mais elles n'en ont donné qu'un incertain en égard à la moelle épinière ; elles semblent établir que la partie antérieure du prolongement rachidien préside principalement, mais non exclusivement, au mouvement, et que la même chose a lieu pour la partie postérieure, sous le point de vue du sentiment. Les expériences plus anciennes de Schœps (5) avaient déjà conduit aux mêmes conclusions, en apprenant que la section des cordons antérieurs diminue la sensibilité, que cette faculté demeure plus prononcée après celle des cordons antérieurs qu'après celle des postérieurs, que la section de ces derniers entraîne la perte du mouvement des extrémités, mais que celles-ci recouvrent plus tard leur mobilité, et enfin que le mouvement cesse tout-à-fait après la section des cordons antérieurs. Les faits pathologiques qu'on trouve réunis dans l'ouvrage de Seubert (6), ne sont favorables qu'en partie à l'hypothèse ; plusieurs parlent ouvertement contre elle,

---

(1) C'est ce que j'ai déjà remarquer, en 1831, dans les *Annales des sciences naturelles.*

(2) *Journal de phys.*, t. III, p. 153.

(3) *Ibid.*, t. III, p. 368.

(4) *Comment. ad quæst physiol.*, Utrecht, 1830.

(5) Meckhel, *Archic*, 1827.

(6) *De funct. rad. ant. et post. nerv. spin.*, Carlsruhe, 1833.

comme aussi la circonstance que le nerf accessoire, qui est moteur, naît en totalité des cordons postérieurs chez les Oiseaux et les Reptiles. Bellingeri (1) prétend que les racines postérieures tirent leur origine de trois points, des cornes postérieures de la substance grise, des faisceaux postérieurs blancs de la moelle épinière, et des faisceaux latéraux, et que les racines antérieures naissent également de trois points distincts, des faisceaux antérieurs, des sillons antéro-latéraux et des faisceaux latéraux. Si ces assertions étaient exactes, ce qui est fort douteux, les racines postérieures seraient les seules qui eussent des connexions avec la substance grise. Bellingeri admet sans preuve que la substance grise intérieure préside au sentiment, et la blanche au mouvement, que les cordons antérieurs de la moelle et les racines antérieures sont destinés au mouvement des muscles fléchisseurs, les postérieurs à celui des extenseurs, ce qui est inexact, du moins par rapport aux racines. D'après E.-H. Weber, on parvient quelquefois à suivre les traces des racines nerveuses jusqu'à la substance grise, ce que Rolando révoque en doute. Malheureusement nous ne pouvons pas faire d'expériences sur la part que la substance grise et la substance blanche prennent aux deux fonctions, et ce qui frappe d'incertitude toutes celles qu'on exécute sur les cordons antérieurs et postérieurs, c'est l'aptitude de la moelle épinière qui lui permet de transmettre par réflexion une affection sensorielle à l'appareil moteur. En supposant, par exemple, que réellement les cordons antérieurs soient moteurs seulement, et les postérieurs consacrés exclusivement à la sensibilité, une lésion de ces derniers ne manquerait guère d'exciter, par association d'affection, des convulsions dans les cordons antérieurs, parce que, toutes les fois que la moelle épinière éprouve une lésion considérable, elle tombe dans l'état réflectif, qui fait que toute irritation des

(1) *De medulla spinali*, Turin, 1823.

nerfs sensitifs parvenue jusqu'à elle se réfléchit sur les nerfs moteurs.

Les fibres de la moelle épinière arrivent au *sensorium commune* à travers la moelle allongée. Sans anticiper ici sur ce que j'aurai à dire des propriétés dévolues aux diverses parties du cerveau, et des autres particularités de la moelle épinière, je ferai seulement remarquer que cette dernière remplace par ses fibres, dans le cerveau, les fibres primitives de tous les nerfs spinaux, de même que les nerfs cérébraux sont remplacés dans l'encéphale par leurs fibres primitives. Le cerveau reçoit les impressions de toutes les fibres sensibles de l'organisme entier; il en acquiert la conscience, et connaît l'endroit où elles ont lieu, d'après celles des fibres primitives qui sont affectées ; à son tour, il excite la force motrice de toutes les fibres primitives motrices et de la moelle épinière, dans le mouvement volontaire. Nous admirons, dans cette activité, un mécanisme infiniment compliqué et délicat, quant à la disposition des élémens, tandis que les forces elles-mêmes sont de nature purement idéale. Quelque diverse que soit la manière d'agir, cependant l'action du cerveau, quand il excite telle ou telle partie parmi le nombre immense des fibres primitives, ressemble au jeu d'un instrument garni d'une multitude de cordes qui résonnent lorsqu'on remue les touches. L'esprit est le joueur ou l'excitateur; les fibres primitives de tous les nerfs, qui se répandent dans le cerveau, sont les cordes, et les commencemens de ces fibres sont les touches. Niemeyer (1) explique les mouvemens volontaires par la cessation de la tension des antagonistes ; mais il y a des muscles qui continuent d'obéir aux ordres de la volonté après qu'on a pratiqué la section de leurs antagonistes.

Les troncs nerveux et la moelle épinière, tronc des nerfs du corps, se ressemblent encore en ce que les affections de

_____

(1) *Materialien zur Erregungstheorie*, Gœttingue, 1800.

celle-ci déterminent des sensations dans les parties extérieures, comme si ces dernières en étaient elles-mêmes le
siège. Une compression sur les troncs nerveux fait naître un
sentiment de fourmillement à la peau ; celle de la moelle épinière donne lieu au même phénomène dans toutes les parties
dont les nerfs prennent leur origine au dessous du point lésé.
Quand les nerfs sont affectés de tumeurs, les parties auxquelles
se rendent leurs extrémités ressentent les plus vives douleurs,
et lorsqu'on coupe les troncs nerveux, les parties extérieures
souffrent : il en est de même pour la moelle épinière, dont les
affections inflammatoires et autres déterminent souvent de
violentes douleurs, qui ont en apparence leur siége dans les
parties extérieures. Dans le cas même de complète insensibilité
pour les irritations du dehors, les lésions de la moelle épinière peuvent cependant encore provoquer des sensations
subjectives que l'individu rapporte aux parties extérieures de
son corps. Tels sont surtout les fourmillemens qui se font sentir dans les membres inférieurs, malgré la perte totale du
mouvement et de la sensibilité par rapport aux excitations du
dehors. Mais les sensations subjectives dans les membres,
malgré l'insensibilité absolue et la paralysie du mouvement,
peuvent aussi être des douleurs extrêmement vives, comme
chez un sujet observé par Heydenreich, qui avait les extrémités inférieures paralysées et complétement insensibles, ce
qui ne l'empêchait pas d'y ressentir de temps en temps les
douleurs les plus violentes. Le plus fréquent de tous les symptômes de ce genre est le fourmillement dans les parties extérieures, qui ne manque presque jamais dans les affections de la
moelle épinière. Le fourmillement est ici la même chose que
le tintement d'oreilles pour les nerfs auditifs, que les mouches volantes ou autres sensations subjectives morbides
pour l'organe de la vue ; et comme les sensations subjectives
qui naissent du mouvement du sang dans la rétine, chez
l'homme bien portant, consistent en des points sautillans qui

semblent être partout où l'on porte ses regards, de même le fourmillement ou la sensation de points mobiles est probablement aussi due au mouvement du sang dans les vaisseaux capillaires de la partie malade de la moelle épinière, quoiqu'on le sente en apparence dans les parties extérieures. Il y a d'autres cas où, au lieu du fourmillement, on a remarqué un prurit continuel aux jambes, que l'action de se gratter ne faisait pas disparaître.

Parmi les sensations subjectives qui accompagnent les affections de la moelle épinière se range encore l'*aura* épileptique, sensation analogue à un fourmillement, qui commence aux extrémités, souvent aux doigts et aux orteils, remonte peu à peu, et annonce l'accès. Comme il arrive souvent qu'une ligature établie sur la partie atteinte de cette *aura* empêche la manifestation de l'accès, cette circonstance semble venir à l'appui de l'hypothèse que la cause de l'*aura* épileptique réside aux extrémités des nerfs, et non dans la moelle épinière. Il se pourrait que la ligature agît seulement comme une forte irritation de la peau. L'*aura* n'a son siége dans les nerfs eux-mêmes que chez les sujets atteints de tuméfactions nerveuses, et alors la ligature empêche réellement qu'elle ne se porte plus loin.

Comme le siège des sensations n'est ni dans les nerfs, qui portent au cerveau les courans ou les oscillations du principe nerveux nécessaires pour les produire, ni dans la moelle épinière, qui n'a non plus d'autre rôle que celui de conduire ces effets au *sensorium commune*, et comme la sensation ne naît que dans le *sensorium commune*, par suite des impressions que les nerfs et la moelle épinière lui transmettent, on comprend sans peine pourquoi le *sensorium commune* sent de la même manière les excitations, tant des fibres de la moelle épinière que de celles des nerfs, en quelque point de leur étendue que ces fibres aient été affectées ; car, quelle que soit leur longueur, elle n'agissent jamais sur le *sensorium* que par leur extrémité cérébrale, et les irritations déterminées sur un point quelconque de leur longueur ne peuvent point agir autrement les unes que les autres. Cependant la moelle épinière nous offre, sous ce rapport, la même contradiction que les nerfs. De même qu'une compression exercée sur un tronc nerveux donne lieu à des sensations non seulement dans le tronc même, mais encore, du moins en apparence, à son extrémité périphérique, de même aussi une lésion de la moelle épinière peut être sentie douloureusement, et dans le point où elle a lieu, et dans les parties auxquelles aboutissent les nerfs qui naissent au dessous de ce point. A la vérité, beaucoup de cas de ce genre ne doivent pas trouver place ici, puisque les maladies de l'épine dorsale et des membranes qui enveloppent la moelle épinière, sont nécessairement accompagnées de sensations dans les parties malades, en outre de celles qui tiennent à la compression du prolongement rachidien; mais il y a aussi des douleurs qui n'appartiennent qu'à la moelle épinière seule, et qu'on désigne sous le nom de rachialgie. Nous ignorons encore pourquoi les sensations sont rapportées tantôt aux parties extérieures et tantôt à la moelle épinière elle-même.

Jusqu'ici nous avons parlé des analogies de la moelle épinière avec les nerfs, c'est-à-dire que nous l'avons considérée comme conducteur des nerfs qui émanent d'elle jusqu'au cerveau, et de celui-ci jusqu'aux nerfs. Il nous reste à examiner les propriétés qui la distinguent des nerfs, et qui lui sont dévolues comme faisant partie de l'appareil central.

II. *La moelle épinière est partie constituante des organes centraux.*

Sa structure démontre déjà qu'elle est plus qu'un conducteur des fibres nerveuses au cerveau. Si son rôle se bornait là, elle devait ne contenir, à sa partie supérieure, que la somme des fibres qui s'en détachent depuis le haut jusqu'en bas, de même qu'un tronc nerveux ne renferme que l'ensem-

ble des' fibres qui sortent de lui pendant tout le cours de
sa distribution. La moelle épinière devrait donc s'amincir
à mesure qu'elle fournit des nerfs, et représenter un cône
dont le sommet serait tourné vers le bas. Mais elle n'affecte
pas cette forme, quoiqu'en général son diamètre aille en diminuant de haut en bas. Même à son extrémité, où elle fournit les derniers nerfs, elle présente encore plus de masse que
n'en offrent les filets radiculaires des nerfs qui naissent sur ce
point. D'ailleurs, elle se renfle à la sortie des nerfs destinés aux
membres, et chez plusieurs Poissons elle se termine même
inférieurement par une espèce de petit bouton allongé en
pointe (1). En outre, elle se compose de deux substances,
comme le cerveau. Mais on parvient à démontrer clairement
les propriétés et les forces par lequelles elle se distingue des
nerfs.

1° La moelle épinière possède la faculté de réfléchir sur
les nerfs moteurs les irritations sensorielles de ses nerfs sensitifs. Cette propriété, en vertu de laquelle des mouvemens
succèdent à une sensation, sans que les deux genres de nerfs
communiquent ensemble par leurs fibres primitives, a déjà été
examinée lorsque nous avons parlé des phénomènes de la
réflexion. Aucun nerf ne possède par lui-même, et dans le cas
où il serait séparé des parties centrales, le pouvoir de donner lieu à des phénomènes de cette espèce. La puissance réflective de la moelle épinière et de la moelle allongée est déjà
un des attributs de la santé, toutefois avec certaines restrictions. Mais on parvient à porter au maximum la disposition de la moelle épinière à la réflexion, en narcotisant
les animaux, ou, surtout chez les Reptiles, en les décapitant.
Lorsque l'on coupe la tête d'une Salamandre terrestre,
le tronc reste debout sur les pattes, et il se tourne dès
qu'on irrite la peau, ou seulement qu'on y touche. Ce pou-

(1) E.-H. Weber, dans MECKEL, *Archiv*, 1827, p. 316.

voir de réflexion persiste pendant plusieurs heures dans tous les fragmens du tronc qui contiennent encore un peu de moelle épinière. Si l'on coupe l'animal par le moitié, le tronçon inférieur conserve la même force que le tronçon supérieur ; on peut diviser la queue en plusieurs morceaux, et chacun de ceux-ci, pourvu qu'il s'y trouve encore une petite quantité de moelle épinière, se contracte au plus léger attouchement ; on voit même le bout de la queue s'infléchir quand on y touche. Toutes ces parties contiennent encore de la moelle épinière, comme je m'en suis assuré ; car la Salamandre terrestre n'a point de queue de cheval proprement dite. Il est facile de prouver par des faits que la moelle épinière est la cause des mouvemens qui ont lieu à la suite des attouchemens ; car on n'observe rien de semblable dans les segmens du corps qui n'en renferment pas, quelque volumineux d'ailleurs qu'ils soient. Une patte détachée du corps demeure immobile lorsqu'on irrite mécaniquement la peau, tandis que le contact du doigt suffit pour faire mouvoir le bout de la queue.

La sensation qui parvient à la moelle épinière, ne se borne pas, chez la Salamandre, à provoquer le mouvement de toutes les parties situées au dessous du point de la peau sur lequel porte l'irritation ; le tronc entier se meut, quand bien même on n'irriterait que le bout de la queue. Par conséquent, la moelle épinière de cet animal se comporte tout autrement qu'un tronc nerveux ; car un tronc nerveux séparé de la moelle épinière et du cerveau, ne sent point, et il ne détermine pas non plus de mouvemens à l'occasion des irritations exercées sur les nerfs sensitifs de la peau.

2° La moelle épinière est susceptible de réfléchir une action des nerfs sensitifs sur les nerfs moteurs, sans sentir elle-même. En prétendant qu'elle faisait partie du *sensorium commune*, on s'était fondé sur ce que les irritations de la peau du tronc, chez les animaux décapités, produisent des mouvemens dans des parties voisines et éloignées. Il est bien vrai que le tronc d'une Grenouille dont le cerveau a été séparé de la moelle épinière, remue souvent un membre à la suite d'une irritation faite à la peau. La même chose arrive aussi chez les Tortues. Mais ce phénomène s'explique parfaitement par la fonction réflective de la moelle épinière, par le pouvoir qu'elle a de réfléchir l'effet centripète d'un nerf sensitif sur des nerfs moteurs, ce dont j'ai amplement parlé dans le chapitre de la réflexion. Là j'ai montré que la réflexion d'une irritation sensorielle sur un nerf de mouvement, à travers la moelle épinière, s'accomplissait surtout facilement dans les nerfs dont l'origine est très-rapprochée, et nous ne devons pas être surpris de ce que l'irritation de la peau de la jambe fasse retirer la jambe, ou que celle de la peau du bras fasse mouvoir le bras. Cet effet a lieu involontairement, chez tous les hommes, à la suite d'une forte brûture, comme aussi dans les cas d'irritation de la membrane muqueuse du pharynx, du larynx et de la trachée-artère. Constamment en pareil cas, les mouvemens réflectifs surviennent de préférence, et involontairement, dans les parties mêmes qui sont irritées, c'est-à-dire qu'il y a déglutition involontaire après l'irritation du pharynx, occlusion de la glotte après celle du larynx, etc. La rétraction des membres chez une Grenouille décapitée dont on stimule la peau, n'est donc pas plus intentionnelle que le spasme tétanique général qui a lieu quand on touche la peau d'une Salamandre terrestre à laquelle on a coupé la tête, ou d'une Grenouille qu'on a narcotisée. La seule chose qu'il me reste ici à prouver, c'est que, même pendant la santé, l'homme exécute, sans en avoir la conscience, des mouvemens réflectifs déterminés par l'excitation de nerfs sensitifs. Il arrive très-souvent, presque toujours même, dans les mouvemens de vomissement des muscles du tronc provoqués par un état maladif de l'estomac, de l'intestin, des reins, de la matrice, du foie, qu'on ne sent pas la cause, dont ces viscères sont le siége, c'est-à-dire que l'excitation centripète des nerfs sensitifs, bien qu'elle arrive à la moelle épinière et à la molle allongée, ne parvient point à la conscience. Ainsi la moelle épinière ne sent pas de toute nécessité dans les mouvemens de réflexion, et c'est sans fondement qu'on s'était étayé des exemples précités pour lui attribuer une faculté sensitive accompagnée de conscience. La tête même, séparée du tronc, peut offrir des phénomènes de réflexion, sans qu'il soit le moins du monde vraisemblable que la conscience y persiste encore. En effet, la décapitation entraîne une perte de sang bien autrement considérable que celles qui suffisent déjà pour faire perdre connaissance à l'homme, sans compter les autres suites que doit entraîner une lésion telle que la section de la moelle épinière à sa partie supérieure. Si, en irritant le moignon de la moelle épinière, on voit les muscles de la face entrer en convulsion, c'est qu'il n'en peut point être autrement ; on ne devrait même pas être surpris de voir des mouvemens de réflexion succéder à l'irritation de la peau de la tête chez un animal ou un homme décapité, car ce serait là un phénomène en tout semblable à celui qui survient dans les tronçons d'une Salamandre coupée par morceaux ; et il faut expliquer de la même manière celui que présente la tête d'un jeune Chat séparée du tronc, dont le pharynx, quand on y introduit le doigt, se resserre autour de lui, comme pour avaler.

3° La moelle épinière est un appareil chargé de force motrice, qui, même après avoir été séparé du cerveau, peut, sans excitation du dehors, déterminer des mouvemens automatiques, par le seul fait de sa décharge. Les nerfs, du moins ceux du système cérébro-spinal, ne sont point dans le même cas ; mais l'activité motrice du système sympathique ressemble, sous ce rapport, à celle de la moelle épinière. Un nerf cérébral ou un nerf spinal, séparé des parties centrales, ne provoque plus de mouvemens dans les muscles, à moins qu'il ne vienne à être irrité; la moelle épinière, au contraire, peut encore, après avoir été séparée du cerveau, opérer des décharges dans les muscles. La Salamandre terrestre à laquelle on coupe la tête, continue de se tenir sur ses pattes. Le tronc d'une Grenouille décapitée se remue quelquefois encore, retire une patte, ou l'allonge. L'Anguille se tortille encore pendant long-temps après avoir subi la décapitation. Il faut apporter beaucoup de circonspection dans les expériences que l'on tente sur des Reptiles. Si la tête a été coupée trop loin du tronc, celui-ci renferme encore une partie de la moelle allongée, et alors il peut certainement exécuter, non pas seulement des mouvemens automatiques, mais encore des mouvemens volontaires du tronc, de même que la partie supérieure du tronc d'une Grenouille coupée en deux, derrière la tête, conserve encore le sentiment avec conscience et la volonté, ce qu'on voit assez clairement dans les expériences. Une autre circonstance, sur laquelle Marshall Hall a appelé l'attention, mérite d'être prise fortement en considération : un Serpent décapité se trouve dans l'état où il a le plus de tendance à des phénomènes de réflexion ; le moindre attouchement de la peau détermine des mouvemens réflectifs, qui amènent de nouveaux contacts sur différens points du corps, et ceux-ci, à leur tour, provoquent de nouveaux mouvemens ; l'animal est-il enfin arrivé au repos, il suffit de la moindre secousse, ou du plus léger attouchement, pour que le même jeu se reproduise.

4° La moelle épinière, apte à produire des effets automatiques sur les nerfs du mouvement, laisse en repos, dans l'état de santé, la plupart de ces nerfs, notamment ceux de la locomotion ; mais elle exerce une influence motrice continuelle sur beaucoup d'autres, et tient les muscles auxquels ils se distribuent dans un état non interrompu de contraction involontaire, qui ne cesse que quand elle-même tombe en paralysie. Ici se rangent, et des muscles qui sont en même temps soumis à la volonté , comme le sphincter de l'anus , et des muscles qui ne reconnaissent point l'empire de cette dernière, comme le sphincter de la vessie , la tunique musculeuse du canal intestinal , le cœur, etc. Ces effets de la moelle épinière exigent qu'il existe en elle un appareil particulier, moins en conflit avec *le sensorium commune*, et sur le compte duquel l'anatomie ne nous donne néanmoins aucun renseignement. Il peut même arriver, chez les animaux vertébrés inférieurs, que la communication entre le cerveau et la moelle épinière soit interrompue, sans que l'irradiation motrice de cette dernière sur les sphincters cesse d'avoir lieu , comme Marshall Hall l'a vu chez la Tortue, dont le sphincter anal demeurait fermé après la décapitation, et ne se relâchait qu'après la destruction du prolongement rachidien.

5° Les parties de la moelle épinière ont une grande aptitude à se communiquer réciproquement leurs états ; cette particularité établit une différence bien prononcée entre elle et les nerfs. Un nerf de Grenouille que l'on galvanise , sans irriter la moelle épinière, ne transmet pas son état à celle-ci tout entière. Lorsqu'après avoir coupé une racine antérieure ou une racine postérieure d'un des derniers nerfs spinaux de la Grenouille, on irrite, au moyen d'une simple paire de plaques, le bout qui tient à la moelle épinière, l'effet ne se transmet point, par celle-ci, jusqu'aux parties antérieures du corps , et il ne survient pas de convulsions dans la tête : mais si l'on opère de même sur l'extrémité de la moelle épinière , les muscles des parties antérieures du corps sont pris de mouvemens convulsifs. On conçoit, d'après cela, comment une maladie de la moelle épinière , même lorsqu'elle n'a d'abord son siége qu'à la partie inférieure de l'organe, affecte peu à peu les régions supérieures du corps, comment, par exemple, la faiblesse de l'extrémité inférieure du cordon rachidien qu'entraîne l'abus des plaisirs de l'amour, détermine l'amblyopie, des bourdonnemens d'oreille, etc.

6° Quand la moelle épinière est atteinte d'une grande irritation, par exemple dans la myélite, après une violente affection des nerfs (*tétanos traumatique*), ou sous l'influence des narcotiques, elle participe tout entière à cet état, et opère des décharges continuelles vers tous les muscles soumis à la volonté. La tension qu'elle exerce sur les sphincters, durant l'état de santé, devient alors générale; il éclate des convulsions générales, ou des spasmes tétaniques, qui se repètent de temps en temps, et qui sont même permanens dans certains muscles, tels que ceux de la mastication. Ces états ont tantôt un caractère aigu, comme dans les cas précités de lésions considérables, tantôt un caractère chronique, comme dans l'épilepsie, soit que l'irritation dépende de maladies des organes centraux eux-mêmes (épilepsie cérébrale ou spinale), soit qu'elle ait pour point de départ quelque nerf, par exemple, une tumeur développée sur le trajet de l'un d'entre eux. Une irritabilité analogue, mais plus faible, de la moelle épinière, avec des mouvemens très-sujets à changer de lieu, se manifeste aussi dans les spasmes cloniques, **la danse de Saint-Guy**, etc.

7° Les mouvemens spasmodiques provoqués par des poisons narcotiques, ont leur cause dans la moelle épinière, et non dans les nerfs. Lorsqu'on empoisonne un animal avec de la noix vomique, ou avec de la strychnine, après avoir coupé les nerfs des extrémités, le tétanos qui survient ensuite ne détermine point de spasmes dans les parties dont les nerfs ont été séparés des parties centrales. Cette expérience prouve que les poisons narcotiques agissent sur les organes centraux, et par eux sur les nerfs. On a beau couper la moelle épinière elle-même avant d'empoisonner l'animal, ou après, les spasmes n'en ont pas moins lieu dans les parties situées derrière la section, ce qui démontre que les narcotiques agissent jusqu'à la mort sur toute partie de la moelle épinière qui est **chargée de puissance motrice**.

8° La moelle épinière est, par sa tension motrice, la cause de l'énergie de nos mouvemens. L'intensité de nos efforts dépend en grande partie de cet organe. Quoique, en général, elle laisse la plupart des nerfs moteurs dans l'inaction, quand la volonté ne fait point intervenir ses déterminations, cependant c'est à elle que tiennent la force et la durée des décharges motrices que le *sensorium commune* opère volontairement. La moelle épinière entretient sans cesse une sorte de magasin de force motrice, et lorsqu'elle agit comme conducteur de l'oscillation partie du *sensorium commune*, au moyen de la prolongation des fibres nerveuses jusque dans le cerveau, l'intensité de l'effet qui survient dépend, non pas uniquement de la force de la volonté, mais encore de la quantité de principe nerveux moteur accumulée dans cette colonne. De là vient qu'elle peut conserver son aptitude comme conducteur, bien qu'elle ait perdu sa seconde propriété, celle de régler la force du mouvement volontaire, comme il arrive dans la phthisie dorsale. Dans cette maladie, qui doit naissance à l'abus des jouissances, et qui s'accompagne d'une atrophie de la moelle épinière, il n'y a d'abord aucun muscle des membres inférieurs qui soit frappé de paralysie ; tous obéissent encore à la volonté, même à une époque assez avancée de la maladie, le sujet peut exécuter toutes sortes de mouvemens, et la moelle épinière n'a évidemment rien perdu de son aptitude à conduire les oscillations ou les courans qui émanent du *sensorium commune*; mais les mouvemens ont perdu leur énergie, le malade ne peut plus rester long-temps ni assis ni debout, et les forces vont toujours en diminuant, jusqu'à ce qu'elles s'éteignent tout-à-fait, et qu'il y ait paralysie complète. Il faut bien distinguer cette espèce de paralysie d'autres dans lesquelles la propagation se trouve interrompue en un point quelconque de la colonne motrice, et où les muscles correspondans n'obéissent plus à la volonté, tous les autres conservant la plénitude entière de l'énergie de leurs mouvemens.

9ᵉ La moelle épinière est la cause de la puissance et de la tension sexuelle : l'exercice du penchant à la reproduction est régi par elle. On ne saurait contester que cet organe est un des plus affectés dans le coït ; nous en avons pour preuve les violens mouvemens réflectifs qui succèdent aux irritations sensorielles des nerfs de la verge , dans les vésicules séminales et les muscles du périnée. L'accablement qui suit l'acte vénérien ne peut avoir sa cause que dans la moelle épinière. Les forces de cette colonne ne reviennent que peu à peu au degré de tension nécessaire pour la répétition de l'acte; il faut du temps pour ramener en elle cette exubérance de principe actif qui fait que toute attention du *sensorium* portée sur les rapports des sexes détermine l'érection , et que l'idée peut en quelque sorte décharger la moelle épinière pour déterminer, au moyen de l'influence nerveuse organique émanée d'elle , l'accumulation du sang dans la verge. Mais cette puissance de la moelle épinière, ses maladies la lui font perdre aussi.

10° L'influence qu'elle exerce, par les nerfs organiques , sur les opérations chimico-organiques du système capillaire , se manifeste non seulement par les changemens que la sécrétion cutanée subit dans la syncope, mais encore, et d'une manière bien plus prononcée même, par l'état de la peau chez les hommes dont la moelle épinière souffre à la suite d'excès : lorsque le coït est trop souvent répété, outre que les forces diminuent , la peau devient plus turgescente, elle exhale moins , elle est plus sèche , la chaleur baisse , et du froid se fait sentir aux pieds , aux mains , aux parties génitales.

11° La moelle épinière est aussi le siége d'une impression morbide dans toutes les affections fébriles, et les changemens que la fièvre apporte aux sensations , aux mouvemens , aux phénomènes organiques , aux sécrétions , à la production de la chaleur, ne peuvent être conçus que par l'extension de la maladie à l'organe dont ce chapitre est consacré à faire con-

1.   24

naître les propriétés. Comme les affections des nerfs cérébro-spinaux déterminent rarement la fièvre, et qu'elles occasionnent plus facilement d'autres affections nerveuses ; comme aussi rien n'est plus propre à produire la fièvre qu'un changement de l'action des vaisseaux capillaires dans une partie quelconque, soit une modification de l'état des membranes muqueuses, soit une inflammation d'un organe, quel qu'il soit : nous sommes très-disposés à admettre qu'il y a, dans la fièvre, une impression transmise à la moelle épinière, puis réfléchie par elle sur tous les nerfs, dont le point de départ est une affection violente des nerfs organiques d'une partie quelconque, soit inflammation, soit toute autre irritation.

Quant à ce qui concerne les effets organiques de la moelle épinière comparés à ceux du cerveau, nous savons, d'après les expériences de Flourens, confirmées par celles de Hertwig (1), qu'un Oiseau auquel on a enlevé les hémisphères du cerveau, et auquel on a soin d'entonner des alimens, peut vivre encore pendant un certain laps de temps sans maigrir.

CHAPITRE III.

Du cerveau.

I. Comparaison du cerveau des animaux vertébrés.

Il n'est aucune partie de la biologie qui puisse faire plus d'emprunts à l'anatomie comparée que la physiologie du cerveau. Les diverses classes du règne animal offrent, en raison du plus ou moins de développement des facultés intellectuelles, une série de différences qui sont de la plus haute importance pour l'interprétation des parties de la masse encéphalique. D'ailleurs, l'indispensable nécessité de recourir aux expériences sur les animaux pour arriver à cette déter-

______

(1) *Experimenta quædam de affectibus læsionum in partibus encephali,* Berlin, 1826.

mination , fait encore que nous ne pouvons nous passer d'un parallèle établi entre les cerveaux de ces êtres. J'ai donc cru devoir faire précéder l'examen des propriétés et des forces dévolues à l'encéphale, d'un aperçu comparatif de l'organe lui-même chez les animaux vertébrés. Ces considérations doivent partir de l'état du cerveau chez les fœtus de l'homme et des animaux supérieurs, parce que c'est lui qui, ici comme dans toutes les recherches du même genre, fournit les points de comparaison les plus sûrs.

Il suffit d'un coup d'œil superficiel jeté sur le cerveau de l'homme et des vertébrés supérieurs pour s'apercevoir que les hémisphères, dont la partie postérieure couvre, dans l'espèce humaine, non seulement les tubercules quadrijumeaux, mais encore le cervelet, sans se confondre avec les parties sur lesquelles ils font saillie, se retirent de plus en plus en avant chez les animaux, et laissent à découvert, supérieurement, les parties qu'ils recouvrent chez l'homme. Le cervelet est déjà libre dans les Rongeurs, les tubercules quadrijumeaux le sont aussi dans les Oiseaux, et plus encore dans les Reptiles. A mesure que les hémisphères diminuent, les tubercules quadrijumeaux grandissent, et si ces derniers sont encore beaucoup plus petits que les hémisphères dans les Reptiles, le rapport a tellement changé, dans les Poissons, qu'on est dans le doute de savoir quelles sont les parties qu'on doit considérer comme hémisphères, et quelles comme tubercules quadrijumeaux. En effet, le cerveau de ces animaux n'offre qu'une série de renflemens, les uns pairs et les autres impairs : le plus postérieur, qui est impair, repose sur la moelle allongée, et couvre le quatrième ventricule, est le cervelet; au devant de lui se trouve une paire de renflemens, souvent les plus gros de tous, et creux dans leur intérieur, d'où naissent en grande partie les nerfs optiques; plus en avant, on aperçoit une autre paire de renflemens, pleins et adhérens ensemble dans le milieu; tout-à-fait à la partie antérieure, on en découvre encore deux, qui sont séparés l'un de l'autre, et desquels les nerfs olfactifs tirent leur origine. Il n'y a que le cerveau du fœtus des animaux supérieurs qui ressemble, jusqu'à un certain point, au cerveau des animaux inférieurs; car les hémisphères y sont petits, ils ne dépassent d'abord ni le cervelet, ni les tubercules quadrijumeaux, et il y a une époque à laquelle le volume de ces derniers n'est point inférieur au leur. Dans ce cas, on trouve une série de renflemens analogues à ceux que présente l'encéphale des Poissons; d'abord, en arrière, un petit cervelet impair, puis les deux gros tubercules quadrijumeaux, non encore séparés en paire antérieure et paire postérieure, et creux dans l'intérieur (ventricule qui devient plus tard l'aquéduc de Sylvius), ensuite les hémisphères, ayant, chez les Mammifères, les lobes olfactifs à leur partie antérieure. Cependant l'état du cerveau des Mammifères durant la première période de la vie fœtale, n'est point assez bien connu pour permettre de la comparer avec fruit avec celui de cet organe chez les Poissons. Nous ne pouvons employer dans cette vue que les observations recueillies sur l'embryon de Poulet. Or, d'après les recherches de Baer (1), le cerveau de l'embryon d'Oiseau offre les renflemens suivans, en procédant d'arrière en avant :

1° Un cervelet impair, couvrant le quatrième ventricule au dessus de la moelle allongée.

2° La vésicule des tubercules quadrijumeaux, de laquelle principalement naît le nerf optique; elle est creuse dans l'intérieur, et renferme le ventricule de Sylvius, qui se trouve aussi contenu, chez l'adulte, entre les lobes optiques écartés l'un de l'autre par le bas.

3° La vésicule du troisième ventricule. Le troisième ventricule, borné latéralement par les couches optiques et infé-

(1) *Voyez* Burdach, *Traité de physiologie*, trad. par A.-J.-L. Jourdan, Paris, 1838, t. III, p. 202.

rieurement par l'entonnoir, n'est pas couvert, chez l'embryon, par les hémisphères, qui sont encore très-petits ; cependant il n'est point, dans le principe, ouvert à la partie supérieure, où l'on remarque un couvercle qui, plus tard, se déchire d'avant en arrière, sur la ligne médiane, et dont la partie postérieure produit le glande pinéale, en revenant sur elle-même, de manière que les pédoncules de cette glande indiquent l'étendue qu'avait primitivement le couvercle médian. Les couches optiques sont contenues dans la vésicule du troisième ventricule.

4° La double vésicule des hémisphères, contenant dans son fond les corps striés. Cette vésicule, d'abord plus petite que celle des tubercules quadrijumeaux ou lobes optiques, grossit peu à peu, et s'étend en arrière sur la vésicule du troisième ventricule et sa fente. Dans l'origine, elle n'est point déchirée à sa partie postérieure, c'est-à-dire qu'il n'y a encore aucune trace de la grande fissure du cerveau, par laquelle on pénètre, chez l'adulte, dans la cavité des hémisphères, en passant sous le bord inférieur et postérieur de ceux-ci. Il y a donc un moment où l'on ne peut arriver que par la fente de la vésicule du troisième vésicule dans les vésicules des hémisphères, qui font corps avec elle. Mais, après qu'une fente transversale s'est établie à l'endroit où le bord inférieur et postérieur des vésicules des hémisphères, qui fait saillie en manière de bourse au dessus de la vésicule du troisième ventricule, se confond avec le bord antérieur de cette dernière, la grande fente cérébrale existe, fente à travers laquelle chacun sait qu'on peut, chez l'adulte, après avoir enlevé la pie-mère, pénétrer dans le ventricule latéral, au dessous des piliers postérieurs de la voûte.

Donnons maintenant une description rapide de l'encéphale des Poissons, en commençant, comme l'a fait Cuvier, par le cervelet, sur le compte duquel il ne peut y avoir aucun doute :

1° Le cervelet. Il est impair, et situé en travers sur la moelle allongée; il couvre le quatrième ventricule, qui s'ouvre au dessous de lui, en arrière, comme chez tous les animaux.

2° Les lobes optiques. Au devant du cervelet on découvre en haut une paire de lobules creux, unis le long d'un sillon médian de leur paroi supérieure. Ils donnent origine aux nerfs optiques, et l'on ne doit pas les confondre avec les couches optiques des animaux supérieurs. Leurs parois contiennent deux couches de fibres; la couche extérieure marche d'arrière en avant et de dehors en dedans; l'interne rayonne de bas en haut et de dedans en dehors dans les parois des lobes optiques. Sur le fond (chez les Poissons osseux seulement), on aperçoit deux paires de petits corps, qui sont entourés extérieurement d'un renflement gris d'où part le rayonnement intérieur; au devant de ces corps se trouve un enfoncement, le troisième ventricule, qui conduit à la glande pituitaire. Au devant du troisième ventricule est placée la commissure antérieure. Les nerfs optiques sortent de la couche fibreuse extérieure de ces lobes. Au devant des petits corps gris s'ouvre, dans le troisième ventricule, l'aquéduc, qui vient, au dessous d'eux, du quatrième ventricule. A l'extrémité antérieure des lobes optiques, entre eux et les lobes antérieurs, on aperçoit, sur la ligne médiane, une ouverture peu favorable à l'opinion des anatomistes qui regardent ces lobes comme les analogues des hémisphères des animaux supérieurs. Le nerf pathétique naît derrière les lobes optiques, et derrière les petits corps gris, au devant du cervelet.

3° Au dessous des lobes optiques sont placés, à la base du cerveau, et au devant de la moelle allongée, deux petits renflemens, appelés lobes inférieurs, d'où partent aussi, selon Cuvier, des fibres allant se rendre aux nerfs optiques, mais dont Gottsche nie l'existence. Ils contiennent rarement une cavité, qui communique avec le troisième ventricule.

4° Les lobes antérieurs sont gris, placés au devant des lobes optiques, et en général plus petits que ces derniers. Ils ont un volume extraordinaire dans les Raies et les Squales. Ils sont unis, sur la ligne médiane, par une ou deux commissures. Leur surface montre parfois des circonvolutions. Ils ne sont pas creux, si ce n'est chez les Raies et les Squales, où leur volume dépasse celui des lobes optiques. De ces lobes naissent les nerfs olfactifs, soit immédiatement, soit par un renflement; ces renflemens des nerfs olfactifs, appelés eux-mêmes lobes olfactifs, sont ensuite séparés l'un de l'autre, et sans commissure.

5° Chez quelques Poissons (*Muræna*) il y a une sorte de glande pinéale. Elle est située au devant des lobes optiques. et fixée par deux pédoncules à la base postérieure des lobes antérieurs.

6° La plupart des Poissons ont des renflemens de la moelle allongée qui correspondent à l'origine du nerf vague, et qu'on nomme lobes postérieurs.

Si l'on prend en considération qu'à l'endroit où les nerfs olfactifs naissent des lobes antérieurs, il se trouve souvent un tubercule olfactif, que les nerfs optiques proviennent des lobes optiques, et les nerfs vagues des lobes postérieurs, on demeure convaincu que les lobes du cerveau des Poissons sont en grande partie des masses centrales pour les nerfs principaux, de même que la moelle épinière des Trigles offre une série de cinq renflemens à l'endroit où naissent les gros nerfs destinés aux appendices libres qui sont placés au dessous des nageoires pectorales, de même aussi que celle de tous les animaux vertébrés présente des renflemens à l'origine des nerfs brachiaux et cruraux.

Pour ce qui concerne l'interprétation du cerveau des Poissons, comparé à celui des animaux supérieurs, les opinions sont partagées.

1° Les uns, comme Cuvier, comparent les lobes optiques

des Poissons aux hémisphères cérébraux des animaux supérieurs. Il se fondent sur l'existence du troisième ventricule au fond de la partie médiane des lobes optiques, et sur la commissure qui existe au devant de ce ventricule. Ils comparent aux tubercules quadrijumeaux les renflemens situés au fond de la cavité des lobes optiques, derrière le troisième ventricule. Enfin les lobes olfactifs, placés au devant des optiques, sont pour eux les analogues des lobes olfactifs qui se voient au commencement des hémisphères cérébraux, chez les Reptiles, les Oiseaux et les Mammifères. Gottsche, dans son beau travail sur le cerveau des Poissons (1), semble pencher en faveur de cette opinion. Cependant elle a contre elle la situation de la glande pinéale au devant des lobes optiques, qui, s'ils représentaient les hémisphères, comme on le prétend, seraient placés en avant des tubercules quadrijumeaux; elle a contre elle encore la petitesse des renflemens situés au fond de la cavité des lobes optiques, tandis que les tubercules quadrijumeaux des Oiseaux et des Reptiles sont fort gros et creux. Les commissures des lobes antérieurs ne s'opposeraient pas à ce qu'on l'admît, car les lobes des nerfs olfactifs des animaux supérieurs sont également réunis par une commissure.

2° La plupart des auteurs, tels que Arsaky, Carus, qui donne le nom de couches optiques aux lobes optiques, Tiedemann, Serres, Desmoulins, regardent ces lobes comme les analogues des tubercules quadrijumeaux des animaux supérieurs, et rapportent aux hémisphères les lobes solides placés au devant d'eux. Ils se fondent sur le volume des tubercules quadrijumeaux, sur la cavité que ces corps renferment chez les Oiseaux et les Reptiles, sur la part qu'ils prennent à l'origine des nerfs optiques chez les animaux supérieurs, sur le volume très-considérable et l'excavation de ces mêmes corps

(1) MECKEL, *Archiv*, 1825.

chez les fœtus des animaux supérieurs, à une certaine époque de la vie desquels ils surpassent même toutes les parties du cerveau en grosseur. On peut alléguer aussi en faveur de cette opinion la situation de la glande pinéale au devant des lobes optiques des Poissons. Mais d'autres circonstances s'élèvent contre elle, savoir : la solidité des lobules situés au devant des lobes optiques, et que l'on compare aux hémisphères (ils ne sont creux que chez les Poissons cartilagineux); les enflemens placés au fond des lobes optiques, et qu'on ne trouve point dans les tubercules quadrijumeaux des animaux supérieurs; la situation du troisième ventricule sur la base des lobes optiques; enfin la commissure qui se remarque au devant de ce ventricule.

3° Treviranus compare les lobes optiques des Oiseaux à la partie postérieure des hémisphères et aux tubercules quadrijumeaux des Mammifères, notamment à la réunion des corps genouillés avec les tubercules quadrijumeaux. Le principal argument à l'appui de cette hypothèse est que la partie postérieure des couches optiques fait saillie dans la cavité des lobes optiques des Oiseaux et des Reptiles. D'après cela, les lobes optiques devraient être considérés comme une réunion de la partie postérieure des hémisphères avec les parois des tubercules quadrijumeaux, qui sont entièrement creux chez le fœtus.

4° Dans mon opinion, les lobes optiques des Poissons correspondent aux lobes optiques ou à la vésicule des tubercules quadrijumeaux, et en même temps à la vésicule du troisième ventricule du fœtus des Oiseaux. L'exactitude de ce rapprochement est prouvée d'une manière définitive par la structure du cerveau des Lamproies, chez lesquelles les lobes optiques se divisent en un lobe du troisième ventricule, d'où naissent les nerfs optiques, et en une vésicule des tubercules quadrijumeaux, tandis que, chez les autres Poissons, tous deux représentent ensemble une vésicule commune, au fond de laquelle se trouve le plancher du troisième ventricule. Le lobe du troisième ventricule des Lamproies présente, en haut et en devant, la fente qui se forme dans la vésicule du troisième ventricule de l'embryon d'Oiseau, et cette fente des Lamproies reparaît à la partie antérieure des lobes optiques des autres Poissons. Il suit de là en même temps que les lobes optiques des Poissons diffèrent encore beaucoup de ceux des autres animaux. Car, chez les Reptiles et les Oiseaux, ces lobes sont les vésicules des tubercules quadrijumeaux du fœtus d'Oiseau et du fœtus de Mammifère (1). Les lobes inférieurs des Poissons sont comparés par Desmoulins aux éminences mamillaires des Mammifères, et par Cuvier aux lobes optiques des Oiseaux, qui seraient descendus plus bas encore. Cependant les lobes optiques des Oiseaux, quoiqu'ils soient écartés l'un de l'autre, rejetés tant en bas qu'en dehors, et unis seulement par une bande transversale, correspondent évidemment à la grosse masse des tubercules quadrijumeaux du fœtus des Mammifères. Gottsche nie l'existence de fibres du nerf optique provenant des lobes inférieurs.

Si l'on compare les Reptiles et les Oiseaux avec les Mammifères, on voit que les premiers possèdent la voûte, mais qu'ils n'ont pas la grande commissure des hémisphères, ou le corps calleux, qui n'apparaît d'une manière complète que chez les Mammifères; que leurs lobes optiques sont encore creux, tandis que les tubercules quadrijumeaux des Mammifères renferment seulement l'aquéduc de Sylvius, et ne sont creux que pendant la vie embryonnaire; enfin que les lobes optiques se divisent encore, comme les tubercules quadrijumeaux des Mammifères, en deux paires d'éminences, l'une antérieure, l'autre postérieure. On n'observe point encore les éminences mamillaires. Les Oiseaux et les Reptiles sont dépourvus aussi de la partie visible à l'extérieur du pont de Varole, quoiqu'on leur refuse à tort ce dernier, puisqu'il faut

____

(1) Müller, *Archiv*, 1834, p. 62.

y rapporter, même chez les Mammifères et l'homme, les
fibres transversales profondes qui se remarquent entre les
faisceaux de la moelle alongée. Les parties latérales du cervelet sont moins développées que chez les Mammifères.

Les Mammifères, comparés à l'homme, ont les hémisphères
moins développés d'une manière relative, d'où il suit que,
chez beaucoup d'entre eux, le cerveau n'est pas partagé en
plusieurs lobes ; c'est seulement chez les Ruminans, les Carnassiers, les Pachydernes et les Solipèdes qu'on commence à
apercevoir une division en deux lobes, qui correspondent plus
aux lobes antérieur et moyen qu'aux lobes postérieurs du cerveau de l'homme, ce qui s'accorde avec l'absence de la corne
postérieure des ventricules latéraux chez ces animaux, à l'exception des Singes, des Phoques et des Dauphins. Les circonvolutions sont à peine marquées aussi chez beaucoup de Mammifères, tels que les Rongeurs, les Chéiroptères, la Taupe,
le Hérisson, les Tatous et les Fourmiliers ; on ne les distingue
bien que chez les Carnassiers, les Ruminans, les Solipèdes,
les Pachydernes et les Singes; mais elles sont plus simples que
chez l'homme (1). La commissure inférieure du cervelet, ou
le pont de Varole, est déjà visible à l'extérieur, chez les
Mammifères ; mais elle est étroite encore, ce qui fait qu'on
peut suivre plus loin les pyramides de la moelle alongée,
qui, chez l'homme, sont plus cachées par la couche profonde
des fibres transversales du pont. Chez beaucoup de Mammifères aussi, les faisceaux de fibres transversales, embrassant
la moelle épinière, qui se trouvent placés derrière le pont
proprement dit, sont séparés de ce dernier (2).

Sur la moelle allongée, on ne distingue bien ni les corps oli-
vaires à l'extérieur, ni le corps frangé à l'intérieur ; les stries

(1) Carus, *Traité élémentaire d'anat. comp.*, trad. par A.-J.-L. Jourdan, Paris, 1835, t. 1, p. 97.

(2) TREVIRANUS, *Vermischte Schiften*, 3, 12.

médullaires transversales du quatrième ventricule manquent généralement, et le cervelet, qui possède moins de feuillets que celui de l'homme, a aussi, la plupart du temps, moins de volume ; mais les touffes sont plus développées, comme chez les Oiseaux, et, de même que chez ces animaux, elles occupent souvent une fosse particulière creusée dans le rocher. Les lobes olfactifs que l'on remarque à l'extrémité antérieure des hémisphères du cerveau des Oiseaux, existent encore chez les Mammifères, dont les tubercules olfactifs diffèrent des nerfs olfactifs de l'homme en ce qu'ils sont creux et que leurs cavités communiquent immédiatement avec les ventricules latéraux du cerveau.

II. Forces du cerveau et facultés de l'âme en général.

Le cerveau des Poissons grossit de plus en plus, depuis les Poissons jusqu'à l'homme, en raison du développement des facultés intellectuelles. D'après les évaluations données par Carus, sa masse est à celle du corps :: 1 : 720, dans la Lote, 1 : 1305 dans le Brochet, :: 1 : 1837 dans le Bars, :: 1 : 380 dans la Salamandre, :: 1 : 2240 dans la Tortue terrestre, :: 1 : 91 dans le Pigeon, :: 1 : 160 dans l'Aigle, :: 1 : 231 dans le Serin, :: 1 : 82 dans le Rat, :· 1 : 351 dans la Brebis, :: 1 : 500 dans l'Éléphant, :· 1 : 48 dans le Gibbon, :· 1 : 25 dans le *Simia Capucina*. D'après Sœmmerring, le plus gros cerveau d'un Cheval pèse une livre et sept onces, et le plus petit d'un homme adulte deux livres cinq onces et demie ; cependant les nerfs qui sortent de sa base sont près de dix fois plus gros dans le Cheval que dans l'homme. Le cerveau d'une Baleine longue de soixante-et-quinze pieds, pèse cinq livres cinq onces et un gros, tandis que, suivant Sœmmerring, celui de l'homme pèse depuis deux livres cinq onces et demie, jusqu'à trois livres une once sept gros (1). Si l'on pense que la moelle épinière

(1) Comparez *Anatomie comparée du système nerveux*, par F. Leuret, Paris, 1839, in-8.

diminue beaucoup moins chez les animaux inférieurs, puisque
sa masse est à celle des corps, par exemple :: 1 : 181 dans
la Lote, .. 1 : 190 dans la Salamandre terrestre, :: 1 : 305
dans le Pigeon, et :: 1 : 180 dans le Rat, il devient manifeste
que le développement des facultés intellectuelles dans le règne
animal dépend de la force du cerveau, et non de celle de la
moelle épinière. Les variations considérables que la proportion subit dans une seule et même classe, nous prouvent que
le volume du cerveau, en général, n'y est pas non plus rigoureusement calculé dans la vue de dominer la masse du
corps, et qu'il faut chercher, non pas en lui, mais dans la
moelle épinière, la force des appareils moteurs nécessaires
pour exercer la domination sur les masses musculaires.

Cependant toutes les parties du cerveau ne marchent pas,
dans le règne animal, d'un pas égal avec le développement
des facultés intellectuelles. La prépondérance de cet organe
chez les animaux supérieurs se rattache surtout à l'accroissement des hémisphères. Le cervelet a bien, chez ces animaux,
un volume proportionnel plus considérable que chez les animaux inférieurs; mais la proportion est beaucoup plus faible.
Les tubercules quadrijumeaux sont proportionnellement plus
petits, chez l'homme, et la moelle allongée, avec ses ramifications dans le cerveau, n'est pas, proportion gardée, plus
grosse chez lui que chez aucun animal. Cette partie amène
également, chez tous les animaux, toutes les fibres nerveuses
du tronc entier au cerveau. Cette circonstance seule nous
prouve que le cerveau contient des parties qui ont la même
signification chez tous les animaux, et qui ont partout la même
importance pour la vie ; en effet, la lésion de la moelle allongée
est également mortelle chez tous les animaux, parce qu'elle affecte en quelque sorte, le centre de la vie et de tous les mouvemens volontaires, tandis que la lésion des hémisphères apporte
bien moins de trouble dans les fonctions chez les Reptiles que
chez les êtres doués de facultés intellectuelles supérieur

Sans entrer, dès à présent, dans l'examen des forces que les diverses parties du cerveau possèdent, indépendamment des aptitudes intellectuelles, nous allons commencer par rechercher le rapport qui existe entre les facultés de l'âme et l'encéphale en général. L'anatomie comparée nous montre déjà que nous devons chercher dans le cerveau la source des facultés intellectuelles ; les expériences sur les animaux et l'histoire des lésions de ce viscère comparées à celles d'autres organes, le confirment. Il nous faut donc démontrer que les fonctions de l'âme ne s'accomplissent dans aucune partie du système nerveux, ni du corps en général, autre que le cerveau.

Quant à ce qui concerne d'abord les nerfs, les conséquences de leurs lésions prouvent qu'une fois séparés du cerveau, ils sont également soustraits à l'influence de la volonté, et que l'animal n'a plus la conscience de leurs états. Sous ce point de vue, la moelle épinière se comporte comme eux : toute lésion de cette colonne soustrait à l'influence du cerveau , et par suite à l'empire de la volonté , tous les nerfs qui naissent au dessous du point où elle a lieu , tandis que ceux qui prennent leur origine au dessus de ce point et le tronçon supérieur de ceux sur le trajet desquels on a pratiqué une section, peuvent encore apporter des sensations à la conscience et recevoir du cerveau les ordres de la volonté. La portion antérieure du tronc de la Grenouille , derrière la tête séparée du corps, continue de sentir et de se mouvoir volontairement. Ainsi, la section n'a rien fait perdre de ses forces à l'organe du pouvoir intellectuel ; elle a seulement diminué l'étendue des parties sur lesquelles il règne, absolument de même qu'en perdant ses membres , l'amputé conserve ses facultés intellectuelles, et perd seulement les moyens de les manifester par des actions.

Toute autre partie quelconque du tronc peut encore moins que la moelle épinière être le siége des fonctions de l'âme. Les membres peuvent être amputés et les viscères frappés de gangrène, c'est-à-dire de mort, sans que l'âme perde rien de sa lucidité , aussi long-temps que la vie persiste en pareil cas ; il arrive même quelquefois qu'après l'apparition de la gangrène, dans une maladie inflammatoire, la conscience reprend sa netteté, qu'elle avait perdue. Nous ne devons pas être surpris de ce que le délire survient souvent dans les affections phlegmasiques, puisqu'en quelque partie du corps que celles-ci s'établissent, même dans celles dont l'amputation ne porte aucune atteinte aux facultés intellectuelles , elles peuvent, lorsqu'elles sont violentes , exercer une très-vive impression sur le *sensorium commune*. Une forte inflammation à la peau provoque le délire : pourquoi la même chose n'aurait-elle pas lieu dans l'inflammation d'un viscère? et cependant toute partie de la peau peut être enlevée, avec le membre entier, sans que l'âme s'en ressente. Mais , que cette violente impression d'une partie malade sur les organes centraux vienne à cesser par l'effet de la gangrène ou de la mort de l'organe, aussitôt tombe le voile qui couvrait en quelque sorte le *sensorium commune*, et la conscience peut redevenir claire et nette pendant le court espace de temps qui s'écoule jusqu'à la mort définitive. On parvient de cette manière à démontrer qu'aucun des viscères logés dans le bas-ventre ne saurait être le siége des fonctions de l'âme. Les maladies inflammatoires des organes importans contenus dans la cavité thoracique, les poumons et le cœur, peuvent causer la mort avant même d'avoir porté le trouble dans le *sensorium*. Cependant les affections chroniques de ces viscères et leurs dégénérescences démontrent jusqu'à l'évidence qu'ils ne sont pas non plus le siége des facultés de l'âme. Le phthisique ne perd rien de ces facultés, malgré la destruction totale de ses poumons. L'homme atteint d'une maladie du cœur peut éprouver une anxiété extrême, comme il arrive toujours quand la circulation est troublée ; mais ses fonctions intellectuelles conservent leur intégrité. Ainsi tous les organes, à l'exception du cerveau , peuvent, ou sortir lentement du cercle de l'économie animale, ou périr en peu de temps, sans que les facultés de l'âme subissent aucun dérangement.

Il en est autrement du cerveau. Tout trouble lent ou soudain de ses fonctions change aussi les aptitudes intellectuelles. L'inflammation de cet organe n'est jamais sans délire, et plus tard sans stupeur. Une pression exercée sur le cerveau proprement dit, amène toujours le délire ou la stupeur, suivant qu'elle a lieu avec ou sans irritation, et le résultat est le même, qu'elle soit déterminée par une pièce d'os enfoncée, ou par un corps étranger, de la sérosité, du sang, du pus. Les mêmes causes, suivant le lieu sur lequel porte leur action, entraînent souvent la perte du mouvement volontaire ou de la mémoire. Dès que la pression cesse, dès que la pièce d'os est relevée, la connaissance et la mémoire reviennent fréquemment; on a même vu des malades reprendre la série de leurs idées au point juste où la lésion l'avait interrompue. Les lésions du cerveau, chez les animaux, déterminent la stupeur et la perte de connaissance; de même, la plupart des aliénés ont cet organe atteint de désordres matériels considérables, quoiqu'il y ait néanmoins des cas, surtout dans la folie hériditaire, où les changemens matériels subis par des fibres d'une ténuité microscopique, échappent à tous nos moyens d'investigation (1). On a objecté, il est vrai, que certains sujets ont présenté des destructions considérables, par exemple de tout un hémisphère, sans que leurs facultés intellectuelles fussent altérées; mais les expériences sur les animaux prouvent que les lésions, même subites, qui portent sur un seul hémisphère, n'entraînent pas sur-le-champ une stupeur complète, et que celle-ci ne se manifeste qu'après l'ablation des deux hémisphères; ce qui semble annoncer que ces deux portions du cerveau s'entr'aident réciproquement et peuvent même

______

(1) Esquirol, *Des maladies mentales*, Paris, 1838, 2 vol. in-8.—F. Leuret, *Du traitement moral de la folie* Paris, 1840, in-8.

se suppléer l'une l'autre dans l'exercice des fonctions de l'âme.

Plusieurs savans distingués, Bichat et Nasse entr'autres, sont d'une opinion directement contraire à la mienne. Quoiqu'ils reconnaissent que le cerveau est le siége des hautes fonctions de l'âme, ils prétendent cependant que d'autres organes encore, par exemple, ceux du bas-ventre et de la poitrine, prennent part jusqu'à un certain point à ces fonctions. Ils ont même de la propension à croire que le siége des passions pourrait bien résider dans les viscères, et ils se fondent tant sur les affections que ceux-ci éprouvent dans les passions, que sur les altérations morbides qu'on découvre en eux dans certains cas d'aliénation mentale. Assurément, le canal intestal, le foie, la rate, les poumons, le cœur, sont fréquemment malades chez les aliénés, et ils le sont même quelquefois dans des circonstances où le cerveau ne présente aucun changement matériel appréciable. J'accorde aussi que la maladie d'un viscère peut, comme toute autre cause occasionelle, donner lieu à la manifestation d'un dérangement de l'esprit. Mais je ne conclus pas de là que tel ou tel viscère soit la source de certaines facultés intellectuelles ou de certaines passions. Pour amener une maladie mentale quelconque, il faut une prédisposition dans le cerveau ; quand cette prédisposition, acquise ou surtout héréditaire, existe, tout désordre prolongé qu'une maladie d'un viscère quelconque provoque dans les fonctions des organes centraux, en vertu de l'impression que ces derniers ressentent, et des lois de la propagation des états nerveux dans la moelle épinière et le cerveau, suffit pour faire éclater l'aliénation mentale, absolument de même que toute partie du corps dont la perte ne porte aucun préjudice à l'âme, peut cependant, aussi long-temps qu'elle jouit de la vie, donner lieu à un délire sympathique par la transmission vive de sa disposition maladive au cerveau. De là vient aussi que, dans les délires de ce genre, l'état normal se rétablit à la cessation des troubles matériels dans les viscères qui influent de loin ou de près sur l'encéphale.

Quant aux rapports entre les viscères et les passions, on ne peut pas les nier sans doute, mais tout ce qui les concerne est encore enveloppé d'une grande obscurité. Il règne, dans cette partie de la physiologie, des opinions assez généralement répandues, qui s'éloignent fort peu des simples traditions populaires. On sait qu'en vertu d'un changement d'état qui a lieu dans le cerveau, les passions exercent une action tantôt excitante et tantôt déprimante sur tout le système nerveux. Les passions excitantes sont accompagnées de tension et même de mouvemens convulsifs dans certains muscles, principalement dans tous ceux qui dépendent du système respiratoire des nerfs, le nerf facial y compris ; les mouvemens de la respiration changent au point de produire les pleurs, les soupirs, le hoquet, et les traits du visage se déforment. Dans les passions déprimantes, telles que l'anxiété, la crainte, la frayeur, tous les muscles sont relâchés, parce que l'influence motrice de la moelle épinière et du cerveau sur eux diminue : les jambes ne soutiennent plus le corps, les traits de la face sont pendans, l'œil est fixe, et l'effet peut aller jusqu'à la paralysie momentanée de tout le corps, principalement des sphincters. Les mouvemens du cœur s'accélèrent dans les deux genres de passions; mais les premières leur impriment en même temps plus de force, tandis que la plupart des autres les rendent plus faibles. Les sensations sont changées dans certaines parties, notamment dans l'organe de la vue, dans l'appareil de la respiration, et dans celui de la digestion, souvent même dans le système nerveux entier. Les effets organiques des passions modifient la sécrétion de la glande lacrymale; celle de la peau, qui se couvre d'une sueur froide dans les passions déprimantes ; celle de la bile, qui transsude fréquemment à travers les parois des vaisseaux, et produit ainsi l'ictère; celle enfin de l'urine, qui devient aqueuse, comme dans toutes les affections nerveuses. Ils modifient également les actions des petits vaisseaux, et par-là changent l'état de turgescence de la peau, qui tantôt rougit et tantôt pâlit. En un mot, l'influence des passions porte d'abord sur les nerfs de la respiration, le facial, le vague, les spinaux respiratoires et le phrénique, puis, par la moelle épinière, sur le système entier des nerfs spinaux, tant ceux de la vie animale, que ceux de la vie organique. Mais, en laissant de côté les traditions, je ne connais rien qui établisse que, chez l'homme en santé, une passion agisse plus sur un organe que sur un autre. On dit que le cœur a des relations avec la joie, avec le chagrin, avec l'anxiété; mais quelle est la passion tant soit peu vive, excitante ou déprimante, dans laquelle son mode d'action ne change pas? Il en est de lui comme des organes lacrymaux, qui peuvent être affectés dans toute passion violente, puisqu'on voit souvent le chagrin, la colère, la joie, l'admiration, l'émotion, la tristesse, la crainte, l'anxiété, la frayeur s'accompagner de pleurs. On a prétendu que le foie était lié par une étroite connexion à la colère et au chagrin. C'est une assertion fort ancienne, qui a passé dans un grand nombre d'ouvrages, même physiologiques, mais qui est absolument fausse. Il y a sans doute des personnes dont le foie se trouve affecté quand elles ont éprouvé l'une ou l'autre de ces deux passions, dont le teint devient jaune, qui ressentent des douleurs dans l'hypochondre droit, ou qui même sont atteintes d'hépatite; mais ce phénomène n'a lieu que quand leur foie est déjà malade, ou lorsqu'elles ont une prédisposition innée aux affections hépatiques. La plupart du temps, rien de semblable ne s'observe après la colère ou le chagrin, et j'en appelle là-dessus à l'expérience des lecteurs. Combien d'hommes qui, après s'être mis en colère ou avoir éprouvé des contrariétés, ne ressentent rien du côté du foie, mais souffrent les uns de l'estomac, les autres du cœur, c'est-à-dire de l'organe le plus impressionnable chez chacun d'entre eux? Il en est de même des autres passions. Aucune n'agit régulièrement sur le foie, sur l'estomac, sur le cœur, de préférence aux autres viscères; chez l'homme bien portant, leurs effets se propagent en rayonnant du cerveau à la moelle épinière, et de celle-ci au système nerveux, tant de la vie animale que de la vie organique. Tout ce qui arrive de spécial est purement individuel. On serait tenté de croire qu'il appartient en propre à la pudeur de rougir la peau du visage, en déterminant une accumulation du sang dans les petits vaisseaux; mais beaucoup de personnes rougissent de dépit, d'impatience, tandis que d'autres pâlissent par l'effet de la honte, du dépit, de la colère, tout aussi bien que par celui de la crainte et de la frayeur. Les personnes douées d'une complexion hépatique sont les seules chez lesquelles une passion violente entraîne l'ictère ou l'hépatite. En un mot, les effets des passions sur les diverses régions des parties dépendantes du cerveau ne fournissent aucune preuve à l'appui de l'hypothèse dont les partisans prétendent que les passions elles-mêmes, ou en général certaines opérations de l'âme, ont leur siége hors de l'encéphale.

Si l'anatomie comparée, la physiologie et la pathologie se réunissent pour nous obliger à reconnaître que le cerveau est l'unique siége des effets de l'âme, que les nerfs sont les excitateurs de ces effets, et que toutes les autres parties éprouvent les effets des nerfs, elles ne démontrent cependant qu'une seule chose, c'est que l'âme agit au moyen de l'organisation cérébrale; mais il ne résulte pas de là que le siége de son essence soit uniquement le cerveau. L'âme pourrait fort bien ne pouvoir accomplir des actes et recevoir des influences que dans un organe de structure déterminée, et cependant être répandue d'une manière générale dans l'organisme.

Je vais signaler des faits qui prouvent d'une manière péremptoire que l'âme, bien qu'elle n'agisse que dans le cerveau, n'est toutefois pas bornée entièrement à cet organe. Deux suffisent pour en donner la démonstration.

1° Les animaux inférieurs, tels que les Planaires , les Polypes , les Annélides, sont divisibles ; il y a plus même , certains Polypes et certains Annélides , comme les Naïdes et les Néréides, se reproduisent par division de leur corps. Ce fait nous montre que le principe vital est divisible avec la matière, puisque de tronçons séparés naissent de nouveaux individus. A la vérité, on ne peut pas dire de ces êtres qu'ils sont animés dans le même sens que les animaux supérieurs ; cependant chacun des tronçons a sa volonté propre et ses appétits particuliers : or comme , pour sentir, il faut de la conscience et de l'attention , nous avons la preuve que l'âme de ces êtres inférieurs, qu'il y ait ou non identité entre elle et le principe vital , est susceptible , comme celui-ci, de se diviser avec la matière.

2° L'âme est divisible , ainsi que le principe de la vie , même chez les animaux supérieurs et les plus haut placés dans l'échelle, sans excepter l'homme. Les animaux supérieurs et l'homme ne produisent pas de nouveaux individus animés par division d'eux-mêmes en plusieurs tronçons , mais ils en engendrent par production de la semence chez le mâle et du germe chez la femelle. De quelque manière que puisse s'accomplir la génération du nouvel individu par la rencontre du germe de la femelle et de la semence du mâle , nous savons que cette seule rencontre suffit , chez les Poissons , les Grenouilles , les Salamandres , pour donner lieu à la production d'un nouvel individu , sans nulle participation ni du mâle ni de la femelle , puisqu'il suffit même que l'art opère le rapprochement, comme l'apprennent les expériences de Spallanzani. Ainsi , le germe de la femelle et la semence du mâle renferment tout ce qui est nécessaire pour la manifestation du principe vital individuel et des fonctions de l'âme des animaux. Le germe et le sperme , ou l'un des deux, doivent donc contenir le principe de la vie et celui de l'âme à l'état pour ainsi dire latent ; car autrement ces principes ne pourraient point se manifester à la naissance du nouvel individu. Or nous sommes obligés d'admettre que les choses se passent de la même manière chez les animaux placés au sommet de l'échelle et chez l'homme, c'est-à-dire que le sperme et le germe renferment toutes les conditions nécessaires à la génération d'un nouvel être vivant et animé, et que tous deux, ou l'un des deux, contiennent à l'état latent le principe de la vie et celui de l'âme. Peu importe, quant au fond de la question, que le nouvel individu se développe hors du corps de la mère, comme chez les Ovipares, ou dans son intérieur, comme chez les Vivipares.

Nous voyons, par cette série de faits et de raisonnemens, que quoique les animaux supérieurs et l'homme ne procréent plus de nouveaux individus vivans et animés par division de leur propre corps en plusieurs tronçons, ils sont cependant encore divisibles sous le point de vue du principe de la vie et du principe de l'âme, en ce sens qu'une partie de leur matière, représentée par les liquides générateurs, est animée de ces principes, soit que ceux-ci diffèrent l'un de l'autre, soit qu'ils ne fassent qu'un. Mais, les choses se passant ainsi, le principe de l'âme n'est évidemment point borné au cerveau; il existe, quoiqu'à l'état latent, dans des parties qui sont fort éloignées de l'encéphale et séparables du tout. C'est là ce que je voulais établir.

Le principe de la vie et le principe de l'âme arrivent-ils à l'état latent du cerveau à la semence ou au germe par la voie des nerfs, ou bien sont-ils répandus à l'état latent dans le sang, ou bien enfin sont-ils dispersés, toujours à l'état latent, dans le corps entier, tandis qu'ils n'agissent et ne reçoivent les effets d'autres parties que dans le cerveau, seul appareil organisé de manière à leur permettre de déployer librement leur activité? Toutes ces questions ne peuvent recevoir de réponse. La solution même serait indifférente pour les recherches qui nous occupent actuellement. Il nous suffit de savoir

que le sperme et le germe doivent contenir, non seulement
la force nécessaire pour produire un individu vivant, mais
encore le principe de l'âme du nouvel être à l'état latent. Il
nous suffit de savoir que des parties du corps autres que le
cerveau participent au principe de l'âme, mais que ce principe ne déploie sa liberté et son activité que dans le cerveau,
parce que là il trouve l'organisation nécessaire tant pour recevoir les impressions des conducteurs sensibles que pour agir
sur les forces d'autres parties, sur les appareils moteurs. La
conscience, la pensée, la volonté, la passion ne sont possibles que dans le cerveau, et quoique le principe duquel
émanent les idées, les pensées, etc., existe à l'état latent
dans le germe fécondé, il faut que ce germe animé crée l'organisation entière de l'encéphale pour que le principe de
l'âme entre en liberté, pour que la pensée, la volonté, etc.,
puisse apparaître ou agir. Dans l'acéphale, qui s'est nourri
et qui a vécu durant tout le cours de la vie intra-utérine jusqu'au moment de sa naissance, l'organe que le germe animé
avait produit pour la manifestation de l'âme à une époque plus
éloignée, a été détruit, par hydropisie, dès avant qu'il eût
les conditions requises pour que le principe de l'âme pût sortir de son état latent, pour que les facultés de l'âme pussent
se manifester.

Les considérations et les faits qui ont été exposés jusqu'ici
nous permettent de discuter maintenant si le principe de l'âme
est modifié d'une manière essentielle par une lésion de l'organisation cérébrale elle-même, ou s'il survient seulement
alors un changement dans l'activité de l'âme, et si cette dernière, en elle-même, peut devenir malade. Comme, ainsi que
nous l'avons vu, l'existence de l'âme ne dépend pas de l'intégrité de l'organisation du cerveau, puisqu'on démontre qu'elle
doit exister, bien qu'à l'état latent, jusque dans le germe
rejeté par le corps maternel, il suit de là qu'un changement
dans la texture du cerveau ne saurait modifier l'essence de

l'âme, et qu'il ne peut que contraindre son activité à des actions maladives. L'activité seule de l'âme dépend de l'intégrité de la structure anatomique et de la composition chimique du cerveau. Le mode d'action et l'état de l'encéphale marchant toujours parallèlement l'un à l'autre, le second détermine toujours le premier ; mais l'essence de l'âme, sa force latente, en tant qu'elle n'a point à se manifester, ne paraît dépendre d'aucun changement du cerveau. Si l'on s'en tient à ces idées, on coupe court à toutes les discussions sur la cause finale des maladies mentales, sur la part qu'y prennent le cerveau et l'âme, et le médecin n'a plus à s'occuper, dans toutes les aberrations des facultés intellectuelles, que du changement matériel qui oblige l'âme à des actions morbides, ou qui l'empêche d'agir. Nous connaissons deux cas d'idiotisme congénital, avec surbaissement tel du crâne, qui est d'ailleurs complet, que les figures rappellent la disposition de cette boîte osseuse dans l'hémicéphalie. Ce sont deux jeunes garcons, âgés l'un de dix et l'autre de dix-sept ans, qui vivent à Kiwitsblott, près de Bromberg. Tous deux jouissent d'une parfaite santé, mais sont tellement stupides qu'ils ne peuvent retrouver le chemin de leur habitation pour peu qu'ils s'en éloignent, et qu'ils ne sont point en état de déboutonner leurs pantalons, bien qu'ils jouissent de toute l'énergie motrice d'un homme bien portant, et qu'ils puissent faire sentir à toutes les parties de leurs corps l'influence de leur volonté, dont ils ne se servent que pour boire, manger et détruire tout ce qui leur tombe sous la main, quoique d'ailleurs ils ne soient point méchans. Dans ces deux cas bien remarquables nous ne pouvons point supposer une maladie innée de l'âme, un défaut primordial du principe moral ; à coup sûr le germe contenait la disposition aux plus hautes perfections de ce principe ; mais le développement incomplet du cerveau a rendu impossible celui des aptitudes supérieures de l'intelligence, de même que, chez l'homme le mieux conformé, un changement soudain de l'état du cerveau frappe instantanément de maladie les manifestations de l'âme , on la force même de faire repasser son énergie à l'état latent , d'où elle ressort souvent aussi nette que par le passé , après l'éloignement de la cause morbifique. Comme la matière change toujours en même temps que l'activité , il va sans dire qu'une activité anormale de l'âme , soit une certaine direction imprimée à l'esprit par le genre de vie habituel , soit un état violent déterminé par des circonstances particulières , doit réagir aussi sur l'organisation de l'organe de l'âme. De quelque importance qu'il soit alors , pour le médecin, d'éloigner ces causes, l'état des organes n'en demeure pas moins , là comme partout, l'unique objet de ses soins , et les bourrèlemens de la conscience dont s'occupent certains praticiens fanatiques, ne constituent pas l'essence de la maladie mentale ; ils ne peuvent être considérés que comme une des nombreuses causes qui la déterminent.

Le principe vital , d'où l'organisation entière part dans le germe , et qui produit aussi l'organe pour l'action du principe de l'âme , diffère-t-il essentiellement de celui-ci , ou bien l'activité de l'âme n'est-elle qu'un mode particulier d'action du principe vital ? La physiologie empirique ne saurait arriver à la solution de ce problème. Nous savons que le principe vital peut continuer d'agir sans manifestations de l'âme , car il entretient jusqu'à la naissance la vie même des monstres privés de cerveau et de moelle épinière. On ne peut pas conclure de là que le principe de l'âme diffère de lui , quant à l'essence ; car nous avons déjà vu qu'il y a , même hors du cerveau , un état latent de ce principe dans tout corps animé. Mais on n'en doit pas conclure non plus que le principe de l'âme n'est qu'un mode des effets du principe vital ; nous voyons seulement, ce qui nous est prouvé aussi par la création de l'embryon entier avant le développement des facultés de l'âme , que l'activité de cette dernière n'est point nécessaire à la manifestation du principe vital ; d'un autre côté, nous savons tout aussi positivement que l'activité de l'âme n'est point possible, dans un corps animal, sans le concours du principe vital, car c'est ce dernier qui crée et qui entretient l'organisation cérébrale, sans laquelle elle ne pourrait s'exercer.

L'hypothèse que la vie morale n'est qu'une manifestation du principe vital des corps animés en général peut alléguer en sa faveur que le principe de l'âme ne se manifeste pas dans une seule classe du règne animal, chez l'homme, et qu'on le retrouve jusque chez les animaux les plus inférieurs. Car l'âme appartient à tout ce qui jouit de la vie animale, à tout ce qui éprouve des sensations et en a la conscience, à tout ce qui se fait des représentations ou des idées, à tout ce qui conçoit des désirs et se fait une idée, tant de leur objet que de leur satisfaction, enfin à tout ce qui est déterminé à des actes de volonté, soit par des idées soit, par des désirs. En élargissant ainsi le cercle des phénomènes de l'âme, on les découvre effectivement jusque chez les animaux placés au plus bas degré de l'échelle : on voit même paraître aussi les passions chez les animaux supérieurs. D'un autre côté, l'hypothèse d'après laquelle le principe de l'âme est indépendant du principe vital invoque à son appui que toute une classe d'être organisés vivans, celle des plantes, n'offre aucune trace de phénomènes moraux. Cependant l'objection disparaîtrait en admettant que là le côté moral du principe vital se trouve à l'état latent, et si une hypothèse n'a pour elle que de pouvoir expliquer un grand nombre de faits, elle est neutralisée par une autre, qui explique tout aussi bien ces faits.

Les deux principes s'accordent, quant à leurs effets, en ce que leurs phénomènes peuvent être ce qu'on appelle le raisonnable ; mais le raisonnable de la vie morale n'est que la simple conscience du raisonnable, sans nulle action créatrice sur l'organisation, sur la matière, et le raisonnable de l'activité du principe vital est la production de l'organisation convenable dans la

nature animée. La raison qui s'exprime dans l'organisation de
l'être le plus simple l'emporte peut-être en sublimité sur ce que
la conscience d'un être animal ou d'un homme peut se représenter de plus élevé. Cette activité créatrice a trouvé la solution
de tous les problèmes de la physique. Nul problème de la
physique de l'ouïe, de la vue, ne demeure caché à la nature
qui crée l'organe de l'audition ou l'œil. Elle est aussi la cause
de l'instinct, c'est-à-dire la cause qui fait que, dans le *sensorium* d'un animal, naissent des songes qui lui imposent des
actions raisonnables, nécessaires à son existence, sans que
l'âme de cette créature entrevoie rien de cet acte de raison et
de sa liaison avec les effets qui en sont la conséquence.

S'il y a un vrai motif d'admettre que la vie morale des créa-
tures animales n'est qu'un mode de manifestation de leur
principe vital, c'est que les deux genres d'effets peuvent être
l'expression de la raison, que la production de l'organisation
du plus bas animal par le développement du germe est l'expression de la plus haute raison, et que ce qu'il y a en cela
de raisonnable surpasse de beaucoup tous les effets moraux
dont cette créature à la conscience. Stahl faisait émaner
toutes les actions animales de l'âme, parce qu'elles sont
conformes à un but. Cette âme de Stahl, si la vie morale,
telle qu'on la conçoit généralement, en est une dépendance
et une émanation, est, à la vérité, une chose toute différente
de ce qu'on a coutume d'appeler la vie morale, et bien supérieure. On voit sans peine que la théorie de Stahl repose sur
l'intuition de la force qui agit d'après les inspirations de la
raison dans tous les êtres vivans, et qu'il considérait comme
une émanation de cette première cause d'une créature ce que
nous sommes dans l'usage d'appeler vie morale. Mais, pour
que cette opinion soit exacte, ce dont on ne saurait donner la
démonstration empirique, il faut ne pas perdre de vue que
l'âme qui a la conscience et qui pense, n'embrasse qu'une
petite partie des effets de cette âme supérieure, agissant

conformément à la raison, qui est, en définitive, la cause d'une créature , et qui prévoit , dans son organisation, dans ses penchans instinctifs , tout ce qui pourra lui arriver pendant son conflit avec le monde extérieur.

On demande si le principe de l'âme est une activité de la matière ou une force indépendante, s'il est seulement lié au corps, ou s'il est l'expression d'un certain état, d'une composition de la matière. L'activité ou le mouvement est peut-être l'état primordial de la matière , puisque le repos même des masses dépend de l'attraction de leurs molécules. Mais s'il n'y a point de corps sans énergie , sans force , sans activité, l'âme n'est-elle pas aussi l'expression de l'état et de la composition de la matière dans l'être vivant ? Si l'âme ne se manifeste plus dans le corps après la mort , est-ce parce que la matière a changé d'état et de composition , parce qu'elle a perdu l'action et l'attraction concurrrente de ses atomes animés, qui , après avoir passé à un autre état, se représentent sous un autre mode d'apparition, ou bien est-ce seulement parce qu'il n'y a plus de liens qui la retiennent attachée au corps?

Assurément, que l'âme soit une émanation du principe vital, ou qu'elle tienne à un principe indépendant lié à la vie, les phénomènes de la vie morale sont attachés d'une manière absolue à l'organisation du cerveau ; sans l'intégrité de cette structure fibreuse si complexe, il n'y a point d'action de l'âme sur les organes vivans du corps. En d'autres termes , l'âme n'apparaît point dans ces derniers organes, mais elle peut y être latente , de même que sa source existe, mais à l'état latent, dans les liquides procréateurs des animaux. Cependant la même question se réproduit ici : l'état latent de l'âme n'est-il que le repos d'une force innée à une certaine composition de la matière , ou le principe peut-il, indépendamment de toute matière , s'unir avec elle et la quitter? Les atomes, qui seuls sont actifs suivant les matérialistes, rentrent-ils dans l'univers, après la résolution de la matière animée de l'état latent de la vie, pour se rapprocher de nouveau sous un autre mode, ou bien le principe latent de la vie et de l'âme est-il indépendant de la disgrégation des atomes? La substance de ce principe est-elle immatérielle, et ne consiste-t-il ni en l'activité des atomes de la matière, ni en l'activité d'un certain mode de de réunion de ces atomes? Quoiqu'on ne doive pas attendre de la physiologie empirique la solution de ces problèmes physiologiques, cependant il y a des faits dont on peut se servir pour essayer de les résoudre. Il existe certainement des forces de la nature, ou des substances impondérables, qui, bien que n'étant point indépendantes de la matière, peuvent néanmoins l'abandonner sans changement dans l'état matériel du corps, et passer à un autre corps, comme la lumière, l'électricité, le magnétisme. L'existence de ces principes, leur apparition dans les corps, et leur passage d'un corps à d'autres, nous prouvent clairement que tout matérialisme qui ne reconnaît rien en dehors des forces des atomes, manque de base; et sans vouloir le moins du monde comparer le principe de la vie et de l'âme avec les substances ou forces impondérables, nous voyons au moins qu'il n'y a rien, dans les faits de la physique, qui exclue la possibilité d'un principe immatériel, indépendant de la matière, quoiqu'il agisse en elle dans les corps organisés.

Je ne dois pas omettre de parler d'une autre énigme encore, la cause qui fait que les individus vivans et animés périssent et se reproduisent continuellement. Non seulement le principe de la vie augmente d'intensité pendant l'accroissement des corps organisés, mais encore il se multiplie par scission et par génération. D'un être vivant naissent les corps d'autres êtres vivans, tout aussi productifs que lui, et qui jouent le même rôle par rapport à d'autres encore, tandis que la force organique de ceux qui meurent se dissipe ou devient latente. Cette multiplication des êtres animés ne tient pas uniquement à ce que le principe actif passe du corps producteur au produit; car le corps producteur, après s'être multiplié, demeure apte à de nouvelles productions, jusqu'à ce qu'il finisse par périr. La même chose a lieu pour le principe de l'être. L'être qui procrée ne perd pas ce principe par la production de nouveaux êtres animés; mais, après que les parens ont ainsi engendré plusieurs fois, ils meurent, et leur âme devient latente pour nous. Or, comment est-il possible que le principe vital et l'âme se multiplient à l'infini dans des individus toujours nouveaux, tandis que les individus producteurs demeurent animés après la production et meurent plus tard? Comment concevoir cette multiplication infinie du principe de l'âme avec le principe de la vie? A cela il y a deux réponses, dont aucune ne repose sur des preuves. La première, c'est que le principe de la vie et celui de l'âme sont répartis à l'état latent dans toutes les matières par l'assimilation desquelles les animaux croissent et deviennent aptes à se multiplier, et que c'est l'organisation qui les fait apparaître dans les corps vivans et animés. Telle est la solution que le panthéisme donne du problème ; elle met en doute l'immortalité de l'âme individuelle, et n'admet que celle de l'âme du monde. L'autre réponse consiste à dire que le principe de la vie et celui de l'âme ne sont point répandus à l'état latent dans toutes les matières servant à l'assimilation, que le premier n'existe que chez les êtres vivans, et qu'aussi long-temps que ces derniers vivent, l'âme demeure attachée à leur matière. Dans cette hypothèse, on n'explique la multiplication des individus animés qu'en admettant que le principe de l'âme, puisqu'il se multiplie à l'infini par la génération, est une substance qui ne peut ni périr ni diminuer d'intensité par le fait de la division. Ce principe différerait de toutes les forces en ce qu'il serait une force que la division, poussée même jusqu'à l'infini, ne saurait ni anéantir ni même affaiblir. Une telle supposition dépasse les bornes de notre intelligence, et cependant

on s'y trouve ramené de force quand on rejette le panthéisme,
et qu'à l'aide de notre croyance innée à l'immortalité, non pas
du principe de l'âme en général, mais des âmes individuelles,
on franchit l'abîme qu'il n'est point donné à la science de
combler.

III. Moelle allongée.

La moelle allongée met le cerveau en rappport avec la
moelle épinière. Il importe donc beaucoup au physiologiste
de bien connaître la marche des cordons dont elle se compose.
Burdach a répandu plus de lumière que personne sur cet objet intéressant, dans son beau *Traité de la structure et des
fonctions du cerveau.* On distingue aujourd'hui les cordons
suivans dans la moelle allongée.

1° Les pyramides. Des fibres fondamentales et des fibres de
décussation les produisent d'après Burdach. Les premières sont
situées à la face antérieure du cordon central gris ; elles forment la paroi postérieure de la scissure antérieure de la moelle
épinière, mais se portent obliquement d'arrière en avant, à
la région du cou, depuis trois pouces et demi jusqu'à dix·
huit lignes du pont de Varole ; de manière que , constituant
d'abord les parois latérales de la scissure de la face antérieure de la moelle épinière , elles finissent par se placer, des
deux côtés de cette scissure, sur la face antérieure de la
moelle, et qu'elles se prononcent à la partie interne de son
cordon interne et antérieur. Les fibres de décussation sont
un bras du cordon latéra de la moelle épinière, qui passe derrière l'olive, monte obliquement de dehors en dedans et d'ar·
rière en avant, et se montre à la surface, avec les fibres fondamentales, sur le côté de la scissure antérieure de la moelle,
à un pouce au dessous du pont. Il n'y a que les fibres de décussation qui se croisent, c'est-à-dire qui passent d'un côté de
la scissure à l'autre , et s'appliquent aux fibres fondamentales
du côté opposé. Les fibres des pyramides se continuent avec

les pédoncules du cerveau, à travers les faisceaux des fibres transversales du pont de Varole.

2° Les cordons siliquaires (*funiculi siliquæ*) sont, d'après Burdach, les faisceaux fibreux marchant au côté interne et au côté externe de l'olive, qui ne se montrent point à nu sur la surface de la moelle épinière. L'interne naît des fibres médullaires de la scissure antérieure de cette dernière, qui sont rejetées en dehors par la pyramide, dans l'endroit où sort celle-ci. L'externe est la portion extérieure des cordons antérieurs de la moelle au côté interne de la série des racines antérieures. Les deux cordons demeurent appliqués l'un contre l'autre jusqu'au point où l'olive sort entre eux. Les cordons internes traversent le pont avec les pyramides, pour se continuer avec les pédoncules cérébraux. Les externes, marchant de bas en haut et de dehors en dedans, gagnent la partie supérieure des prolongemens supérieurs ascendans du cervelet (*processus cerebelli ad corpora quadragemina*), et ainsi la base des tubercules quadrijumeaux.

3° L'olive naît de l'expansion du cordon gris antérieur dans la moelle allongée. En cet endroit, il se détache du cordon gris une vésicule grise et plissée, pleine de substance blanche, et qui est aussi revêtue de substance blanche à l'extérieur. Cette vésicule et son noyau médullaire présentent, quand on les coupe en travers, la figure connue sous le nom de corps dentelé de l'olive.

4° Le cordon latéral (*funiculus lateralis*) de la moelle épinière fournit les fibres de décussation des pyramides, en dedans et au commencement de la moelle allongée; le reste se porte, au dessus de l'olive, dans les prolongemens inférieurs descendans du cervelet (*crus cerebelli ad medullam oblongatam*), et en partie aussi à la région externe du sinus rhomboïdal.

5° Le cordon cunéiforme (*funiculus cuneatus*) naît des fibres médullaires couvrant les cordons gris postérieurs de la

moelle épinière, fibres qui, placées au côté supérieur du
cordon latéral, forment, conjointement avec les siennes, les
prolongemens supérieurs ascendans du cervelet (*processus cerebelli ad corpora quadragemina*). Ses fibres internes constituent les parties extérieures des parois du sinus rhomboïdal,
et vont gagner le cerveau.

6° A la face interne ou postérieure du cordon cunéiforme
se trouve le cordon grêle (*funiculus gracilis*), dont la face
latérale interne forme la paroi latérale de la scissure postérieure, et dont une partie s'applique immédiatement à la face
correspondante du cordon de l'autre côté. Ce cordon se renfle
à la pointe du sinus rhomboïdal, et produit un tubercule
claviforme.

7° Les cordons ronds (*funiculi teretes*) se montrent dans
l'écartement des cordons grêles, comme parois latérales du
canal de la moelle épinière, pénètrent, entre ces mêmes cordons, dans le sinus rhomboïdal, se portent en avant, séparés
l'un de l'autre par la scissure de ce sinus, dont ils forment le
fond, et se continuent jusqu'au pourtour antérieur et inférieur
de l'aquéduc.

Quant à ce qui concerne les forces de la moelle allongée,
je dois d'abord faire remarquer que cet organe participe en
général aux propriétés de la moelle épinière. Il jouit, comme
elle, du pouvoir réflectif; nulle partie même du système
nerveux entier n'est plus disposée que lui à produire des mouvemens de réflexion; car les nerfs qui en naissent, sont de
tous, ceux qui en déterminent avec le plus de facilité. La
moelle allongée fait partie de l'appareil moteur, et aucune
portion du système nerveux n'exerce autant d'influence qu'elle
sur la production des mouvemens; toutes les fois qu'on l'irrite,
il survient des convulsions dans le tronc entier, que ses lésions
frappent également de paralysie; mais les propriétés suivantes
sont ce qui la distingue de toutes les autres parties des organes centraux.

1° Elle est la source de tous les mouvemens respiratoires, comme le prouvent les expériences de Legallois. Quand on détruit le cerveau d'avant en arrière, chez un animal, la respiration ne cesse qu'au moment où l'on atteint la moelle allongée. C'est donc dans cet organe que réside la source des inspirations périodiques, et de tous les changemens que la respiration éprouve par suite des irritations qui agissent sur les nerfs sensitifs des membranes muqueuses. Les passions influent sur elle en excitant tous les nerfs respiratoires, le facial excepté; en elle se trouve le principe provocateur des mouvemens qui accompagnent ou déterminent l'action de pleurer ou de rire, le hoquet, les soupirs, le bâillement, la toux, le vomissement, mouvemens dans lesquels le système entier des nerfs respiratoires et le nerf facial sont toujours affectés. De même que leur point de départ est à la moelle allongée dans les passions, de même aussi ils peuvent être provoqués par une action du *sensorium* sur cet organe, et ils le sont même souvent par de simples idées, comme les pleurs, le rire, le bâillement. La disposition à bâiller paraît exister toujours lorsque les parties centrales du système nerveux se trouvent dans un état de lassitude : si alors l'idée du bâillement se présente à l'esprit, parce que nous voyons d'autres personnes bâiller, cette propension se réalise, et nous bâillons. Dans ce mouvement, il y a affection du système des nerfs respiratoires et du nerf facial, tant des branches de ce dernier qui se portent à la face, que de celle qui se répand dans le muscle digastrique.

2° La moelle allongée est le siége de l'influence de la volonté. Car, ainsi que l'ont fait voir les expériences de Flourens, les animaux qui ont perdu les hémisphères du cerveau sont bien frappés de stupeur, mais ils conservent encore la faculté d'exercer des mouvemens volontaires. D'un autre côté, la jouissance de cette faculté leur reste également après l'ablation du cervelet, qui n'enlève que l'énergie des mouvemens et l'aptitude à des mouvemens coordonnés de locomotion.

3° Cet organe est aussi le siège de la faculté de sentir. Cette proposition est démontrée non seulement par l'origine des nerfs cérébraux, qui tous, à l'exception du premier et du second, ont des connexions soit avec les prolongemens que la moelle allongée envoie dans le cerveau, soit avec ce cordon lui-même, mais encore par l'histoire des lésions des parties cérébrales. Il résulte des expériences de Magendie et Desmoulins, qu'un animal auquel on a enlevé les hémisphères du cerveau et du cervelet n'a pas perdu pour cela le sentiment. L'ablation des hémisphères le prive des organes centraux de la vue et de l'odorat, et il devient aveugle; mais la conscience des sensations ne paraît point être liée aux hémisphères cérébraux. Flourens a bien conclu de ses expériences sur l'enlèvement des hémisphères du cerveau que ces parties sont les organes centraux des sensations, et que l'animal ne sent plus rien quand on l'en a privé; mais, loin que cette conclusion découle de ses expériences, d'ailleurs si intéressantes, c'est le contraire précisément qui en ressort, comme Cuvier l'a démontré dans son Rapport. Un animal auquel on enlève les hémisphères du cerveau tombe dans la stupeur, mais il n'en donne pas moins des signes non équivoques de sentiment, et non pas seulement de mouvemens réflectifs : il ne se détermine plus de lui même à se mouvoir ; mais, quand on le pousse, il montre les allures d'un animal qui se réveille ; si on lui donne une autre position, il cherche l'équilibre ; mis sur le dos, il se redresse ; poussé en avant, il saute ; l'Oiseau qu'on jette en l'air essaie de voler ; la Grenouille exécute des sauts. L'animal n'a plus de mémoire, il ne réfléchit pas, mais il sent, et il réagit sur les sensations par des mouvemens qui ne sont pas de simples phénomènes réflectifs. Cuvier le compare avec raison à un homme endormi, qui, malgré l'état de sommeil, sent, puisqu'il cherche encore **à prendre une position commode.**

Chez un être animé qui jouit de la santé , il faut bien distinguer les sensations de l'attention qui leur est accordée, de l'aptitude à en former des idées. L'attention paraît être une faculté des hémisphères du cerveau, dont la perte entraîne la stupeur, sans abolir le sentiment. Un homme qui se porte bien peut , parmi un certain nombre de sensations qui ont lieu à la fois , ne consacrer son attention qu'à une seule ; il peut la rendre dominante, faire que ce soit elle qui arrive à la conscience dans toute la plénitude de son intensité , et qui excite en lui des idées, tandis que les autres, bien qu'il en soit informé aussi, demeurent vagues , parce que l'attention n'est point dirigée sur elles. Nous sommes même en état de consacrer plus spécialement notre attention à telle ou telle partie d'une figure qui fait impression sur notre sens de la vue, ce qui nous permet d'analyser les figures compliquées. Nous avons également l'aptitude de suivre avec attention un seul des instrumens de musique d'un orchestre, même le plus faible ; les sons rendus par les autres ne produisent alors en nous que des sensations vagues. Ainsi la netteté des sensations dépend du concours d'organes dont la destruction des hémisphères cérébraux entraîne la perte , tandis que la moelle allongée est susceptible de sensations vagues et confuses.

Quelques physiologistes ont cru que la moelle allongée était l'organe central de toutes les sensations , comme elle est le siége de la volonté. Je crois qu'il y a là un malentendu lorsqu'on n'appelle moelle allongée que la partie supérieure et renflée de la moelle épinière, sans y comprendre ses prolongemens dans le cerveau. Assurément, prise ainsi dans le sens le plus restreint, elle est l'organe central de toutes les sensations tactiles, et celles-ci ont lieu même après la perte du cerveau , mais elles sont alors sans attention. D'un autre côté, il y a aussi, pour le sens de la vue et pour celui de l'odorat, des appareils centraux , qui résident dans les hémisphères du cerveau. Après que ces derniers ont été blessés, la vue et l'odorat sont abolis, de même que la cécité succède aux lésions de la paire antérieure des tubercules quadrijumeaux , des couches optiques, et en général des parties profondes des hémisphères. Il semble donc que les organes centraux des divers sens ont une existence indépendante ; quoiqu'ils appartiennent en partie aux prolongemens du système des cordons de la moelle allongée, leur action paraît néanmoins pouvoir s'exercer isolément, et ce n'est que par le concours des hémisphères avec eux qu'a lieu l'attention, c'est-à-dire l'intuition claire et nette des sensations éprouvées par chacun d'eux. Voilà ce qui est vraisemblable pour le mouvement, bien que nous manquions encore de faits suffisans pour en administrer la preuve. A la vérité, il paraît certain, d'un côté, qu'après l'ablation de l'appareil central pour la vue , les sensations tactiles peuvent encore avoir lieu avec conscience au moyen de la moelle allongée ; mais, d'un autre côté , nous ne savons pas si, après la perte de la moelle allongée, il peut encore y avoir des sensations dans les organes centraux des autres sens. Après la lésion de la moelle allongée, la respiration cesse, et la vie se trouve par-là réduite à un minimum qui rend impossible de faire des observations sur la persistance des sensations du sens de la vue, du sens de l'odorat, etc. Mais , ce qu'il y a de plus probable jusqu'à ce jour, c'est ce que les hémisphères du cerveau, et non la moelle allongée, sont les organes auxquels aboutissent les effets des différens appareils centraux des sensations , et où les sensations indépendantes les unes des autres sont transformées en intuitions sensorielles.

Quant à ce qui concerne l'organe de l'ouïe, on admet ordinairement qu'il a pour organe le plancher du quatrième ventricule , parce que c'est de là que naissent les fibres du nerf auditif. Flourens prétend, au contraire, que la faculté d'entendre cesse après l'ablation des hémisphères du cerveau, quoique les Oiseaux puissent survivre plusieurs mois à cette perte, comme le prouvent ses expériences et celles de

Hertwig. Quoiqu'il puisse bien se faire que les sensations auditives soient liées à l'intégrité du plancher du quatrième
ventricule, cependant les fibres transversales blanches du
sinus rhomboïdal, qui n'ont pas toujours, à beaucoup près,
de connexions avec le nerf acoustique, et qui parfois passent
manifestement au dessus de la racine supérieure de ce nerf,
pour aller se jeter dans le prolongement que le cervelet envoie au pont de Varole, ne paraissent pas jouer, dans les sensations auditives, le rôle important qu'on leur attribue si souvent. Il existe dans le cabinet de Berlin le cerveau d'une
jeune fille qui fut peu à peu paralysée de tout le corps, à la
suite d'une chute sur la nuque et l'occiput ; les stries médullaires transversales du plancher du tissu rhomboïdal étaient
couvertes d'une exsudation de fibrine, et cependant l'audition
n'avait nullement souffert chez ce sujet (1).

IV. Tubercules quadrijumeaux.

Les tubercules quadrijumeaux des Mammifères, et les lobes optiques des Oiseaux, des Reptiles et des Poissons appartiennent à l'appareil central du sens de la vue, ainsi que les
couches optiques des animaux supérieurs. Si l'on enlève l'un
des lobes optiques chez un Pigeon, ou une moitié des corps
quadrijumeaux chez un Mammifère, la cécité a lieu du côté
opposé, mais l'iris de cet œil conserve encore pendant long-
temps sa mobilité. C'est du moins ce qu'assure Flourens, car
Magendie dit que l'effet n'a point lieu chez les Mammifères.
Les animaux tournent à plusieurs reprises sur eux-mêmes,
et toujours du même côté où l'ablation a été pratiquée, ce
que Magendie et Desmoulins ont aussi reconnu. Ce tournoiement, qu'on remarque également chez les Grenouilles, paraît
être la suite d'un vertige. Quand on bandait un œil à des Pi-

____

(1) *Voy.* Fischer, *De rariore encephalitis casu*, Berlin, 1834.

geons non mutilés, ils tournaient aussi sur le côté de l'œil non bandé, mais bien moins brusquement et beaucoup moins long-temps que les Pigeons mutilés. La lésion des tubercules quadrijumeaux entraînait toujours des trémoussemens convulsifs généraux, et une faiblesse marquée dans les muscles du côté opposé à la partie enlevée.

Un phénomène digne de remarque, c'est que la contractilité de l'iris ne se perd point après la lésion superficielle d'un lobe optique, tandis que l'ablation complète de ce lobe l'abolit, et que toute lésion qu'il éprouve éteint la faculté de voir du côté opposé. Flourens l'explique en disant qu'une extirpation incomplète du lobe optique ne détruit pas l'excitabilité des nerfs optiques, parce qu'elle n'entraîne pas la destruction de toutes les racines de ces nerfs. Or, les mouvemens de l'iris dépendent de l'excitation du nerf optique ; car dès que Flourens irritait ceux-ci eux-mêmes, l'iris se contractait, et après la section complète des nerfs mis à nu, la membrane ne se meut plus sous l'influence de la lumière. Cette explication est exacte ; mais on peut aussi concevoir d'une manière plus simple la persistance des mouvemens de l'iris par l'irritation de la lumière après la lésion superficielle du lobe optique d'un côté ; car il suffit déjà, pour que cette membrane se meuve, que le nerf optique du côté opposé soit irrité par la lumière, puisque, même dans l'état de santé, l'iris d'un œil se contracte quand la rétine de l'autre œil vient à être irritée. Les expériences de Flourens ont été presque entièrement confirmées par celles de Hertwig (1). Elles font voir, en effet, que la lésion partielle d'un des tubercules quadrijumeaux, chez les Mammifères et les Oiseaux, produit la faiblesse musculaire et la perte de la vue du côté opposé du corps ; qu'elle éteint bien la vue pendant quelque temps, mais que cette faculté revient ensuite ; qu'elle n'abolit pas le mouvement de l'iris, qui

____

(1) *Exp. de affectibus læsionum in partibus encephali*, Berlin, 1826.]

persiste quelquefois ; qu'une lésion plus profonde ou une extirpation totale entraîne la perte complète de la vue et des
mouvemens de l'iris ; que la lésion des tubercules quadrijumeaux produit sur l'œil presque les mêmes effets que celle
des nerfs optiques ; que leur lésion d'un seul côté détermine,
dans le côté opposé du corps, une faiblesse musculaire qui se
dissipe au bout d'un certain laps de temps ; qu'elle est accompagnée d'un tournoiement vertigineux de l'animal ; enfin,
que ces phénomènes sont les seuls auxquels elle donne lieu,
et qu'elle n'amène aucun autre trouble quelconque, par
exemple dans la mémoire ou dans la conscience. Les observations de Hertwig ne diffèrent de celles de Flourens qu'en
un seul point ; le physiologiste allemand n'a pas vu de convulsions succéder à la lésion des couches optiques, d'où il semble probable que celles qui ont été observées par Flourens
dépendaient de ce qu'il avait pénétré à une trop grande profondeur.

V. Cervelet.

Rolando, Flourens, Magendie, Schœps et Hertwig ont fait
d'intéressantes recherches sur les propriétés du cervelet.

Il résulte de celles de Rolando (1) que la diminution des
mouvemens est en raison directe de la lésion de l'organe, que
cette lésion ne plonge pas les animaux dans la torpeur, que
toutes les parties de leur corps conservent la faculté de sentir, mais qu'ils perdent l'énergie de leurs mouvemens musculaires. Ils ont les yeux ouverts, et voient les objets,
mais tous leurs efforts sont vains pour exécuter les mouvemens nécessaires à la locomotion. Un animal auquel on a enlevé un côté du cervelet, tombe sur le même côté du corps,
et ne peut plus se soutenir sur la patte correspondante (?).

____

(1) *Journal de physiologie*, 1823. — *Saggio sopra la vera struttura del
cervello*, Turin, 1828, 3 vol. in-8, fig.

Ces observations déterminèrent Rolando à admettre, ce dont il est impossible d'apporter la preuve, que le cervelet est l'organe producteur du principe nerveux, comparé par lui au fluide galvanique, et que les couches alternatives de substance blanche et de substance grise qui le constituent, agissent, comme le croyait déjà Reil, à la manière d'une pile galvanique.

Les expériences de Flourens sont plus claires et plus décisives dans leurs résultats. En supprimant le cervelet par couches successives, l'ablation des premières couches était suivie d'un peu de faiblesse et de désharmonie dans les mouvemens ; aux moyennes couches, il se manifestait une agitation presque générale, mais sans convulsions ; l'animal opérait des mouvemens brusques et déréglés ; il voyait et entendait : au retranchement des dernières couches, l'animal perdait la faculté de sentir, de voler, de marcher, de rester debout, de se tenir en équilibre. Placé alors sur le dos, il ne savait plus se relever, il s'agitait follement et presque continuellement, sans donner une marque de stupeur ; il voyait le coup qui le menaçait, et voulait l'éviter, sans le pouvoir. Donc la volonté, le sentiment et la conscience persistaient : il n'y avait d'aboli que la possibilité de coordonner l'action des muscles en mouvemens réglés et déterminés, et les efforts de l'animal pour se maintenir en équilibre lui donnaient l'air d'être ivre. De ces expériences, dont Flourens a obtenu les mêmes résultats dans toutes les classes d'animaux, il conclut que le cervelet n'appartient ni aux appareils sensoriels, ni aux appareils intellectuels, que la source des mouvemens volontaires ne se trouve point en lui, qu'il fait bien partie des appareils moteurs, mais que ses lésions n'entraînent pas de convulsions, comme celles d'autres appareils moteurs, la moelle épinière et la moelle allongée, et qu'elles ne font qu'abolir l'énergie des mouvemens et la faculté de les coordonner d'une manière convenable pour opérer la locomotion. Si cette opinion est juste, le mécanisme de l'excitation des muscles par groupes doit avoir son prototype dans cet organe, de sorte que toute altération de sa structure détruit en quelque sorte l'harmonie préalable entre lui et les groupes de muscles, ainsi que leurs conducteurs nerveux. Il est à remarquer encore que les lésions du cervelet manifestent toujours leurs effets d'une manière croisée, sur le côté opposé du tronc.

Ces observations ont été confirmées par celles de Hertwig, desquelles il résulte que le cervelet n'est point sensible, que ses irritations ne déterminent pas de convulsions dans les muscles, que l'intégrité de son action est indispensable au concours des mouvemens pour un certain but, pour le vol, la marche, la station, et pour la conservation de l'équilibre, enfin que ses lésions n'exercent aucune influence ni sur les sens, ni sur aucune fonction du corps. Cependant Hertwig a vu que la puissance du cervelet se rétablissait peu à peu après une destruction partielle. Il a constaté aussi l'effet croisé de cette portion de l'encéphale.

Magendie a vu que des Hérissons et des Cabiais auxquels il avait enlevé le cerveau et le cervelet, se frottaient encore le museau avec les pattes de devant, quand on leur mettait du vinaigre sous le nez. Il dit avoir observé, après la lésion du cervelet, que les animaux s'efforçaient d'aller en avant, mais qu'une puissance intérieure les obligeait de reculer. La lésion des prolongemens moyens (*crus cerebelli ad pontem*) et du pont de Varole lui-même, d'un côté seulement, faisait constamment tourner l'animal du même côté. Cet effet a lieu même après toute section verticale qui intéresse la masse médullaire située au dessus du quatrième ventricule ; mais il se montre surtout très-prononcé après la lésion du prolongement moyen. Magendie prétend que les animaux faisaient quelquefois jusqu'à soixante tours par minute, et il a vu le phénomène continuer ainsi pendant huit jours sans interruption. Ces mouvemens ne sont pas des convulsions ; l'animal les exécute volontairement, comme si un pouvoir intérieur l'y contraignait, ou comme s'il était pris de vertige. Magendie assure que la section du pédoncule de l'autre côté rétablit l'équilibre. Hertwig a vu aussi des tournoiemens du côté de la lésion du pont de Varole, chez les Chiens ; en même temps, l'un des yeux était tourné vers le haut, et l'autre vers le bas. Il a remarqué également que les lésions superficielles du pont de Varole causaient une douleur médiocre. Il attribue une action croisée à cette partie, et il n'a jamais vu les lésions dont elle devenait le siége entraîner de convulsions.

Le pédoncule inférieur du cervelet, ou corps restiforme, appartient au système de la moelle allongée ; ses lésions sont suivies, d'après les expériences de Rolando sur une Chèvre, de convulsions dans lesquelles le corps de l'animal s'infléchit du côté de la blessure. Les pédoncules quadrijumeaux, ou prolongemens qui se portent aux tubercules antérieurs, produisent aussi des convulsions, d'après le même auteur, quand on les blesse ; les mouvemens étaient plus prononcés dans les extrémitées opposées, et l'animal, qui était une Lapine, retombait toujours sur le côté blessé, après avoir sauté.

Gall regarde le cervelet comme l'organe central de l'instinct de la propagation. Cette hypothèse ne repose point sur des faits certains. Suivant Burdach, l'affection des parties génitales tenait dans dix-sept cas à des vices du cervelet, et dans trois cent trente-deux cas à des vices du cerveau. On a observé des épanchemens de sang au cervelet dans des cas d'apoplexie avec érection (1). Dunglison a vu le priapisme accompagner une cérébellite compliquée d'épanchement séreux. On détermine aussi quelquefois l'érection en détruisant la moelle épinière chez les animaux. Les observations de Heusinger (2), qui, chez deux Oiseaux morts subitement, a

____

(1) Serres, dans le *Journal de Physiologie*, t. III, p. 114.
(2) Meckel, *Archiv*, VI, 551.

trouvé les testicules gorgés de sang et un épanchement sanguin dans le cervelet, ne sauraient être considérées comme des argumens à l'appui de l'hypothèse de Gall, et tous les autres faits rapportés par Burdach d'altérations simultanées dans le cervelet et dans les fonctions génitales, ne prouvent guère davantage. La coïncidence des maladies de la moelle épinière avec les désordres de l'appareil générateur est plus fréquente encore. D'ailleurs le développement du cervelet n'est point proportionné, dans la série animale, à l'énergie de l'instinct propagateur. Chez les Reptiles nus, où cet organe ne représente qu'une simple languette tendue sur le quatrième ventricule, il est d'une petitesse extrême, et cependant la salacité de ces animaux est devenue proverbiale, bien que l'érection n'ait pas lieu chez eux. Contre l'hypothèse de Gall s'élève encore une pièce conservée dans le cabinet d'anatomie de Bonn ; c'est un cervelet dont la moitié fut trouvée atrophiée (1) ; le sujet avait succombé à une maladie inflammatoire ; il était marié et père de plusieurs enfans ; sous le rapport de l'instinct génital, ses facultés étaient plutôt très prononcées que faibles. Mais les faits les plus remarquables sont ceux dont nous devons la connaissance à Cruveilhier (2). Dans un de ces cas, chez un homme de vingt-et-un ans, l'hémisphère du cervelet contenait deux grosses masses tuberculeuses ; il n'y avait eu chez lui ni symptômes de paralysie, ni maux de tête, ni aucune affection morbide positive du côté des parties génitales. Ce sujet n'éprouvant aucun penchant pour les plaisirs de l'amour, on pourrait être tenté de considérer le fait comme favorable à l'hypothèse de Gall. Mais un second cas nous montre la coïncidence de l'absence complète du cervelet avec le goût de la masturbation ; c'était chez une petite fille de onze années ; à sept ans, cette enfant

(1) WEBER, dans *Nov. act. nat. cur.*, 14, 111.

(2) *Anatomie pathologique du corps humain*, Paris, 1824, t. I, livraisons x v et xviii, in-fol., fig coloriées.

avait les extrémités très-faibles , elle manquait d'intelligence,
et n'articulait pas distinctement les sons ; à onze ans , époque
à laquelle elle fut examinée avec plus de soin, la faiblesse des
extrémités était si considérable, qu'à peine pouvait-elle mouvoir les jambes , qui , du reste , n'avaient rien perdu de leur
sensibilité : le mouvement des bras avait lieu ; l'intelligence
était fort obtuse. L'enfant mourut d'une maladie inflammatoire.
Les fosses occipitales inférieures étaient pleines de sérosité.
Au lieu du cervelet, on trouva une petite bandelette membraneuse tendue en travers sur la moelle allongée , et présen-
tant de chaque côté un renflement de la grosseur d'une noi-
sette. Le pont de Varole manquait en totalité ; les olives
étaient peu perceptibles.

VI. Hémisphères du cerveau.

La gradation dans le développement des hémisphères cérébraux jusqu'à l'homme et la coïncidence de son atrophie et
de l'absence de ses circonvolutions avec l'idiotisme, démontrent déjà que c'est dans cette portion de l'encéphale qu'il
faut chercher le siége des facultés supérieures de l'âme. Mais
on peut aussi prouver par des expériences directes que ce
siège réside effectivement là. Les expériences de Flourens
sont fort instructives sous ce rapport, et celles de Hertwig
n'ont fait que les confirmer, quant aux points essentiels. Les
hémisphères cérébraux ne montrent pas de sensibilité quand on
fait agir sur eux des instrumens piquans ou tranchans. L'endroit du cerveau où les sensations se transforment en idées
et où les idées sont conservées, pour réapparaître en quelque
sorte comme les ombres de la sensation, n'est point lui-même
sensible. Cette remarque, qu'a faite aussi Hertwig, s'accorde
avec les observations qu'on a recueillies sur des hommes atteints de plaies de tête ; fort souvent, en effet, on a été obligé
de retrancher des portions de cerveau devenues exubérantes,
sans que les malades, quand ils jouissaient pleinement de leur

connaissance, en éprouvassent nulle sensation. Les lésions des hémisphères ne déterminent pas non plus de convulsions ; la seule conséquence qu'elles entraînent constamment, lorsqu'elles sont profondes, est la perte de la vue du côté blessé, et la stupeur. Haller et Zinn avaient déjà reconnu que les parties supérieures des hémisphères ne peuvent donner lieu à aucune contraction musculaire. Il en est de même des corps striés et des couches optiques, d'après Flourens, et Lorry avait fait la même observation par rapport au corps calleux.

Les expériences que Flourens et Hertwig ont faites sur des animaux divers, pour constater les fonctions des hémisphères, sont en général très-concordantes. Flourens enleva le lobe cérébral droit à un pigeon : l'animal perdit aussitôt la vue du côté opposé. Cependant la contractilité de l'iris de cet œil persista, par les motifs qui ont été développés précédemment. Un peu de faiblesse parut dans toutes les parties du côté opposé du corps ; mais, d'après Flourens, cette faiblesse est un phénomène variable sous le point de vue du degré et sous celui de la durée : chez tous les animaux, les forces ne tardent pas à revenir, et l'équilibre à se rétablir entre les deux côtés. Le Pigeon voyait très-bien du côté de la blessure : il entendait, marchait, sautait et se mouvait comme auparavant. Après l'ablation des deux lobes, il y eut perte de la vue des deux yeux, et faiblesse musculaire ; celle-ci ne fut toutefois ni considérable ni continue. L'animal volait quand on le jetait en l'air, et marchait lorsqu'on le poussait. L'iris était mobile dans ses deux yeux. Il n'entendait plus, et ne se mouvait plus volontairement ; lorsqu'on l'irritait, il se comportait comme un animal qui s'éveille. Dans quelque position qu'on le plaçât, il se mettait en équilibre ; couché sur le dos, il se relevait : il buvait l'eau qu'on lui versait dans le bec ; il résistait aux efforts faits pour lui ouvrir le bec. Flourens compare un tel animal à un être qui est forcé de dormir toujours, mais qui a perdu même la faculté de rêver. Ses expériences sur les Mammifères ont eu presque les mêmes résultats. Celles de Hertwig sont d'accord avec les siennes. Hertwig a trouvé que les hémisphères cérébraux ne sont point sensibles, et un Chien seulement donna des signes de douleur quand on blessa la base du cerveau. Un autre, auquel on avait enlevé les deux hémisphères, ne quittait plus volontairement le lieu où il se trouvait, et il était plongé dans une stupeur absolue ; quand on l'excitait, il faisait quelques pas, mais retombait aussitôt sur le sol et dans le coma. Il n'entendait pas le bruit d'une arme à feu. Un Pigeon, auquel on avait enlevé la partie supérieure des hémisphères, perdit la vue et l'ouïe ; il restait comme endormi. On lui fit prendre des alimens ; il n'avalait pas les grains qu'on se contentait de lui mettre dans le bec, mais bien ceux qu'on lui plaçait sur la langue (mouvement de réflexion); les muscles étaient peu affaiblis ; l'animal se tenait ferme sur ses pattes, et il volait quand on le jetait en l'air : cet état dura jusqu'au quinzième jour, époque à laquelle l'ouïe et la sensibilité revinrent en grande partie ; l'animal vécut trois mois. Une Poule, dont on avait coupé les deux hémisphères presque à la base, perdit la vue, l'ouïe, le goût et l'odorat ; elle demeurait toujours au même endroit, et ne donnait aucun signe de vie, jusqu'à ce qu'ayant été vivement irritée, elle fît quelques pas ; l'animal vécut trois mois dans cet état d'engourdissement, sans que les facultés sensorielles se rétablissent.

Schoeps a fait des expériences analogues (1).

De ces expériences et des effets de la compression sur les hémisphères de l'homme, il ressort évidemment que ces parties du cerveau sont le siége des fonctions de l'âme, le lieu où les sensations non seulement arrivent à la conscience, mais encore sont transformées en idées, celui d'où l'activité de l'âme s'applique spécialement, comme attention, tantôt à

(1) Meckel, *Archiv*, 1827.

telle et tantôt à telle autre partie des impressions sensorielles. La capacité du pouvoir de l'àme s'accroît manifestement,
dans le règne animal, avec l'étendue de la surface des circonvolutions cérébrales ; mais nous ne connaissons pas, même
d'une manière éloignée, l'influence de l'écorce grise dans laquelle finissent par s'épanouir les innombrables fibres de la
couronne radiante. Nous ne savons pas non plus quel changement a lieu dans les fibres médullaires, ou dans la masse grise,
ou dans le principe qui les anime, lorsqu'une idée fait impression sur la matière de cet admirable appareil. Nous savons
seulement que cette idée est une impression qui persiste dans
le cerveau, et qui peut surgir de nouveau à chaque instant,
lorsque l'activité de l'âme se tourne vers elle, lorsque l'attention se trouve tendue sur elle ; nous savons aussi que l'impossibilité de faire attention à un grand nombre d'objets à la fois
est la seule cause de l'oubli. Il faut nous représenter toutes les
images à l'état latent comme autant d'impressions indélébiles
du cerveau. Une lésion de l'organe peut en effacer quelques
unes, ou même les effacer toutes. On a vu, après des lésions
cérébrales, la mémoire des noms, des verbes et des divisions
du temps disparaître, puis se reproduire. Quand l'attention se
dirige sur une image seule, la co-existence et l'équilibre de
toutes les autres sont troublés, de sorte que si l'on connaissait la force des idées latentes co-existantes, il y aurait possibilité de savoir quelles sont les idées affines que telle ou telle
autre peut rappeler, pourvu que l'on connût cette dernière.

Il est probable que le cerveau renferme un élément affectif
dont l'excitation peut accroître la force de chaque idée, qui,
lorsqu'il entre plus particulièrement en action, exalte toute
idée quelconque, même la plus simple, jusqu'au degré de la
passion, et qui, même dans les rêves, donne des couleurs et
des nuances affectives aux images ; mais nous n'avons aucun
moyen de le prouver d'une manière rigoureuse, ni en géné-
néral, ni en particulier. Nous pouvons bien moins encore dé-

montrer qu'indépendamment de l'élément affectif de l'âme, il
y a aussi, dans les provinces des hémisphères, des siéges
spéciaux pour les diverses directions des facultés de l'esprit
et pour les différentes passions. Cette hypothèse de Gall, sur
laquelle repose ce qu'on appelle la phrénologie, ne présente
point d'impossibilité en elle-même, mais il n'y a pas un seul
fait qui prouve, même de la manière la p!us éloignée, ni
qu'elle soit vraie, en la considérant sous un point de vue purement général, ni que les applications spéciales qu'on cherche à en faire soient exactes. On ne peut point assigner de
provinces du cerveau dans lesquelles la mémoire, l'imagination, etc., aient leur siége. La mémoire peut être abolie par
la lésion des hémisphères en un point quelconque de leur
pourtour, et il en est de même de toutes les facultés fondamentales ou directions de l'esprit. D'un autre côté, en réfléchissant aux facultés primitives que Gall a établies, et qui
sont en partie si contraires à tout ce que la psychologie nous
enseigne, on ne peut s'empêcher de repousser du sanctuaire
de la science ce tissu d'assertions arbitraires qui ne reposent
sur aucun fondement réel. Il est curieux de connaître ce que
Napoléon pensait de la craniologie : « Gall, disait-il, attribue
à certaines saillies des penchans et des crimes qui ne sont
point dans la nature, qui n'existent que dans la société, par
l'effet de la convention. Que deviendrait l'organe du vol s'il
n'y avait pas de propriété, l'organe de l'ivrognerie, s'il
n'y avait pas de boissons spiritueuses, l'organe de l'ambi-
tion, s'il n'y avait pas de société (1). » Quoique Gall n'admît
pas d'organe de l'ivrognerie, la remarque du grand homme
n'en est pas moins juste en ce qui concerne la mauvaise base
psychologique de ce système. Cependant elle ne porte que la
mise en pratique, et non sur le principe même. Quant au

(1) F.-J. Gall, *sur les fonctions du cerveau*, Paris, 1825, t. VI, p. 385.

principe , on ne peut rien objecter en général contre sa possibilité ; mais l'organologie de Gall n'a point de base expérimentales , et l'histoire des plaies de tête parle même contre
l'existence de provinces distinctes dans le cerveau pour les
différentes facultés intellectuelles. Non seulement ces plaies,
en quelque lieu de la superficie du cerveau qu'elles surviennent , ne portent pas atteinte aux facultés supérieures et inférieures de l'intelligence , la pensée, l'imagination , la mémoire ; mais on a souvent remarqué que les différentes parties
des hémisphères peuvent aider à l'action des autres dans les
fonctions intellectuelles , et plus d'une fois on n'a vu survenir
aucun changement dans les capacités morales et l'intelligence
de sujets chez lesquels on s'était vu forcé d'enlever des portions
de la surface des hémisphères. Magendie a complétement raison quand il range la craniologie dans la même catégorie que
l'astrologie et l'alchimie.

Eu égard aux relations mutuelles des deux hémisphères , il
paraît que l'un peut suppléer l'autre dans les fonctions intellectuelles. Du moins a-t-on trouvé quelquefois des lésions
profondes d'un hémisphère sans que l'intelligence fût troublée , et Cruveilhier cite le cas d'un homme de quarante-deux
ans, en pleine jouissance de son esprit , dont le lobe gauche
du cerveau fut trouvé atrophiée en entier ; ce lobe n'avait
qu'environ le volume de la moitié de l'autre, et toutes les parties en étaient uniformément atrophiées, de sorte que le pédoncule du cerveau , le corps mamillaire , la couche optique,
le corps strié et le ventricule de ce côté étaient plus petits.
Le cervelet avait acquis à peu près le même développement
des deux côtés : seulement , l'hémisphère droit était un peu
plus petit. Le côté opposé du tronc était frappé de paralysie
incomplète depuis la jeunesse ; le sujet pouvait cependant
encore marcher avec une canne ; les membres de ce côté
étaient amaigris.

Les commissures paraissent être la cause de l'unité d'action des deux hémisphères. On n'est pas encore bien certain de la part qu'y prend le corps calleux. Cependant il semblerait, d'après une observation de Reil (1), que ni lui ni la voûte ne sont nécessaires à l'exercice des fonctions inférieures de l'âme. Reil a trouvé ces deux parties divisées, les commissures existant d'ailleurs, chez une femme idiote, qui n'en était pas moins propre à des occupations vulgaires, par exemple à servir de guide. Si l'on a observé l'idiotisme dans une hydrocéphalie chronique avec destruction du corps calleux, ce cas ne prouve rien, à cause de la complication. Cependant on a rencontré, chez plusieurs idiots, des tumeurs et des hydatides sur le corps calleux, et Lapeyronie a observé la perte de la mémoire après la lésion de cette partie du cerveau. Nous ne possédons encore qu'un petit nombre d'expériences entreprises dans la vue de déterminer les fonctions qu'elle remplit. Saucerotte coupa le corps calleux sur un Chien ; il survint de la stupeur, avec de violentes secousses et des hoquets ; l'animal voyait et entendait, mais il n'avait plus de flair, et il ne sentait plus rien non plus quand on lui piquait les oreilles, le nez et les muscles. Rolando a pratiqué cette opération sur une Chèvre : l'animal demeura quelque temps immobile, puis il fut pris d'agitation, et se mit à courir en avant ; on le conserva pendant deux jours ; peu à peu il devint faible au point de pouvoir à peine se relever, et il tremblait de tout son corps, qui était froid.

Les usages de la grande pituitaire et de la glande pinéale sont encore, on peut dire, totalement inconnus. Il est vrai que Greding a trouvé fréquemment la glande pituitaire malade chez les aliénés ; mais ces malades ont aussi offert des dégénérescences dans toutes les parties du cerveau. Wenzel a fréquemment vu la glande pituitaire affectée dans l'épilepsie.

(1) *Archiv*, *f. physiologie*, t. II, p. 341.

Quant à l'hypothèse de Descartes, qui regardait la glande pinéale comme le siége de l'âme, elle est oubliée depuis longtemps. Il est rare, d'après les observations de Georget, qu'on la trouve malade chez les aliénés.

Au reste, les résultats de l'anatomie pathologique ne peuvent jamais avoir qu'une application très-limitée à la physiologie du cerveau. Nous ne connaissons pas les lois de la communication entre les diverses parties de cet organe, et il ne nous est permis qu'en général d'admettre pour certain qu'une lésion organique d'une de ses parties entraîne des changemens dans les fonctions de plusieurs autres, sans qu'il nous soit toujours donné de tirer de là des conclusions positives. On rencontre souvent, dans les régions les p'us diverses du cerveau qui, d'après les expériences, n'ont aucune connexion immédiate avec les organes centraux du sens de la vue, des dégénérescences qui entraînent cependant la cécité; nous devons d'autant moins nous en étonner que nous voyons souvent l'amblyopie survenir même dans des maladies de la moelle épinière, par exemple dans la phthisie dorsale. Les mêmes remarques s'appliquent aux lésions organiques des diverses parties du cerveau considérées sous le point de vue des aliénations mentales, dans lesquelles il arrive fréquemment que des parties de cet organe qui ne sont pas le siége essentiel des fonctions intellectuelles, présentent des dégénérescences. Les précieux calculs de Burdach sur la coïncidence de ces altérations avec certains changemens des fonctions, nous en fournissent des preuves surabondantes. Il faut noter, en outre, qu'une lésion chronique du cerveau, quand elle n'agit que par pression, et qu'elle n'entraîne pas l'atrophie totale des parties comprimées, peut préparer en quelque sorte et habituer celles-ci à sa présence par la lenteur de son développement. De là l'énorme différence qui existe entre les lésions soudaines et les lésions chroniques de l'encéphale, par rapport aux conséquences. Ainsi, par exemple, des parties aussi impor-

tantes que le pont de Varole et le pédoncule cérébral ont pu
ne subir aucune altération notable dans leurs fonctions par le
fait d'une tumeur stéatomateuse qui s'était produite avec lenteur, comme le démontre un cas rapporté par Cruveilhier (1),
dans lequel ni le mouvement ni le sentiment n'avaient souffert.

CHAPITRE IV.

De la mécanique du cerveau et de la moelle épinière.

Par mécanique du cerveau et de la moelle épinière, on entend les lois suivant lesquelles la propagation des effets a lieu
dans les fibres de ces deux organes : le mot de mécanique a
donc ici pour nous le même sens qu'en physique, lorsqu'on y
parle de la mécanique de la lumière. Autant la mécanique des
nerfs est avancée déjà , autant celle des parties centrales est
couverte d'obscurité. Les fibres primitives des nerfs, placées
côte à côte dans une même gaine , ne se communiquent point
leurs états; elles agissent isolément les unes des autres, de la
périphérie au centre et du centre à la périphérie. Si, comme
tout porte à le croire, ces fibres sont des tubes contenant la
moelle nerveuse , les parois des tubes paraissent agir de
manière à isoler le contenu. Mais le cerveau et la moelle
épinière se comportent autrement; la substance médullaire n'y est pas renfermée dans des gaînes aussi distinctes,
et l'on a observé entre ses fibres, surtout dans la substance
grise, une masse grenue, non fibreuse, qui semble faci-
liter en quelque sorte la transmission de l'une à l'autre ,
là même où il n'y a point de communication entre les
fibres. C'est peut-être là ce qui explique la transmissibilité
des états du cerveau et de la moelle épinière, les phénomènes
par lesquels s'annonce la réflexion qui a lieu des racines sensitives sur les racines motrices, voisines des précédentes eu égard
à leur origine. Quoi qu'il en soit, la propagation , dans les fibres de la moelle épinière, n'en a pas moins lieu toujours avec

(1) *Anat. patholog.*, IIe livraison. in-fol., fig. coloriées, liv. 2.

plus de facilité suivant la direction de ces fibres qu'en tout autre sens : autrement, l'excitation motrice des organes de certains nerfs du tronc et l'action croisée du cerveau sur les nerfs spinaux ne seraient point possibles. Les lois de la propagateur de la substance grise, dans l'intérieur du cerveau et de la moelle épinière, ainsi qu'à la surface du premier de ces organes, nous sont totalement inconnues. Il faut aussi nous résoudre, dans tout ce qui concerne les fonctions intellectuelles, à exclure de nos recherches les effets qui peuvent appartenir aux fibres.

Indépendamment des phénomènes qui ont lieu quand un effet se trouve réfléchi des fibres sensitives sur les fibres motrices, par la moelle épinière, et que nous ne pouvons expliquer jusqu'à présent par la structure des organes dans lesquels ils s'accomplissent, la mécanique du cerveau et de la corde rachidienne offre encore à étudier les appareils moteurs qui agissent dans les parties centrales, mais surtout les voies que la transmission suit dans les sensations et les mouvemens, et le croisement qui a lieu sous ce rapport.

Parmi les appareils moteurs, ceux dont la lésion détermine des convulsions doivent être distingués de ceux dont la lésion diminue l'intensité du mouvement, sans provoquer de convulsions. C'est là une distinction importante, dont nous sommes redevables à Flourens, et qui ne pourra pas manquer d'acquérir un jour de l'importance pour la pathologie des maladies cérébrales. La première classe ne comprend, d'après les expériences de Flourens et de Hertwig, que les tubercules quadrijumeaux, la moelle allongée et la moelle épinière ; à la seconde se rapportent tous les autres appareils moteurs contenus dans l'encéphale, notamment les couches optiques, les corps striés, le cerveau proprement dit, en tant qu'il influe sur les mouvemens, le pont de Varole et le cervelet. Après la lésion de ces parties, les mouvemens perdent de leur énergie, mais on n'observe pas de convulsions, tandis qu'après les lésions de la moelle allongée et de la corde rachidienne, il survient infailliblement des mouvemens convulsifs. Quoique le conflit qui existe entre les diverses parties de l'encéphale fasse qu'il y a probablement d'autres parties que la moelle allongée et les tubercules quadrijumeaux qui puissent déterminer sympathiquement des convulsions dans les maladies, comme l'annonce d'ailleurs la pathologie, cependant il suit des faits relatés plus haut que quand l'énergie des parties mobiles a diminué, par cause de maladie, dans les organes centraux, ces causes peuvent tout aussi bien résider dans les corps striés, les couches optiques, ou les hémisphères que dans le pont de Varole, le cervelet, la moelle allongée et la moelle épinière, mais que, quand le spasme ou les convulsions et la paralysie ont leur cause dans les parties centrales, il faut plutôt chercher celle-ci dans les tubercules quadrijumeaux, la moelle épinière et la moelle allongée, qu'ailleurs.

Une autre circonstance importante pour la mécanique des parties centrales, c'est le croisement des effets. Les observations pathologiques et les expériences faites sur les plaies de la moelle épinière et de la moelle allongée, chez les animaux, démontrent que les effets de ces parties sur les nerfs ne se croisent pas. Une lésion de la moelle épinière ou de la moelle allongée entraîne toujours des convulsions ou la paralysie du même côté. Le fait s'explique aisément pour la moelle épinière, dans laquelle il n'y a aucun croisement de fibres de droite à gauche et réciproquement. Quant à la moelle allongée, les résultats des expériences de Flourens et de Hertwig ne s'accordent pas parfaitement avec sa structure ; car, comme, parmi ses cordons, il y a les pyramides qui se croisent, les autres continuant de suivre la direction qu'ils affectaient dans la moelle épinière, on devrait s'attendre à ce que l'effet eût lieu tantôt du côté opposé, tantôt du même côté, suivant la région de l'organe sur laquelle porterait la lésion. A la vérité, Lorry a dit qu'en cas de blessure à la moelle allongée, les convulsions ont toujours lieu du côté blessé, et les paralysies du côté opposé; mais les expériences de Flourens et de Hertwig sont absolument contraires à cette assertion. Cependant il faut prendre en considération que la plupart de ces expériences n'ont été faites que sur les cordons latéraux de la moelle allongée, qui ne se croisent pas, et il est très-vraisemblable que quand une blessure atteint les pyramides au dessus de l'entrecroisement, il y a aussi croisement des effets. A l'égard des effets du cervelet, des tubercules quadrijumeaux, des hémisphères et des parties que ceux-ci contiennent, ils sont presque toujours croisés; la lésion du cervelet, des tubercules quadrijumeaux et des hémisphères cérébraux entraîne toujours la faiblesse du côté opposé, et celle des hémisphères et des tubercules quadrijumeaux détermine la cécité du côté opposé. C'est là le résultat général des expériences de Flourens et de Hertwig. Les expériences et les observations pathologiques de Caldani, d'Arnemann, de Valsalva, de Wenzel, etc. (1), l'avaient déjà prouvé pour le cerveau. Magendie l'affirme aussi pour les hémisphères; en extirpant un œil à des Oiseaux, il a déterminé en très-peu de temps l'atrophie du lobe optique opposé. D'après les expériences de Flourens, les lésions des tubercules quadrijumeaux exercent une action croisée, en en avant sur les yeux, en arrière sur les autres parties du corps. La plupart des observations pathologiques confirment cette règle, à laquelle on n'a trouvé que de rares exceptions. Il résulte des recherches de Burdach que sur 268 cas d'altération d'un seul côté du cerveau, il en eut 10 de paralysie des deux côtés, et 258 d'hémiplégie, dans 15 seulement desquels la paralysie se trouvait du même côté que la lésion; les convulsions eurent lieu du même côté dans 25 cas, et du côté opposé dans 3 cas.

(1) Treviranus, *Biologie*, VI, 117.—Burdach, *loc. cit.*, III, 365.

D'après cela, on s'explique l'ancien axiome, admis déjà du temps d'Hippocrate, que, dans les plaies du cerveau, les convulsions surviennent du côté de la blessure, et les paralysies du côté opposé. En effet, on peut, par un certain mode de lésion, produire les deux effets à la fois; il suffit pour cela de blesser des parties qui déterminent la paralysie et d'autres qui provoquent des convulsions, des parties qui se croisent et d'autres qui ne se croisent pas. Personne n'a plus répandu de lumière sur ce sujet que Flourens. Quand on blesse la moelle épinière et la moelle allongée, on donne lieu à la paralysie et à des convulsions du même côté ; quand on agit sur les tubercules quadrijumeaux, on détermine la paralysie et des convulsions du côté opposé. Aux lésions des couches optiques, des corps striés et des hémisphères tant du cerveau que du cervelet succède la paralysie du côté opposé, sans convulsions. Mais si l'on blesse en même temps le cervelet et la moelle allongée d'un côté, il en résulte une faiblesse ou paralysie incomplète du côté opposé, et des convulsions avec paralysie du côté correspondant. Cependant, quelque jour que les expériences de Flourens aient répandu sur le croisement des paralysies et des convulsions, il paraît en avoir tiré des conclusions trop absolues contre la possibilité de convulsions du côté correspondant dans les cas d'affections unilatérales du cerveau. Il est très-remarquable, en effet, que parmi les cas de ce genre réunis par Burdach, il y en ait eu 25 de convulsions du même côté, et 3 seulement de convulsions du côté opposé ; et dans le nombre de ces cas, les plus importans pour nous sont ceux où à la paralysie du même côté se joignaient des convulsions du côté opposé. Sur 42 cas de lésion d'un seul des corps striés, il s'en trouve 36 de paralysie du côté opposé, 6 de convulsions du même côté, et aucun de convulsions du côté opposé. Ce résultat semble parler assez hautement en faveur de l'ancien axiome, que quand il survient des convulsions dans les paralysies du côté opposé à celui de la lésion cérébrale, elles ont lieu plus souvent du côté de celle-ci que du côté opposé.

L'explication de l'effet croisé par le croisement des cordons pyramidaux de la moelle allongée se présente trop naturellement à l'esprit pour qu'on n'y ait pas eu recours depuis la découverte de ce croisement. Nous trouvons là aussi une preuve que ce sont principalement les pyramides qui transmettent au tronc l'influence motrice du cerveau. Cependant, comme les autres faisceaux de la moelle allongée ne se croisent pas, nous ne manquons pas non plus de moyens pour expliquer les cas exceptionnels dans lesquels l'action du cerveau s'exerce sur le côté correspondant du tronc.

Une difficulté toute spéciale tient à la manière dont les nerfs cérébraux se comportent par rapport au croisement et au non-croisement des effets. Car, comme ils prennent pour la plupart leur origine au dessus de la décussation des cordons pyramidaux, celle-ci ne peut rendre raison de l'action croisée que les lésions du cerveau exercent sur les nerfs cérébraux, et ce qui rend la chose plus embrouillée encore, c'est que, chez l'homme au moins, les nerfs cérébraux reçoivent tout aussi souvent uue influence directe qu'une influence croisée de la part de l'encéphale. Je renvoie, sous ce rapport, aux faits que Burdach a colligés avec une patience admirable. Les lésions d'un seul côté du cerveau entraînèrent la paralysie des muscles de la face dans vingt-huit cas du côté opposé, et dans dix du même côté : la paralysie de la paupière eut lieu du même côté dans dix, et du côté opposé dans cinq ; celle des muscles oculaires du même côté dans huit, et du côté opposé dans quatre ; celle de l'iris, du même côté, dans cinq, et du côté opposé dans cinq. La langue est généralement tirée du côté paralysé de la face.

Chez l'homme, la paralysie de l'œil s'observe aussi souvent du côté de la lésion cérébrale que du côté opposé. Comme les deux hémisphères contribuent à la formation du nerf optique

de chaque œil, puisque chaque racine fournit des fibres pour
les deux yeux dans le chiasma, l'égalité numérique des cas
d'effet croisé et d'effet non croisé s'explique sans peine.
Mais, d'après la théorie, une lésion d'un seul côté du cerveau
ne devrait produire la cécité ni d'un côté ni du côté opposé ;
elle devrait entraîner la paralysie d'une moitié des deux rétines, par conséquent l'hémiopie ; car la racine gauche passe
dans la partie gauche des deux nerfs optiques, et la racine
droite dans leur partie droite, en traversant le chiasma. A la
vérité on a fréquemment observé l'hémiopie, comme symptôme transitoire (1) ; mais, dans les lésions d'un seul côté du
cerveau, ce n'est pas l'hémiopie, c'est généralement la perte
de la vue d'un œil, ou de l'autre, ou des deux à la fois, qu'on
rencontre. Il y a, sous ce rapport, une différence très-remarquable entre l'homme et les animaux, puisque, chez l'homme,
les lésions du cerveau produisent tout aussi bien la cécité du
côté opposé, tandis que, chez les animaux, elles entraînent
toujours la perte de l'œil du côté opposé. Cependant cette
différence s'explique par celle que présente, chez les animaux, le mélange des fibres dans le chiasma des nerfs optiques ; la plus grande partie des fibres semble, en effet, passer du côté opposé, et cette disposition était rendue nécessaire
par la condition même des animaux qui, par la plus grande
partie des champs visuels de leurs yeux divergens, aperçoivent des objets tout différens ; il n'y a que les objets compris
entre les deux yeux, qui projettent leur image sur ces
deux organes à la fois ; par conséquent aussi il n'y a qu'une
petite partie du champ visuel des deux yeux qui soit identique. Chez l'homme, au contraire, les parties géométrique-
ment correspondantes des deux rétines voient toujours le
même objet, dans la situation ordinaire des deux yeux. La
structure du chiasma est conforme à cette disposition, puisque

____

(1) MULLER, *Phisiologie des Gesichtsinnes*, p. 93.

chaque racine fournit les fibres externes du nerf correspondant et les fibres internes de celui du côté opposé.

D'après les faits relatifs à la mécanique du cerveau dont je viens de tracer l'aperçu, et d'après les principes de celle de la moelle épinière que j'ai précédemment exposés, on peut établir une classification des paralysies et des spasmes, eu égard à leur origine.

I. *Paralysies.* Les paralysies ont leur siége tantôt dans un nerf seulement, tantôt dans le cerveau et la moelle épinière. Les premières naissent par toutes les causes qui suspendent localement la transmission dans les nerfs, comme l'affection rhumatismale, la section en travers, les tumeurs des nerfs, etc. La seconde de ces causes n'existe pas dans les nerfs, mais bien dans les parties centrales. La plupart des paralysies sont des paralysies du cerveau et de la moelle épinière. Elles sont tantôt unilatérales, et on les nomme *hémiplégies*, tantôt transversales, et on les appelle *paraplégies*. Dans le premier cas, la cause existe d'un côté seulement du cerveau ou de la moelle épinière ; dans le second, elle se trouve ou des deux côtés, ou d'un seul côté, car il arrive assez fréquemment à la paralysie d'être transversale, quoique la cause n'occupe qu'un seul côté du cerveau.

1° *Paralysies de la moelle épinière.* Elles ont cela de particulier qu'on en peut généralement apprécier le siège d'après l'étendue des parties paralysées. Car les lésions de la moelle épinière frappent en général de paralysie toutes les parties dont les nerfs tirent leur origine du prolongement de la corde au dessous du point affecté. Dans les paralysies des membres pelviens et des sphincters, il n'y a d'ordinaire que la région inférieure de la moelle épinière qui souffre ; si la cause se trouve plus haut, l'étendue des parties paralysées est plus considérable. Une cause qui a établi son siége au dessous du quatrième nerf cervical, paralyse les membres pectoraux seuls, ou avec eux toutes les parties inférieures, mais non les nerfs phréniques. Ces derniers sont frappés aussi de paralysie, si la cause réside plus haut. Quand la cause est à la moelle allongée, elle frappe de paralysie et le tronc entier et les nerfs céphaliques qui naissent de cette moelle. Je connais un cas de maladie de la moelle allongée, produite par la pression d'une petite tumeur, dans lequel une paralysie incomplète s'empara peu à peu de tous les muscles du corps à la fois ; les bras, les jambes, la langue, les yeux et les muscles de la face étaient affectés. En général, la hauteur des parties paralysées indique, d'après l'origine de leurs nerfs, le siége de la lésion à la moelle épinière. Quand la portion lombaire de celle-ci souffre, les extrémités inférieures sont nécessairement paralysées, et les membres thoraciques ne le sont jamais. Dans la paralysie des bras par lésion de la moelle épinière, la cause réside sûrement au dessus de l'origine des nerfs brachiaux, mais les membres pelviens ne sont pas toujours et nécessairement frappés aussi de paralysie. Constamment l'effet a lieu du côté même où agit la cause. S'il y a paralysie du sentiment, il est vraisemblable, mais non certain, que la cause a son siége dans les cordons postérieurs de la moelle ; si le mouvement est paralysé, cette même cause réside le plus souvent, mais non pas d'une manière constante, dans les cordons antérieurs. Les paralysies de la moelle épinière sont tantôt complètes et tantôt incomplètes. Dans le premier cas, la propagation de l'influence cérébrale se trouve interrompue sur un point quelconque de la longueur du cordon. Dans le second, la transmission a lieu, la volonté agit sur tous les muscles, mais la force manque, comme dans l'atrophie de la moelle épinière, la phthisie dorsale.

2° *Paralysies cérébrales.* Elles peuvent se manifester dans toutes les parties du tronc, à la face comme aux membres, tant supérieurs qu'inférieurs. Une paralysie des muscles du mollet ou des sphincters peut donc tout aussi bien dépendre du cerveau que de la moelle épinière. Il est permis de conclure que la paralysie est cérébrale lorsque les parties et fonctions qu'elle frappe appartiennent à la classe de celles qui dépendent des nerfs cérébraux, comme les muscles oculaires, la faculté visuelle, l'ouïe, la parole ou le mouvement de la langue, les muscles de la face, etc. Ces paralysies portent, en outre, ou sur le mouvement, ou sur le sentiment, ou sur l'un et l'autre à la fois. Dans les paralysies du mouvement, les corps cannelés, les couches optiques, les couvertures des hémisphères, les tubercules quadrijumeaux, le pont de Varole, la moelle allongée et le cervelet peuvent être le siége de la cause. Serres, Bouillaud et Pinel-Grand-champ prétendent, d'après leurs observations, que la paralysie des membres antérieurs dépend le plus fréquemment d'une lésion des couches optiques, et celle des membres postérieurs d'une lésion des corps striés. Cette distinction n'est rien moins que solidement établie. Dans les paralysies du sentiment, la cause peut avoir des siéges très-variés. La cécité succède le plus souvent aux dégénérescences des hémisphères, en particulier, des couches optiques, puis à celles des tubercules quadrijumeaux; le défaut de sensations tactiles dans les maladies tient à la moelle allongée. La paralysie est tantôt complète et tantôt incomplète. Les parties dont la lésion entraîne le plus souvent la perte de l'énergie du mouvement, sont les corps striés, les couches optiques, les pédoncules cérébraux et le pont de Varole. La paralysie incomplète se déclare surtout dans les maladies des hémisphères cérébraux et du cerveau. Les parties du cerveau qui ont de la tendance à produire des convulsions, indépendamment de la paralysie, sont les tubercules quadrijumeaux, la moelle épinière, et les parties basilaires du cerveau proprement dit. Les effets de la cause paralysante sont généralement croisés au tronc ; à la tête, ils sont tout aussi souvent du côté de la lésion que croisés.

II. *Convulsions.* Elles ont leur cause ou dans les nerfs, ou dans la moelle épinière, ou dans le cerveau.

1° *Dans les nerfs*. Ici se rangent les convulsions provoquées par des maladies nerveuses locales, des tumeurs sur le trajet des nerfs, des névralgies, ou, en général, par des sensations violentes, et, chez les enfans, par toutes les maladies locales. Elles dépendent de ce que l'excitation centripète, communiquée à la moelle épinière et au cerveau, est réfléchie par ces organes sur les nerfs moteurs.

2° *Dans la moelle épinière*. Les lois d'après lesquelles ont lieu les paralysies, s'appliquent également aux convulsions.

3° *Dans le cerveau*. Il en est de même pour le cerveau; seulement on doit remarquer que les hémisphères du cerveau, ceux du cervelet et le pont de Varole provoquent plus particulièrement des paralysies, tandis que les tubercules quadrijumeaux et la moelle allongée donnent lieu en même temps à la paralysie et à des convulsions.

Après avoir passé en revue les lois de la mécanique du cerveau et de la moelle épinière dans la propagation des effets, examinons les phénomènes qui ont lieu quand l'équilibre des effets du cerveau vient à être dérangé. Lorsque certaines parties du viscère ont été lésées, il se manifeste des symptômes analogues à ceux qui auraient lieu si l'équilibre des forces était détruit, et que celles-ci se manifestassent isolément. Ces phénomènes forment une classe à part. On détruit une partie, et la partie homonyme du côté opposé semble alors déployer une action plus intense. Les animaux tournent sur eux-mêmes, d'un seul côté, selon Magendie, après les lésions d'un des côtés du pont de Varole : la section du pont à gauche les fait tourner à gauche, et celle du côté droit les oblige de tourner à droite. Quand on les a forcés ainsi à tourner sur eux-mêmes, on peut faire cesser le mouvement, en coupant le pont du côté opposé. Hertwig a vu la section du pont d'un seul côté, non seulement entraîner le tournoiement, mais encore faire que l'un des deux yeux fût tourné vers le haut, et l'autre vers le bas. Un Chien, auquel le pont de Varole avait été coupé en travers, se tenait bien sur ses pattes, mais il ne pouvait faire un pas sans tomber; les mouvemens volontaires n'étaient point supprimés, et les sensations n'avaient subi aucun changement.

La section des prolongemens que le cervelet envoie au pont, oblige également, selon Magendie, les animaux à tourner sur eux-mêmes d'un seul côté. Le mouvement est parfois si rapide, que l'animal fait, dit-on, plus de soixante révolutions par minute. Magendie assure l'avoir vu persister pendant huit jours, sans la moindre interruption.

D'après le même physiologiste, l'ablation des deux corps striés donne aux animaux un irrésistible penchant à se porter en avant, qui subsiste même après la perte de la vue.

Magendie a également observé une propension aux mouvemens rétrogrades chez les Mammifères et les Oiseaux dont le cervelet avait été blessé. Ce phénomène a lieu quelquefois après les lésions de la moelle allongée. Ainsi Magendie a vu des Pigeons, dans la moelle allongée desquels il avait plongé une aiguille, marcher toujours à reculons. Enfin il prétend que certaines lésions de la moelle allongée déterminent une tendance à se mouvoir en cercle, soit à droite, soit à gauche, comme dans un manége; il a observé ce phénomène chez un Lapin âgé de trois ou quatre mois, sur lequel il avait mis le quatrième ventricule à découvert, soulevé le cervelet, et pratiqué une incision perpendiculaire dans le sinus rhomboïdal, à trois ou quatre millimètres de la ligne médiane; lorsque l'incision était faite à droite, l'animal tournait du côté droit.

De ces faits importans, Magendie conclut qu'il existe dans le cerveau certaines impulsions qui déterminent l'animal à des mouvemens les uns en avant, les autres en arrière, celle-ci à droite, celle-là à gauche, et qui, dans l'état de santé, se font équilibre. Il n'est point encore permis de se prononcer sur l'exactitude de cette explication. On entrevoit sans peine qu'un animal pourrait être aussi déterminé à des mouvemens

tels que ceux dont il s'agit, si, par l'effet du mode de lésion,
l'impulsion du principe nerveux dans le cerveau subissait une
modification telle que l'animal crût voir les objets extérieurs
ou son propre corps livrés à un tournoiement auquel il cherche-
rait à résister, ou auquel il se laisserait lui-même entraîner.

Tous les phénomènes dont nous venons de parler sont de
nature motrice ; mais il y en a aussi d'analogues, qui sont de
nature sensitive. Certaines impressions sur le cerveau déterminent non des mouvemens de rotation, mais des sensations
rotatoires. Telles sont celles de vertige, qui ont lieu surtout
dans le sens de la vue. C'est un fait connu que, quand on tourne
long-temps sur soi-même avec rapidité, non seulement on
est sur le point de perdre connaissance, mais encore on croit
voir, quand on s'arrête, les objets eux-mêmes tournoyer
dans le même sens. Purkinje a fait de très-remarquables observations sur ce phénomène. Il en résulte qu'on peut, par
la position du corps et particulièrement du cerveau, modifier
la direction de la rotation des images et la situation qu'ells
auront plus tard quand on s'arrêtera. Il est au pouvoir de
l'expérimentateur de déterminer, par la torsion de son corps,
soit un mouvement circulaire horisontal, vertical ou oblique,
soit un mouvement tangentiel des objets. Ce n'est que quand
on tient la tête droite en tournant que les objets tournent ho-
risontalement en cercle lorsqu'on s'arrête et que l'on continue de tenir la tête droite ; mais si l'on penche la tête en arrière pendant qu'on tourne, et qu'on la redresse en s'arrêtant,
le mouvement apparent ressemble à celui d'une roue décrivant un cercle vertical autour de son axe. En variant ainsi la
situation de la tête tandis qu'on tourne et au moment où l'on
s'arrête, on peut faire varier la direction du mouvement apparent. Lorsque le corps est placé sur un plateau, avec lequel
il tourne, on aperçoit un mouvement apparent tangentiel. Ainsi
c'est le diamètre de la tête, comme sphère autour de l'axe de
laquelle s'exécute le véritable mouvement, qui détermine le

mouvement dont les objets paraissent animés lorsqu'en s'arrêtant on donne telle ou telle position à sa tête. De ces expériences remarquables Purkinje conclut que le tournoiement de la tête et du corps entier imprime aux particules du cerveau les mêmes tendances motrices qu'ont celles d'un disque tournant sur lui-même , et que ce trouble de leur repos se manifeste par les mouvemens apparens du vertige. On parviendrait peut-être mieux à concevoir le phénomène en l'attribuant à l'impression que le sang fait sur la masse cérébrale dans une certaine direction. Cependant il serait possible aussi que le tournoiement , en détruisant l'équilibre des forces , donnât lieu à une aberration du principe nerveux lui-même, qui produirait sur les sens l'effet d'un mouvement apparent des objets (1). Du moins les narcotiques déterminent–ils aussi des vertiges sans le concours d'aucun trouble mécanique. Au reste , les phénomènes sensoriels dont il s'agit ici présentent encore de l'intérêt en ce qu'ils font pendant aux mouvemens circulaires que provoque la destruction de l'équilibre des forces dans les parties motrices.

(1) Voyez *Bulletin de l'Académie royale de médecine*, Paris , 1839 , t. III , p. 393 et suiv.

SECONDE PARTIE.

DES MOUVEMENS, DE LA VOIX ET DE LA PAROLE.

Section première.

*Des organes, des phénomènes et des causes du
mouvemement animal.*

CHAPITRE PREMIER.

Des différentes formes de mouvement et d'organes moteurs.

Lorsque l'on considère les animaux d'une manière générale, on peut partager les mouvemens que la vie imprime aux
parties solides en deux classes entièrement différentes l'une de
l'autre par la nature de leurs organes, de leurs phénomènes et
de leurs causes. Ces classes comprennent, l'une le mouvement
dû à la contraction de fibres, et l'autre, celui qui doit naissance aux oscillations de cils libres à leurs extrémités.

Dans le premier cas, des fibres fixées à leurs deux bouts,
des anses de fibres revenant circulairement sur elles-mêmes,
se raccourcissent, et cette diminution de longueur a pour
effet de rapprocher les parties auxquelles elles sont fixées.
La plupart des mouvemens de ce genre sont opérés par des
fibres musculaires ; quelques uns, en petit nombre, le sont
par des fibres dont la structure et les propriétés chimiques
diffèrent de celles des fibres musculaires.

Dans le second cas, des cils déliés, dont la surface de certaines membranes est garnie, oscillent au microscope suivant
une direction déterminée, de sorte que leurs extrémités libres

décrivent des segmens de cercle autour de leurs bases. Ici , il n'y a que l'extrémité basilaire de l'organe moteur qui soit fixée.

Le mouvement des fibres et spécialement le mouvement musculaire ont pour effets de rapprocher des parties solides ou de faire marcher des liquides dans des tubes revêtus de tuniques musculeuses. Le mouvement vibratile se borne à pousser des liquides et des particules solides d'une ténuité microscopique le long des parois de membranes , sans que les liquides ainsi mis en mouvement remplissent toute la hauteur des utricules, comme ils le font dans le cas précédent , et sans que les parois à la surface desquelles ces phénomènes ont lieu se contractent.

Le mouvement par fibres est beaucoup plus répandu que le mouvement vibratile. Tous les mouvemens des parties solides comprises entre la peau et le squelette, tous ceux d'utricules entiers , ou de parties d'utricules , en tant qu'ils dépendent d'actions vitales , et ne résultent pas de la seule élasticité physique , sont produits par des contractions de couches de fibres. Le mouvement vibratile est un phénomène bien plus limité sous le rapport de son extension. Non seulement on ne l'observe qu'à la surface des membranes, mais encore il n'y a qu'un petit nombre de membranes qui l'offrent : ainsi on le voit fréquemment, chez les animaux inférieurs , sur la peau extérieure qui sécrète du mucus ; chez les animaux supérieurs , les membranes muqueuses de l'intérieur du corps le présentent.

L'expansion du tissu fibreux contractile , notamment du tissu musculaire , forme trois couches, dont la disposition se lie à la formation première de l'organisme. En effet , tous les systèmes proviennent des feuillets de la membrane proligère, qui , dans le principe, couvre le jaune en manière de disque, tandis que le feuillet extérieur et le feuillet intérieur, ou le feuillet séreux de la membrane proligère, son feuillet muqueux et le

feuillet vasculaire compris entre les deux autres, se replient
de manière à produire une excavation, et qu'en formant cette
cavité, la portion embryonnaire de la membrane proligère se
sépare du reste de celle-ci par un étranglement dans la région
de l'ombilic futur. Il naît du feuillet extérieur la partie du
corps qui est susceptible de mouvemens soumis à la volonté ;
du feuillet intérieur, celle qui n'est apte qu'à des mouvemens
involontaires; et du feuillet vasculaire, le cœur avec toutes les
parties appartenant au système vasculaire sanguin, qui, plus
tard, se ramifient dans les formations des feuillets externe et
interne. La partie animale du corps, originairement émanée
du feuillet externe de la membrane proligère, se sépare à son
tour en diverses formations, qui sont celles du système nerveux de la vie animale, du système osseux, du système musculaire obéissant à la volonté, et de la peau extérieure. La
partie organique du corps, provenant du feuillet interne de la
membrane proligère, se divise également en différentes formations, telles que les membranes fibreuses, formant la base
de cette partie organique (tunique fibreuse du canal intestinal,
tunique nerveuse des anciens) les membranes séreuses, les
membranes muqueuses, formant la limite extrême des cavités
qui communiquent avec le monde extérieur, la couche musculaire étendue entre la tunique fibreuse et la membrane séreuse, enfin le système nerveux de la vie organique. A cette
partie organique du corps appartiennent le conduit intestinal,
les organes urinaires et les organes génitaux, dont les cavités
sont presque généralement revêtues d'une couche musculaire.
Partout où les utricules sont susceptibles de mouvemens,
ceux-ci dépendent de la seule couche musculaire du système
organique, à l'exclusion toutefois des sphincters et des muscles du périnée, qui sont susceptibles de mouvemens volontaires, et qui appartiennent à la partie organique du corps.
Une couche musculaire, qui est le prolongement de la couche
musculaire de ces utricules, s'étend aussi sur les conduits

excréteurs des glandes annexées au système organique ; et
quoique la délicatesse des parties n'ait point encore permis
de démontrer anatomiquement la présence du tissu musculaire dans ces conduits avec autant de certitude qu'elle l'a été
dans d'autres prolongemens membraneux, elle n'en est pas
moins hors de doute, puisque le canal cholédoque, les urétères,
les conduits déférens, se contractent soit spontanément, soit
à la suite d'irritations portées sur eux (1). En effet, les con-

(1) Rudolphi avait déjà observé la contractilité du canal cholédoque
des Oiseaux. J'ai souvent vu ce phénomène lorsque j'irritais mécaniquement ou galvaniquement le conduit chez des Oiseaux qui venaient d'être
mis à mort ; la contraction qui s'ensuit est extrêmement forte, et dure
plusieurs minutes, après quoi le canal revient au diamètre qu'il avait auparavant. J'ai également vu de fortes contractions locales succéder à une
vive irritation galvanique dans les urétères de Lapins et d'Oiseaux. Tiedemann a remarqué aussi que le canal déférent du Cheval se contractait
après avoir été irrité. Les conduits excréteurs paraissent même être le
siége de mouvemens vermiformes périodiques dans les Oiseaux ; car, chez
un de ces animaux que je venais de tuer, il m'offrit des contractions ré-
gulières, séparées par plusieurs minutes d'intervalle, durant lesquelles il
reprenait chaque fois son calibre ordinaire. Dans ce cas même, chose remarquable, les contractions s'opéraient en remontant, c'est-à dire du
canal intestinal vers le foie, ce qui jette quelque jour sur la manière dont
la bile, en certains temps, au lieu de s'écouler par le canal cholédoque,
est retenue et poussée dans le diverticule du canal hépatique, c'est-à-
dire dans la vésicule biliaire, phénomène auquel doit encore contribuer
l'occlusion complète de l'orifice du canal cholédoque. A l'époque de la
digestion, quand la bile sort de la vésicule, son écoulement n'a lieu probablement que parce que le canal cholédoque s'ouvre sous la pression des
parties environnantes et des muscles abdominaux ; car tout porte à croire
que la vésicule biliaire n'a point la faculté de se contracter, du moins
n'ai-je pu y déterminer de contractions, chez les Mammifères et les Oiseaux, même par les plus fortes irritations au moyen d'une pile galvanique, et, sous ce rapport, elle diffère des diverticules, d'ailleurs en tout
analogues, d'autres conduits excréteurs, savoir la vessie et les vésicules
séminales. La nature de la membrane interne des conduits excréteurs et la
contractilité de leur tunique moyenne mettent hors de doute que ces

duits excréteurs et leurs glandes procèdent aussi, quant à leur formation première , des parois des utricules dans lesquels ils s'abouchent, ce qui du moins a été démontré d'une manière positive pour les appareils glanduleux du conduit intestinal.

Les muscles de la partie animale du corps ne se distinguent pas seulement par leur mouvement soumis à l'empire de la volonté, par leur couleur rouge et par leur fermeté, des couches musculeuses pâles et non volontairement mobiles de la partie organique du corps ; leur structure microscopique est aussi totalement différente. Nous verrons plus tard qu'il n'y a que les faisceaux musculaires du système animal qui montrent des rides transversales, quand on les examine au microscope, que les fibres primitives de ces muscles ont des renflemens variqueux réguliers et très-rapprochés les uns des autres, tandis que les faisceaux musculaires du tube intestinal, de la vessie , de la matrice, sont dénués de ces rides transversales, et que leurs fibres primitives représentent des cylindres tout-à-fait uniformes. A l'œsophage, les deux systèmes s'adossent absolument l'un contre l'autre ; les muscles du pharynx appartiennent au système animal , et ceux de l'œsophage font déjà partie du système organique ; aussi les premiers présentent-ils au microscope des rides transversales et leurs fibres primitives sont-elles variqueuses, tandis que les autres n'ont point de rides transversales et que leurs fibres sont lisses. Mais le premier quart de l'œsophage, jusqu'à une

conduits sont de simples exsertions des utricules auxquels ils aboutissent, comme les conduits cholédoque et pancréatique, formés des mêmes couches, sont des prolongemens des membranes du duodénum. Je ne déciderai point ici la question de savoir jusqu'à quel point la contractilité des conduits excréteurs prend part à l'excrétion, souvent soudaine , de la salive et des larmes. Je ferai remarquer aussi que, la contractilité de ceux des glandes étant un fait bien établi , le spasme de ces parties n'est pas un pur effet de l'imagination des médecins. — *Consultez* G.-H. MEYER , *De musculis in ductibus efferentibus glandularum* , Berlin, 1837, in-8.

limite nettement tranchée, présente encore des faisceaux descendans et ascendans, en forme d'arcades, de fibres variqueuses, que Schwann a découvert, et qui, appartenant à l'appareil des muscles pharyngiens proprement dit, ne s'observent pas sur le reste de l'œsophage. A l'anus, le système animal des muscles dn périnée se lie par le moyen du sphincter au système organique du conduit intestinal. La même chose se voit à la vessie; car, d'après mes observations, les faisceaux musculaires rouges qui entourent la portion membraneuse de l'urètre ont des rides transversales, et leurs fibres primitives sont variqueuses, au lieu que les fibres musculaires de la vessie sont pâles, sans rides transversales, et que leurs fibres primitives ressemblent à celles du canal intestinal.

Du feuillet médian de la membrane vasculaire se développe l'appareil du système vasculaire, avec le cœur. Cette couche, qui plus tard se ramifie dans les autres, n'est pourvue de fibres contractiles que sur certains points, comme au cœur, au commencement de la veine cave et de la veine pulmonatre (1), et aux cœurs lymphatiques des Reptiles. Toutes les

(1) Il est impossible de méconnaître, chez les Grenouilles, que les troncs des veines caves se contractent régulièrement, comme le cœur lui-même; Haller, Spallanzani et Wedemeyer l'avaient déjà constaté. La contraction s'étend jusqu'au foie, à la veine cave inférieure, et conserve même son rhythme après l'ablation du cœur. J'ai observé également le phénomène de la contraction des troncs veineux chez des Mammifères, par exemple chez de jeunes Martes et de jeunes Chats; mais ici les veines caves et pulmonaires se contractent en même temps que les oreillettes, au lieu que, chez la Grenouille, la contraction des veines caves précède celle des oreillettes. Aussi loin qu'on peut suivre les troncs veineux dans la substance du poumon de jeunes Mammifères, on les voit déployer une action contractile qui ne cesse qu'après qu'on les a écrasés. La contraction de la partie supérieure des veines caves n'est pas moins évidente, et, pendant qu'elle a lieu, on reconnaît sans peine combien loin s'étend la substance contractile du vaisseau; au-delà de cette limite la veine cave ne montre aucune trace de contraction, et elle regorge de

autres parties du système vasculaire sont sans fibres musculaires; mais le système artériel entier contient, dans sa tunique moyenne, un appareil dont l'élasticité extraordinaire ne doit point être confondue avec l'élasticité vivante des muscles, puisque ce tissu, comme tous ceux qui jouissent de la même propriété, ne la perd pas alors même qu'il est demeuré pendant un grand nombre d'années immergé dans l'esprit de vin. Le tissu musculaire qui se développe dans le feuillet vasculaire de la membrane proligère, bien qu'il ne se meuve qu'involontairement, autant qu'on en peut juger d'après le cœur, n'appartient pas à la même catégorie que les autres muscles de la partie organique du corps qui ne reconnaissent pas l'empire de la volonté ; il n'est pas seulement rouge, mais encore il est construit absolument comme le sont tous les muscles volontaires de la partie animale du corps, c'est-à-dire que ses faisceaux musculaires laissent apercevoir des rides transversales au microscope, et que ses fibres primitives sont variqueuses.

Les fibres musculaires ne sont point les seules fibres qui jouissent de la contractilité vitale. Il est encore une tout autre espèce de fibres qui, sous le rapport de leur forme microscopique, comme aussi sous celui de leur composition chimique, ressemblent à celles du tissu cellulaire, et qui, chimiquement parlant, s'éloignent tout-à-fait du tissu musculaire. Les parties dans lesquelles ce tissu existe montrent un faible et insensible degré de contractilité, et l'on ne peut point y exciter des convulsions, comme dans les muscles; l'électricité ne les détermine pas non plus à se contracter, tandis que le froid et même des excitations mécaniques pro-

---

sang, tandis que la portion voisine de l'oreillette droite est resserrée sur elle-même. Retzius a décrit une couche de fibres particulières au commencement des veines caves des Serpens, et E.-H. Weber à la veine cave inférieure des Mammifères.

voquent, souvent avec assez de rapidité, la faible contractilité dont elles jouissent. On peut citer pour exemple le dartos ; mais cette classe renferme encore diverses autres parties dont il sera question plus tard. La seule chose que je doive faire remarquer ici, c'est que cette espèce de tissu contractile, qui est peu répandu, puisqu'on n'en trouve qu'à la peau et aux plus petites artères, se rapproche, sous le point de vue chimique, autant qu'on en peut juger d'après le dartos, des corps qui donnent de la colle par la coction, et non des corps albumineux, auxquels se rapportent les deux classes de muscles. On n'a point suffisamment examiné jusqu'à quel point la contractilité organique appartient à d'autres tissus encore, attendu que la petitesse des résultats produits par cette contractilité insensible, par cette tonicité, partout où les phénomènes sont peu prononcés, oppose d'insurmontables difficultés aux recherches. Il paraît cependant que, bien qu'on ne puisse refuser qu'à très-peu de tissus contenant du tissu cellulaire l'aptitude à changer de cohérence sous l'empire des agens médico-chimiques, quelque contractilité, à un très-faible degré, n'en appartient pas moins aussi à ces tissus. Pendant la vie, les membranes pénétrables par des liquides ne laissent point passer ceux-ci ; mais cette résistance de leur part semble être souvent suspendue dans les maladies, et jamais elle ne s'observe après la mort. Nos idées de relâchement et d'astriction des tissus supposent aussi, en tant qu'elles reposent sur des faits, une variabilité de la faculté de faire équilibre à la pénétration passive des liquides d'après les lois physiques.

La seconde espèce fondamentale de mouvement animal, celui qui a lieu par des cils libres (1), a été observée sur certaines

(1) Les principaux écrits sur le mouvement vibratoire sont : Purkinje et Valentin, *De phaenomeno generali et fundamentali motus vibratorii continui in membranis*, etc., Breslau, 1835, in 4.—Sharpey, dans *Edimb.*

membranes dans la partie animale et dans la partie organique
du corps, et il est , jusqu'à un certain point , vraisemblable que,
du moins chez quelques animaux inférieurs , ce mouvement se
rencontre aussi dans la couche vasculaire, savoir dans l'intérieur des vaisseaux, sur leurs parois. Chez beaucoup d'animaux
inférieurs , on l'observe dans la partie animale du corps, c'est-
à-dire sur toute sa surface extérieure. Chez les animaux supérieurs , il n'a été remarqué à la surface de la peau que dans
l'état embryonnaire de ces êtres , comme chez les embryons
de Grenouilles; quelques uns l'ont offert aussi dans leur état
de larve , tels que les têtards des Batraciens. Dans la partie
organique du corps, quelques membranes muqueuses l'offrent ,
et on peut l'y observer sans peine jusque chez l'homme , depuis que Purkinje et Valentin l'ont découvert chez les Vertébrés supérieurs. Généralement ce phénomène n'a lieu que
sur les membranes muqueuses , à la catégorie desquelles appartient aussi la peau des têtards de Grenouilles et des animaux inférieurs. Cependant Sharpey l'a remarqué sur les parois internes de la cavité des Etoiles de mer , qui contient les
viscères de ces animaux , et dans laquelle l'eau trouve accès ;
il l'a vue également, dans l'Aphrodite, à la surface extérieure
de l'intestin et de ses cæcums, ainsi qu'aux parois des cellules
dorsales dans lesquelles les cæcums sont placés. Il pourrait
donc bien se faire que tous les mouvemens de sucs nourriciers
qu'on a observés , chez des animaux inférieurs , sans cœur et
sans contraction apparente de vaisseaux , n'eussent lieu que
par l'effet du mouvement vibratoire , comme il serait possible
aussi que le mouvement circulaire des sucs dans les cellules
de plusieurs plantes s'effectuât de la même manière.

med. *Journal*, 34, et dans *Edimb. new phys. Journ.*, 19, n° 37 jul. 1835. —
Grant, *Edimb. new phil. Journ.*, 1826. *Edimb. Journ. of scienc.*, n° 13,
juillet 1827. — *Outlines of comparative anatomy* , London, 1836 , in-8 ,
pag. 248 et suiv.

CHAPITRE II.

Du mouvement vibratile.

De Heide, Leeuwenhoek, Baker, Swammerdam et Baster, connaissaient déjà, dans les Mollusques, ce phénomène, dont les causes n'ont été découvertes que beaucoup plus tard. De Heide et Leeuwenhoek avaient vu les courans qui ont lieu aux branchies des Bivalves; Swammerdam, Leewenhoek et Baster avaient observé la rotation de l'embryon des Mollusques dans l'œuf, qui dépend de la même cause. Les courans réguliers aux branchies des Bivalves ont été examinés, dans ces derniers temps, par Erman (1) et Sharpey, les rotations de l'embryon des Mollusques décrits en détail par Carus (2). Steinbuch et Meyen ont fait connaître les cils qui existent aux bras des Polypes pénicillés. Gruithuisen les a découverts dans les Planaires et chez un Gastéropode d'eau douce (3). Grant, le premier, les a signalés comme étant la cause de la rotation des embryons de Mollusques dans l'œuf et de celle des œufs (sans doute embryons) de Polypes. Quant aux autres Invertébrés, le mouvement vibratile a été observé par Ehrenberg dans le groupe entier des animaux qu'il nomme Turbellaires (*Gordius*, *Nemertes*, *Planaria*, etc.), ainsi qu'à la surface du corps et même dans l'intestin des Phytozoaires rotateurs et des Naïdes. On doit aussi à ce célèbre naturaliste une excellente description de la disposition variée des cils chez les Infusoires. Les premières observations relatives à ce phénomène chez les animaux vertébrés ont été faites par Steinbuch, qui a reconnu le mouvement de l'eau autour des branchies des Batraciens, mais sans en apercevoir la cause, et qui a cherché inutilement les cils. Gruithuisen l'a découvert à la queue des

(1) *Abhandl. der Akad. zu Berlin*, 1816, 1817.
(2) *Nov. act. nat. cur.*, vol. XVI.
(3) *Salzb. med. Zeitung*, 1818, 4, 286. — *Nov. act. nat. cur. t. X.*

têtards de Grenouille. Sharpey l'a décrit, non seulement aux branchies de ces animaux, mais encore à la surface de leur corps. Des observations analogues ont été faites sur les branchies par Huschke, par Raspail (1) et par moi. Cependant il était réservé à Purkinje et Valentin de faire la grande découverte que ce phénomène ne dépend pas des cils vibratiles chez les Batraciens et les Invertébrés seulement, mais qu'il a lieu aussi, avec la même vivacité et par les mêmes causes, sur les membranes muqueuses des Reptiles, des Oiseaux et des Mammifères. Ces deux observateurs en ont donné une description complète dans presque toutes les classes d'animaux.

I. Parties dans lesquelles on observe le mouvement vibratile.

Le mouvement vibratile a été observé, chez divers animaux, à la peau, au canal intestinal, au système respiratoire et à l'appareil génital.

A. *Système cutané.*

Le mouvement vibratile de la peau s'aperçoit chez les Infusoires, les Coraux et les Acalèphes, au manteau des Bivalves, et sur toute la surface du corps des Gastéropodes, tant terrestres qu'aquatiques, et des Turbellaires d'Ehrenberg. Chez les animaux supérieurs, on ne le rencontre que dans les embryons et dans les larves très-jeunes de Batraciens. Tout au commencement, la surface entière de leur corps vibre, comme l'ont vu Sharpey, Purkinje et Valentin ; mais, avec le temps, ce phénomène se réduit à une étendue toujours décroissante de la peau, en sorte qu'il finit par ne plus avoir lieu qu'à la base de la queue et sur les côtés de la tête. Après le

____

(1) *Nouveau système de chimie organique*, Paris, 1838, t. II, p. 472.

développement des membres, la surface du corps n'en offre plus aucune trace.

B. *Canal intestinal.*

Chez les Reptiles, le mouvement vibratile n'a lieu qu'à la partie supérieure du canal alimentaire, comme l'ont découvert Purkinje et Valentin. On l'observe sur la membrane interne de toute la bouche, de la trompe d'Eustache et du pharynx. Chez les Chéloniens et les Serpens, il s'opère dans l'œsophage, jusqu'à une certaine distance, c'est-à-dire chez les premiers jusqu'à l'estomac, et chez les seconds jusqu'à l'endroit marqué par la saillie des plis longitudinaux de la membrane interne de l'estomac. On n'en découvre aucune trace dans la cavité buccale, le pharynx et l'œsophage des Mammifères et des Oiseaux. Chez les Mollusques, au contraire, il a lieu, suivant Purkinje et Valentin, sur la surface interne du canal intestinal tout entier, et même sur celle des conduits biliaires. Ehrenberg l'a observé dans l'intérieur de l'intestin des Phytozoaires rotateurs et des Naïdes ; Sharpey dans l'estomac et les cæcums des Astéries, l'intestin des Annélides et l'estomac des Actinies. Il faut également rapporter ici les mouvemens de globules que Lister et Meyen ont vus dans le sac digestif des Polypes.

C. *Organes respiratoires.*

Purkinje et Valentin ont aperçu le mouvement vibratile sur la membrane muqueuse du larynx, de la trachée-artère et des bronches de tous les animaux vertébrés qui respirent l'air. Chez les Mammifères et les Oiseaux, il commence à la glotte, car la cavité buccale et le pharynx n'en offrent aucune trace. Chez les Oiseaux, il a lieu non seulement à la face interne de la trachée-artère et de ses branches, mais encore, d'après Purkinje et Valentin, à celle des sacs aériens qui partent des poumons. Il s'accomplit aussi aux branchies des té-

tards des Reptiles nus, mais seulement aux branchies externes ; car les branchies internes des têtards de Grenouille,
qui n'apparaissent qu'à la seconde période du développement,
ne le présentent pas, remarque qu'avait déjà faite Sharpey.
Il n'a pas lieu non plus sur les branches des Poissons, comme
l'avait également reconnu cet observateur. On peut présumer
qu'il existe aux branches externes des embryons de Raies et
de Squales. Il est géneral sur les branchies des Mollusques et
sur les branchies accessoires des Bivalves ; mais Purkinje et
Valentin ne l'ont point observé à la face interne du poumon
des Gastéropodes pulmonés, non plus que sur les branchies
des Crustacés proprement dits. Il a été vu aux bras des Polypes pénicillés par Steinbuch, aux branchies des Sabelles par
Huschke et par moi.

D. *Cavité nasale.*

Le phénomène est général dans la cavité nasale, où Purkinje et Valentin l'ont découvert. Il n'a pas lieu seulement
dans la cavité nasale proprement dite des Reptiles, des Oiseaux et des Mammifères, tant sur la paroi externe que sur
la paroi interne ; ces observateurs l'ont remarqué aussi à la
membrane muqueuse des cavités accessoires du nez des
Mammifères, telles que les sinus frontaux, les sinus maxil-
laires et les trompes d'Eustache. Il ne paraît pas s'opérer
dans le canal lacrymal et le sac lacrymal des Lapins ; mais
la membrane muqueuse du nez de ces animaux l'offre,
ainsi que leur conjonctive. Cette particularilé est contre toute
attente ; car l'existence du mouvement vibratile à la conjonctive, ou seulement dans les voies lacrymales, aurait expliqué
sans peine l'admission des larmes dans les conduits lacrymaux.
On le remarque aussi d'une manière bien distincte dans la ca·
vité nasale des Poissons.

E. *Organes génitaux.*

Chez les animaux vertébrés, le mouvement vibratile ne se voit qu'aux parties génitales des femelles, comme l'ont découvert Purkinje et Valentin. Il paraît à la face interne des oviductes, de la matrice et du vagin des Mammifères, à moins qu'ils ne soient très-jeunes ; pendant la grossesse même, les portions de la matrice non couvertes par le chorion n'en sont point exemptes. On l'observe aussi jusqu'à l'extrémité des trompes, chez les Oiseaux et les Reptiles. Je l'ai vu tant chez les Mammifères que chez des Oiseaux et des Reptiles. Peut-être celui qui s'accomplit à l'orifice abdominal des trompes prend-il part à l'admission des œufs dans ces conduits, chez les Reptiles ; personne n'ignore que la manière dont les œufs de la Grenouille et de la Salamandre passent de l'ovaire dans l'ouverture abdominale des trompes, qui se trouve placée beaucoup plus haut, est demeurée une énigme jusqu'à ce jour. Il serait possible cependant que la membrane muqueuse de l'oviducte fît procidence à cet effet, et qu'elle tournât ainsi sa face vibratile vers l'ovaire ou vers les œufs tombant dans la cavité abdominale. Chez les Poissons, le mouvement vibratile a lieu aussi dans les organes génitaux femelles, savoir à la face interne de l'oviducte, chez les Carpes, et très-distinctement jusqu'à l'ouverture extérieure de la génération. Henle l'a trouvé très-prononcé dans les parties génitales femelles des Mollusques, dans l'ovaire des Gastéropodes, et à la face interne des cavités de cet organe chez les Bivalves. Les parties génitales mâles n'en offrent pas de traces chez les animaux vertébrés, et on ne l'a point non plus remarqué d'une manière certaine dans celles des animaux sans vertèbres.

F. *Organes urinaires.*

Le mouvement vibratile n'existe dans cet appareil chez aucun animal vertébré ; mais Purkinje et Valentin l'ont rencontré dans le sac crayeux des Limaçons, organe dont le conduit excréteur s'ouvre auprès de l'anus, et qu'on peut considérer comme le rein de ces êtres, à cause de l'acide urique qu'il contient. Il y a été vu aussi par Henle. Suivant Purkinje et Valentin, il s'opère, chez les Bivalves, à la surface interne de l'organe en forme de sac qui s'abouche auprès de l'orifice des ovaires, organe que quelques personnes comparent au rein, mais qu'on pourrait aussi regarder comme un testicule, du moins jusqu'à ce que l'analogue de cette dernière glande ait été définitivement découvert chez les Bivalves.

D'après cet aperçu, on voit que le mouvement vibratile est un phénomène général du règne animal, mais qu'il n'a pas la même extension dans les différentes classes. Ce qui est le plus rare, c'est de le voir répandu sur la surface entière du corps, comme chez les Mollusques, les Turbellaires, l'embryon et les très-jeunes têtards de Batraciens. Il est constant dans les organes olfactifs des animaux qui respirent l'air et l'eau, et dans les organes génitaux femelles : on le rencontre assez généralement dans les organes respiratoires, à l'exception des branchies des Poissons et des branchies internes des têtards de Grenouilles ; on le voit rarement dans le canal intestinal, par exemple chez les Mollusques, ainsi que dans l'œsophage et la bouche des Reptiles ; il manque dans les organes urinaires et dans les organes génitaux mâles des animaux vertébrés. Nulle classe du règne animal n'en est totalement privée. Purkinje et Valentin croyaient à son absence chez les Poissons ; mais il existe chez ces êtres, et très-prononcé, tant aux parties génitales femelles qu'à la membrane muqueuse de la cavité nasale.

C'est à lui que se rapporte la cause des mouvemens de l'embryon dans l'œuf, chez plusieurs animaux, et même de ceux des œufs libres, ou, pour parler avec plus de précision, des embryons non développés de certains animaux inférieurs, Ra-

diaires et Coraux. Cavolini a observé le mouvement des œufs
des Gorgones ; Tilesius celui des œufs des Millepores ; Grant,
celui des œufs des Campanulaires , des Gorgones, des Caryo-
phyllies , des Éponges et des Plumulaires. Les œufs , dégagés
de leurs capsules , se meuvent , l'une de leurs extrémités dirigée en avant. Rapp a également trouvé les cils sur les œufs
des Corynes , et Grant sur les embryons des Gastéropodes ,
où il est la cause de la rotation dans l'œuf.

II. Phénomèmes du mouvement vibratile.

Le mouvement vibratile ne s'aperçoit, chez la plupart des
animaux, qu'à l'aide d'un fort grossissement. On détache un
très-petit morceau d'une membrane muqueuse où il a lieu ; on
l'humecte avec un peu d'eau , et on le couvre d'une petite
plaque de verre, ce qui étale la membrane, et permet d'en
bien distinguer le bord. Avec les lentilles 1, 2 et 3 du microscope de Schiek , on reconnaît de suite le mouvement vibratile
sur ce bord. D'abord on aperçoit l'impression générale d'un
mouvement ondulatoire, et comme de petits corpuscules nageant dans l'eau, des globules de mucus , qui passent devant
le bord, en suivant une direction déterminée. A un plus fort
grossissement, on reconnaît quelquefois les cils eux-mêmes ;
cependant il est rare qu'on les distingue d'une manière bien
nette, à cause de la grande rapidité de leur mouvement. Souvent l'effet du mouvement d'innombrables organes motiles est
si grand, qu'il faut se hâter de faire l'observation, si l'on ne
veut pas voir passer le petit morceau de membrane muqueuse
tout entier sous le champ visuel. L'influence du mouvement
vibratile sur la propulsion des liquides et des corpuscules qui
touchent aux parois , peut très-bien être appréciée au moyen
d'une poudre que l'on répand. Le mouvement est si fort sur
les branchies des larves des Salamandres et des Moules, qu'on
voit même des petites parties détachées de ces organes circu-
ler régulièrement dans l'eau.

La direction uniforme du mouvement des cils fait naître sur les membranes muqueuses des courans réguliers, que l'on connaît déjà dans la plupart des parties du corps, par les recherches de Sharpey, de Purkinje et de Valentin. Les courans d'eau qui se produisent de cette manière sur les branchies des Moules et des larves de Salamandres, ainsi que sur le corps des jeunes têtards de Grenouilles, ont déjà été décrits. Leur direction, dans les observations de Valentin et de Purkinje sur une Poule, était de dehors en dedans à la trachée-artère, de dedans en dehors à l'oviducte ; il est donc plus facile de présumer que de démontrer que c'est le mouvement vibratile qui fait parvenir la semence à l'œuf. Sharpey a déterminé la direction du courant sur le cornet inférieur du Lapin ; elle était d'arrière en avant vers l'ouverture du nez ; dans l'antre d'Highmore, le courant semblait se diriger vers l'orifice. Dans la bouche des Batraciens, il marche d'avant en arrière, tant à la face supérieure qu'à la face inférieure. Sur la face palatine de l'ouverture naso-palatine d'un Lézard, les particules étaient entraînées, du côté interne dans l'ouverture, et du côté externe hors de l'ouverture. D'après la figure que Sharpey a donnée de la direction chez le Crapaud, il semble que les courans aient lieu seulement du nez dans la bouche, tant au côté interne qu'au côte externe de l'ouverture naso-palatine.

III. Organes du mouvement vibratile.

Quant aux organes du mouvement vibratile, ce sont, d'après les recherches de Purkinje et Valentin, des filamens déliés et transparens, qui ont 0,000075 à 0,000908 ligne de longueur. Leur base est presque toujours plus forte que leur extrémité : ils m'ont paru tels aussi, la plupart du temps, sur les membranes muqueuses. Je les ai vus plus renflés sur les branchies d'un nouveau genre d'Annélides, voisin des Sabelles, qui vit dans la mer Baltique. Leur forme est difficile à déter-

miner, mais leur existence assez facile à constater. Je les ai
aperçus très-distinctement chez les Anodontes, sur les
branchies de l'Annélide précité, dans la bouche des Grenouilles, dans les oviductes des Lapins, des Grenouilles et des
Poissons, dans la trachée-artère des Oiseaux et des Mammifères, et je ne m'explique point comment L.-C. Treviranus a
pu ne pas les trouver. D'après Purkinje et Valentin, la surface des membranes dans lesquelles s'opèrent des mouvemens vibratiles, paraît être composée de fibres microscopiques, droites et parallèles, réunies par une sorte de gluten.
Cependant une pareille couche de fibres se rencontre aussi
dans la membrane muqueuse non vibratile du jéjunum de la
Tortue. Si je comprends bien les auteurs, ces fibres sont perpendiculaires au plan de la membrane muqueuse, ou représentent de petits cylindres redressés. Henle a reconnu que des
cylindres microscopiques semblables même se trouvent très-
fréquemment, presque généralement, dans la bile de l'homme,
et qu'ils ne sont pas rares non plus dans celle des animaux.
La plupart du temps, ils sont réunis en petites couches, de
manière que, sur l'un des côtés du petit groupe, on aperçoit
leurs extrémités disposées suivant le même plan. Ces petits
cylindres de la bile ont, suivant Henle, 0,0171 lign. angl. de
long, sur 0,0031 de large ; iis sont beaucoup plus gros que
les cils des membranes muqueuses, et si les cils étaient portés par de tels cylindres, dans les membranes muqueuses vibratiles, il faudrait que chaque cilyndre en supportât un
grand nombre. Henle a aussi rencontré une fois des corpuscules analogues dans la vessie urinaire, et il est plus que vraisemblable que ce sont là les parties dont parlent Purkinje et
Valentin. Henle a observé, sur l'Huître, des cils détachés, et il
les a vus conformés de telle sorte, qu'un ou plusieurs se trouvaient implantés à l'extrémité d'un petit cylindre. Quelquefois il a aperçu un petit globule à la base, vers le point où
le cil tenait au cylindre. Gruithuisen a également examiné les

cils des Planaires après leur chute, et reconnu qu'ils se mouvaient encore dans les endroits où l'animal tombait en dissolution. Les mieux connus de tous les cils sont ceux des Infusoires, grâce aux recherches d'Ehrenberg. Ce naturaliste a vu, dans les grands genres *Stylonychia* et *Kerona* (1), la base de chaque cil tournoyant renflée en forme de bulbe, et il s'est convaincu qu'une faible torsion du bulbe sur son point d'appui suffit pour déterminer de grandes vibrations circulaires à la pointe des cils, ce qui fait que chacun de ceux-ci décrit, en se mouvant, une surface conique, ayant le bulbe pour sommet. Ehrenberg a souvent vu, dans les Polygastriques, les cils répandus sur la surface entière du corps ; parfois ils manquent, et quelquefois aussi ils entourent seulement la bouche. Lorsqu'ils faisaient paraître le corps comme velu, Ehrenberg a reconnu qu'ils étaient distribués avec beaucoup de régularité, formant des séries, qui sont ordinairement longitudinales, mais qui parfois ont une direction transversale. Purkinje et Valentin ont quelquefois aussi observé cette répartition en séries, qui d'ailleurs devient vraisemblable d'après le mouvement ondulatoire qu'ils ont remarqué dans les cils. Ehrenberg ne présume pas qu'il existe de muscles, ni longitudinaux ni transversaux. Les organes en roue des Rotatoires ne diffèrent pas essentiellement, selon lui, des organes ciliaires. L'*Hydatina senta* en a dix-sept, disposés en cercles, et dont chacun se compose de six cils, implantés sur un petit muscle arrondi. Les muscles sont entourés de gaînes, et fixés à deux points de l'enveloppe du corps, par deux faisceaux ligamenteux. L'organe rotateur de ces animaux se divise donc en plusieurs roues séparées les unes des autres, et il ne produit pas non plus l'illusion du mouvement rotatoire qui a lieu chez les Infusoires dont les organes de rotation tiennent ensemble.

(1) Ehrenberg et L. Mandl, *Traité pratique du microscope*, Paris, 1839, pag. 361.

IV. Nature du mouvement vibratile.

En recherchant la nature du mouvement vibratile, la première chose à examiner est sa durée et le rapport existant entre lui et les autres phénomènes de la vie.

Il dure, après la mort, autant au moins que l'irritabilité persiste dans les parties animales, et souvent bien plus longtemps. Purkinje et Valentin l'ont vu cesser au bout d'une heure ou deux chez les Grenouilles et les Lézards, et persister neuf à quinze jours chez une Tortue à laquelle ils avaient coupé la tête. A la vérité les muscles de ce dernier animal conservèrent leur irritabilité jusqu'au septième jour, mais les mouvemens vibratiles durèrent le double dans des parties séparées du corps, que l'on tenait sous l'eau. Chez les Oiseaux et les Mammifères, ils durent depuis trois quarts d'heure jusqu'à quatre heures. La lumière n'a pas d'influence sur eux, mais la chaleur en exerce une sensible : l'immersion des parties d'un Mammifère ou d'un Oiseau dans de l'eau à 65 degrés R., ne les arrête pas, si elle ne dure qu'un instant, mais les abolit quand elle se prolonge davantage. Ils persistent à dix degrés du thermomètre de Réaumur, chez les Oiseaux et les Mammifères, mais s'arrêtent à cinq degrés. La commotion d'une bouteille de Leyde ne les suspend pas dans l'Unio, non plus que l'action d'une pile de trente paires de plaques, si ce n'est aux points d'application des fils polaires, où leur cessation est déterminée par la décomposition chimique. L'acide cyanhydrique, les extraits d'aloès et de belladone, le cachou, le musc, l'acétate de morphine, l'opium, la salicine, la strychnine, la décoction de piment, ne les abolissent pas, même lorsque les liqueurs sont aussi concentrées que possible. Les sels alcalins, terreux et métalliques, les alcalis, les acides, les troublent plus ou moins rapidement, suivant la force de la solution. Le sang est de tous les liquides celui qui les entretient le plus long-temps ; mais le sérum de celui des Mammifères arrête sur-le-champ le mouvement vibratile des Moules, et la bile détruit ce mouvement. Ce qu'il y a de plus remarquable, c'est que les substances qui agissent sur le système nerveux , comme les narcotiques, ne troublent en rien le mouvement vibratile, d'où l'on peut conclure que celui-ci est un phénomène fondamental et indépendant du système nerveux. Purkinje et Valentin ont tué des Pigeons et des Lapins avec de l'acide cyanhydrique et de la strychnine , tantôt introduits dans le pharynx, tantôt appliqués sur des plaies récemment faites à la peau ; ils eurent l'attention de n'ouvrir ces animaux que quand on n'apercevait plus de convulsions dans aucune partie du corps, quand le pincement des membres n'excitait plus de réaction manifestée par des mouvemens automatiques. Pour rendre l'expérience plus certaine, ils mirent simultanément à mort un animal de la même espèce et du même âge, en lui laissant perdre tout son sang. Les différences qu'ils remarquèrent dans toutes ces expériences , dépendaient uniquement de l'âge et des particularités individuelles des animaux. Partout l'intoxication ne produisit aucun effet (1). Ces dernières expériences sont évidemment moins concluantes que celles dans lesquelles les poisons avaient été appliqués immédiatement sur les parties vibrantes ; car les Grenouilles mises à mort par des narcotiques conservent encore pendant long-temps leur irritabilité musculaire et nerveuse pour les stimulus employés localement, tandis que les nerfs et les muscles la perdent toujours avec rapidité après l'application locale d'un poison narcotique sur eux. Le cœur seul fait exception à cet égard ; car il continue de battre encore pendant long-temps après qu'on a mis une dissolution d'opium ou d'extrait de noix vomique en contact avec sa surface extérieure , tandis que la même substance , appliquée à sa face interne, épuise sur-le-champ son irritabilité (2). La petitesse

(1) MULLER, *Archiv* , 1835 p. 159.

(2) Voyez J. Bouillaud, *Traité clinique des maladies du cœur*, Paris , 1835, t. I, pag. 86 et suiv.

des organes vibratiles, comparativement aux fibres primitives des nerfs, ne me paraît pas être un motif pour ne point admettre que ces phénomènes sont dépendans du système nerveux ; car les fibres musculaires sont beaucoup plus déliées que celles des nerfs, et celles-ci sont tellement rares dans les muscles, que le phénomène de leur influence sur eux ne saurait être conçu sans une action à distance.

La durée du mouvement vibratile, après l'application locale de poisons narcotiques, prouve d'une manière suffisante que ce phénomène est de nature particulière, et qu'il ne se trouve pas placé sous la dépendance immédiate du système nerveux. Sous ce rapport, on doit considérer aussi comme un fait important l'existence de ce mouvement à la surface des œufs des Coraux, corps ovales qui sont des embryons animés, non encore développés. Mais le mouvement vibratile des embryons de Coraux et celui des organes rotatoires des Infusoires rotateurs représentent en quelque sorte deux extrêmes. Le premier a lieu sur des membranes qui n'ont pas encore de structure déterminée, et l'on peut en rapprocher celui qui s'observe sur les membranes muqueuses des animaux supérieurs, lequel n'est point arrêté par la strychnine et autres poisons narcotiques ; le second, au contraire, s'opère par une véritable action musculaire, et il est soumis à la volonté, par conséquent dépendant du système nerveux ; aussi la strychnine le fait-elle cesser, comme le prouvent les expériences d'Ehrenberg.

Le mouvement vibratile est-il, dans tout le monde animal, comme dans les organes rotatoires des Phytozoaires rotateurs, l'effet des contractions d'un tissu musculiforme situé à la base des cils? Ce tissu contractile des organes rotatoires, qu'Ehrenberg a découvert, constitue-t-il un système particulier, dont la structure microscopique s'étend jusques dans les membranes muqueuses vibrantes des animaux supérieurs, de sorte que, si les autres tissus de ces derniers êtres ont une texture grossière , celle bien plus délicate des Infusoires s'est du moins conservée chez eux dans la structure des organes ciliaires ? Ou bien n'y a-t-il que le mouvement des organes rotatoires des Phytozoaires rotateurs qui appartienne à la même catégorie que les mouvemens musculaires de tous les animaux supérieurs, et le mouvement vibratile des autres animaux diffère-t-il totalement du mouvement musculaire, par son essence ? Je ne puis me dispenser de citer ici les propres expressions d'Ehrenberg , en ce qui concerne le mécanisme du mouvement vibratile des organes rotatoires : « Si on contemple les animalcules lorsqu'ils commencent à se mouvoir, on aperçoit toujours bien distinctement une extension et une rétraction , un véritable engrenage des cils courbes , mais auquel succède bientôt le tournoiement, qui est un mouvement d'une autre espèce. On voit aussi l'engrenage lorsqu'on fait périr les animalcules du tétanos en jetant un peu de strychnine dans l'eau , ce qui éteint peu à peu l'activité des organes rotateurs. Dans ce cas, le tournoiement cesse auparavant. » Ehrenberg a tenté d'expliquer le phénomène de la manière suivante : « Chaque cil est mu à part par le muscle situé au dessous de lui ; il se peut que des faisceaux musculaires passent sous plusieurs cils , même sous tous ceux d'une série entière, et leur impriment un mouvement unilatéral ; or , si un autre faisceau musculaire agit de même , mais en sens inverse , sur l'autre côté de la base épaissie des cils , si ces divers muscles sont fixés aux cils à des hauteurs différentes, et s'ils agissent alternativement, il doit résulter de là un mouvement oscillatoire en quatre directions , qui imprime un mouvement de rotation à la pointe de chaque cil, et le cil entier doit décrire un cône, dont le sommet répond au point d'attache. Pendant ce mouvement, si l'on considère les cils un peu ou tout-à-fait de côté, ils sont tantôt plus rapprochés et tantôt plus éloignés de l'œil , de manière qu'on les distingue tantôt avec plus et tantôt avec moins de netteté. Cette alternative de netteté de la perception des cils durant leur mouvement en cône, me paraît être la cause qui fait que l'on croit voir une roue tourner, car il doit résulter de là une illusion qui s'étend au cercle entier. » Que l'action musculaire supposée par Ehrenberg doive faire décrire un cône à chaque cil, c'est ce que l'on conçoit très-bien d'après les muscles oculaires des animaux supérieurs, dont les droits peuvent mouvoir ainsi le bulbe, en quelque sorte comme sur un pédicule. En effet, l'influence que la volonté des Phytozoaires rotateurs exerce sur leurs organes rotatoires, et l'appareil musculaire découvert par Ehrenberg ne permettent guères de douter que cette espèce de mouvement appartient à la catégorie des véritables mouvemens musculaires. Mais que doit-on penser des mouvemens vibratiles des membranes muqueuses, qui ne dépendent pas de la volonté, et auxquels l'empoisonnement des animaux par les narcotiques n'imprime aucune modification? Il résulte des observations d'Ehrenberg que la strychnine met les organes rotatoires au repos; elle n'influe pas plus que les autres narcotiques sur les mouvemens vibratiles des membranes muqueuses. Comment, en outre, expliquer que le mouvement vibratile existe sur les œufs des Coraux? Ceux-ci conservent-ils encore un reste de l'énergie vitale dont ils jouissaient au moment où ils étaient soumis à l'influence vitale de l'ovaire, et le manifestent-ils pendant quelque temps encore, comme le font les lambeaux détachés des membranes muqueuses des animaux supérieurs? Leurs phénomènes vitaux appartiennent-ils à la même classe que ceux des réservoirs d'œufs de Cercaires, que Bojanus et Baer ont observés? Il est bien plus probable que ces prétendus œufs sont des embryons vivans, mais non encore développés. Dans tous les cas, il me semble nécessaire d'établir, jusqu'à nouvel ordre, une distinction entre les mouvemens vibratiles des organes rotatoires des Phytozoaires rotateurs et ceux des membranes muqueuses. Les premiers sont modifiables par la volonté, dont les seconds ne reconnaissent pas l'in-

fluence, non plus même que l'action directe du système nerveux. Dans les organes rotatoires, les cils paraissent être
l'organe passif du mouvement, dont l'organe actif est l'appareil musculaire. Dans les mouvemens vibratiles des membranes muqueuses et même de la surface du corps des Infusoires, les muscles sont encore inconnus ; on ignore si le cil se
meut lui-même, et se courbe, ou s'il n'agit que comme une
rame mise en jeu par le tissu contractile situé à sa base. Meyen
a vu les cils détachés du *Leucophrys sol* se mouvoir encore.
D'un autre côté, il y a, chez les animaux, d'autres organes
agissant comme des roües, qui ont beaucoup d'analogie avec
les cils sous le rapport de leurs mouvemens involontaires et
continuels, mais qui diffèrent d'eux par leur forme, et dont
le mouvement ne saurait être expliqué qu'à l'aide d'un tissu
contractile placé à leur base. D'apres les observations de
Grant, les Béroës sont garnis, depuis la bouche jusqu'à l'anus,
de ligamens disposés comme des lignes méridiennes; chaque ligament porte quarante petites plaques, qui sont les cils
destinés au mouvement; les petites plaques se composent de
fibres parallèles, réunies par une membrane. Il y a plus
même, les grandes plaques, constamment en action, et certainement mues par des muscles, qu'on aperçoit à l'œil nu sur
l'abdomen du *Gammarus pulex* et d'autres Crustacés inférieurs, doivent être rapportées ici, quoique leurs mouvemens
soient dus à un tissu contractile autre que celui qui détermine
les mouvemens vibratiles des membranes muqueuses. Jusqu'à présent, il n'est permis d'établir que les propositions
suivantes :

1° Les mouvemens vibratiles des membranes muqueuses
dépendent d'un tissu contractile encore inconnu.

2° Ce tissu est situé dans la substance des cils, ou à leur
base.

3° Par sa contractilité, en général, il se rapproche du tissu
musculaire et d'autres tissus contractiles des animaux.

4° Ses propriétés ressemblent à celles du tissu musculaire, ou du moins à celui des muscles involontaires du cœur, et des muscles des lamelles vibrantes des Crustacés, en ce que les mouvemens qu'il exécute se répètent continuellement avec le même rhythme.

5° Il ressemble au tissu musculaire du cœur sous ce point de vue qu'il continue d'agir long-temps encore après avoir été séparé du corps.

6° Mais il diffère essentiellement du tissu musculaire en ce que ses mouvemens ne sont point arrêtés par l'application locale des narcotiques.

7° Le mouvement vibratoire s'éloigne encore du mouvement musculaire en ce qu'il persiste long-temps après que la partie a été séparée du tout.

Le mouvement vibratile se rapproche des oscillations de certaines plantes, notamment les Oscillatoires, en ce que les nerfs n'y concourent pas d'une manière immédiate. Mais il faudra de plus amples recherches pour déterminer jusqu'à quel point on serait fondé à comparer ces deux sortes de mouvemens l'un avec l'autre. Au reste, quoi qu'il en soit sous ce rapport, les membranes muqueuses vibratiles renferment un agent qui domine aussi le jeu de ces organes microscopiques, puisqu'on voit si fréquemment les cils agir en séries. Il règne ici une force supérieure à l'individualité de chaque cil, et quand bien même on parviendrait à expliquer cette action en série, ou cette ondulation, par l'insertion d'un grand nombre de cils sur une bandelette contractile, il n'en est pas moins vrai qu'on aperçoit souvent, dans la force vitale d'étendues considérables d'une membrane vibratile, une certaine diminution et un certain accroissement, qui doivent avoir une cause plus générale. Les branchies d'une nouvelle espèce d'Annélide, voisine des Sabelles, que j'ai rapportée des mers de Copenhague, m'ont fréquemment offert, au microscope, des champs considérables de cils qui gardaient le repos pendant

long-temps, puis recommençaient tout d'un coup à agir. Des
phénomènes analogues ne sont point rares dans le monde végétal, de manière qu'on n'est pas nécessairement obligé de
recourir, pour les concevoir, à une variabilité de l'influence
nerveuse.

L'explication des courans qui sont produits par le mouvement vibratile, présente aussi de grandes difficultés. Une
simple oscillation des cils d'un côté à l'autre ne saurait imprimer aucune direction à un liquide. Le mouvement d'un cil
dans un espace conique, tel que Purkinje et Valentin l'ont
vu la plupart du temps, ne peut non plus que déterminer un
cercle de liquide autour de cet appendice. Pour que des mouvemens vibratiles produisent un courant dans une direction
déterminée, il est nécessaire que les cils frappent et se courbent dans un sens donné, caractère que Purkinje et Valentin
ont reconnu quelquefois au mouvement, et que je lui ai presque toujours trouvé. Mais, même dans cette hypothèse, il ne
s'établirait un courant qu'autant que le cil présenterait moins
de surface à l'eau en se redressant qu'en s'abaissant.

CHAPITRE II.

Du mouvement musculaire et des mouvemens qui s'en rapprochent.

En laissant de côté le tissu contractile qui est la cause du
mouvement vibratile, et à l'égard duquel on ne saurait rien
dire de précis jusqu'à présent, nous pouvons admettre chez
les animaux trois formes de tissus aptes à se contracter, le
tissu contractile qui se résout en colle, le tissu artériel et le
tissu musculaire.

I. Tissu contractile des végétaux.

Dutrochet a publié des recherches sur le tissu contractile
des végétaux (1). Les feuilles de la sensitive sont portées

____

(1) *Recherches anatom. et physiol. sur la structure intime des animaux*

par un long pétiole, à la base duquel on remarque un bourrelet oblong, qui l'entoure. Lorsqu'on pratique une section longitudinale à ce bourrelet, et qu'on en examine la tranche au microscope, on s'aperçoit que l'axe est occupé par les tubes qui opèrent la communication vasculaire entre la feuille et la tige. Son tissu se compose d'une grande quantité de cellules arrondies et transparentes, dont les parois sont couvertes de petits globules. Cette structure diffère, à certains égards, de celle que la plante offre dans ses autres parties. La moelle de la sensitive est formée de cellules contenant quelques petits globules. Pendant la jeunesse de la plante, les cellules médullaires renferment un liquide transparent, que l'acide nitrique froid coagule, mais dont ce même acide redissout le caillot à l'aide de la chaleur. La gaine de la moelle est composée de trachées. La couche qui la couvre est constituée par les fibres ligneuses ordinaires. Le système cortical est également un assemblage des fibre ligneuses. Outre le bourrelet dont il y a été parlé plus haut, il s'en trouve d'analogues, mais plus petits, à l'insertion des folioles sur le pétiole commun. Ces divers bourrelets sont la cause qui fait que les folioles se meuvent sur la tige. Les cellules du bourrelet placé à la base du pétiole diffèrent de celles de la moelle par leur forme arrondie et non hexagone ; mais elles ont de commun avec elles que l'acide nitrique les rend opaques. Quoique séparées les unes des autres par des intervalles assez considérables, et ne se touchant pas par conséquent, elles sont disposées en séries longitudinales. Entre elles se trouve un tissu cellulaire beaucoup plus délicat, qui renferme une multitude de petits corps d'une cou

et des végétaux, Paris, 1824. — Dutrochet a modifié ses premières idées dans la publication qu'il a faite de l'ensemble de ses travaux sous le titre de *Mémoires pour servir à l'histoire anatomique et physiologique des végétaux et des animaux*, Paris, 1837, 2 vol. in-8, et atlas de 30 planches.

leur plus foncée. L'acide nitrique chaud agit sur leur contenu comme sur celui des cellules du tissu médullaire de la tige, c'est-à-dire qu'il le dissout. Lorsqu'on touche la sensitive, ou qu'on l'ébranle, les folioles s'appliquent l'une sur l'autre par paires, ce qui fait qu'elles se rapprochent de leur axe commun, celui du pétiole. Le pétiole, au contraire, se meut dans une direction inverse, et s'abaisse vers la tige. Pendant le repos, les folioles et le pétiole reprennent leur situation naturelle. Quand le pétiole s'abaisse, le bourrelet de sa base prend une courbure dont la convexité regarde en haut et la concavité en bas.

Lorsque Dutrochet enlevait le parenchyme cortical ou cellulaire d'un bourrelet, sans blesser le faisceau vasculaire central, la feuille ne périssait pas, mais ses folioles restaient plusieurs jours sans se déployer. Le pétiole avait perdu sa motilité. Celle-ci n'a donc pas son siége dans le faisceau central, mais dans le parenchyme cellulaire du bourrelet. Après l'ablation de la partie inférieure du bourrelet, le pétiole conservait à demeure sa position inclinée vers la terre, et cette opération, pratiquée avant son abaissement, lui enlevait la faculté de se rapprocher de la tige. D'après cette expérience, répétée plusieurs fois, et toujours avec le même résultat, il parut que c'est la couche supérieure du bourrelet qui refoule le pédoncule vers le bas, et l'inférieure qui l'oblige à se redresser. C'est ce qui fut confirmé par l'observation de parties séparées du bourrelet même. Les couches enlevées restaient droites tant qu'elles n'étaient point humectées; mais, dès qu'on les plongeait dans l'eau, elles se courbaient, et constamment de telle sorte que le côté interne fût concave. Les couches latérales possédaient également cette faculté. Il demeura donc prouvé que le bourrelet se compose de couches dont la courbure du côté interne exerce une pression sur le pétiole. Dès que l'équilibre vient à être rompu dans cette pression, le pétiole et les folioles se meuvent suivant l'une ou l'autre direction. Dutrochet conclut en outre, de ses expériences, que l'incurvation des couches du bourrelet tient au rapprochement des cellules rondes, séparées par un tissu cellulaire délicat. Il y a donc beaucoup d'analogie entre la contractilité des végétaux et celle des animaux, avec cette différence toutefois que, chez les animaux, les élémens qui s'attirent forment des filamens continus, tandis que, dans la sensitive, ils sont bien rangés en lignes, mais séparés les uns des autres par des interstices.

L.-C. Treviranus (1) et Mohs (2) admettent les faits anatomiques découverts par Dutrochet, mais paraissent en déduire une autre interprétation du phénomène. En effet, tous deux disent qu'il est prouvé par les expériences du physiologiste français, que l'irritabilité végétale dépend de l'expansion du tissu cellulaire parenchymateux. Or cette explication ne ressort pas directement des expériences de Dutrochet, qui, loin de là, en admet une inverse, le rapprochement des cellules rondes placées à distance les unes des autres. La question principale est celle-ci : L'abaissement du pétiole tient-il à une expansion du côté supérieur du bourrelet, exerçant une pression de haut en bas, ou faut-il l'attribuer à ce que la partie supérieure du bourrelet se courbe vers le bas, ce qui devrait également donner lieu à une pression de haut en bas? Comme la rapide expansion du tissu cellulaire n'est ni prouvée ni même probable, comme les cellules ne peuvent point attirer avec assez de promptitude, par leurs parois, les liquides nécessaires à leur expansion, et comme les portions enlevées au bourrelet n'éprouvent pas d'expansion, mais se courbent dans l'eau, l'explication de Dutrochet, qui attribue le phénomène à l'attraction, à la contraction, est plus vraisemblable. Nous ne connaissons d'autre mouvement rapide

(1) *Zeitschrift fuer Physiologie*, t. I, p. 176.
(2) *Flora*, 15e année, p. 499.

par expansion que l'érection ; or celle-ci a lieu par l'épanchement d'un liquide dans des cavités qui jusqu'alors étaient affais-
sées sur elles-mêmes ; mais un épanchement aussi prompt n'est
guère concevable dans les cellules closes du bourrelet de la
sensitive, et l'on ne peut pas non plus songer à une expansion
rapide et active en tous sens des seules parois cellulaires. Je
dois donc me ranger à l'opinion de Dutrochet, d'autant mieux
qu'elle maintient l'analogie entre la contractilité animale et
la contractilité végétale.

En admettant que les phénomènes ont lieu par la contraction, il y a deux manières de les expliquer.

Suivant Dutrochet, l'élévation du pétiole est la suite de
l'action de la moitié inférieure du bourrelet, et son abaissement celle de l'action de la moitié supérieure. D'après cela,
dans l'état ordinaire, et tant que la sensitive demeure en repos, il n'y a que la moitié inférieure du bourrelet qui agisse ;
la supérieure ne manifeste son irritabilité qu'à la suite d'un
ébranlement, c'est-à-dire, en d'autres termes, que la moitié
inférieure du bourrelet, qui presse sans cesse le pétiole de
bas en haut, n'est point accessible aux stimulus du dehors et
n'agit que sous la seule influence des excitateurs généraux de
la vie, et que, quand des excitans soudains viennent à agir,
elle ne manifeste plus sa contractilité. Cette explication ne
ressort pas nécessairement des faits découverts par Dutrochet,
et quelques observations semblent s'élever contre elle. Les
portions coupées du bourrelet se contractent dans l'eau,
qu'elles aient été taillées en haut, en bas ou sur les côtés :
leur contractilité devrait donc être la même de tous les côtés
du pétiole.

L'explication suivante, qui suppose un antagonisme d'élasticité et de contractilité, a beaucoup plus de vraisemblance.
Si l'on admet que tout le bourrelet oblong qui entoure la
base du pétiole se contracte incessamment de dehors en dedans (comme font celles de ses parties qu'on plonge dans

l'eau), il se trouve, dans l'état de repos, attiré vers l'insertion du pétiole et redressé. Mais toute secousse doit troubler la vie de la plante entière, et par conséquent la contractilité du bourrelet; dès-lors, tant que l'ébranlement dure, le pétiole ne peut plus être maintenu droit, et il s'abaisse (en obéissant à son élasticité?). Les suites de la secousse ayant cessé, la contractilité du bourrelet entier agit de nouveau, et le pétiole se redresse dans la direction de son insertion. Le rapprochement des folioles devrait alors être considéré aussi comme l'état de repos de la contractilité vivante; en effet, il a lieu également pendant le sommeil de la plante. Le déploiement des folioles coïnciderait avec la rentrée en action de leur bourrelet. On voit que le phénomène s'explique aussi de cette manière.

Les mouvemens alternatifs des folioles du sainfoin oscillant ne seraient pas un obstacle invincible à l'adoption de l'hypothèse. Dans ce cas, au lieu de l'antagonisme de deux forces vivantes, on admet une force vivante soumise à un rhythme, une contractilité alternant avec les effets de la seule élasticité.

Si la dernière explication était juste, la contractilité des végétaux différerait de celle des animaux, ou des êtres pourvus de nerfs, en un point essentiel, savoir que les influences qui la troublent la supprimeraient pour un instant; tandis que, chez les animaux, ces influences, en agissant sur les nerfs, les déterminent à opérer une décharge de leur puissance, et produisent un accroissement de la contraction, une convulsion. Cependant je regarde l'explication de Dutrochet comme plus vraisemblable, parce que, d'après plusieurs observateurs, le pétiole abaissé par le fait d'une secousse résiste aux efforts qu'on tente pour le redresser, de sorte que son abaissement s'annonce comme résultat d'un état actif.

Les parties irritées immédiatement ne sont pas les seules qui montrent de la contractilité. L'irritation se propage d'une

manière qui nous est encore inconnue, et, suivant toutes les
probabilités, par un changement que des liquides des faisceaux vasculaires éprouvent dans leurs cours vers d'autres
ou vers toutes les parties irritables de la plante. En effet,
cette irritation, alors même qu'elle ne résulte pas d'une secousse, et qu'elle a lieu par le moyen du feu ou d'un acide,
s'étend peu à peu du point de départ aux parties voisines, et
successivement aux plus éloignées. Dutrochet a tenté d'établir que sa propagation s'effectue non par la moelle et les
fibres ligneuses, mais par les vaisseaux. L'obscurité prolongée et l'abaissement de la température rendent la sensitive
incapable de manifester sa contractilité après des irritations
brusques, quoiqu'elle continue d'abord d'exécuter les mouvemens qui coïncident avec son sommeil et sa veille.

II. Tissu animal contractile susceptible de se résoudre en colle.

Les premiers vestiges de contractilité vivante se manifestent,
chez les animaux, dans un tissu tellement analogue au cellulaire,
qu'on pourrait être tenté de croire qu'il y a identité complète
entre eux, et d'attribuer à ce dernier non seulement l'élasticité, qu'il conserve même après la mort, mais encore la contractilité organique. Nous donnerons au tissu dont il s'agit ici
l'épithète de tissu contractile susceptible de se résoudre en
colle, dénomination qui exprime suffisamment en quoi il diffère des muscles, lesquels sont formés de fibrine. Comme
c'est avec le tissu cellulaire qu'il a le plus d'analogie, nous
allons d'abord jeter un coup d'œil sur la structure et les propriétés chimiques de celui-ci.

Le tissu cellulaire consiste en faisceaux diversement entrelacés, qui sont eux-mêmes composés de fibre primitives
parallèles, transparentes et tout-à-fait lisses. Ces fibres sont
très-déliées. Krause leur assigne pour diamètre 1/1200 à

1/3500 de ligne, et Jordan (1) 0,0007 ligne anglaise. Leur conformation est tellement particulière, qu'il est très-facile de les distinguer, au microscope, de toutes les autres espèces de fibres. Indépendamment de leurs bords lisses et de leur transparence, elles ont quelque chose de carastéristique dans leur disposition sinueuse. Quand elles ne sont pas tendues, jamais elles ne représentent des filamens droits : toujours elles affectent une forme arquée ou onduleuse. Cependant toutes celles d'un faisceau primitif demeurent parallèles les unes aux autres dans leurs flexions. Cette particularité tient à la grande élasticité du tissu cellulaire. Vient-on à tendre les faisceaux, ils reprennent la forme sinueuse dès que la tension cesse.

Sous le rapport chimique, le tissu cellulaire, dépouillé du sang et de la lymphe par le lavage, appartient à la classe de ceux qui se résolvent en colle par l'ébullition. Ce caractère distingue ses fibres de celles des muscles, qui rentrent dans la catégorie des corps albumineux. Le tissu cellulaire a aussi de commun avec le tissu fibreux, le tissu cartilagineux et le tissu élastique, la manière dont il agit sur le cyanure rouge de fer et de potassium. En effet, ce sel ne trouble pas sa dissolution acétique, comme il le fait pour celle des tissus albumineux, et par conséquent du tissu musculaire. Les réactions chimiques du tissu cellulaire sont importantes à connaître ; surtout pour le faire distinguer de celles d'entre les fibres musculaires qui forment des filamens non variqueux, telles que celles de la matrice, de l'iris et du canal intestinal. Cependant ces dernières n'offrent jamais non plus les arqûres ou ondulations des fibres du tissu cellulaire.

La contractilité du tissu comparable au cellulaire est connue déjà depuis fort long-temps ; mais on l'a souvent confondue avec la contraction musculaire, et comme il est très-facile de

_____

(1) MULLER, *Archiv*, 1834.

ne pas s'apercevoir d'un changement de diamètre aussi peu prononcé que celui qui résulte de cette sorte de contraction, quelques physiologistes ont totalement négligé le phénomène, ou même l'ont révoqué en doute. Le meilleur moyen, pour le constater, est de le chercher dans les parties qui le montrent de la manière la plus sensible, et où il est le plus praticable d'isoler les tissus avec le secours du miscroscope et des réactifs chimiques. Celle qui convient le mieux sous ce rapport est le dartos, si connu par la vive contractilité qu'il manifeste quand le froid vient à le frapper, et dont la structure a été récemment étudiée par Jordan.

Dans l'endroit où les plis du scrotum commencent à la face externe de ce sac, le tissu cellulaire sous-cutané change aussi d'aspect et de structure. Les cellules adipeuses, qui existent encore en grand nombre au mont de Vénus, cessent tout à coup, et à leur place on voit apparaître un tissu fibreux rougeâtre chez les hommes robustes, qui ont le scrotum fortement plissé. Ces fibres sont extensibles et élastiques. Elles se réunissent en petits faisceaux, et ceux-ci en d'autres plus gros, qui tous sont dirigés de haut en bas, de manière à décrire des angles droits avec les plis de la peau, auxquels il tiennent si intimement qu'il faut beaucoup de peine et de précautions pour les en séparer. Mais les faisceaux ne sont pas parfaitement parallèles les uns aux autres; ils s'anastomosent fréquemment ensemble au moyen de languettes qu'ils s'envoient réciproquement, de sorte qu'ils forment de nombreuses mailles, ayant toutes leur plus grand diamètre tourné de haut en bas, et constituant un tissu très-dense, ferme, réticulé. De même que les plis de la peau, ce tissu est aussi plus prononcé à la face antérieure du scrotum; sur la face postérieure, on n'en aperçoit la plupart du temps aucune trace. On le rencontre déjà chez des petits enfans et les nouveau-nés. Il y a des fibres rougeâtres analogues sous la peau du pénis: mais elles ne forment là qu'un tissu irrégulier et beaucoup plus mince. Indépendamment des fibres qui viennent d'être décrites, on découvre encore, dans ce tissu, beaucoup de cylindres longs, grêles, jaunâtres, très-élastiques, et peu ramifiés, qui marchent de haut en bas. Jordan s'est convaincu, par des injections, que ce sont des artères provenant de l'artère honteuse externe à la partie antérieure du scrotum, et des scrotales postérieures à la partie postérieure. Entre la peau et le dartos, cet anatomiste n'a point rencontré de tissu cellulaire unissant : les faisceaux fibreux du dartos tiennent immédiatement et très intimement à la peau, qui, en conséquence, doit toujours obéir au mouvement de la membrane interne. Mais, entre la face interne du dartos et les parties sous-jacentes, le crémaster et la tunique vaginale, se trouve un tissu cellulaire si lâche que le testicule peut être soulevé avec sa gaîne à travers le crémaster, laissant ainsi la partie inférieure du scrotum tout-à-fait vide.

Les faisceaux qui constituent le dartos peuvent être réduits en fibres élastiques extrêmement déliées. Examinées au microscope composé, ces fibres représentent des cylindres onduleux, de même volume dans toute leur longueur, dont le diamètre, suivant Jordan, varie entre 0,0005 et 0,0009 ligne anglaise, et peut être évalué, terme moyen, à 0,0007. Le même observateur a trouvé que le diamètre des fibres primitives onduleuses du tissu cellulaire était, dans d'autres parties du corps, de 0,0005 à 0,0009, et la plupart du temps de 0,0007 ligne anglaise. Les fibres musculaires variqueuses, telles qu'on les voit dans les muscles soumis à la volonté et dans le cœur, ont, d'après les mesures de Schwann, un diamètre moins considérable, qui n'est, terme moyen, que de 0,0004 ligne anglaise. Le diamètre des fibres musculaires cylindriques non variqueuses du canal intestinal, de la matrice et de l'iris, diffère aussi de celui du tissu cellulaire. Il est de 0,0007 à 0,0011 et 0,0013, selon Schwann, pour les fibres musculaires primitives du gros intestin, par conséquent supérieur à celui des fibres du tissu cellulaire et du dartos. Schwann a trouvé le diamètre des fibres primitives de l'iris de 0,0002 à 0,0003 ; elles sont donc plus fines que celles du dartos. Mais, à part cette différence de diamètre , les fibres du dartos ressemblent parfaitement à celles du tissu cellulaire, par leur aspect onduleux et leur élasticité , et elles n'ont pas la moindre analogie avec les fibres musculaires cylindriques.

Comme les faisceaux fibreux du dartos ont une teinte de gris rougeâtre lorsqu'on les considère en masse, tandis que ceux du tissu cellulaire sont d'un gris blanchâtre ; comme aussi les premiers , bien que formant des mailles , suivent néanmoins la même direction longitudinale, au lieu que ceux du tissu cellulaire se croisent en tous sens, on se demande si la ressemblance microscopique des fibres du dartos avec celles du tissu cellulaire suffit pour autoriser à comprendre les unes et les autres dans une seule et même classe. La solution de ce problème est rendue surtout très-difficile par l'analogie frappante que le microscope fait apercevoir entre les fibres primitives du tissu tendineux et celles du tissu cellulaire, malgré la différence considérable qui existe , sous le point de vue des propriétés, entre les premières de ces fibres et celles du dartos. Ce qui ajoute encore à la difficulté , c'est l'existence d'une classe entière de muscles dont les fibres primitives, au lieu d'être variqueuses comme à l'ordinaire, représentent des cylindres d'un diamètre égal partout, conformation eu égard à laquelle ces muscles semblent se rapprocher beaucoup du dartos. Ajoutons que les mouvemens du dartos, quoiqu'ils soient le plus ordinairement provoqués par le froid, dépendent cependant aussi quelquefois d'états intérieurs du système nerveux , dont le résultat est de déterminer la contraction du crémaster , en même temps que le froncement de la peau du scrotum, qui ne saurait être attribué à l'action de ce muscle, comme on parvient sans peine à le démontrer.

D'un autre côté, nous voyons réellement des traces de contractilité du véritable tissu cellulaire dans d'autres parties, par exemple, dans le tissu cellulaire sous-cutané compris entre les deux lames du prépuce, qui se réduit souvent à des plis très-serrés chez les hommes irritables lorsqu'ils se baignent dans l'eau froide. Le phénomène de la chair de poule semble devoir être également rapporté ici : on sait qu'il consiste en de petites élévations arrondies, qui proviennent vraisemblablement des follicules de l'organe cutané : il se manifeste toutes les fois que la peau vient à être frappée d'un courant d'air froid, ou qu'une influence capable d'exciter le frissonnement agit sur le système nerveux. Dans tous les cas, la cause de l'élévation doit tenir à un élément de la peau différent du tissu musculaire, et tout porte à croire que cet élément est le le tissu cellulaire qui entoure les follicules cutanés. Enfin le phénomène du redressement des mamelons appartient aussi à la même catégorie, car il n'y a pas moyen de le ranger parmi ceux d'érection, comme on a coutume de le faire sans examen : plusieurs motifs péremptoires s'y opposent. En effet, 1° on ne trouve point dans le mamelon le tissu spongieux des corps caverneux de la verge, ces veines anastomotiques qui peuvent se remplir de sang, ni ces artères hélicines qui caractérisent le véritable tissu érectile, et qui font saillie dans les sinus veineux des corps caverneux ; 2° le redressement du mamelon n'a pas lieu seulement chez la femme, à la suite d'attouchemens voluptueux : on l'observe aussi chez l'homme, sans qu'il y ait la moindre connexion entre lui et l'appetit vénérien ; 3° chez l'homme, le mamelon s'érige presque instantanément, lorsqu'on le touche soi-même brusquement et avec force, moins quand on l'arrose avec de l'eau froide, plus quand on se jette tout à coup dans un bain froid ; 4° ce redressement n'est point accompagné d'une plus grande plénitude du mamelon, car il a lieu dans l'espace de quelques secondes, l'organe devient plus mince, et perd en largeur ce qu'il acquiert en longueur. Toutes ces particularités rapprochent ce phénomène du soulèvement des follicules cutanés dans la chair de poule, et du froncement du prépuce dans l'eau froide. C'est donc par une contraction du tissu cellulaire sous-cutané entourant le mamelon qu'il s'explique le mieux. Ce qu'il y a de remarquable, c'est que le tissu cellulaire contractile se rencontre de préférence dans les régions où la peau a une couleur foncée, comme au pénis, au scrotum, au mamelon. Si l'on ajoute que la peau entière de l'homme possède un faible degré de contractilité, indépendante de tout muscle cutané, et que l'effet ne saurait être raisonnablement attribué à des fibres musculaires éparses, il devient très-vraisemblable que tous les phénomènes en question ont pour cause commune un tissu contractile qui ne diffère pas du tissu cellulaire ordinaire par la structure de ses fibres primitives. L'analogie de ce tissu contractile avec le tissu musculaire proprement dit, et son éloignement du tissu musculaire à fibres cylindriques non variqueuses, deviennent plus sensibles encore quand on prend en considération l'analogie de composition chimique entre le tissu du dartos et le tissu cellulaire, et la différence qui existe sous ce rapport entre le premier de ces tissus et celui des muscles.

Jordan a fait des expériences sur la contractilité du dartos. Le froid est celui des stimulus qui le détermine ordinairement à se contracter ; la chaleur le relâche ; le galvanisme n'agit pas sur lui, et cette circonstance a d'autant plus d'intérêt qu'elle fournit un caractère propre à la distinguer du tissu cellulaire et des muscles. Le dartos ne prend aucune part à la rétraction des testicules vers les anneaux inguinaux, qui est le fait du crémaster. Chez les animaux qui n'ont point le scrotum plissé, comme le Chien et le Lapin, il n'y a pas non plus de dartos, mais seulement du tissu cellulaire ordinaire ; cette membrane est, au contraire, très-développée chez le Bélier, dont la peau se fronce avec beaucoup de force, quoique d'une manière irrégulière ; le froncement a lieu aussi par l'aspersion de l'eau froide, et au même instant les testicules sont attirés vers le haut par la contraction du crémaster ; dès qu'on cesse l'aspersion, le scrotum se déplisse par l'effet de la chaleur, mais le testicule redescend bien plus tôt et presque aussi rapidement qu'il était monté. Une pile galvanique de soixante-cinq paires de plaques n'agit pas sur la face interne du scrotum, tandis qu'elle fait instantanément soulever les testicules par l'action du crémaster.

III. Tissu élastique et contractile des artères.

Les expériences galvaniques et les propriétés de la tunique élastique des artères, prouvent que cette tunique ne jouit pas de la contractilité musculaire. Ses fibres jaunes appartiennent à la même catégorie que les autres ligamens et membranes élastiques jaunes, comme le ligament cervical des Mammifères, les ligamens intervertébraux, les ligamens jaunes du larynx, les fibres jaunes de la partie membraneuse de la trachée-artère et des bronches, le ligament élastique de l'aile des Oiseaux, les ligamens élastiques des phalanges onguéales du Chat, le ligament élastique que j'ai découvert à la portion rétractile et protractile du pénis de l'Autruche d'Amérique, et le ligament qui sert à fermer la coquille des Mollusques bivalves. L'élasticité de la tunique moyenne des artères, qui fait qu'après avoir été distendue par l'impulsion du sang, elle revient sur elle-même jusqu'au prochain battement du cœur, se conserve long-temps dans l'alcool : je m'en suis convaincu sur une portion d'aorte d'une jeune Baleine qui était demeurée durant des années entières dans ce liquide, et qui, après avoir été coupée en rubans minces, manifestait, par l'effet de la traction, une élasticité égale à celle du caoutchouc. Mais tout tissu élastique quelconque se comporte de la même manière, et j'en ai acquis la preuve sur tous les ligamens précités, après les avoir laissé tremper pendant long-temps dans l'alcool. En un mot, la tunique fibreuse des artères est contractile par ses qualités physiques, et non par ses propriétés vitales ; elle revient sur elle-même, après avoir été allongée, lorsque la cause de la distension cesse d'agir. Parry et Tiedemann admettent dans les artères, outre leur élasticité, une tonicité vivante, qui, à la vérité, ne contribue pas essentiellement aux phénomènes du mouvement rhythmique du sang, mais qui devient sensible, sur les artères mises à nu, par un resserrement lent et progressif, et qui fait qu'au moment de la mort, avant la cessation complète du mouvement circulatoire, ces vaisseaux se rétrécissent un peu plus qu'ils ne peuvent le faire par leur seule élasticité après l'extinction totale de la vie. On sait depuis long-temps que l'eau froide convient pour arrêter les hémorrhagies causées par la section des artères. Schwann est parvenu à expliquer cet important phénomène par une belle expérience. Lorsqu'on verse de l'eau froide sur les petites artères d'une partie transparente où ces vaisseaux sont dépourvus de tout soutien parce qu'aucun tissu dense ne les entoure, on voit se déployer la contractilité organique lente mise en jeu par l'influence du froid. Le mésentère du *Bombinator igneus* convient mieux, pour cette expérience, que celui de la Grenouille, parce qu'il s'étale avec plus de facilité. Après l'avoir étendu sous le microscope, Schwann y jeta quelques gouttes d'eau dont la température était inférieure de quelques degrés à celle de l'air ambiant (en été) ; peu de temps après, les vaisseaux commencèrent à se resserrer sur eux-mêmes, et en dix à quinze minutes ils se rétrécirent à tel point que la lumière d'un artériole, qui avait d'abord 0.0724 ligne anglaise, fut réduite à 0,0276, c'est-à-dire devint deux à trois fois moins considérable, et que l'artère elle-même parut quatre à neuf fois plus petite. Le vaisseau se dilata ensuite, et au bout d'une demi-heure, il avait repris à peu près ses dimensions normales. Si alors on l'arrosait de nouveau avec de l'eau, il se resserrait encore. L'expérience pouvait être ainsi répétée plusieurs fois de suite. Quant aux veines, elles ne changeaient pas de calibre. Les observations de Schwann ont été répétées si souvent, qu'il ne reste pas le moindre doute à l'égard du fait. J'en ai moi-même constaté l'exactitude. Comme les grosses artères conviennent moins bien que les autres pour ces sortes d'expériences, il importe de mesurer le diamètre du vaisseau sur lequel on opère. Dans l'expérience de Schwann il avait 0,0724 ligne de diamètre. Les artères d'un dixième de ligne de diamètre possèdent donc ce degré extraordinaire de contractilité lente sous l'influence du froid. Schwann l'a observée aussi, mais à un faible degré, sur celles d'un calibre un peu plus fort. Avec un fort grossissement on découvre encore des fibres transversales très-déliées sur les plus petites artères du mésentère de la Grenouille, même sur les vaisseaux capillaires, ce qui établit que ces vaisseaux ont réellement des parois. Comme les fibres dont il s'agit ont la même disposition que les fibres transversales de toutes les artères, on est dans le doute de savoir si ce sont elles qui produisent la contraction des artérioles sous l'action de l'eau froide, si le tissu élastique des artères possède, outre l'élasticité dont une longue immersion dans l'eau ne parvient pas à le dépouiller, une tonicité particulière dont il ne jouit que pendant la vie, et qui se dissipe à la mort, ou si la contraction insensible des artérioles frappées par le froid dépend d'élémens encore inconnus qui entrent dans leur composition. Il me répugne d'attribuer cette tonicité à la tunique celluleuse, parce que les veines n'en offrent aucune trace. Du reste, elle diffère de la contractilité musculaire en ce que, non seulement elle ne détermine jamais de contractions subites, mais encore n'est point mise sensiblement en jeu par l'électricité, et se manifeste surtout par l'influence du froid, comme la contraction du tissu contractile susceptible de se résoudre en colle.

IV. Tissu musculaire.

A. *Propriétés chimiques des muscles.*

Sous le point de vue chimique, les muscles appartiennent
à la classe des substances animales qui ne fournissent point
de colle par l'ébullition, abstraction faite toutefois de celle
à laquelle peut donner naissance le tissu cellulaire interposé
entre les faisceaux fibreux, et dont la dissolution acétique
est précipitée par le cyanure rouge de fer et de potassium.
C'est la manière de se comporter de tous les corps albumineux, comme le blanc d'œuf, la matière caséeuse, la fibrine, le tissu fibreux des corps caverneux du Cheval, et le
tissu fibrineux des muscles. A ces caractères on les distingue
sans peine de ceux dont il a été question dans l'article précédent. Mais il est difficile et souvent même impossible de
reconnaître, d'après les réactions chimiques, si un corps albumineux est de la substance musculaire, de l'albumine proprement dite, etc. A la vérité, l'albumine liquide est caracté-
risée par sa solubilité dans l'eau froide et chaude, par sa coa-
gulabilité sous l'influence d'une chaleur de 70 à 75 degrés C.,
de l'alcool, des acides minéraux, des sels métalliques, la
fibrine liquide par la coagulation spontanée qu'elle éprouve
hors du corps vivant, et la matière caséeuse liquide par sa
solubilité, même à la chaleur de l'ébullition ; mais l'albumine
coagulée et la fibrine coagulée du sang et des muscles ne
diffèrent l'une de l'autre, sous le point de vue chimique,
qu'en ce que la seconde décompose l'eau oxygénée, ce qui
n'arrive point à la première. La chimie ne nous offre d'ailleurs
aucun moyen de distinguer la fibrine du sang et celle des
muscles contractiles.

Le seul moyen que nous ayons pour distinguer les uns
des autres les tissus fibreux de nature albumineuse, consiste
à observer les propriétés dont ils jouissent pendant la vie.

Ainsi, par exemple, le tissu fibreux des corps caverneux du pénis du Cheval diffèrent des muscles, parce qu'il n'a pas, comme ceux-ci, l'aptitude à se contracter sous l'empire des stimulans. Si toutes les fibres musculaires étaient moniliformes ou variqueuses, s'il n'y en avait pas de parfaitement cylindriques, la distinction serait facile à établir au microscope, tandis que cette circonstance la rend absolument impossible.

Mais la contractilité elle-même ne suffit pas toujours pour distinguer des fibres musculaires, puisqu'elle s'observe dans le tissu contractile susceptible de se résoudre en colle et dans le tissu artériel. Il y a donc nécessité de faire concourir ensemble ce caractère et les réactions chimiques.

La couleur rouge des muscles a été attribuée à la matière colorante du sang ; en effet, elle s'avive à l'air, comme celle de cette dernière. Cependant Schwann a vu les muscles de la Carpe, qui sont naturellement pâles, rougir fortement après quelque temps de macération à froid pendant l'hiver, ce qui ne permet pas de faire dériver la couleur rouge d'une substance identique avec la matière colorante du sang.

B. Structure des muscles.

Les élémens des muscles sont des fibres, ou moniliformes, ou cylindriques, non rameuses, parallèles les unes aux autres, et réunie en faisceaux, d'après Krause, par un liquide visqueux et transparent. Les faisceaux primitifs comprennent cinq à huit cents fibres ; Krause leur assigne un diamètre de 1/32 à 1/260 de ligne. Suivant Schwann, ils ont 0,0210 à 0,0250 ligne anglaise, au pharynx de l'homme. Ces faisceaux sont enveloppés et unis ensemble par des gaines de tissu cellulaire. Par leur réunion, ils en forment de secondaires, etc. Il est rare qu'on les trouve déjà compris dans des gaînes fibreuses solides ; c'est cependant ce qui arrive dans la Lamproie. Non seulement les muscles latéraux de cet animal sont divisés en segmens, comme chez les Poissons en général, par un très-grand nombre de ligamens intermusculaires obliques, mais encore on observe entre ces segmens de petites cloisons très solides, et serrées les unes contre les autres, dans l'intervalle desquelles se trouvent placés les faisceaux aplatis de la chair musculaire, qui est très-molle.

Les opinions des physiologistes sont partagées en ce qui concerne la forme des fibres élémentaires. Les uns, comme Schultze, les croient simples et homogènes. D'autres, comme Bauer, Home, Milne-Edwards, Prevost et Dumas, Krause, les supposent composées des globules. Il y en a aussi qui les disent noueuses. Quelque contradictoires que soient la première et la troisième opinion, elles n'en sont pas moins exactes toutes deux, suivant les muscles qu'on examine, puisque ces organes se rapportent effectivement à deux formes principales.

1. Muscles à fibres primitives variqueuses et à faisceaux primitifs marqués de stries transversales.

Ces muscles sont ceux dont on s'est le plus occupé. Ils comprennent tous ceux qui obéissent à la volonté, à l'exception de la vessie, et parmi ceux sur lesquels la volonté n'exerce pas d'empire, le cœur. Cependant tous les muscles rouges ne se rangent point ici : car, par exemple, la chair musculaire rouge du gésier des Oiseaux appartient à la seconde classe, ainsi que la couche musculaire du canal intestinal tout entier. Les muscles de cette première classe ne sont pas non plus rouges dans tous les cas. En général, ceux des Poissons ont une teinte pâle ; il n'y a que ceux de l'opercule qui soient quelquefois rouges, comme aussi, chez les Carpes, une couche mince située au dessous de la ligne latérale. D'ailleurs, les muscles rouges et les muscles des Poissons ne diffèrent en rien les uns des autres par leur texture intime :

ils se comportent exactement de la même manière au microscope , et font partie de la première classe.

Tous les muscles de cette classe se distinguent par des mouvemens qui non seulement ont plus d'énergie, mais encore sont plus rapides , et succèdent instantanément à l'irritation. Les faisceaux primitifs offrent toujours, au microscope, des fibres transversales , serrées les unes contre les autres , parallèles, presque toujours droites et rarement un peu courbées. Les stries sont beaucoup plus difficiles à apercevoir au cœur ; cependant elles y existent aussi , suivant la juste remarque de Wagner. Il est rare que les faisceaux primitifs soient onduleux au bord.

Les fibres primitives de ces muscles présentent des renflemens réguliers , d'une teinte un peu plus foncée que celle des étranglemens qui les séparent. Cependant on ne peut pas dire qu'elles consistent en une simple agrégation de globules sans substance intermédiaire , et l'hypothèse qui les représente comme formées par les noyaux des globules du sang est insoutenable , puisque , d'après les observations de Wagner et les miennes , elles diffèrent de ces noyaux par le volume, chez un grand nombre d'animaux. Prevost et Dumas évaluent leur diamètre à 1/8100 $=$ 0,00012 pouce ; je l'ai trouvé de 1/500 à 1/800 ligne chez la Grenouille, et de 0,00012 pouce chez le Perroquet. Suivant Wagner, elles ont une largeur à peu près la même, c'est-à-dire de 1/800 à 1/2000 ligne, chez tous les animaux vertébrés et Insectes, chez l'Écrevisse et dans le cœur du Limaçon des vignes. Krause les a trouvées de 1/800 à 1/1060 ligne. Les globules du sang du Lapin sont cinq à six fois plus gros que les fibres primitives des muscles de cet animal.

Schwann, qui s'est occupé pendant un hiver entier de recherches anatomiques sur les muscles, m'en a communiqué les résultats , pour les consigner ici. La largeur des faisceaux de premier ordre est de 0,0246 à 0,0250 ligne anglaise. Pour isoler les fibres primitives, il faut faire macérer les muscles, pendant huit-jours à trois semaines, dans de l'eau dont la température ne dépasse point huit degrés Réaumur. A une chaleur plus élevée, tout se transforme en une bouillie dans laquelle on ne reconnaît plus rien. Mais, même à celle d'un à huit degrés, les muscles de tous les animaux ne se comportent pas de la même manière. Tantôt les stries transversales disparaissent avant que les fibres primitives s'isolent : tantôt un muscle se divise dans le sens de sa longueur plutôt que de se séparer en fibres primitives, quoique les rides transversales demeurent perceptibles. Les muscles du Lapin sont ceux qui conviennnent le mieux. Les fibres primitives sont des filamens moniliformes. En examinant ces filamens au microscope, on y aperçoit des points obscurs, larges de 0,0006 à 0,0008 ligne anglaise, placés régulièrement à la suite les uns des autres, et unis ensemble par des portions de couleur claire et un peu plus minces. La distance entre ces points n'est pas la même partout. On peut la mesurer avec beaucoup de précision, en prenant la longueur d'un lambeau qui contient un certain nombre de points. Ainsi, cinq points pris ensemble au pharynx de l'homme, avaient une étendue de 0 0060 ligne, ce qui, par conséquent, donne 0,0012 ligne pour chacun d'eux, avec la petite portion claire qui lui appartient. De cette quantité, il en revient à peu près 0,0008 à la portion claire, et 0,0004 à l'obscure. Les observations suivantes démontrent que les stries transversales des faisceaux musculaires proviennent de l'application les uns contre les autres des points obscurs des fibres primitives. 1° Leur distance s'accorde parfaitement avec celle de ces points. Schwann a trouvé, chez le Lapin, que cinq stries transversales d'un faisceau musculaire embrassaient une étendue de 0,0045 : or, celle de cinq points obscurs, mesurés sur une fibre primitive provenant du même faisceau, était de 0,0046. 2° Il arrive quelquefois qu'à l'extrémité d'un faisceau musculaire qu'on a fait macérer, les fibres primitives se séparent dans le sens de leur largeur, sans se détacher les unes des autres dans celui de la longueur : on aperçoit alors, sur ces portions étalées, des stries transversales, qui sont aussi distantes que celles du reste du faisceau, mais qui sont formées par des points obscurs faciles à distinguer les uns des autres et dépourvus de toute cohérence ensemble. 3° Enfin, on remarque parfois aussi une séparation des fibres primitives dans le sens de la longueur : alors le muscle semble, au premier aspect, non pas strié en travers, mais ponctué ; toutefois, en y regardant de plus près, et suivant les points obscurs dans la direction des fibres, on s'aperçoit qu'ils se suivent d'une manière régulière ; mais la série est irrégulièrement interrompue dans le sens de la largeur. Ainsi, comme les stries transversales des muscles sont produites par les points obscurs des fibres primitives, il suffit de mesurer la distance de ces stries pour connaître celle des points. Dans un faisceau musculaire de premier ordre, les stries transversales sont toujours parallèles, et par conséquent aussi les points obscurs des fibres primitives se trouvent placés à des distances égales. Au contraire, les stries transversales de deux faisceaux du premier ordre placés l'un à côté de l'autre peuvent être rapprochées dans l'un et éloignées dans l'autre. Cette disposition n'est nulle part plus frappante qu'au pharynx de l'homme. La distance de cinq stries était de 0,0065 à 0,0068 sur un point, et de 0,0053 à 0.0056 sur un autre : sur un troisième, les stries étaient encore plus rapprochées, de manère qu'on ne pouvait plus les compter. Dans un autre cadavre, Schwann a trouvé, au pharynx, la distance de cinq stries = 0,0034 dans un faisceau, et = 0,0080 dans un autre faisceau situé tout à côté. Chez le Lapin, la distance ordinaire, dans les muscles soumis à la volonté, est de 0,0043 à 0,0046.

La répartition des fibres musculaires dont les faisceaux ont des stries transversales, est très-déterminée chez l'homme, et nulle part il n'y a de transitions. On les trouve dans tous

les muscles dépendans du système cérébro-spinal; parmi les
muscles non soumis à la volonté, il n'y a que le cœur qui en
présente, encore les stries transversales y sont-elles très-peu
prononcées On ne voit pas de ces fibres au canal intestinal,
non plus qu'à la matrice et à la vessie urinaire. Les muscles
du pharynx appartiennent à la première classe. Leurs faisceaux ont des stries transversales bien distinctes, et leurs fibres primitives présentent des varicosités. Au contraire, les
fibres musculaires de l'œsophage sont dépourvues de renflement variqueux et de stries transversales. La limite est nettement tranchée; mais elle ne se trouve pas, comme on pourrait le croire, au commencement de l'œsophage; Schwann a
reconnu qu'elle correspond à l'extrémité du premier quart.
La partie supérieure du canal est encore pourvue d'une couche
de fibres musculaires de la première classe, avec des stries
transversales et des varicosités parfaitement apparentes. Ces
fibres doivent être considérées comme la continuation de celles
du pharynx, qui ont la même structure. Sur la face postérieure
de l'œsophage, elles forment des faisceux grêles, qui descendent d'un côté et remontent en arcade de l'autre côté. De
même, au rectum, le système de la première classe et celui
de la seconde sont séparés l'un de l'autre par une limite nette,
au sphincter de l'anus. La partie membraneuse de l'urètre est
revêtue de faisceaux musculaires rougeâtres et délicats, qui,
d'après mes remarques, présentent des stries transversales, et
appartiennent à la première classe, tandis que les fibres musculaires pâles de la vessie et de son col n'offrent aucune trace
de ces stries.

Un des organes contractiles les plus remarquables, dans
tout le règne animal, est l'organe palatin des Carpes et autres Cyprins, qui cependant n'est point général dans la fa-
mille des Cyprinoïdes, car je ne l'ai pas trouvé chez le *Cypri-
nus Aspius*. La portion contractile de cet organe est celle qui
en garnit la surface ; au dessous, il y a du tissu cellulaire.

L'organe reçoit un grand nombre de filets qui lui sont fournis par des branches de la paire vague. E.-H. Weber a découvert son mode spécial de contraction. Lorsqu'on pose le doigt dessus, on sent se développer à l'endroit même une élévation conique, qui persiste au-delà d'une minute. Si on le frotte en long avec un corps pointu, c'est une crête qui se produit. Si l'on fait décrire des lignes parallèles à ce corps pointu, des élévations parallèles se dessinent. Appuie-t-on largement le doigt, l'élévation qui se manifeste est large aussi. En distendant l'organe, j'ai fait naître une élévation et une convulsion dans le sens de la distension. L'acide nitrique, l'acide sulfurique et l'alcool ne m'ont donné aucun résultat ; mais l'acide sulfurique a produit de l'effet dans les expériences de Weber. La décharge d'une pile de quarante paires de plaques a occasioné les plus fortes convulsions de l'organe, toujours suivant la direction du courant. Cet organe contractile appartient aussi à la première classe d'organes musculaires. Lorsqu'on l'examine à la surface, on n'y aperçoit ni fibres ni faisceaux ; mais si on enlève la membrane muqueuse buccale, et qu'on arrache l'organe, on voit qu'il se déchire avec plus de facilité en certains sens qu'en d'autres, et l'on découvre des faisceaux charnus rouges entrelacés, où le miscroscope fait apercevoir des stries transversales et des fibres primitives variqueuses. Les faisceaux ont tous la même épaisseur à peu près que les faisceaux primitifs des muscles de l'homme. La plupart d'entre eux marchent d'avant en arrière; mais ils sont coupés en divers sens par des faisceaux obliques. Entre les faisceaux, on trouve un très-grand nombre de gouttes d'huile. Cette disposition anatomique explique parfaitement le mode spécial d'action de l'organe.

Les fibres musculaires variqueuses à stries transversales des faisceaux primitifs ne sont pas bornées aux seuls animaux vertébrés. Il s'en trouve, par exemple chez les Insectes, dans tous les muscles soumis à la volonté. Chaque faisceau primitif a une gaine très-mince, qu'on parvient souvent à distinguer sous la forme d'un bord transparent.

R. Wagner a recherché les faisceaux musculaires striés chez un grand nombre d'animaux des classes inférieures. Il en a trouvé chez les Insectes, les Crustacés, les Cirripèdes et les Arachnides.

2. Muscles à fibres primitives non variqueuses et à faisceaux primitifs dépourvus de stries transversales.

Ces fibres musculaires se rencontrent dans tout le canal intestinal des animaux supérieurs, depuis l'œsophage proprement dit jusqu'à l'anus. Cette particularité est d'autant plus frappante, que les muscles volontaires du pharynx appartiennent à la première classe. D'après les observations de Schwann, la largeur des fibres primitives était de 0,0007, 0,0011, 0,0013 ligne anglaise, dans le gros intestin de l'homme. R. Wagner n'a point trouvé de stries transversales aux faisceaux du gésier des Oiseaux, quoique cette chair musculaire soit rouge. Il n'y en a pas non plus aux fibres de la matrice humaine, de la matrice remplie du produit de la gestation chez la Lapine, ni de la vessie urinaire. Schwann n'a pu isoler aucune fibre de l'iris de l'homme ni du Lapin ; cependant cette membrane lui a montré, comme aussi à Lauth (1), une structure manifestement fibreuse ; les fibres étaient concentriques au voisinage du rebord pupillaire, et rayonnantes à la périphérie. Les fibres circulaires de l'iris du Bœuf se composent, d'après Lauth, de fibres musculaires primitives réunies en faisceaux entrelacés les uns avec les autres. Lauth n'a distingué que des fibres longitudinales, et il n'en a point aperçu de transversales. Schwann est parvenu à isoler les fibres de l'iris du Cochon, sans recourir à la macération, en les écartant les unes des autres ; elles sont très-

____

(1) L'*Institut*, n⁰ 57, 70, 73.

fines, larges de 0,0002 à 0,0003 ligne anglaise, parfaitement cylindriques, et non moniliformes. Parmi les animaux sans vertèbres, tous les Mollusques que R. Wagner a examinés (Céphalopodes, Gastéropodes, Acéphales, Ascidies) et les Echinodermes, lui ont offert des fibres sans stries transversales.

C. *Propriétés vitales des muscles.*

Les propriétés vitales qu'on découvre dans les muscles, sont, indépendamment de celles qui appartiennent à toutes les parties animales, la sensibilité et la contractilité. La première n'appartient pas aux muscles eux-mêmes, mais seulement aux fibres nerveuses sensitives qui s'y répandent ; la seconde est l'énergie essentielle du muscle, celle qu'il manifeste après tout mode quelconque d'irritation, tandis que d'autres organes, lorsqu'ils viennent à recevoir la même irritation, déploient d'autres énergies, par exemple, des sensations, des sécrétions, etc.

La sensibilité des muscles pour les impressions du dehors est assez faible, comme on le voit, quand ils viennent à être atteints de plaies faites par des instrumens piquans ou tranchans. Une épingle qui a traversé la peau peut être enfoncée profondément dans un muscle sans causer de douleur ; le cœur lui-même, mis à découvert, ne témoigne qu'un faible degré de sensibilité. Cependant les muscles ont un sentiment très-délicat pour leurs états, ou plutôt leurs nerfs conduisent parfaitement les états dans lesquels ils sont mis par la contraction ; car, par-là, non seulement nous sentons la fatigue et le spasme de nos muscles, mais encore la contraction de ces organes, dans nos mouvemens tactiles, nous procure un sentiment très-net de la disposition des corps dans l'espace, dont nous calculons et comparons aussi la pesanteur et la résistance d'après la force de la contraction que nous sommes obligés d'exécuter. Le sentiment des muscles ne saurait dépendre des mêmes fibres nerveuses que celles qui déterminent leur mouvement. Lorsque l'on coupe les racines postérieures des nerfs d'une des pattes postérieures d'une Grenouille , sans toucher aux antérieures , l'animal perd toute sensibilité , non seulement à la peau, mais encore dans les muscles de la patte, tandis qu'il conserve intégralement le pouvoir de faire exécuter des mouvemens volontaires à ces muscles. On peut lui enlever des portions entières de la patte, sans que cette lésion le sollicite à se mouvoir. Si l'on coupe à une Grenouille les racines postérieures du côté droit, et les antérieures du côté gauche , la jambe droite perd le sentiment et conserve le mouvement , tandis que la gauche conserve le sentiment et perd le mouvement : l'animal ressent dans la patte gauche des douleurs qui le déterminent à sauter , ce qu'il ne peut faire qu'avec la patte droite et en traînant l'autre.

Les muscles se meuvent dès qu'eux-mêmes ou leurs nerfs moteurs viennent à être irrités d'une manière quelconque. Tous les irritans produisent le même effet , qu'ils soient mécaniques ou chimiques, froid , chaleur ou électricité. Mais tous aussi déterminent les muscles à se mouvoir lorsqu'ils agissent sur leurs nerfs. Les acides donnent plus facilement lieu à ce résultat quand on les met en contact avec le muscle, que quand on les fait agir sur les nerfs : cependant on l'observe même assez souvent dans ce dernier cas, comme l'ont éprouvé Bischoff et Windischmann. La propriété qu'ont les muscles de se contracter sous l'influence de tous les irritans a été étudiée d'une manière spéciale par Haller, qui lui a imposé le nom d'irritabilité, par opposition à l'excitabilité spécifique des nerfs, à laquelle on donne celui de sensibilité. Toutefois, tant d'hypothèses et d'erreurs se sont rattachées au mot irritabilité, pris en ce sens, qu'il vaut mieux le laisser figurer dans l'histoire de la médecine que dans la physiologie elle-même.

La contractilité que les muscles déploient, quand eux ou

leurs nerfs sont irrités, se manifeste encore quelque temps après la mort. Elle persiste d'autant plus dans les parties musculaires, que la structure de l'animal est moins complexe. A mesure que l'organisation se complique, les parties deviennent plus dépendantes les unes des autres, et nécessairement la durée des phénomènes vitaux diminue suivant la même proportion dans les parties, après la mort du tout. Parmi les animaux vertébrés, ceux à sang blanc se distinguent de ceux à sang rouge à cet égard. Le cœur conserve son irritabilité pendant plusieurs heures chez les Poissons et les Reptiles ; celle des autres muscles persiste de même chez les Grenouilles, surtout quand la saison est froide, et les muscles d'une Tortue décapitée n'ont point encore perdu toute la leur au bout d'une semaine. Chez les animaux supérieurs, l'irritabilité des muscles ne se maintient, en général, qu'une heure ou deux ; cependant il y a certains cas où elle n'est point encore éteinte au bout de plusieurs heures, par exemple dans le muscle cutané du Hérisson. Nysten (1), dans ses expériences sur les cadavres d'hommes qui jouissaient d'une pleine santé avant de subir la décapitation, a trouvé que les muscles perdaient leur aptitude à se contracter selon l'ordre suivant. Le ventricule aortique du cœur devenait le premier inirritable ; le canal intestinal, au bout de quarante-cinq à cinquante-cinq minutes, la vessie après le même laps de temps environ, le ventricule droit au bout d'une heure, l'œsophage d'une heure et demie, l'iris de deux heures moins un quart, les muscles de la vie animale plus tard encore, puis les oreillettes du cœur, et en dernier lieu celle du côté droit, qui se montre encore sensible au galvanisme au bout de seize heures et demie. Chez les Oiseaux, la contractilité des muscles s'éteint plus rapidement que chez les Mammifères ; elle n'y dure que depuis trente à quarante minutes jusqu'à une heure.

(1) *Recherches de physiol. et de chim. patholog.*, Paris, 1811, p. 321.

Chez les Grenouilles, elle persiste, après la mort, plusieurs heures dans le cœur, dix-sept à dix-huit heures dans les muscles de la vie animale : quatorze à vingt heures après la mort, on en remarque encore des traces dans les oreillettes et les veines caves. En général, elle persiste plus long-temps chez les jeunes animaux. Nysten a vu, chez des Chats nouveau-nés, les muscles se contracter encore au bout de trois heures quarante-cinq minutes, lorsqu'on les irritait, et l'action des irritans déterminer le même phénomène dans l'oreillette droite après six heures et demie. On peut conclure, en général, de ces observations, que plus la respiration exerce d'influence chez un animal, plus le besoin de respirer est impérieux pour lui, moins aussi l'irritabilité persiste dans ses muscles après la mort.

Certaines substances diminuent l'irritabilité des muscles par l'action qu'elles exercent sur eux. Les muscles des animaux qui ont péri dans le gaz acide carbonique, le gaz hydrogène, le gaz oxide de carbone, la vapeur du soufre, ne se contractent que peu ou point sous l'influence des irritans ; ceux des animaux qui sont morts dans l'air atmosphérique et dans le gaz oxygène demeurent plus long-temps contractiles (1). L'eau pure diminue notablement l'irritabilité des muscles, lorsqu'elle demeure long-temps en contact avec eux. Cette observation, faite d'abord par Nasse, a été constatée tout récemment par Stannius. Les cuisses de Grenouille préparées, qu'on a laissées séjourner pendant quelque temps dans l'eau, ne conviennent point pour faire des expériences délicates sur l'irritabilité des nerfs et des muscles (2). Les substances narcotiques, appliquées seulement sur les muscles, abolissent leur irritabilité ; si on les met en rapport avec les nerfs des muscles, elles les

____

(1) Nysten, *loc. cit.*, p. 328. — Tiedemann, *Traité de physiologie de l'homme*, trad. par A.-J.-L. Jourdan, Paris, 1831, t. II, p. 597.

(2) Hecker's *Annalen*, 1832, décembre.

rendent inaptes à provoquer la contraction musculaire à partir
du point de leur application, tandis que le nerf conserve son
pouvoir dans toute l'étendue comprise entre le point narcotisé
et le muscle. Lorsque les narcotiques tuent en s'introduisant
dans le torrent de la circulation, ils ne diminuent pas autant
l'irritabilité que le fait leur application locale sous forme concentrée. Après avoir fait périr des Grenouilles en les narcotisant, on peut encore, pendant des heures entières, déterminer leurs muscles à se contracter en irritant ces organes
eux-mêmes ou les nerfs qui s'y rendent. Les substances qui
exercent une action chimique décomposante, comme les alcalis caustiques, les acides concentrés, le chlore, etc., frappent l'irritabilité musculaire de mort instantanée dans le point
qu'elles touchent. On ne connaît pas de substances qui exaltent cette propriété des muscles. A la vérité, le chlore et les
carbonates alcalins dont on imbibait les nerfs ont, dans les
expériences de Humboldt, rendu les préparations plus aptes
à ressentir l'irritation électrique; mais Pfaff a fait voir que le
résultat dépendait de l'action galvanique dans la chaîne fermée, et non d'une exaltation réelle de l'irritabilité animale.

La contractilité des muscles est soumise aux lois générales
de l'irritabilité animale. Quand ces organes sont rarement mis
en jeu par des stimulans internes, leur force diminue; mais
aussi, à chaque effort qu'ils font, l'aptitude à la répéter diminue momentanément, et la fatigue a lieu. Excitation et
repos sont donc également nécessaires à la conservation et à
l'accroissement de la force musculaire. L'excitation paraît
déterminer la nature à détourner de préférence vers les muscles les changemens matériels indispensables pour la nutrition et la formation de leur tissu. La lassitude à la suite de
chaque effort n'est pas moins nécessaire, parce que l'action
et l'irritation des muscles entraînent des changemens matériels de leur tissu. On peut encore observer jusqu'à un certain point ces faits dans les muscles d'une Grenouille mise à

mort. L'application modérée et périodique de l'électricité
fortifie les contractions de ses muscles, lorsqu'elles étaient
d'abord faibles ; mais elle les épuise aussi avec rapidité quand
on la répète trop souvent ; et si des excitations réitérées amènent la diminution des contractions, le repos rétablit souvent
jusqu'à un certain degré l'aptitude à en opérer de nouvelles.

La contraction des muscles, pendant laquelle ils sont plus
fermes et plus durs, est seule leur état actif ; lorsqu'ils se
trouvent allongés, ils sont dans l'état de relâchement. Rien
ne justifie l'hypothèse d'une expansion active de ces organes.
Oesterreicher l'a très-bien réfutée par une expérience palpa-
ble. Il a remarqué, en effet, que le cœur d'une Grenouille,
détaché du corps, et sur lequel on place un petit poids, le
soulève quand il se contracte, et le laisse retomber lorsqu'il
se distend. Au reste, il ne faut pas se figurer que les muscles
vivans soient jamais dans un état complet de relâchement.
Constamment, même durant le repos, ils sont sous l'influence
du principe des nerfs ; c'est ce que prouvent clairement la
rétraction des deux bouts d'un muscle coupé en travers, le
tremblement de celui dont on a mis la surface à découvert,
et la déformation du visage et de la langue dans l'hémiplégie.

Si l'on observe un muscle au moment où il se contracte,
on reconnaît qu'il gagne en volume ce qu'il perd en longueur,
et souvent on aperçoit, dans ses faisceaux, un mouvement
ondulatoire ayant la rapidité de l'éclair. Comme les muscles
deviennent plus fermes en se contractant, on serait tenté de
croire qu'ils acquièrent alors plus de densité, et que par conséquent ils doivent diminuer de volume, quoique leur accroissement de solidité puisse aussi dépendre de la force avec laquelle certaines de leurs molécules s'attirent réciproquement.
Laissant de côté les observations incomplètes des anciens, de
Glisson, de Swammerdam(1), je ne parlerai ici que des recher-

(1) *Voyez* HALLER, *Elem.*, lib. XI, p. 2, § 22. — *Bulletin de l'Acad.
royale de médecine*, Paris, 1840, t. IV, p. 545.

ches qui ont été faites à ce sujet par les modernes. On introduit les parties contractiles dans un tube effilé à la lampe et plein d'eau, où l'on observe la hauteur au moment de la contraction provoquée par le galvanisme. Barzellotti, Mayo, Prevost et Dumas, qui ont opéré sur des masses de chair, n'ont remarqué aucun changement de niveau; mais Gruithuisen et Erman en ont observé un, très-faible à la vérité. Erman introduisit dans un vase de verre la moitié inférieure d'une Anguille, débarrassée des entrailles, et portant deux fils métalliques, l'un dans la moelle épinière, l'autre dans la chair; il disposa ces deux fils de manière qu'on pût les mettre en rapport avec les pôles d'une pile galvanique. Alors il versa de l'eau dans le vase, en ayant soin qu'un étroit tube de verre, par lequel l'appareil se terminait à sa partie supérieure, fût rempli de liquide. En fermant la chaîne, les muscles se contractèrent, et constamment l'eau monta de quatre à cinq lignes dans le petit tube; elle redescendait lorsqu'on ouvrait la chaîne. La condensation de la masse musculaire est donc si peu considérable qu'on ne peut nullement compter sur elle pour expliquer le phénomène de la contraction. Peut-être aussi ne dépendait-elle, dans l'expérience d'Erman, que de la compression des petits vaisseaux des muscles qui, ayant été coupés en travers, se trouvaient par-là remplis d'air; du moins s'explique-t-elle parfaitement par cette circonstance. Si l'on répétait l'expérience, il faudrait avoir soin de préparer le tronçon d'Anguille sous l'eau, et de l'introduire dans le tube sans le mettre en contact avec l'air atmosphérique.

Les causes qui opèrent le raccourcissement des muscles pendant leur contraction, peuvent être de trois sortes.

1° La flexion en zigzag des faisceaux musculaires. Un phénomène qu'on peut voir à l'œil nu, sur des muscles qui se contractent, et qu'on observe beaucoup mieux avec le secours d'une loupe, c'est que les faisceaux des fibres musculaires exécutent des flexions en zigzag. Prevost et Dumas (1) l'ont étudié. Ils considèrent les fibres musculaires comme composées d'un certain nombre de petites lignes droites , qui sont susceptibles de s'incliner les unes vers les autres. La longueur de ces lignes était de dix à douze millimètres dans les musles de la cuisse d'une Grenouille : la distance des extrémités des lignes rapprochées par la flexion anguleuse s'élevait à seize ou dix-sept millimètres ; seize de ces lignes forma'ent ensemble cent soixante-et-douze millimètres et demi , ce qui exprime la longueur de cette partie musculaire dans l'état de repos. La distance des angles , dans l'état d'irritation des lignes , était de cent trente millimètres. Donc le raccourcissement était de 0,23 sur une fibre musculaire. Prevost et Dumas ont mesuré aussi le raccourcissement du même muscle en totalité dans la contraction : il s'élevait à 0,27. Comme ces mesures s'accordent assez bien ensemble, ils conclurent de là que le raccourcissement des muscles par l'effet de leur contraction dépend réellement de ces angles, qui forment des portions de dix à douze millimètres des fibres musculaires. Plusieurs motifs rendent cependant très-probable que la flexion anguleuse des fibres musculaires, observée par Prevost et Dumas , et si facile à voir sans le secours de verres grossissans, n'est pas la seule ni peut-être même la cause la plus essentielle de leur raccourcissement.

2° Lauth a fait quelques observations importantes sur ce sujet (2). En exposant sous le microscope un muscle encore irritable à l'action d'une pile galvanique, il s'aperçut que la contraction avait lieu de deux manières. La plus forte consistait en une production de flexions en zigzag dans la fibre secondaire entière ; mais quand l'action galvanique était plus faible, il remarquait un raccourcissement de toute cette fibre

(1) *Journal de physiol.*, par Magendie, t. III , p. 344.
(2) *L'Institut* , n° 57, 70 , 73.

secondaire, sans flexion en zigzag. Dans ce cas, la surface de la fibre secondaire (ou du faisceau), au lieu d'être lisse, présente sur tout son pourtour des rides transversales, qu'on observe aussi dans les fibres ployées en zigzag, et qui sont tout-à-fait indépendantes de cette dernière flexion. Il est donc évident, dit Lauth, que ce raccourcissement moindre doit être attribué à la contraction des fibres primitives, laquelle, suivant lui, tient au rapprochement des globules qui les constituent. En examinant les faisceaux musculaires primitifs des Insectes, j'ai observé des espèces de lignes transversales, qu'il faut bien distinguer de celles qui sont serrées les unes contre les autres. Celles dont je parle se voient surtout chez les Insectes qui ont séjourné dans l'alcool ; cependant on les rencontre assez fréquemment aussi, du moins sur quelques points, chez les sujets frais. Elles sont beaucoup plus distantes les unes des autres que les lignes transversales primitives; mais leur distance est régulière, et le faisceau, après avoir été plongé dans l'alcool, semble souvent être comme articulé d'une manière régulière; il arrive assez fréquemment aussi qu'après l'immersion dans l'esprit de vin, les faisceaux primitifs se rompent à l'endroit des lignes transversales. La distance des lignes secondaires est un peu moindre que la moitié de la largeur des faisceaux primitifs des Insectes. Cinq grandes lignes transversales avaient ensemble une étendue de 0,010; de sorte que la distance entre deux était de 0,002 ligne anglaise. La plupart des lignes transversales secondaires étaient droites; quelquefois cependant elles étaient un peu obliques ou arquées ; mais toujours elles marchaient parallèlement les unes aux autres dans de grandes étendues des faisceaux. En examinant les faisceaux primitifs des muscles qui ont été conservés dans l'alcool, on voit distinctement qu'ils sont comme étranglés à l'endroit des lignes transversales, et renflés entre elles ; le resserrement et le renflement paraissent obscurs ou clairs suivant le mode d'éclairage. Quelquefois l'étranglement est clair et le ventre obscur ; parfois aussi l'inverse a lieu, par l'effet d'un léger changement de la distance. La portion claire de la ligne transversale de l'étranglement s'élevait à 0.007 ligne anglaise, et la portion obscure du ventre à 0,0013. Ces étranglemens ne proviennent point d'un simple froncement de la gaîne des faisceaux primitifs ; car on distingue aisément celle-ci au bord, sous l'apparence d'une bordure claire, qui n'est pas la seule chose qu'offrent les étranglemens ; il arrive souvent qu'on reconnaît très-nettement que la substance musculaire du faisceau, composé de fibres primitives à rides transversales primitives, est tout aussi étranglée que la gaîne. Or comme les fibres musculaires des Insectes ressemblent à celles des animaux supérieurs par la forme de leurs fibres et les lignes transversales primitives, l'apparition des lignes transversales secondaires sur les premières est une circonstance importante pour l'explication de la contraction des muscles ; et comme les fibres transversales secondaires manquent sur certains points, tandis qu'elles existent sur d'autres, il devient par-là plus vraisemblable encore qu'elles sont une expression de la contraction des faisceaux primitifs. Ce mode de contraction différerait de la contraction en zigzag des gros faisceaux, en ce que le petit faisceau ne décrit pas de flexions alternatives, et que les fibres primitives s'écartent les unes des autres entre deux lignes transversales secondaires, ce qui produit l'élargissement de la partie ventrue. Naturellement un faisceau de fibres peut se raccourcir de deux manières ; ou par des flexions alternatives du faisceau entier, les fibres demeurant parallèles, ce qui a lieu dans le raccourcissement visible des gros faisceaux ; ou par l'écartement des fibres du faisceau entre des portions transversales aliquotes de ce dernier. Ce dernier mode de contraction coïncide très-probablement avec le premier dans les muscles des Insectes, et peut-être aussi dans ceux des animaux supérieurs.

3° Il est possible que les fibres musculaires de la seconde classe, celles qui appartiennent à la partie organique du corps, se contractent de la première et de la seconde manière à la fois. Toutefois un troisième mode de contraction encore est possible dans les fibres musculaires du système animal, celles qui présentent des renflemens variqueux; ce mode aurait lieu par le rapprochement des renflemens des fibres primitives et le raccourcissement des portions rétrécies qui les séparent. On ne peut alléguer aucun fait ni pour ni contre sa réalité. Comme les varicosités manquent dans la seconde classe entière des muscles, toute théorie de la contraction musculaire qui reposerait uniquement sur elles serait vicieuse. Cependant le rapprochement des globules peut très-bien coïncider, dans les muscles de la vie animale, avec les autres modes de contraction qui s'observent dans les faisceaux secondaires et primitifs, et quelques circonstances spéciales rendent même probable qu'il y a lieu réellement. En effet, les varicosités ne sont pas plus nécessaires pour la contraction par renflement departies aliquotes des petits faisceaux que pour la contraction en zigzag des faisceaux, puisqu'il s'en trouve une série tout entière sur chaque flexion. D'ailleurs, comme l'ont appris les recherches de Schwann, les varicosités des fibres et les lignes transversales primitives des plus petits faisceaux du système animal ne sont pas toujours également distantes les unes des autres sur des faisceaux placés côte à côte. Il n'y a pas moyen de pousser plus loin cette hypothèse ; mais si les varicosités se rapprochaient réellement, on pourrait concevoir la chose de deux manières, soit par une attraction mutuelle exercée par les globules, en supposant ces derniers pleins, soit, en les supposant creux, par leur accroissement de volume, ou l'accumulation d'un fluide, qui alors abandonnerait les portions des fibres primitives placées entre elles. Il serait inutile et même dangereux de s'apesantir davantage là-dessus, puisqu'il faudrait s'éloigner

de la base des faits. L'état d'imperfection de nos instrumens
ne nous permet pas de savoir si des parties aussi délicates que
les fibres primitives des muscles sont creuses ou pleines , et
il faut laisser à l'histoire des hypothèses physiologiques le soin
de reproduire les opinions hardies des anciens à cet égard.

D. *Roideur cadavérique.*

On appelle ainsi la rigidité des membres , produite par les
muscles, qui survient après la mort et cesse au bout d'un
certain laps de temps. Suivant Sommer (1) , cette roideur
commence ordinairement au cou et à la mâchoire inférieure ,
d'où elle gagne les extrémités supérieures , de haut en bas ,
puis les membres pelviens. Il est rare qu'elle débute par ces
derniers , ou qu'elle envahisse les quatre membres à la fois.
Sur deux cents cas, Sommer n'en a rencontré qu'un seul où
elle ne commençât pas au cou. Elle rend les muscles, tant
fléchisseurs qu'extenseurs , plus fermes et plus denses.
Sommer assure qu'elle s'accompagne d'un léger mouvement.
Il combat l'assertion de Nysten , que les membres qui la subissent conservent toujours la position qu'ils avaient auparavant. Loin de là , il a remarqué que , même dans le cas où la
bouche était ouverte au moment de la mort , la mâchoire inférieure se rapprochait fortement de la supérieure à l'invasion
de la roideur cadavérique. Il a observé aussi qu'une flexion
plus considérable s'opère aux extrémités , que , par exemple,
le pouce s'applique contre la paume de la main, ou que
même l'avant-bras se fléchit un peu. Si l'on emploie la force
pour vaincre la roideur déjà entièrement développée dans
une partie , elle n'y reparaît plus ; mais, si l'on agit ainsi

(1) *Diss. de signis mortem hominis absolutam indicantibus,* Copenhague , 1833 , in-8. — *Comp.* Guentz, *Der Leichnam des Menschen,* Léipzick , 1827. — Nicolaï, dans Rust, *Magazin* , 34, 2. — Burdach, *Traité
de physiologie,* trad. par A.-J.-L. Jourdan, Paris, 1839 , t. V. p. 430.

avant qu'elle soit parvenue à son plus haut degré, elle se reproduit. Le relâchement commence ordinairement à la tête,
d'où il s'étend aux membres thoraciques, puis aux pelviens.
D'après les nombreuses observations de Sommer, qui méritent
pleine confiance, quoique n'étant pas d'accord en tous points
avec celles de ses prédécesseurs, la roideur cadavérique ne
survient jamais plus tôt que dix minutes après la mort, ni plus
tard que sept heures. Elle dure, en général, d'autant plus
long-temps qu'elle s'est établie plus tard. Si la force musculaire n'était point affaiblie avant la mort, comme chez les
asphyxiés, la roideur se déclare plus tard et dure davantage.
Après les maladies aiguës qui ont abattu les forces, elle se
manifeste plus promptement, par exemple quelquefois au
bout de quinze à vingt minutes dans le typhus. La même observation a été faite après les maladies chroniques épuisantes.
Lorsque la mort a été causée soudainement par une maladie
aiguë, elle dure plus long-temps et survient plus vite. Hunter
et Himly ne l'avaient point observée chez un sujet frappé de
la foudre : Sommer l'a vue se déclarer tout aussi promptement
qu'à l'ordinaire chez un Chien tué par l'électricité. La remarque d'Orfila, qu'elle a lieu plus tardivement après l'asphyxie
par la vapeur du charbon, ne lui paraît pas exacte : il fait
remarquer que s'il arrive quelquefois à la roideur cadavérique
de se manifester plus tard chez les asphyxiés, c'est moins à
l'asphyxie dont la mort a été précédée, qu'au genre de mort,
qu'on doit attribuer le phénomène. Ses expériences sur les
animaux lui ont démontré, comme à Nysten, que l'empoisonnement par les substances narcotiques ne l'empêche pas
de survenir. Nysten avait déjà reconnu que, chez les hémi-
plégiques, elle a la même intensité dans les nerfs paralysés
et dans ceux qui ne le sont pas ; Sommer confirme l'exactitude
de cette remarque, mais en ajoutant qu'il ne faut pas que la
paralysie ait entraîné un changement considérable dans la nutrition des muscles, ou leur hydropisie, cas auquel il l'a vue

une fois manquer totalement du côté malade. Nysten avait remarqué que le spasme cesse au moment de la mort , ou très-peu de temps après , chez les tétaniques , et que le cadavre conserve pendant quelques heures sa flexibilité , avant de devenir roide ; cependant Sommer a vu une fois le spasme tétanique des mâchoires se continuer immédiatement avec la roideur cadavérique. Celle-ci survient en général avec plus de rapidité chez les nouveau-nés et les vieillards ; elle n'est point aussi forte, et disparait plus tôt. Sommer a observé que, contre l'assertion de Nysten , elle se manifeste dès avant le refroidissement complet. Elle a lieu aussi bien dans l'eau que dans l'air ; cependant un cadavre plongé dans de l'eau dont la température est de zéro à quinze degrés, devient plus roide et reste ainsi plus long-temps que dans l'air à la même température. Quant à ce qui concerne l'influence du cerveau et de la moelle épinière sur la manifestation de la roideur cadaverique , Sommer confirme les observations de Nysten , d'où il résulte que la destruction des parties centrales du système nerveux ne change rien ni à son invasion ni à son degré ou à sa durée.

Nysten place le siége de la roideur cadavérique dans les muscles , parce qu'elle persiste après la section transversale de la peau , et même des ligamens latéraux des articulations, tandis qu'elle disparaît après celle des muscles. Sommer partage la même opinion , mais en faisant remarquer que si un membre recouvre sa mobilité après la section des muscles , les deux bords de ceux-ci n'en demeurent pas moins fermes et roides, comme l'avait déjà observé Rudolphi. Nysten attribuait la rigidité à la contractilité organique des fibres musculaires. Parmi les motifs qu'il fait valoir à l'appui de cette hypothèse , le plus important est que , quand la rigidité survient pendant la plus grande flexion d'un membre , les muscles fléchisseurs se trouvent alors dans le même état que lorsqu'ils se contractent par l'effet de la volonté. Sommer ne reconnaît

pas ce fait; lorsqu'un bras est dans la flexion avant l'apparition de la roideur et l'autre dans l'extension, le biceps de ce
dernier se roidit également, bien que sa rigidité ne ressemble
point à la contraction vitale. Le point essentiel ici est de savoir
si, au moment où la rigidité s'empare d'eux, les muscles
conservent encore des traces de contractilité organique sous
l'influence des stimulans. Déjà Nysten en avait observé quelques faibles vestiges dans ce cas. Sommer n'a vu, en général, aucun effet résulter de l'application des excitans, et il
lui est arrivé parfois de remarquer des contractions prononcées, bien qu'elles n'eussent aucune influence sur la situation des membres. Généralement parlant, le phénomène de
la roideur cadavérique se manifeste d'autant plus tôt, que l'irritabilité des muscles s'éteint plus vite : ainsi, c'est chez les
Oiseaux qu'il a lieu avec le plus de promptitude; on le voit
survenir plus tard et durer moins chez les Reptiles, dont les
muscles conservent pendant long-temps leur irritabilité.
Sommer l'attribue à une contractilité physique, et non organique, des fibres musculaires; car, dit-il, il se manifeste
quand tous les phénomènes vitaux ont perdu de leur énergie;
or une contraction physique analogue survient, après la
mort, dans des parties non musculeuses, telles que la peau,
le tissu cellulaire, les membranes et les ligamens. Orfila,
Béclard et Treviranus rapportent la rigidité cadavérique à la
coagulation du sang. Sommer juge cette explication inexacte,
parce qu'une forte roideur se déclare quelquefois avant la
coagulation du sang, ou quand cette coagulation est incomplète.
Le sang demeure souvent liquide chez les noyés, où la rigidité
cadavérique est considérable : il en est de même des hommes et
des animaux que l'acide hydrocyanique a fait périr. Cependant
Sommer reconnaît l'analogie des deux phénomènes; la coagulation est la mort du sang, et la roideur celle des muscles. Je
ne pense pas que l'hypothèse de la production du phénomène
par la coagulation du sang dans les petits vaisseaux soit ré-

futée. Nul doute que la coagulation du sang et de la lymphe
dans les capillaires sanguins et lymphatiques ne doive accroître la cohésion des muscles, et tout se réduit à savoir si
cette augmentation de cohésion suffit seule pour rendre raison
des phénomènes de la rigidité. Quoiqu'il n'y ait pas moyen de
prouver qu'elle est suffisante, cependant l'hypothèse explique
très-bien comment la coagulation du sang doit amener plus
tard une diminution de la cohésion, qu'elle avait d'abord
accrue. En effet, la coagulation du sang et de la lymphe est
telle d'abord que la masse entière de ces liquides 'devient
ferme et semblable à une gelée. Plus tard, et souvent même
au bout d'un laps de temps très-long, le caillot fibrineux,
qui emprisonnait les parties liquides, se resserre tellement
qu'il chasse le sérum de ses interstices. Dès que ce phénomène
a eu lieu dans le sang et la lymphe coagulée des petits vaisseaux, la cohésion de toutes les parties doit diminuer. La
coagulation du sang et de la graisse, après la mort des animaux à sang chaud, rend les parties plus cohérentes ; mais la
première seule contribue plus tard à faire disparaître l'excès
de cohésion qu'elle avait d'abord déterminé, car la graisse
conserve son état solide. Cependant je suis loin de regarder
cette hypothèse comme absolument exacte, et de la présenter sous mon nom. Je veux seulement dire que l'état des choses
semble donner à penser qu'elle pourrait être vraie, et que si
rien ne la démontre jusqu'à présent, rien non plus ne s'élève
contre elle. Si l'on parvenait jamais à établir d'une manière
certaine que la rigidité cadavérique dépend d'une contractilité
physique des fibres musculaires mourantes, qui cesse au moment de la décomposition, le phénomène aurait plus d'analogie avec la contraction physique qui fait que la fibrine déjà
coagulée se réduit en un corps plus petit et plus solide.

CHAPITRE IV.

Des causes du mouvement animal.

Lorsqu'on recherche les causes du mouvement des particules organiques solides, il faut d'abord distinguer les mouvemens de parties dépourvues de nerfs, et ceux qui ont lieu
avec conflit entre le tissu contractile et le système nerveux. Les
mouvemens des plantes sont dans le premier cas, et peut-être
aussi ceux de quelques parties non musculeuses des animaux.

Les premières traces de contractilité organique, à l'état le
plus simple, nous sont offertes par les Oscillaires, filets entrelacés dans lesquels on n'aperçoit aucune composition de
structure, et qui consistent en un tube plein de petits grains
disposés en lignes et serrés les uns contre les autres. A certaines époques du développement de la plante, ces petits
grains sont chassés hors du tube, qui ne perd pas pour cela
sa contractilité. J'ai observé au microscope les flexions lentes, mais prononcées, de ces filamens. La simplicité de la
structure les rend d'une haute importance pour la théorie du
mouvement organique. Lorsque les filamens commencent à se
mouvoir, ils s'inclinent insensiblement vers l'un des côtés ;
puis, au bout de quelque temps, ils se redressent, et ensuite
se penchent du côté opposé : les corpuscules qu'ils renferment demeurent dans un repos parfait. Comme ces mouvemens ont lieu sans attraction de la part des filets voisins, et
qu'on ne remarque ni circulation ni déplacement de liquide
dans l'intérieur des tubes, il n'y a qu'une seule manière de
les concevoir ; on doit admettre que les particules des parois
du filament se rapprochent en vertu d'une excitabilité qui
augmente tantôt d'un côté et tantôt de l'autre côté du filament, et que les parois de celui-ci se condensent alternativement d'un côté et de l'autre, ou qu'elles attirent plus d'eau,
d'abord d'un côté, puis de l'autre, ce qui détermine en elles
un état alternatif de gonflement et d'affaissement. L'idée

d'une crispation ne se concilie nullement avec ce qu'on voit se passer sous ses yeux.

Les mouvemens spontanés et rhythmiques du sainfoin oscillant, qui ont lieu sans le concours d'aucun stimulus extérieur, nous offrent le même phénomène dans un végétal plus avancé sous le rapport de la structure. Ici également il faut que, par l'effet de causes internes, l'excitement s'accroisse tantôt d'un côté et tantôt de l'autre côté du tissu contractile de la base des pétioles, et que de là résulte ou un rapprochement des molécules, ou une turgescence alternative déterminée par des liquides intérieurs.

Dans les mouvemens de la sensitive, cet excitement peut être aussi provoqué par des excitations du dehors, et tout porte à croire qu'il dépend de l'attraction des globules disposés en lignes dans le tissu cellulaire du bourrelet, globules qui, d'après Dutrochet, sont creux (1).

Le temps n'est point venu de rechercher les causes du mouvement vibratile des animaux, puisque nous ne connaissons pas même le mécanisme à l'aide duquel il s'accomplit. La seule chose dont nous soyons certains, c'est qu'il ne dépend point du système nerveux.

On peut rapprocher, jusqu'à un certain point, de ces mouvemens, ceux qui ont lieu dans le tissu cellulaire ou dans le tissu contractile susceptible de se résoudre en colle, et qui succèdent si facilement aux irritations portées sur le tissu lui-même, notamment à l'action du froid ou du chaud et aux impressions mécaniques. Cependant ceux-là ne sont pas tout-à-fait indépendans du système nerveux. La contractilité de la peau et du dartos n'est pas seulement mise en jeu par des irritations du dehors; elle l'est fréquemment aussi par des causes internes, qui résident dans le système nerveux. Le dartos est souvent froncé dans des cas où l'on ne peut mécon-

(1) *Mémoires anat. et physiol. sur les végétaux et les animaux*, Paris, 1837, t. I, p. 534.

naître une irritation nerveuse dans les parties génitales, où le crémaster lui-même entre en action, et la contraction de la peau se manifeste fréquemment aussi sous l'influence d'affec‑ tions non moins patentes du système nerveux, par exemple avec frisson, c'est-à-dire à la fois comme sensation et comme mouvement musculaire. Cependant, parce que nous éprouvons un grand embarras, dans des mouvemens si difficiles à analyser, pour évaluer la part qui revient au système nerveux, notre attention se dirige tout entière vers les muscles, où le conflit de ce système avec le tissu contractile se manifeste de la ma‑ nière la plus évidente. Le raccourcissement du tissu contrac‑ tile susceptible de se réduire en colle, est probablement dû à une sorte de crispation, effet elle-même de l'attraction mutuelle des particules aliquotes des fibres.

La faculté qu'ont les muscles de se contracter est unie par les liens les plus intimes à deux influences diverses, celle du sang et celle des nerfs.

I. Influence du sang.

Stenson a fait voir le premier que les muscles cessent leurs mouvemens lorsque le sang n'afflue plus vers eux. On observe quelquefois ce phénomène, chez l'homme, après la ligature d'un gros tronc artériel ; les muscles deviennent sourds, en totalité ou en partie, aux ordres de la volonté, jusqu'à ce que la cir‑ culation collatérale soit peu à peu rétablie. Arnemann, Bichat et Emmert ont constaté ce fait (1). Ségalas (2) a vu la ligature de l'aorte abdominale entraîner une telle faiblesse des membres postérieurs, qu'au bout de huit à dix minutes l'animal pouvait à peine les traîner après lui. On ne s'est point encore occupé de rechercher si la nécessité du sang dépend de ce qu'il ali‑ mente la contractilité des muscles, ou de ce qu'il entretient

(1) TREVIRANUS, *Biologie*, t. V, 281.
(2) MAGENDIE, *Journal*, 1824.

l'influence des nerfs servant à la volonté. Treviranus adopte la première des deux hypothèses, se fondant sur ce que la division des troncs artériels des membres en un grand nombre de branches anastomosées ensemble, chez quelques animaux grimpeurs (*Bradypus*, *Lemur*), semble avoir pour but de mettre la circulation du sang à l'abri de tout dérangement pendant les efforts des muscles (1). Vraisemblablement le sang est nécessaire sous les deux rapports ; cependant il est certain que, même après la suspension totale de la circulation chez les animaux mis à mort et dans les membres séparés du corps, les nerfs sont encore susceptibles, quand on les irrite, de déterminer les muscles à se contracter, comme les muscles eux-mêmes sont aptes à le faire lorsque l'irritatation agit immédiatement sur eux. La ligature d'une artère ne supprime pas l'influence tout entière du sang , puisqu'il existe encore une certaine quantité de ce liquide dans les plus petits vaisseaux des muscles ; mais elle s'oppose à ce que de nouveau sang artériel afflue vers les muscles et les nerfs. Les expériences de Ségalas font voir aussi que la simple suspension de la circulation, déterminée par la ligature de la partie inférieure de la veine cave , diminue la force motrice. Il est donc certain que le sang artériel subit, dans les organes du mouvement, un changement qui, le rendant veineux, ne lui permet plus d'entretenir les facultés de ces organes comme il le faisait auparavant, et que l'organe moteur ne conserve la plénitude de sa contractilité qu'à la condition de se trouver continuellement sous l'influence du sang artériel. C'est ce dont on acquiert d'ailleurs la preuve en considérant les phénomè-

---

(1) Les reseaux admirables sont aussi communs dans des parties non musculeuses que dans des parties musculeuses. Parmi les premiers on distingue celui de la carotide interne des Ruminans, et celui qui a été découvert par Eschricht et moi à la veine porte du Thon ; ce dernier est le plus considérable de tous.

nes qui ont lieu dans les cas de cyanose, où la persistance du trou de Botal, celle du trou ovale, l'étroitesse de l'artère pulmonaire, etc., obligent les deux sangs de se mêler ensemble, ou ne permettent pas au sang artériel de se former complétement. Les sujets atteints de cette anomalie sont incapables de grands efforts musculaires. Chez les Reptiles, l'influence du sang sur les nerfs et les muscles est moins nécessaire pour l'accomplissement des mouvemens volontaires. Les Grenouilles conservent l'influence de la volonté sur leurs muscles après qu'on leur a enlevé le cœur ; elles meuvent même volontairement leurs membres amputés jusqu'aux nerfs exclusivement. J'ai trouvé les muscles d'un de ces animaux irritables encore après que j'eus chassé tout le sang des vaisseaux au moyen d'un courant d'eau poussé par les artères et revenant par les veines.

II. Influence des nerfs.

Il faut bien distinguer l'action par laquelle les nerfs sollicitent les muscles à se mouvoir, de l'influence qu'ils exercent sur la conservation de leur aptitude à se contracter. Haller considérait la contractilité des muscles comme une propriété vitale à eux propre et indépendante des nerfs. Fontana, Sœmmerring, Bichat et autres, l'ont imité en cela. Ce grand physiologiste enseignait que tous les stimulus qui agissent sur les muscles provoquent leur faculté contractile, qu'ils n'ont pas besoin de l'intermédiaire des nerfs pour les influencer, et que le stimulus nerveux n'est qu'une des nombreuses causes qui ont le pouvoir d'exercer sur eux une action excitante. Les preuves assignées par lui et par ses successeurs sont depuis long-temps ébranlées. Le cœur ne se meut pas indépendamment de toute influence nerveuse, et ses nerfs ne sont point, comme on le croyait jadis, insensibles aux irritations du dehors. Il se comporte exactement de même que d'autres muscles dépendans du grand sympathique. Le galvanisme n'est pas le seul agent qui le détermine à se contracter; car Humboldt et Burdach sont parvenus à en changer les battemens par des irritations dirigées sur les nerfs cardiaques. C'est au ganglion cœliaque que, d'après mes expériences, on voit le mieux ressortir l'influence motrice du grand sympathique sur les muscles organiques. Si, après avoir ouvert le ventre d'un Lapin, on attend le moment où les mouvemens péristaltiques, d'abord exaspérés par l'impression de l'air, commencent à se ralentir, et qu'alors on touche le ganglion cœliaque avec de la potasse caustique, on voit survenir, au bout de quelques secondes, des mouvemens péristaltiques fort énergiques. L'opinion émise dans ces derniers temps par Scarpa, que le grand sympathique n'a aucune connexion avec les racines antérieures ou motrices des nerfs spinaux, non plus qu'avec les nerfs cérébraux moteurs, est suffisamment réfutée aussi par mes propres recherches, ainsi que par celles de Wutzer, de Retzius et de Mayer. De tout cela , il ne résulte toutefois qu'une seule chose , c'est que les nerfs du cœur sont tout aussi conducteurs de l'influence motrice que ceux d'autres muscles, et la question de savoir s'ils sont nécessaires pour le maintien de la contractilité de l'organe, n'en demeure pas moins sans solution.

D'autres physiologistes, comme Whytt, A. Monro, Prochaska, Legallois, Reil, se sont élevés contre la doctrine de Haller, et ont soutenu que la force motrice dépend du conflit avec les nerfs. Dans ce cas, la contractilité des muscles différerait essentiellement de celle des végétaux, qui, sans nul concours de nerfs, est excitée immédiatement par les stimulans extérieurs. Ces physiologistes se fondent sur ce que les nerfs, quand on les irrite, déterminent le mouvement des muscles, que les narcotiques, dont l'action porte de préférence sur les nerfs, annihilent la contractilité musculaire, et que la destruction du cerveau et de la moelle épinière diminue cette propriété. Il faut cependant avouer que ces preuves ne sont point concluantes. Les muscles demeurent irritables, après la destruction du cerveau et de la moelle épinière, aussi long-temps que leur irritabilité survit à la mort générale, et l'em-poisonnement d'un animal par les narcotiques n'anéantit que l'influence du cerveau et de la moelle épinière sur les muscles. L'irritabilité des nerfs et des muscles est si peu abolie chez les Grenouilles, après cet empoisonnement, que c'est préci-sément sur eux qu'il m'a été possible d'observer le plus long-temps les phénomènes auxquels donne lieu leur mise en con-tact avec des irritans.

Treviranus a pris un terme moyen. Entraîné par l'analogie des plantes, qui possèdent leur irritabilité par l'influence de la lumière, mais qui sont cependant encore excitables par d'autres stimulans, il croit que les nerfs sont la condition de l'irritabilité musculaire, mais que tous les irritans n'ont pas besoin de leur intermédiaire pour agir sur les muscles.

Tiedemann pense (1), avec Haller, que la faculté de se con-tracter est une puissance toute spéciale, inhérente aux mus-cles, mais que son maintien dépend de la nutrition et de l'in-fluence nerveuse, et il enseigne que les nerfs, outre qu'ils servent de conducteurs aux irritans pour déterminer la con-traction musculaire, doivent encore fournir aux muscles une condition essentielle à la manifestation de leur mode propre de vitalité. Cette condition consiste en ce que les nerfs mus-culaires communiquent aux muscles l'aptitude à être affectés par les stimulans, ou en ce que les excitations qui sollicitent les muscles agissent d'abord sur les nerfs, et ne provoquent la contraction que comme conséquence de cette action pri-mitive. La question embrasse donc deux problèmes totalement différens : 1° les nerfs sont-ils nécessaires pour que l'aptitude des muscles à se contracter subsiste, en tant que propriété

(1) *Traité de physiologie de l'homme*, trad. par A.-J.-L. Jourdan, Paris, 1831, t. II. p. 779.

vitale propre à ces organes, et cette propriété se trouve-t-elle anéantie après la destruction de l'influence nerveuse? 2° les nerfs sont-ils les conducteurs à travers lesquels tous les irritans agissent sur les muscles, et les irritations dirigées en apparence sur les muscles seulement n'ont-elles d'efficacité qu'en raison des branches nerveuses qui se répandent dans ces organes? On peut répondre affirmativement à la première de ces deux questions, sans que la même réponse soit faite à la seconde ; mais il est impossible d'accorder le second point et de nier le premier.

I. Les nerfs sont-ils nécessaires pour que les muscles conservent leur aptitude à se contracter sous l'influence des irritations, comme propriété vitale qui les caractérise? Nysten avait observé qu'après une attaque d'apoplexie, les muscles, malgré la paralysie cérébrale, se contractent encore quand on les irrite avec l'électricité, et Wilson, s'appuyant sur Brodie, prétendait plus encore, qu'un nerf dont la communication avec le cerveau et la moelle épinière est interrompue, conserve pendant long-temps la faculté de recevoir les stimulans pour l'excitation du mouvement volontaire (1). J'avais quelques raisons de présumer que cette durée de réceptivité est très-limitée quand le nerf ne se reproduit pas. Plusieurs expériences que j'ai faites avec Sticker ont répandu du jour sur ce sujet (2). Le nerf sciatique fut coupé sur deux Lapins et un Chien, et la réunion des bouts empêchée par l'excision d'un grand lambeau. Deux mois et trois semaines après l'opération, on observa, chez le premier Lapin, que la partie inférieure du muscle, excitée par le galvanisme d'une simple paire de plaques, ne déterminait pas la moindre trace de convulsions dans les muscles de la jambe et de la patte ; mais les muscles avaient totalement perdu aussi leur aptitude

(1) *Philos. Trans.*, 1833, p. 62.
(2) Muller, *Archiv.* 1834, p. 202.

à ressentir l'action de la simple paire de plaques et les irritations mécaniques, tandis que cette faculté subsistait, sans nulle altération, dans le nerf de la cuisse saine et les muscles auxquels il se distribuait. Chez le Chien, au bout de deux mois et demi, la partie inférieure du nerf coupé était insensible à l'électricité de la chaîne simple et aux irritations mécaniques; mais les muscles auxquels elle aboutissait montraient quelques légères traces de contraction quand on les irritait mécaniquement; les mêmes irritations, portées sur les nerfs ou sur les muscles seulement de la patte saine, donnaient lieu aux contractions les plus violentes. Sur le second Lapin, le nerf avait perdu, au bout de cinq semaines, toute sensibilité au galvanisme, aux irritations mécaniques et à l'action de la potasse caustique; il n'y avait non plus aucun vestige de contractilité dans les muscles de ce côté, tandis que ceux du côté opposé se contractaient avec vigueur. Ces expériences démontrent donc, non seulement que le pouvoir en vertu duquel les nerfs déterminent les muscles à agir, est aboli après la destruction de toute communication entre eux et les parties centrales du système nerveux, mais encore que les muscles eux-mêmes perdent leur irritabilité après une si longue paralysie des nerfs. Cependant elles auraient donné un résultat plus décisif, si, au lieu d'une simple paire de plaques, on avait employé une petite pile galvanique pour essayer l'irritabilité des nerfs et des muscles. Alors seulement il eût été possible de distinguer avec précision si la puissance des muscles était complétement éteinte dans deux des cas. Cependant les expériences prouvent d'une manière assez claire que l'irritabilité des muscles ne survit pas long-temps à la perte de celle des nerfs.

2. Les nerfs sont-ils seulement les conducteurs à travers lesquels toutes les irritations passent pour arriver jusqu'aux muscles ?

Les argumens suivans démontrent que les choses se passent ainsi.

a. Les irritations qui, appliquées aux muscles eux-mêmes, les déterminent à se mouvoir, sont les mêmes qui, portées sur les nerfs, excitent les muscles à se contracter. A la vérité, j'ai observé souvent une différence, consistant en ce que les acides minéraux et l'alcool, mis en contact avec les nerfs, ne provoquaient point de convulsions, tandis qu'ils en déterminaient lorsqu'on les appliquait aux muscles eux-mêmes. Mais cette différence paraît ne point être constante. Humboldt a occasioné un mouvement tremblotant dans les muscles par l'alcool, le chlore, l'arsenic blanc et même des sels métalliques appliqués sur les nerfs. Bischoff et Windischmann ont vu aussi quelquefois les acides minéraux, mis en contact avec les nerfs des Grenouilles, faire naître des convulsions.

b. Les substances qui enlèvent aux muscles leur irritabilité, détruisent aussi celle des nerfs. Quoique les narcotiques, quand ils pénètrent dans le torrent de la circulation, et tuent par atteinte portée au cerveau et à la moelle épinière, n'abolissent pas immédiatement l'irritabilité des muscles et des nerfs, puisque ces organes, chez les Grenouilles ainsi mises à mort, demeurent encore pendant long-temps irritables, cependant l'application locale des narcotiques sur les nerfs et les muscles entraîne la perte de l'irritabilité dans tous les points de ces parties avec lesquels la substance entre en contact. Des nerfs plongés dans une dissolution d'opium, perdent l'irritabilité dans toute la partie immergée, tandis qu'ils la conservent entre celle-ci et le muscle. Traités de même, les muscles sont frappés de mort dans toute l'étendue mise en rapport avec la liqueur opiacée. Cette identité d'action des narcotiques sur les nerfs et sur les muscles rend probable que c'est en anéantissant l'irritabilité des nerfs musculaires qu'ils détruisent l'aptitude des muscles à ressentir l'influence des stimulus.

c. Humboldt extirpa les nerfs de parties musculeuses, jusqu'aux plus petites branches , sur la partie supérieure de cuisses de Grenouilles , ou sur des nageoires de Poissons ; ces organes ne furent plus sensibles ensuite à l'irritation galvanique.

d. Des décharges électriques violentes, soit sur les muscles, soit sur les nerfs seulement, détruisent très-promptement, au dire de Tiedemann , la faculté qu'ont les muscles de se contracter par l'influence des irritations du dehors.

e. On peut également citer ici la différence que j'ai observée dans la manière dont les nerfs sensitifs et moteurs, irrités galvaniquement et mécaniquement, se comportent à l'égard des muscles qui reçoivent d'eux des ramifications. Je n'ai pu exciter de convulsions ni dans les muscles de la langue par le nerf lingual , ni dans ceux du museau par le nerf sous-orbitaire. On voit donc que la seule influence nerveuse, en général, n'égale pas les autres irritations sous le point de vue de l'excitation des contractions musculaires, et qu'il faut, pour déterminer cet effet, celle toute spéciale d'une classe particulière de nerfs.

f. Enfin , l'extinction de l'irritabilité des muscles après la paralysie prolongée de leurs nerfs coupés, dont on a empêché la reproduction, démontre aussi, et peut-être plus péremptoirement qu'aucune autre preuve , que l'intégrité des nerfs qui se répandent dans les muscles est nécessaire à l'excitation de ceux-ci, et que les muscles ne sont point accessibles par eux-mêmes aux irritations. Quelque positif que semble être ce résultat, la faculté de se contracter ne peut néanmoins être qu'une propriété inhérente aux muscles, et Tiedemann fait remarquer avec raison que les nerfs vivans ne sauraient leur communiquer une force qu'ils n'auraient point par eux-mêmes. Mais l'aptitude à se contracter, inhérente aux muscles, suppose le concours des nerfs pour sa manifestation, et la décharge d'un agent impondérable, partant des nerfs, est tout aussi nécessaire pour déterminer les fibres primitives des muscles à rapprocher leurs parties, petites et grandes, les unes des autres, que cette attraction l'est pour opérer le raccourcissement. J'ai déjà dit, dans le chapitre précédent, quelles sont les espèces d'attraction qui ont lieu dans les muscles imprégnés de l'agent nerveux. Mais ce qui donne le mieux une idée de la force avec laquelle l'attraction doit s'exercer entre les angles des fibres musculaires courbées, c'est l'aptitude qu'ont les muscles vivans, dans l'état de contraction, à résister à la plus grande distension, tandis qu'après la mort, lorsque leurs molécules ont perdu ce pouvoir de s'attirer, ils se déchirent avec une extrême facilité.

Nous ne savons encore rien de la manière dont s'exerce le conflit entre les nerfs et les muscles pendant la contraction. Prevost et Dumas (1) disent avoir observé que les ramifications déliées des nerfs marchent en travers sur les faisceaux des fibres musculaires, et cela précisément aux endroits où, quand celles-ci se contractent, correspondent les angles de leurs flexions en zigzag, de manière que les parties du muscle sur lesquelles passent les nerfs seraient les points vers lesquels les autres se trouveraient attirées, et qui aussi s'attireraient réciproquement. Ils croient encore avoir remarqué que les nerfs forment des anses de cette manière, et que les fibres nerveuses descendent d'un côté dans ces anses, pour remonter de l'autre dans le tronc. Schwann a examiné la manière dont les nerfs se comportent dans les muscles; il a employé pour cela les muscles latéraux du ventre de la Grenouille; là, en effet, il est possible d'obtenir une couche musculaire tellement mince qu'avec un grossissement de quatre cent cinquante diamètres, on a encore assez de lumière pour distinguer tout avec netteté. Mais un grossissement de cent diamètres est suffisant. Voici ce que Schwann a observé : Le

____

(1) MAGENDIE, *Journal*, t. III.

tronc nerveux qui pénètre dans le muscle envoie de nombreux faisceaux, qui ne tardent pas à se diviser en d'autres plus petits, et ainsi de suite, jusqu'à ce qu'ils se trouvent réduits aux fibres primitives. Dans leur trajet, les faisceaux et même la plupart des fibres primitives isolées s'accollent fréquemment à d'autres faisceaux, et surtout à ceux qui suivent la même direction, parfois cependant aussi à d'autres qui marchent en sens inverse. Cette circonstance n'a pas permis de décider s'il y a réellement quelques fibres qui, décrivant une anse, retournent dans le tronc. L'adnexion des fibres et des faisceaux est si fréquente, qu'elle donne au muscle l'apparence d'être entrelacé dans un réseau fort irrégulier de nerfs; mais les filamens nerveux qui constituent ce réseau n'ont point de position déterminée par rapport aux faisceaux musculaires. Schwann a quelquefois observé la disposition suivante : Un faisceau nerveux contenant peu de fibres primitives, quatre par exemple, marchait en travers sur les faisceaux musculaires ; une fibre nerveuse primitive s'en détachait d'abord, à angle droit, entre deux des plus minces faisceaux musculaires; puis une seconde passait, également à angle droit, entre le second des faisceaux musculaires précédens et un troisième situé tout à côté ; une troisième entre ce troisième et un quatrième voisin, et il n'y avait que la quatrième fibre nerveuse restante qui s'unît avec les autres faisceaux nerveux. Chacune des fibres isolées marchait alors parallèlement aux faisceaux musculaires dans une certaine étendue, puis disparaissait, sans qu'il fût possible de dire ce qu'elle devenait. Il serait possible qu'elle se divisât en filets beaucoup plus grêles, qui s'unissent ensemble en manière de réseau. Du moins Schwann a-t-il remarqué cette disposition dans une partie non musculeuse pourvue par le nerf grand sympathique, dans le mésentère de la Grenouille et du *Bufoigneus*. Les fibres qui forment ici le réseau sont infiniment plus déliées que les fibres primitives ordinaires. Ce qui prouve qu'elles étaient réellement nerveuses, c'est leur ressemblance avec les fibres plus grosses d'où elles émanaient : mais ces fibres plus fortes du mésentère, même lorsqu'elles avaient le volume des fibres primitives ordinaires, laissaient apercevoir des traces confuses de texture fibreuse dans leur intérieur, absolument comme si les filets très-grêles qu'elles fournissent étaient déjà préformés en elles. Ici on se demande si cette structure élémentaire si délicate des fibres nerveuses n'a commencé qu'à leurs extrémités périphériques, puisqu'on n'aperçoit rien de semblable dans les fibres nerveuses primitives ordinaires, telles qu'on les observe en examinant un nerf quelconque au microscope.

La théorie du mouvement musculaire par Prevost et Dumas repose sur le fait observé par ces physiciens que les fibres nerveuses coupent transversalement les faisceaux musculaires, là où se trouvent les angles des flexions en zigzag, et sur la supposition que les anses obliques de ces fibres s'attirent réciproquement, d'où résulte le raccourcissement des fibres musculaires. Déjà, en essayant de répéter les observations de Prevost et Dumas sur de petits faisceaux musculaires vivans, on voit que, pour ce qui concerne la coïncidence de fibres nerveuses transversales avec les angles de flexion des fibres musculaires, ce n'est point aux fibres primitives des nerfs qu'il faut songer, mais seulement à des faisceaux entiers de fibres nerveuses. Car il n'y a pas possibilité d'apercevoir les fibres primitives des nerfs sur un faisceau musculaire assez volumineux pour qu'on puisse y déterminer des contractions en l'irritant : on ne parvient à les poursuivre dans les muscles qu'en coupant la substance musculaire par tranches extrêmement minces, qu'on examine au microscope composé. En outre, les figures données par Prevost et Dumas prouvent clairement qu'ils n'ont fait usage que de la loupe. Leur théorie ne part donc point de l'action réciproque ou du conflit des élémens des muscles et de la substance nerveuse. Ils supposent un courant électrique dans les nerfs , et avouent cependant n'en avoir jamais pu découvrir aucune trace à l'aide du galvanomètre. Pour démontrer des courans électriques dans les nerfs avec le galvanomètre, il ne convient pas de mettre les fils de l'instrument en rapport à la fois avec les nerfs et avec les muscles ; car, une chaîne de substances animales hétérogènes et de métal suffisant déjà pour engendrer de l'électricité , le fluide agissant dans les nerfs ne serait pas le seul dont le galvanomètre indiquerait la présence , et il se trouverait mêlé avec celui que la chaîne aurait mis en évidence. Il faut donc , dans les expériences de ce genre, mettre les fils en rapport avec les nerfs seulement , et observer si un nerf qui communique avec le cerveau détermine des oscillations de l'aiguille aimantée pendant les mouvemens volontaires. Prevost et Dumas ont procédé de cette manière en examinant le nerf de la paire vague chez des animaux bien portans , et le plexus sciatique chez un animal frappé de tétanos ; le galvanomètre ne leur a montré aucun indice d'électricité. Je n'ai pas été plus heureux qu'eux en répétant l'expérience. Pour expliquer l'insensibilité du galvanomètre , et lever la principale objection contre leur hypothèse, Prevost et Dumas admettent arbitrairement que le courant galvanique est double dans les nerfs, et que les deux courans se neutralisent , de manière à ne permettre aucune action sur l'aiguille aimantée. Ils comparent cette aiguille aux faisceaux musculaires entourés par les anses nerveuses ; tous deux éprouvent les effets de courans opposés. On voit que , quelque ingénieuse que soit cette idée , elle manque néanmoins de base expérimentale. Si elle est déjà très-hasardée, la manière dont Prevost et Dumas essaient de réduire l'action du feu et des influences chimiques sur les nerfs des muscles à un phénomène d'électricité , l'est encore bien davantage. J'ai déjà fait connaître et apprécier à leur juste valeur, dans la physique des nerfs , les argumens qu'ils allèguent à l'appui de cette hypothèse. Enfin, il faut prendre en considération que, d'après leur théorie, l'attraction mutuelle des anses nerveuses contenues dans les muscles, est la cause du raccourcissement, et la masse du muscle regardée comme une chose purement accessoire. A la vérité, on pourrait faire disparaître cette objection en modifiant l'hypothèse, et admettant que les muscles sont constamment chargés d'une des électricités, et que l'autre leur est amenée par les nerfs, ce qui détermine leurs fibres à se rapprocher des anses nerveuses. Mais, en agissant ainsi, on renoncerait à l'un des élémens de l'explication donnée par Prevost et Dumas, celui qui est tiré de la comparaison des fibres musculaires avec des corps magnétiques ; on n'aperçoit pas non plus pourquoi une attraction devrait s'exercer entre les fibres musculaires et nerveuses chargées d'électricités différentes, et pourquoi les courans ne se neutraliseraient pas, comme dans d'autres parties animales, sans solliciter les molécules à s'attirer réciproquement.

Les mêmes objections s'élèvent contre l'hypothèse qu'a proposée Meissner (1). Suivant ce physiologiste, le fluide dont il suppose les nerfs remplis s'écoule dans les muscles, forme des atmosphères électriques autour de chacun des atomes dont l'application bout à bout donne naissance aux fibres musculaires, écarte ainsi, dans leur milieu, ces fibres qui se trouvent fixées à leurs deux extrémités, et donne lieu par là au raccourcissement, absolument de même que quand on place plusieurs balles de moelle de sureau à la suite les unes des autres sur un fil, qu'on unit plusieurs de ces fils ensemble par les bouts, et qu'on électrise le tout, en le suspendant au conducteur de la machine électrique, on le voit, en effet, se raccourcir par l'effet de l'écartement des fils. Cette explication ne conviendrait pas à la flexion en zigzag des fibres musculaires ; elle s'appliquerait mieux aux divisions transver-

(1) *System der Heilkunde*, Vienne, 1832.

sales que j'ai observées dans les petits faisceaux primitifs chez les Insectes , puisque ces faisceaux se dilatent un peu et deviennent ventrus à l'endroit des divisions transversales. Du reste, elle ne différerait pas essentiellement de la précédente. Dans celle-ci, les muscles en repos seraient déjà constamment chargés d'électricité positive et négative , et le mouvement tiendrait à ce qu'un courant électrique opposé venant à émaner des nerfs , les deux courans se neutraliseraient dans les muscles ; suivant la seconde hypothèse , qui suppose un état électrique des nerfs , l'état inverse devrait se constituer de lui-même dans les muscles , d'après les lois générales de la distribution de l'électricité. Les deux théories rencontrent une insurmontable difficulté dans la remarque précédemment faite qu'on ne conçoit pas pourquoi, au moment de la réunion des deux courans, celui des nerfs et celui des muscles, les extrémités périphériques des nerfs et les fibres musculaires devraient s'attirer mutuellement, ou pourquoi, suivant l'opinion de Meissner, les fibres primitives des muscles devraient s'écarter les unes des autres. En effet , pour que l'électricité détermine des molécules à se mouvoir les unes vers les autres, il ne suffit pas que celles-ci soient électrisées ; sont-elles animées d'une électricité inverse, mais non isolées, les courans se réuniront , mais les molécules demeureront immobiles. Des morceaux de papier ne sont attirés par le succin frotté que parce qu'à l'état sec ils ne sont conducteurs qu'à moitié. Au voisinage du succin ou de la cire à cacheter qu'on a frottés, l'électricité inverse se développe par suite de la décomposition du fluide primitif. Les deux électricités tendent à se réunir , et le papier est attiré vers le corps plus pesant que lui , parce qu'il enchaîne jusqu'à un certain point l'électricité tant que la réunion n'a point eu lieu par l'effet du contact. Dès que le papier est humide, il cesse d'être attiré , attendu qu'alors il devient conducteur parfait. Dans cet état, il reçoit l'électricité de la cire à cacheter frottée, sans être attiré. Un conducteur parfait, très-léger, peut être attiré vers un corps électrique, quand il se trouve isolé. Ainsi la lamelle d'or s'incline vers le corps électrique, mais le mouvement s'arrête dès que l'isolation cesse. Il en est de même dans l'exemple choisi par Meissner. Les chapelets de moelle de sureau suspendus au conducteur de la machine électrique s'écartent les uns des autres, parce que, recevant l'électricité de ce conducteur, ils se repoussent dès qu'ils ont acquis celle de même nom. Ce mouvement n'a lieu non plus qu'autant que les boules sont sèches et par conséquent conducteurs imparfaits.

Si nous appliquons ces principes aux muscles, nous voyons que les extrémités des nerfs et les fibres musculaires ne pourraient s'attirer, ou, dans la seconde hypothèse, les fibres musculaires s'écarter, qu'autant qu'elles ne seraient pas conducteurs. Mais elles le sont. A l'état humide, elles conduisent parfaitement l'électricité, et tout aussi bien qu'aucune autre partie animale humide. On pourrait supposer que les muscles sont des conducteurs imparfaits, en se fondant sur une observation de Humboldt, celle qu'en appliquant une ligature peu serrée au nerf crural d'une Grenouille, l'armant d'un pôle au dessus de la ligature, et mettant l'autre pôle en rapport avec le muscle, il ne survient de convulsions qu'autant qu'une certaine étendue du nerf demeure libre depuis le point où il est lésé jusqu'à son entrée dans le muscle ; on n'en observe pas quand on lie le nerf immédiatement à son entrée dans le muscle, et qu'on arme l'un et l'autre au dessus de la ligature ; il s'en manifeste dès qu'on dissèque une portion de l'étendue du nerf comprise dans le muscle ; enfin elles cessent aussitôt qu'on entoure d'un lambeau de chair musculaire la partie du nerf libre entre la ligature et le nerf. De prime abord, en effet, on pourrait conclure de là que le muscle est un conducteur imparfait ; mais, en y regardant de plus près, on voit que le résultat de l'expérience tient précisément à l'excellence de la faculté conductrice du muscle ; car, ainsi que l'a remarqué Humboldt, on peut substituer de l'éponge humide ou un métal à la chair musculaire, pour entourer le nerf, sans que le résultat change. Pour se convaincre la chair musculaire humide est un très-bon conducteur, toute expérience sur des cuisses de Grenouille avec la simple chaîne suffit, dès qu'on prend pour conducteur du faible courant électrique un lambeau de cette chair, fraîche ou ancienne.

Si l'on réfléchit, en outre, que l'hypothèse de l'analogie entre l'électricité et le fluide nerveux n'a point de base empirique, et que ces deux fluides diffèrent totalement l'un de l'autre eu égard aux corps qui les conduisent et qui les isolent, il ne reste plus aucun motif d'admettre la théorie de Prévost et Dumas, ou toute autre théorie quelconque qui reposerait sur l'électricité.

Comme les fibres musculaires semblent se raccourcir entre les anses nerveuses des muscles, il est probable que les points de ces derniers qui ressentent plus particulièrement l'influence nerveuse, s'attirent et par-là donnent lieu à la flexion en zig-zag des fibres. Les renflemens réguliers des faisceaux primitifs des muscles, que j'ai souvent observés au microscope chez les Insectes, indiquent aussi qu'il s'opère encore des attractions dans le sens de la longueur entre des parties beaucoup plus petites des fibres musculaires. Cette seconde attraction dépend également de ce que les fibres musculaires sont mises par le principe nerveux dans un état qui permet à leurs parties aliquotes de s'attirer. Mais il n'est pas possible d'aller plus loin dans l'état présent de la science. L'aptitude que le tissu contractile des Oscillatoires, des *Mimosa*, etc., et le tissu contractile animal susceptible de se résoudre en colle ont à se courber, à se contracter, à se raccourcir, paraît leur appartenir en propre, comme aux muscles, par une conséquence naturelle de leur état vivant. Mais les fibres musculaires diffèrent de ces tissus en ce que l'état vivant qui leur permet de se contracter ne se réalise jamais que par l'effet ou la décharge du principe nerveux.

Schwann s'est occupé d'expériences tendant à faire découvrir la loi suivant laquelle la force d'un muscle diminue ou augmente avec sa contraction. Il opérait sur le muscle gastrocnémien des Grenouilles, et à l'aide du procédé suivant. On fixe une Grenouille sur une planchette, de manière que sa cuisse soit horizontale, sa jambe redressée perpendiculairement, et sa patte recourbée horizontalement. Cela fait, on coupe le nerf sciatique au haut de la cuisse, et on le met à découvert jusqu'à la jambe, en ménageant autant que possible les vaisseaux, de sorte qu'il pende latéralement, et qu'on puisse le poser sur deux fils métalliques perçant la planche, qui marchent d'abord dans le sens horizontal, puis se recourbent perpendiculairement vers le bas. De ces deux fils, qui ne tiennent point ensemble, l'un va gagner l'un des pôles d'une paire de plaques galvaniques, et l'autre peut, en l'appliquant légèrement à un fil venant de l'autre pôle, être mis en communication avec celui-ci. La peau de la jambe demeure intacte, à cela près d'une petite incision au talon, par laquelle on fait sortir le tendon du muscle gastrocnémien, après l'avoir coupé à la patte. On attache à ce tendon un fil qui monte perpendiculairement vers l'un des bras d'une balance, où on le fixe. A l'autre bras de la balance pend un plateau. Le premier bras, celui qui communique avec le muscle, est sextuplé de longueur, au moyen d'un fil métallique droit qu'on y a lié, afin qu'une petite contraction du muscle produise un grand mouvement du fléau. On charge alors le plateau de manière qu'il l'emporte un peu sur le bras opposé. L'extrémité de ce dernier est maintenue par une baguette horizontale, qui lui permet bien de s'abaisser, mais l'empêche de monter plus haut. Au moyen d'une disposition particulière, cette baguette peut être vissée ou plus haut ou plus bas, et une échelle indique l'étendue du changement qu'on lui fait subir. L'appareil étant disposé tellement que le long bras de la balance se trouve un peu au dessus de la ligne horizontale, et le muscle étant fixé de manière à être un peu tendu, on fait agir sur le nerf sciatique une paire de plaques d'un pouce carré de surface. La contraction du muscle fait descendre le bras de la balance. On visse alors la baguette horizontale assez bas pour qu'en se contractant le muscle ne puisse plus éloigner d'elle le bras de la balance que d'une quantité minime. Le faible excès de poids du plateau étant considéré comme égal à zéro, on a là le plus fort degré de la contraction. Or Schwann a observé que quand il mettait alors des poids sur le plateau, le fléau de la balance ne trébuchait plus. Donc, à ce point de la contraction, la force du muscle était $= 0$. Mais si on vissait la baguette horizontale un peu plus haut, on parvenait à retrouver un point où le fléau se remuait. Donc, à ce faible degré de contraction, la force du muscle était égale au poids mis dans la balance, mais le quantum du raccourcissement était la sixième partie de ce dont on avait vissé la baguette plus haut. Si alors on mettait un poids double du précédent, il fallait reporter la baguette plus haut encore, pour que le muscle pût faire mouvoir le fléau. A ce point, la force du muscle était double de celle du cas précédent, et le degré de raccourcissement pouvait être trouvé sur l'échelle. Ainsi cet appareil permettait de comparer la force déployée par le muscle sous l'influence d'une irritation déterminée avec son raccourcissement. Schwann avait encore la précaution de faire agir les irritations à des intervalles égaux, et, après chaque série d'expériences, de vérifier si le muscle se contractait encore sans poids au même point que précédemment, c'est-à-dire qu'il répétait l'expérience en sens inverse; ainsi, par exemple, il observait l'état de l'instrument à zéro, puis à cinquante, puis à cent, ensuite à cinquante et à zéro du poids, et prenait la moyenne entre tous les nombres fournis par un même poids. En suivant cette marche, il a obtenu les résultats suivans avec une Grenouille sur laquelle les expériences furent faites, en hiver, pendant l'espace de douze heures, avec des interruptions entre chacune.

1re *Expérience*. L'échelle marquait 141, à 0 grain de poids, 17,1 à 60 grains, 19,7 à 120, 22,6 à 180. Donc, lorsque la force du muscle croissait chaque fois de 60 grains depuis sa plus forte contraction jusqu'à une faible contraction, la différence de longueur du muscle, d'après les différens points correspondans à chacune de ces forces, était de 3,0 entre 0 et 60 grains, de 2,6 entre 60 et 120 grains, de 2,1 entre 120 et 180 grains. Après l'expérience, le muscle se contractait de nouveau jusqu'à 13,7, quand il n'y avait pas de poids dans le plateau.

2e *Expérience*. Lorsqu'on ne mettait pas de poids dans le plateau, le muscle se contractait de telle sorte que l'échelle marquait 13,5 ; à 100 grains, 18,8 ; à 260 grains, 23,4. Donc, tandis que la force croissait de 0 à 100, le muscle s'allongeait de 5,3, et tandis qu'elle allait de 100 à 200, il s'allongeait de 4,6. Après l'expérience, le muscle se raccourcissait sans poids à 14,4.

3e *Expérience*. L'échelle marquait 13,7 à 0 grain; à 50 grains 18,7, à 100 grains 20,3, puis à 50 grains 17,7, et à 0 15,4. Si l'on prend la moyenne des nombres correspondans aux diverses longueurs, on voit que la différence de longueur du muscle était de 4,3 lorsqu'il portait 0 et 50 grains de poids, et de 2,1 entre 50 et 100 grains.

4e *Expérience*. L'échelle marquait 13,5 à 0 grain, 19,1 à 100 grains, 23,2 à 200 grains. La différence de longueur du muscle entre les points où il portait 0 et 100 grains était donc à celle entre les points où il portait 100 et 200 grains :: 5, 7 : 3,1.

5e *Expérience*. L'échelle marquait 16,8 à 100 grains, 12,7 à 10, puis 16,1 à 100, 18,7 à 200, ensuite 16,1 à 100, et enfin 11,7 à 0 grain. Les moyennes différences de longueur entre les points où le muscle portait 0 et 100 grains , et ceux où il portait 100 et 200 grains, étaient donc :: 4,1 : 2,4.

Ainsi, dans les deux premières expériences , tandis que la force du muscle croissait d'une quantité égale , sa longueur augmentait approximativement d'une quantité égale aussi. Dans les trois dernières, le muscle ne s'allongeait pas suivant la même proportion que sa force croissait , mais suivant une proportion plus forte lorsqu'il y avait moins de poids sur le plateau. Les autres expériences faites par Schwann lui ont donné absolument le même résultat. Ainsi , dans celles qui eurent lieu le plus tôt possible après la préparation de la Grenouille , par conséquent à une époque où l'état normal était le moins troublé , on obtint pour loi que la force du muscle croissait dans la même proportion que l'organe se contractait moins , c'est-à-dire qu'elle diminuait en raison directe de la contraction du muscle. Plus il s'écoulait de temps entre l'opération et l'expérience , plus les résultats s'écartaient. On peut donc conclure que la loi s'applique assez exactement à l'état normal. Cette loi est celle qui régit les corps élastiques. Elle réfute toute théorie qui tend à expliquer la contraction des muscles par une attraction de leurs molécules exercée en vertu d'une des forces attractives à nous connues, dont l'action est telle que la force d'attraction croisse en proportion du rapprochement des molécules, ou, pour parler avec plus de précision, en raison inverse du carré de la distance. Car lorsque la force attractive des molécules du muscle est assez grande pour qu'elles puissent déjà se rapprocher si elles sont fort éloignées les unes des autres, elle augmente encore quand les molécules se sont déjà rapprochées un peu, c'est-à-dire quand le muscle s'est déjà raccourci. C'est donc dans sa longueur normale que le muscle devrait déployer le moins de force, et celle-ci devrait croître à mesure qu'il se raccourcit, de manière à être parvenue au plus haut point d'intensité lorsque la contraction se trouverait arrivée à son dernier terme. Mais les expériences de Schwann démontrent que l'inverse précisément a lieu, puisque c'est quand le muscle a sa longueur normale que sa force est le plus considérable, et qu'au plus haut degré de contraction elle est égale à 0. La théorie de Prevost et Dumas ne saurait non plus se concilier avec cette loi. Le courant électrique qu'ils supposent dans les nerfs, excite un courant magnétique transversal, qui attire la fibre musculaire ; mais cette fibre devrait être attirée avec d'autant plus de force qu'elle se serait déjà rapprochée davantage de la direction du courant, parce que l'attraction magnétique croît aussi à mesure que l'objet attiré se rapproche. Donc, ici également, la force du muscle devrait s'accroître avec son raccourcissement. L'hypothèse de Meissner s'accorde déjà mieux avec la loi. Là ce n'est pas une attraction directe qui opère le raccourcissement du muscle, mais une répulsion des molécules dans la direction transversale de l'organe. Donc, plus le muscle se raccourcit, plus la distance augmente entre les molécules qui se repoussent, et moins la force avec laquelle elles continuent de se repousser doit être grande. Ici, par conséquent la force diminue réellement avec le raccourcissement. Mais Schwann a calculé mathématiquement que, dans cette hypothèse, la force ne pourrait point diminuer en raison directe du raccourcissement.

En terminant cette discussion, il me paraît nécessaire de faire remarquer que tout changement subit de l'état des nerfs musculaires, quelle qu'en puisse être la cause, a pour conséquence l'ébranlement du muscle. La fermeture et l'ouverture de la chaîne galvanique, la destruction soudaine du nerf, la brûlure, l'influence chimique, le tiraillement, toutes ces causes paraissent donner au principe impondérable des nerfs une impulsion en vertu de laquelle il s'élance vers les muscles par un courant ou par des oscillations, que d'ailleurs l'influence extérieure exalte ou diminue la force vitale du nerf. C'est pour cela que des convulsions peuvent survenir dans tous les états des forces vitales, même alors que celles-ci sont réduites à leur moindre expression, parce que le principe nerveux est susceptible, même avant de s'éteindre, de déployer son aptitude à ce mouvement progressif ou oscillatoire, et qu'il entre en mouvement dès que l'état du nerf change. Ceci nous prouve qu'il y a une différence totale entre irritation et augmentation de la force vitale, qu'on peut irriter un corps animal au point de lui causer la mort, et que les narcotiques, tout en détruisant la puissance vitale des nerfs, dont ils changent si violemment l'état matériel, peuvent cependant encore provoquer des symptômes non moins prononcés d'irritation.

Section seconde.

Des différens mouvemens musculaires.

CHAPITRE PREMIER.

Des mouvemens involontaires et volontaires.

Parmi toutes les différences que peuvent présenter les mouvemens musculaires, la plus frappante est celle qu'on remarque entre ceux qui obéissent aux ordres de la volonté et ceux qui ne les reconnaissent pas. Cependant, lorsqu'on approfondit le sujet, on trouve cette distinction moins naturelle qu'elle ne semble l'être au premier aperçu. Les différentes formes anatomiques du tissu musculaire ne parlent point en sa faveur. Il y a, en outre, bien des mouvemens involontaires de muscles qui sont soumis à la volonté, mouvemens dont quelques uns n'ont pas un rhythme moins prononcé que ceux du cœur. Si certains muscles sont entièrement soustraits à l'influence de la volonté, ils ne sont pas pour cela indépendans des états de l'âme, et la division si généralement admise par les physiolog'stes a beaucoup perdu de son intérêt depuis qu'on sait que les nerfs exercent tout autant d'empire sur les mouvemens involontaires que sur les autres. Quoique les muscles de la partie organique du corps se distinguent des autres par la cylindricité de leurs fibres et l'absence de stries transversales sur les faisceaux primitifs, et qu'ils ne reconnaissent pas les ordres de la volonté, cependant la vessie urinaire, qui est susceptible de quelques mouvemens volontaires, ne saurait être séparée d'eux sous le point de vue de sa structure. Les faisceaux des fibres de l'iris n'ont point de rides transversales, et pourtant on peut mouvoir l'iris à volonté en tournant l'œil vers le nez. D'un autre côté, quoique les muscles de la partie animale du corps se distinguent par les rides transversales de leurs faisceaux primitifs et par la forme en chapelet de leurs fibres primitives, et qu'ils soient soumis à la volonté, le cœur établit une seconde exception, puisque sa structure le rapproche de ceux-ci, et que le caractère involontaire de ses mouvemens le place dans la catégorie des précédens. La couleur des muscles ne s'accorde pas non plus avec cette division. Les muscles volontaires sont généralement rouges ; mais s'il y en a quelques uns de rouges chez les Poissons, la plupart y sont pâles. Les muscles mobiles involontaires sont pâles, pour le plus grand nombre, comme ceux de l'intestin ; mais ceux du gésier des Oiseaux et du cœur ont une teinte de rouge foncé, et la tunique musculeuse de la vessie, qui obéit à la volonté, est aussi pâle que celle de l'intestin. Cette différence de coloration ne dépend certainement pas du plus ou moins grand nombre de vaisseaux sanguins, ni de la matière colorante du sang. La substance elle-même des fibres musculaires, qui a de commun avec la matière colorante du sang de devenir plus rouge à l'air, paraît être la cause de cette particularité. A la vérité, la division des muscles en volontaires et involontaires repose plus sur des motifs tirés du système nerveux que sur des motifs empruntés aux

muscles eux-mêmes; mais ici encore l'iris et la vessie urinaire
soulèvent des difficultés. Enfin, si l'on réfléchit que certains
muscles, qui au fond sont soumis à la volonté, se contractent
néanmoins continuellement sans nul concours de sa part,
comme le sphincter de l'anus; que quelques uns de ceux de
la partie animale du corps sont susceptibles de mouvemens
volontaires chez un très-petit nombre seulement d'hommes,
comme le crémaster ; que tous les muscles aux ordres de la
volonté sont fréquemment soumis à des mouvemens involontaires, soit par réflexion, soit par association, comme dans le
rire, le bâillement, les soupirs, mais plus encore dans le jeu
des passions ; on trouve qu'il existe assez de raisons pour
adopter une division dont les élémens se rapportent davantage aux causes internes des divers mouvemens. Comme l'é-
tablissement de l'ordre des mouvemens involontaires repose
sur un caractère purement négatif, quelques physiologistes
ont admis une distinction meilleure, celle des mouvemens en
automatiques et involontaires. Cependant il y a tant d'espèces
de mouvemens involontaires différentes sous le point de vue
des causes, que cette division ne semble pas non plus être
d'une grande utilité. En effet, quelle différence n'y a-t-il
pas entre les mouvemens automatiques et rhythmiques du
cœur et des muscles respirateurs, et les mouvemens réflectifs ? La classification suivante est celle qui paraît faire le
mieux ressortir les causes diverses des mouvemens musculaires.

**I. Mouvemens déterminés par des irritations hétérogènes,
externes ou internes.**

Par irritations hétérogènes, j'entends ici toutes les causes
de mouvement autres que la simple impulsion du principe nerveux lui-même. Généralement parlant, ces irritations n'agissent point dans l'état de santé : il y a cependant des cas où
elles sont normales, comme l'influence de la bile ou des ex-

crémens sur les mouvemens de l'intestin, celle de l'urine sur la vessie, etc. Un changement de l'état des nerfs musculaires est une condition nécessaire du mouvement. Peu importe que la cause arrive aux nerfs des parties centrales du système nerveux, ou de leurs vaisseaux, ou de l'extérieur. Tous les muscles de la partie animale et de la partie organique du corps sont susceptibles de ces mouvemens : ils ont lieu involontairement, que les muscles d'où ils ressortent obéissent ou non d'ailleurs à la volonté. L'irritation peut s'exercer sur trois points différens.

1° Sur le muscle lui-même. Dans ce cas, les nerfs qui se répandent dans le muscle sont affectés les premiers, et la convulsion arrive comme conséquence. Le cœur, le canal intestinal, la vessie, tous les muscles soustraits à la volonté, comme tous ceux qui lui obéissent, se contractent par le fait d'une irritation extérieure. La seule différence consiste en ce que les irritations extérieures ne déterminent pas toujours, dans les muscles organiques dépendans du nerf grand sympathique, des convulsions rapides et instantanées comme celles qu'elles provoquent dans les muscles du système animal, et que tantôt la contraction à laquelle elles donnent lieu s'établit et s'accroît avec lenteur, comme à l'intestin et à la matrice des animaux, n'atteint son maximum que long-temps après la cessation de l'irritation, et survit à cette dernière, tantôt le mode et la rapidité du rhythme des organes qui en observent un dans leurs contractions, comme le cœur, se trouvent changés pour un laps de temps plus ou moins long. La propagation du mouvement du principe nerveux paraît donc se faire avec beaucoup plus de lenteur dans le grand sympathique que dans les nerfs de la vie animale, dont l'irritation détermine des effets instantanés, qui n'ont pas plus de durée qu'elle.

2° Sur le nerf. L'irritation de la portion du nerf située hors du muscle a le même résultat que celle qui porte sur ce dernier. Le fait a lieu constamment pour les nerfs de la vie

I.   34

animale ; quant à ce qui concerne ceux de la vie organique ,
on ne l'a découvert que dans ces derniers temps. Humboldt est parvenu à changer les battemens du cœur par la
galvanisation des nerfs cardiaques, et Burdach par l'application de la potasse caustique au ganglion cervical inférieur. Après avoir mis à découvert le canal intestinal d'un
Lapin , j'ai ravivé le mouvement péristaltique, qui s'était
déjà ralenti , en galvanisant le ganglion cœliaque au moyen
de la pile. Mais , en touchant le ganglion avec de la potasse caustique , on démontre le fait de la manière à la
fois la plus facile et la plus évidente. C'est une des meilleurs expériences de la physiologie. Quand les mouvemens de
l'intestin d'un Lapin, que l'impression de l'air rend d'abord
beaucoup plus vifs, commencent à se calmer, si l'on applique
de la potasse caustique sur le ganglion cœliaque , ils se reproduisent bientôt avec un surcroît d'intensité. Là encore on
s'aperçoit que le mouvement du principe nerveux est plus
lent, mais plus persistant, dans le nerf grand sympathique; car
le mouvement de l'intestin n'arrive à son maximum qu'au
bout de quelques instans , et il persiste très-long-temps.

3° Sur les organes centraux. L'application des irritans aux
organes centraux entraîne les mêmes résultats. Les mouvemens ont toujours lieu dans les muscles dont les nerf dépendent
de la partie irritée du cerveau ou de la moelle épinière.
D'après les expériences de Wilson Philip , le mouvement
du cœur peut être changé par l'irritation d'une partie quelconque de l'encéphale ou du prolongement rachidien, tandis
que celle de certaines parties de ces organes entraîne toujours
des convulsions dans certains muscles. Mais il y a une différence importante, qui tient à la nature de l'irritation matérielle. Certaines influences déterminent des convulsions ,
qu'on les mette en contact avec les muscles, avec les nerfs,
ou avec les organes centraux ; telles sont les stimulus mécaniques, la chaleur, l'électricité, les alcalis, etc. D'autres

n'en provoquent que quand elles agissent sur les centres du système nerveux par l'intermédiaire de la circulation, comme les narcotiques. Un narcotique peut bien, quand on l'applique sur un muscle ou un nerf, éteindre d'une manière locale l'irritabilité de cet organe, mais jamais alors il ne donne lieu à des convulsions, tandis qu'il en détermine de très-violentes lorsqu'il agit par le sang sur le cerveau ou la moelle épinière, et ce qui prouve que, dans ce cas, la cause des phénomènes convulsifs siége aux organes centraux, c'est qu'en coupant les nerfs du membre convulsé, le tétanos cesse dans toutes les parties dont les cordons nerveux ne communiquent plus avec la moelle épinière.

II. Mouvemens automatiques.

Cette rubrique comprend tous les mouvemens qui, indépendans des actions de l'âme, sont continus, ou affectent un rhythme régulier, et qui, les uns comme les autres, dépendent de causes naturelles, compatibles avec la santé, dont les nerfs ou les organes centraux sont le siége. Les mouvemens rhythmiques se partagent en deux classes, suivant que leur principe réside dans le grand sympathique ou dans les organes centraux du système nerveux. Jamais les mouvemens rhythmiques réguliers n'ont leur source dans les seuls nerfs de la vie animale.

A. *Mouvemens automatiques qui dépendent du nerf grand sympathique.*

1° Nerfs dont les faisceaux primitifs offrent des rides transversales. Le cœur.

2° Muscles dont les faisceaux primitifs ne présentent pas de rides transversales. Le canal intestinal, la matrice, la vessie urinaire.

Les mouvemens automatiques des premiers sont prompts, instantanés, et se succèdent avec rapidité, comme dans les muscles de la vie animale pourvus de stries transversales. Ceux des seconds sont lents : les convulsions n'y atteignent jamais leur maximum que peu à peu, elles durent long-temps, et les périodes du repos sont beaucoup plus longues. On ignore si cette différence tient à la structure des fibres musculaires ou à l'influence nerveuse. Ce qui semblerait donner à penser, jusqu'à un certain point, qu'elle dépend de la première circonstance, c'est que la vessie urinaire, quoique mobile en vertu de la volonté, diffère néanmoins des muscles volontaires en ce que ses mouvemens ne peuvent point affecter le caractère convulsif. Du reste, ils ne se trouvent compris ici parmi les mouvemens automatiques, que parce qu'ils s'accroissent d'une manière périodique lorsque le réservoir est rempli. Dans les mouvemens automatiques du système organique, on remarque partout une certaine succession des contractions ; l'une des parties de l'organe se contracte plus tôt que l'autre, et le mouvement marche avec régularité suivant une certaine progression, jusqu'à ce que la période soit accomplie. Dans le cœur de la Grenouille, il commence aux veines caves, puis se propage aux oreillettes, aux ventricules et au bulbe de l'aorte. Au canal intestinal il marche de haut en bas, d'une manière vermiforme ; mais une période n'est point écoulée entièrement, que la suivante reprend, et que les parties recommencent à se contracter dans le même ordre. Le mouvement rhythmique débute à l'œsophage, dont la partie inférieure, d'après les observations de Magendie et les miennes, se resserre, puis se dilate de temps en temps. A l'estomac, le mouvement est proportionnellement très-faible. Il présente aussi un caractère vermiforme à la matrice, du moins après l'application des irritans, comme je l'ai vu chez les Rats ; d'ailleurs les mouvemens de la matrice ne s'observent que pendant l'accouchement ; il est rare que, durant la grossesse, on en remarque de faibles, ayant l'apparence de spasmes. Quand des irritans agissent sur des organes doués de mouvemens automatiques, ceux-ci conservent généralement leur ordre normal de succession ; c'est seulement lorsque l'irritation s'accroît beaucoup, que la succession change, et qu'on voit survenir un mouvement antipéristaltique ; mais celui-ci peut aussi se manifester au milieu d'accidens cérébraux, quand l'influence nerveuse vient à être suspendue. Toutes les fois que des organes susceptibles de mouvemens automatiques sont irrités, la période change aussi, et les mouvemens deviennent plus intenses ; le cœur bat avec plus de force et de fréquence, quand une irritation externe ou interne agit sur lui. Si de fortes maladies aiguës font sur les organes centraux une vive impression, aux suites de laquelle on donne le nom de fièvre, non seulement le cœur se meut plus fréquemment, mais encore le mode de contraction des fibres est changé, ce qui rend le pouls dur. Aussi le pouls demeure-t-il dur, fort et fréquent, tant que les forces conservent leur intégrité. A mesure que celles-ci diminuent, l'impression de la maladie sur les organes centraux subsistant toujours, les battemens du cœur ne reviennent point à l'état normal, il est vrai, de sorte que le pouls reste dur, mais ces battemens perdent de leur force, et le pouls devient faible, tout en augmentant de fréquence. Un pouls dur, plein et fréquent annonce donc, dans les maladies aiguës, une vive impression sur les organes centraux, sans changement essentiel des forces vitales ; un pouls dur, faible et fréquent est le signe d'une déperdition de forces proportionnée à l'accroissement de ce symptôme. Dans beaucoup d'affections sans inflammation, les battemens du cœur deviennent plus fréquens, lorsque les fonctions des organes centraux sont suspendues, comme dans la syncope et l'apoplexie. Les irritations externes ou internes du canal intestinal rendent les mouvemens de ce tube plus forts et plus rapides, comme on le remarque quand la cavité abdominale est ouverte, ou dans le cas d'irritation de la membrane muqueuse (diarrhée). Les irritations spinales font naître des mouvemens automatiques spasmodiques du canal intestinal et de la matrice. Le même changement s'observe, du moins dans le tube digestif, à la suite des irritations du grand sympathique, comme le prouvent les résultats de l'application de la potasse caustique sur le ganglion cœliaque des Lapins.

Plusieurs des organes qui exécutent des mouvemens automatiques ont des sphincters. Pendant que les contractions de ces organes s'accroissent périodiquement, les sphincters sont continuellement fermés, comme celui de la vessie, ou l'orifice de la matrice avant la parturition. Mais, à force de pousser leur contenu vers l'anneau musculaire qui ferme l'issue, les conduits finissent par en vaincre la résistance et le dilater. L'antagonisme des conduits et des sphincters tient évidemment moins aux appareils musculaires qu'au mode de l'action nerveuse exercée sur les uns et sur les autres. C'est ce mode qui est cause que le museau de tanche et le sphincter de la vessie demeurent fermés pendant que les mouvemens des sacs s'accroissent périodiquement, dans la matrice sous la forme de douleurs, dans la vessie sous celle d'envies d'uriner. En admettant, comme Reil le faisait, une polarité entre le fond et le col de la matrice, on ne rend pas la chose plus claire. La distension des sphincters paraît s'effectuer en grande partie par suite de la pression exercée sur eux; le museau de tanche s'ouvre, comme le sphincter de l'anus cède à la pression des excrémens. Après l'expulsion du contenu, le sac et le sphincter reviennent peu à peu sur eux-mêmes. Cette contraction paraît ne point être périodique aux sphincters, et suivre une progression périodique dans les sacs; les douleurs que les femmes éprouvent après l'accouchement sont l'expression de ces contractions rhythmiques.

La cause finale des contractions rhythmiques des muscles organiques tient au mode du conflit entre les muscles et le nerf grand sympathique. Ces mouvemens automatiques diffèrent essentiellement en cela de ceux des muscles de la vie animale. Le cœur continue ses mouvemens rhythmiques , même après avoir été séparé du corps ; ils ne dépendent point du sang , puisqu'ils s'exécutent avec non moins de régularité dans le cœur qui ne contient point de ce liquide ; ils ne tiennent pas non plus à l'irritation de l'air , car ils continuent dans le vide. Le mouvement péristaltique du tube digestif persiste après l'excision du canal ; et on l'a vu persévérer, dans l'oviducte arraché du corps d'une Tortue, jusqu'à ce que les œufs eussent été expulsés.

Les nerfs organiques qui se distribuent à la substance musculaire jouent le rôle principal dans ces mouvemens automatiques des parties détachées du corps , et les muscles qui les exécutent ne se contractent pas d'une manière rhythmique indépendamment des nerfs, comme le croyait Haller. On peut le conclure des résultats de l'examen auquel je me suis livré précédemment , et duquel il suit que le conflit des nerfs et des muscles est nécessaire à l'accomplissement de la contraction musculaire, comme aussi du fait que le mode de contraction du canal intestinal charge pour un laps de temps assez long lorsqu'on applique des irritans , par exemple de la potasse caustique , sur le ganglion cœliaque. La cause du rhythme peut résider ou dans les fibres musculaires , ou dans les fibres nerveuses. Si elle a son siége dans les fibres musculaires , l'action du principe nerveux est continuelle , mais les fibres du cœur perdent leur faculté de se contracter après chaque contraction instantanée, et la recouvrent par l'effet d'un repos très-court, pendant lequel le principe nerveux agit de nouveau sur elles. Si la cause du rhythme réside dans les fibres nerveuses , la réceptivité des fibres musculaires est continuelle , et le principe nerveux n'y afflue que d'une manière périphérique , par l'effet de causes inhérentes aux nerfs eux-mèmes. La première hypothèse , suivant laquelle le cœur perdrait à chaque instant, ou quatre-vingts fois par minute, son aptitude à ressentir l'influence du principe nerveux , pour la recouvrer autant de fois dans le même laps de temps, est invraisemblable, puisque tous les autres muscles se meuvent d'une manière durable quand l'irritation persiste. Un si prompt rétablissement de la receptivité par l'effet du seul repos n'est pas moins improbable, attendu que, pour rétablir dans les muscles fatigués l'aptitude à ressentir les irritations, il faut non seulement du repos, mais encore l'influence du sang pendant la circulation. Mais le cœur continue ses mouvemens rhythmiques alors même que ses cavités sont vides de sang et qu'on l'a détaché du corps, en sorte que le sang artériel ne puisse plus affluer dans ses capillaires.

La seconde hypothèse, celle que la réceptivité du cœur est permanente, mais l'action du principe nerveux sur l'organe périodique, réunit plus de probabilités en sa faveur. Elle mérite donc que nous l'examinions plus en détail. En agissant sur le ganglion cœliaque, on peut faire reprendre le caractère péristaltique au mouvement déjà éteint du canal intestinal, par conséquent lui rendre son rhythme, et lui imprimer une plus grande force. De là semble résulter que ce ganglion prend part à la production du mouvement rhythmique. Mais, comme, dans l'expérience précitée, la potasse caustique le détruit et le frappe de mort, quoique les mouvemens rhythmiques provoqués persistent pendant long-temps, il faut que les portions des nerfs intestinaux qui avoisinent le ganglion possèdent aussi cette faculté, et ils en jouissent effectivement, puisque le canal intestinal détaché du mésentère conserve encore l'aptitude au mouvement péristaltique. L'influence que le ganglion cœliaque exerce sur la production de mouvemens périodiques doit d'autant plus appartenir également aux nerfs qui se répandent dans les muscles organiques, qu'en examinant avec soin les branches du grand sympathique, on y découvre très-souvent de petits renflemens secondaires, disséminés sans régularité. Retzius a vu de très-petits ganglions sur les filets du grand sympathique qui se rendent

au nerf trijumeau. J'en ai également rencontré, dans un rameau
de communication entre le grand sympathique et l'un des
nerfs dorsaux, de très-petits, qui n'étaient visibles qu'à la
loupe. Les branches du plexus hypogastrique que j'ai vues se
rendre, chez le Cheval et l'homme, à la partie la plus postérieure des corps caverneux de la verge, présentent aussi, à
une certaine distance de leur entrée, de petits renflemens
ganglionnaires, qui, chez l'homme, sont placés au voisinage
de l'extrémité postérieure de la prostate. Lorsqu'on examine
avec soin de grandes étendues du nerf sympathique, il n'est
pas rare qu'on découvre de très-petits ganglions, en détachant les faisceaux fibreux les uns des autres. Remak a souvent isolé, sur le trajet des nerfs sympathiques, de petits
renflemens, qu'on distingue très-bien à l'œil nu. Schwann en a
aperçu, séparés les uns des autres par de grandes distances,
sur les filets microscopiques du grand sympathique, dans les
mésentère du *Bufo igneus.* Il ne faut pas confondre ces petits
ganglions avec les varicosités des fibres primitives du grand
sympathique, observées par Ehrenberg.

D'après tout ce qui précède, ma conclusion est celle-ci.
Le mouvement automatique des muscles organiques dépend
d'abord, comme tout mouvement volontaire, de l'impulsion
du principe nerveux, ce qui a été démontré ; la cause du
rhythme de ce mouvement n'est pas dans la nature des fibres
musculaires, mais dans celle du système nerveux appartenant en propre aux muscles organiques, ce qui a été prouvé ;
le ganglion cœliaque a le pouvoir, quand il est irrité, de déterminer des mouvemens péristaltiques de l'intestin, ce qui
a été également démontré ; la nature ganglionnaire du grand
sympathique paraît se continuer sur toutes les ramifications
de ce nerf, et l'aptitude de l'intestin aux mouvemens péristaltiques persiste alors même que cet organe a été détaché
du mésentère : donc les filets du grand sympathique qui se
distribuent au canal intestinal lui-même ont encore le pouvoir

de provoquer des mouvemens périodiques. Ce qui est vrai des mouvemens péristaltiques de l'intestin, l'est aussi des mouvemens rhythmiques du cœur : le premier mouvement du cœur, quand il se trouve encore réduit à la simple condition d'un sac, est péristaltique. Il paraît donc que l'aptitude du nerf grand sympathique à déterminer des mouvemens périodiques, appartient non seulement à ses gros ganglions, mais encore à ses moindres parties qui se distribuent dans l'intérieur des organes ; et cela explique pourquoi le cœur, le canal intestinal, l'ovaire de la Tortue continuent d'observer un rhythme déterminé de mouvement après qu'on les a séparés du corps.

Une question se présente. N'est-il pas possible d'expliquer d'une manière satisfaisante, au moyen d'une hypothèse, comment il se fait que l'impulsion du principe nerveux dans les parties auxquelles le nerf grand sympathique distribue ses filets, observe un rhythme dans son action interrompue ? Les hypothèses sont permises dans une science exacte et reposant sur les faits, toutes les fois qu'on ne peut encore arriver à une explication définitive : il faut seulement que la théorie hypothétique ne soit point contraire aux faits, qu'elle se concilie, au contraire, avec eux, et qu'elle ouvre un champ nouveau à d'ultérieures investigations. Ce qui suit me semble être une hypothèse de ce genre.

Supposons que des courans du principe nerveux impondérable aient lieu continuellement dans le nerf grand sympathique, depuis le centre, ou le point d'origine, jusqu'à la périphérie, aux organes. Comment se fait-il que, de continu, le mouvement devienne périodique ? La mécanique nous offre beaucoup d'exemples d'une telle transformation. Empruntons une comparaison à un fluide impondérable. Lorsqu'on rapproche jusqu'à une certaine distance de l'électromètre de Bohnenberger, un corps chargé d'électricité, la lamelle d'or s'incline vers l'une des colonnes ; si le courant électrique qui arrive à l'électromètre est assez fort, la lame d'or est attirée vers le pilier jusqu'au point d'entrer soudainement en contact avec lui; si le courant n'est pas assez fort, la lamelle demeure chargée, et flotte vers l'une des colonnes, sans y atteindre. L'électricité y reste enchaînée, malgré la tendance à la réunion des deux fluides. Ce n'est que quand de nouvelles quantités d'électricité parviennent du dehors à la lamelle, qu'arrive le maximum, terme où celle-ci ne peut plus retenir le fluide dont elle se trouve chargée, et l'abandonne subitement au pilier. L'envoi continuel d'étincelles qu'une machine électrique qu'on ne cesse de tourner fait à un conducteur peu distant, est plus instructif encore sous ce rapport. Le demi-conducteur compris entre le conducteur de la machine et le conducteur qu'on en a rapproché, c'est-à-dire l'air atmosphérique sec, empêche l'électricité continuellement excitée dans la machine de s'écouler par un jet continu : aussi se décharge-t-elle périodiquement sur le conducteur, chaque fois qu'elle s'est accumulée en assez grande quantité pour pouvoir traverser le demi-conducteur. Ce que je rapporte ici n'est qu'une image : il n'entre pas dans ma pensée de comparer à l'électricité le principe qui agit dans les nerfs, et je crois même avoir suffisamment réfuté toute hypothèse qui reposerait sur un semblable parallèle. Mais l'image fournit un moyen de se faire une idée approximative du mode de mouvement du principe nerveux dans les nerfs sympathiques. On a souvent comparé les ganglions du grand sympathique à des demi-conducteurs. Nous avons vu que le principe nerveux se meut avec beaucoup plus de lenteur dans ce nerf que dans ceux de la vie animale. C'est là un fait. Car, quand on touche avec de la potasse caustique le ganglion cœliaque d'un Lapin dont le canal intestinal commence à ne plus laisser apercevoir le mouvement péristaltique auquel l'action de l'air avait d'abord imprimé un redoublement d'énergie, quelques secondes suffisent pour redonner une nouvelle force à ce mouvement, mais il n'atteint son maximum que beaucoup plus tard, et dure en général très-long-temps. Cette lenteur du mouvement du principe nerveux dans le nerf grand sympathique indique un obstacle à la transmission, qui n'existe pas dans les nerfs de la vie animale, où la réaction du muscle succède à l'irritation du nerf avec une rapidité qu'on ne saurait mesurer. On peut donc réellement comparer les nerfs sympathiques à des demi-conducteurs ou des demi-isolateurs, que la cause retardatrice ou isolante réside dans les ganglions ou dans les fibres nerveuses elles-mêmes. Ceci accordé, on voit pourquoi la transmission du fluide s'opère ou s'accroît d'une manière périodique. Les parties ganglionneuses du grand sympathique, qui agissent comme demi-conducteur, cherchent à retenir le fluide nerveux. Le courant général, qui suit la distribution périphérique des nerfs, tend, au contraire, à pousser jusqu'aux muscles organiques. Lorsque certaines parties du nerf sympathique, agissant comme demi-conducteur, ont arrêté une certaine quantité du principe nerveux, elles la retiennent jusqu'à ce que le principe nerveux qui afflue vers elles ait atteint le maximum qu'elles peuvent enchaîner; alors elles l'abandonnent subitement aux muscles organiques, et le jeu recommence. Si ce phénomène a lieu dans le nerf grand sympathique jusqu'à sa distribution périphérique dans les muscles, les ganglions, qui le répètent fréquemment en petit, doivent jouer en cela un rôle principal, comme demi-conducteurs ou isolateurs imparfaits du principe nerveux. Je répète encore que je m'abstiens rigoureusement d'identifier le fluide nerveux et le fluide galvanique; car, pour le répéter de nouveau, les isolateurs et les conducteurs du premier ne sont pas ceux du second.

Les mouvemens qui dépendent du nerf grand sympathique n'ont pas tous un type intermittent; quelques uns, comme ceux des muscles sphincters, ont en un continu. Ici la transmission du principe nerveux ne souffre pas d'interruption. Le sphincter de la vessie est presque toujours actif, et son activité ne s'interrompt que pour de courts espaces de temps. Il est digne de remarque que cet effet a lieu précisément dans un organe dont les nerfs appartiennent non seulement au système organique, mais encore au système animal, qui permet au principe nerveux de former un courant continu. La vessie urinaire reçoit ses nerfs à la fois du plexus hypogastrique, et des troisième et quatrième paires sacrées. La contraction continue de son sphincter dépend moins aussi du grand sympathique que du système nerveux animal et des organes centraux. La contractilité de ce muscle est anéantie dans les maladies du cerveau et de la moelle épinière. Tandis que les mouvemens placés sous l'influence exclusive du nerf grand sympathique, se maintiennent indépendamment du cerveau et de la moelle épinière, qu'ils persistent même dans des parties séparées du corps, le sphincter de la vessie se trouve frappé de paralysie aussitôt après la section de la moelle épinière, tout comme celui de l'anus, dont les mouvemens reconnaissent l'empire de la volonté.

Si les nerfs organiques ont la faculté de retenir le principe nerveux et de ne point le laisser s'échapper rapidement, on conçoit d'après cela pourquoi les organes qui reçoivent des filets du grand sympathique conservent leurs mouvemens pendant long-temps encore, indépendamment du cerveau et de la moelle épinière. Cependant ces organes ne sont pas totalement et pour long-temps indépendans des parties centrales du système nerveux. Après des veilles prolongées, et dans les maladies aiguës qui s'accompagnent d'une forte impression sur les organes centraux, on s'aperçoit plus tard de cette influence, qui ne peut pas se prononcer aussi vite que dans les parties pourvues de conducteurs appartenant au système animal ; en effet, dans ces cas, la force du cœur et d'autres muscles organiques se trouve épuisée.

B. *Mouvemens automatiques qui dépendent des organes
centraux.*

Comme les muscles agissent dans la respiration involontaire
et dans les mouvemens volontaires, on devait se trouver conduit à penser que les deux espèces de mouvemens exécutés
par les muscles sont dus à l'influence des nerfs différens. Ch.
Bell a voulu établir que l'un des mouvemens peut y être
aboli, tandis que l'autre persiste. Lorsqu'il disait à un hémi-
plégique de lever les épaules, ce malade ne pouvait, malgré
tous ses efforts, soulever que l'épaule du côté sain. Les mouvemens volontaires de la poitrine étaient abolis du côté malade, et néanmoins, quand Bell faisait exécuter une inspiration
profonde au sujet, l'épaule du côté malade s'élevait, aussi
bien que celle du côté opposé. Ce fait prouve seulement que
l'homme qui a le pouvoir de faire une inspiration profonde,
possède encore l'empire de la volonté sur ces muscles. Mais,
Ch. Bell l'expliquait en disant que le nerf accessoire, qui se
distribue au trapèze et au sterno-cléido-mastoïdien, peut être
paralysé comme nerf de la respiration, tandis que les branches des nerfs spinaux qui se rendent à ces muscles conservent
leur action; dans cette hypothèse, les deux muscles peuvent
perdre la faculté de contribuer à la respiration en débarras-
sant la poitrine du poids des épaules, sans que le mouvement
volontaire soit aboli, et *vice versá.* Bell pratiqua la section du
nerf accessoire sur un Ane, et remarqua que les muscles trapèze et sterno-cléido-mastoïdien cessaient de se contracter
pendant la respiration, bien qu'ils conservassent leurs mouvemens volontaires. Pour ce qui concerne le nerf accessoire,
on peut accorder le fait, quoiqu'il ne soit pas encore suffisamment démontré, et qu'à coup sûr ce nerf puisse, tout aussi
bien que les spinaux, solliciter le muscle trapèze à des mouvemens purement volontaires. Beaucoup de muscles respiratoires, comme, entre autres le diaphragme, ne reçoivent

qu'une seule espèce de nerfs , et rien n'autorise à penser que
ces nerfs renferment des fibres spéciales consacrées aux mouvemens respiratoires , en outre d'autres fibres chargées de
présider aux mouvemens volontaires. Nous agissons sur les
mêmes fibres nerveuses quand nous respirons involontairement suivant un rhythme déterminé , et lorsque nous chan-
geons ce rhythme par un acte de notre volonté.

La cause du type et du rhythme de ces mouvemens ne réside point dans les nerfs des muscles de la vie animale , mais
dans le cerveau et la moelle épinière. Les nerfs cérébraux et
spinaux se comportent à leur égard comme simples conducteurs des déterminations émanées de l'encéphale et du prolongement rachidien ; ces conducteurs viennent-ils à être coupés , le mouvement automatique cesse. Telle est la relation du
diaphragme et de tous les muscles respiratoires avec leurs
nerfs ; telle est aussi l'action du sphincter de l'anus , etc. Les
mouvemens automatiques de la vie animale qui se rapportent
ici ont egalement un type ou intermittent ou continu. Dans le
premier cas, sont les muscles respiratoires , et dans le second
les mouvemens des sphincters. Tous les mouvemens dont il
s'agit en ce moment sont exécutés par des muscles qui , indépendamment de leur motilité automatique, sont encore soumis
à la volonté.

I. Mouvemens automatiques du système animal à type intermittent.

Aux mouvemens respiratoires appartiennent ceux du diaphragme , des muscles abdominaux , des muscles pectoraux,
et des muscles du larynx qui ouvrent et ferment la glotte. Il
s'y joint, en outre , dans certaines circonstances , des mouvemens de la face , et quelquefois , pendant le sommeil , des
mouvemens du voile du palais. Les nerfs qui entrent alors en
jeu sont , dans les cas ordinaires , le phrénique , l'accessoire ,
le vague, une grande partie des spinaux , et, pour les mouvemens respiratoires de la face , le facial. La paire vague ne

prend qu'une faible part aux mouvemens. Bien qu'elle soit chargée de pourvoir l'organe dans lequel s'accomplit le travail chimique de la fonction , le poumon, son rôle , par rapport à la respiration , se réduit à l'empire qu'elle exerce sur les mouvemens des petits muscles du larynx, encore même provient-il uniquement des filets qu'elle reçoit du nerf accessoire. Les poumons n'ont rien à faire avec les mouvemens respiratoires : toute la partie inférieure de la paire vague , qui est la plus considérable, ne possède pas d'influence motrice , même sur l'estomac , et les fonctions de ce nerf, dans les poumons, consistent évidemment à régler les sensations de ces organes, à leur amener une certaine quantité de fibres organiques du grand sympathique pour régulariser les phénomènes chimiques. Tous les mouvemens respiratoires d'une espèce , par quelque nombre de nerfs qu'ils soient provoqués , ont lieu en même temps : ils doivent donc avoir une cause commune. Or Legallois a prouvé que cette cause réside dans la moelle allongée. En séparant la moelle allongée de la moelle rachidienne , on suspend l'influence de la première sur tous les nerfs respiratoires qui naissent de la seconde au dessous de la section ; toute lésion de la moelle épinière qui a lieu au dessus de l'origine du quatrième nerf cervical, supprime la part que le nerf phrénique prend à la respiration. Celle de la paire vague persiste , tant qu'on n'offense pas l'origine de ce nerf à la moelle allongée ; dès qu'on la coupe , la glotte cesse de se mouvoir. Mais la source de tous les mouvemens respiratoires simultanés se trouve détruite par une lésion de la moelle allongée , tandis que la lésion des parties cérébrales situées au devant de cette dernière ne portent point atteinte aux mouvemens rhythmiques de la respiration. La cause de l'affection rhythmique de tous ces nerfs , qui , d'ailleurs , sont susceptibles aussi d'obéir aux ordres de la volonté , réside donc dans la moelle allongée, qu'ils naissent du reste ou du cerveau ou de la moelle épinière. Quelle idée doit-on se faire de ce rhythme? Consiste-t-il en une seule excitation des muscles inspirateurs, qui agit périodiquement, ou bien en deux excitations consécutives et alternatives, d'abord des inspirateurs, puis des expirateurs? Le problème serait plus simple si le premier cas avait lieu. En effet, la respiration d'un homme parfaitement tranquille, en tant qu'elle est produite par des mouvemens vivans, ne se compose que d'inspirations périodiques au moyen du diaphragme, des muscles de la poitrine et de ceux de larynx. L'expiration a lieu par l'élasticité et l'abaissement spontané des parties précédemment distendues et soulevées. La pression des muscles, par exemple de ceux du bas-ventre, joue un rôle ici, mais peut-être seulement en tant qu'elle porte sur les viscères abdominaux, qui, de cette manière, sont refoulés en arrière, soulèvent le diaphragme, et rétrécissent ainsi la cavité thoracique. Quelquefois, lorsque l'inspiration a lieu d'une manière abrupte et soudaine, par l'effet de causes internes, l'expiration ne change pas pour cela de rhythme, et s'effectue peu à peu, comme de coutume. Cependant, toutes les fois que l'inspiration s'exécute avec plus de force et de fréquence sous l'influence d'un état irritatif, le mouvement de l'expiration devient actif aussi, de sorte qu'alors le rhythme des mouvemens respiratoires provoqué dans la moelle épinière offre deux temps distincts, comme le battement du cœur : chez les Grenouilles, ce rhythme a même régulièrement trois temps, tandis que le battement du cœur en présente quatre, depuis le mouvement des veines caves jusqu'à celui du bulbe de l'aorte. Si nous voulons traduire tout ce qui précède en langage physiologique, il faut dire que, durant la respiration, il s'opère dans la moelle allongée une décharge du principe nerveux vers tous les muscles inspirateurs, et que, bientôt après, du moins fréquemment, a lieu un mouvement, soit courant, soit oscillation, de ce principe vers les muscles expirateurs. La recherche des causes de ce mouvement embrasse deux questions.

1° Qui est ce qui excite la moelle épinière à opérer ces décharges du principe nerveux vers les nerfs respiratoires, après la naissance, puisque rien de semblable n'a lieu chez le fœtus? Ou la cause excitatrice est dans des sensations qui partent des organes respiratoires, et qui, en suivant la paire vague, vont faire impression sur la moelle allongée; ou bien elle tient à l'action du sang artériel sur cette portion si éminemment irritable du système nerveux. La sensation que l'air atmosphérique cause dans les poumons et le besoin de respirer senti par ces organes ne sauraient être la cause ni au moment de la première respiration, ni plus tard; c'est ce que prouvent des expériences faites par moi sur des Lapins, où j'ai rendu ces sensations impossibles en coupant les deux nerfs vagues et les rameaux laryngés supérieurs, même en détachant totalement le larynx, sans que le rhythme des mouvemens respiratoires discontinuât pendant plusieurs heures, jusqu'à la mort de l'animal. La théorie de Kind, qui considère la respiration comme un mouvement réflectif, dû à l'irritation que l'air atmosphérique produit sur les nerfs de la peau et qui se transmet à la moelle épinière, n'est pas très-vraisemblable. Une Grenouille dépouillée de toute sa peau n'en continue pas moins de respirer comme auparavant. Peu importe qu'une Grenouille ait le corps entouré d'air ou d'eau, elle n'en respire pas moins bien, pourvu que sa tête se trouve dans l'air. Si l'irritation de la peau par l'eau suffisait pour provoquer les mouvemens respiratoires, le fœtus des Mammifères devrait en exécuter aussi dans la matrice. Il est donc évident que la cause de la première respiration, et de toutes celles qui suivent, est de nature à ne pas pouvoir agir sur le fœtus, mais à exercer son action sur l'enfant aussitôt après la naissance, et qu'elle ne tient point à la sensation de l'irritation que détermine l'air atmosphérique soit dans le poumon, soit à la peau. Elle ne saurait être autre que le sang artériel, qui se produit dès que l'air pénètre dans l'organe pulmonaire, qui, en moins

d'une minute, arrive au premier mobile de tous les mouvemens respiratoires, la moelle allongée, et qui excite cette
partie du cerveau à décharger le principe nerveux dans les
nerfs respiratoires placés sous sa dépendance. Telle est la
cause continuelle des mouvemens respiratoires durant la
vie entière, et ce qui le démontre, c'est qu'en tenant des
Grenouilles plongées pendant quelques heures dans du
gaz hydrogène, je les voyais, au bout de quelque temps,
cesser de respirer, quoiqu'elles vécussent encore : d'abord les
mouvemens respiratoires reparaissent chez elles pour quelques
instans, lorsqu'on les fait rouler dans le vase clos ; plus tard,
elles semblent asphyxiées : si, au bout de deux ou trois heures,
on les reporte à l'air atmosphérique, elles ont l'apparence
d'être complétement mortes, et l'on n'observe en elles aucune
trace ni de mouvement ni de sentiment. Qu'on ouvre alors la
poitrine : si le cœur ne bat plus, l'animal ne revient pas à la
vie ; si le cœur bat encore, fût-ce même à des intervalles fort
éloignés, d'une demi-minute à une minute entière, il suffit
de laisser la Grenouille tranquille pour la voir, en général,
se ranimer, sans nulle excitation du dehors, si ce n'est l'oxidation graduelle du sang dans les vaisseaux pulmonaires, dont
le défaut était la cause de l'asphyxie. Quelque faibles et
rares que puissent être les battemens du cœur, le sang chargé
d'oxygène finit cependant par arriver de nouveau à l'encéphale, à la moelle allongée, et celle-ci recommence à fournir un écoulement de principe nerveux. Les premiers signes
du retour à la vie s'annoncent par la rétraction des pattes
quand on en pince la peau ; bientôt la Grenouille respire de
temps en temps, et au bout de quelques heures elle a repris
toute sa vivacité. Ainsi le sang artériel est la cause qui excite
la moelle allongée à décharger le principe nerveux dans les
muscles respiratoires.

2° Quel est le régulateur du rhythme des mouvemens respiratoires ? L'incitation de la moelle allongée par le sang artériel est continue, et quoiqu'à chaque battement du cœur, le sang coule avec une impulsion plus forte dans les petites artères, cet accroissement saccadé de son mouvement n'est point en rapport avec les périodes du mouvement respiratoire. Comment l'incitation continue de la moelle épinière se transforme-t-elle en un mouvement périodique du principe nerveux de cet organe? Au premier abord, la question semble pouvoir être résolue par une supposition analogue à celle que nous avons faite pour les mouvemens automatiques du système organique. S'il y a, dans la moelle allongée, uue cause quelconque d'isolation, qui empêche le principe nerveux de se décharger à mesure qu'il est produit par l'action du sang artériel sur la substance nerveuse, ce principe sera forcé de s'accumuler jusqu'au moment où il rompt la barrière qui le retenait, et fait irruption dans les nerfs respiratoires. Une autre solution du problème se fonderait sur le fait que, soit l'aptitude d'un nerf à conduire un courant ou une oscillation du principe nerveux, soit celle des muscles à obéir à l'impulsion nerveuse, est limitée et cesse au bout d'un certain laps de temps, jusqu'à ce qu'elle se soit rétablie par le travail de la vie dans les vaisseaux capillaires. Cette aptitude est manifestement bien plus grande dans les muscles des extrémités que dans ceux qui servent à la respiration; la preuve nous en est fournie par la durée des mouvemens volontaires. Nous pouvons demeurer debout ou porter un fardeau pendant long-temps, mais il nous est impossible d'inspirer ni d'expirer autrement que durant un laps de temps très-court, et si nous cherchons à prolonger l'un ou l'autre mouvement, nous trouvons bientôt la limite de l'effort volontaire. Mais tout mouvement musculaire est susceptible de continuer très-long-temps lorsqu'il alterne avec d'autres. Ici, le principe nerveux ne manque pas, car il est employé à d'autres mouvemens; ce qui manque, c'est, ou la conductibilité des nerfs, ou la contractilité des muscles, dont l'une ou l'autre, ou peut-être aussi toutes les deux, sont épuisées par le mouvement. La succession régulière de l'inspiration et de l'expiration, et la succession également régulière de trois temps chez la Grenouille, annoncent assez clairement que ni la première explication, ni la seconde ne suffisent, et qu'il y a dans la moelle allongée une cause inconnue faisant qu'à chaque mouvement du principe nerveux vers les muscles inspirateurs succède un autre mouvement de ce principe vers les muscles expirateurs, et *vice versâ*, de manière que, comme dans le pendule et la balance, une direction est la cause nécessaire de la direction opposée. En effet, à la fin d'une longue inspiration volontaire on sent, non seulement un épuisement des muscles respiratoires, mais encore le besoin d'exercer un autre effort qui soit en sens inverse de celui de l'inspiration : de même, après une longue expiration, on éprouve le besoin d'inspirer, auquel il nous est bien donné de résister pendant quelque temps, mais à la voix duquel nous ne pouvons pas demeurer sourds. Si la cause du mouvement alternatif n'existait pas déjà dans la moelle allongée, si elle ne tenait qu'à l'épuisement momentané des nerfs et des muscles, il serait en notre pouvoir de faire agir ou de laisser en repos simultanément les muscles inspirateurs et expirateurs. La cause de l'alternance ne peut pas être non plus dans le sentiment du besoin d'expirer l'air imprégné d'acide carbonique et d'en introduire un autre plus pur ; car, après la section du nerf vague au cou et des deux nerfs laryngés supérieurs, toutes les sensations qui se rattachent à la respiration sont plus éteintes encore que durant le sommeil, et cependant les mouvemens périodiques n'en continuent pas moins de s'accomplir chez les animaux. Il y a donc, dans la moelle allongée, une cause inconnue, en vertu de laquelle le principe nerveux, qui se développe sans discontinuer, se décharge alternativement dans une direction et dans l'autre. On a bien songé à faire dépendre ce rhythme de la différence que le rétrécissement et l'ampliation de la poitrine apportent dans la plénitude des gros troncs veineux et des veines du cerveau. Cependant cette hypothèse n'est au fond qu'un cercle vicieux. En outre, les Poissons, dont les opercules, qui exécutent des mouvemens périodiques, ne sauraient exercer aucune pression sur les veines, nous prouvent bien que cette impulsion est tout-à-fait indépendante d'influences extérieures. L'irritation continue de la moelle allongée par le sang artériel se transforme donc, par une cause encore inconnue, en des décharges périodiques et alternatives du principe nerveux vers les fibres nerveuses des muscles inspirateurs et expirateurs, décharges dont l'une est toujours cause que l'autre s'effectue. Des irritations sensorielles dans les organes respiratoires peuvent quelquefois donner lieu à une action réflective de la moelle allongée qui trouble cette succession ; ainsi , par exemple, plusieurs expirations ont lieu de suite dans la toux, sans que chacune d'elles appelle une inspiration. Outre les mouvemens respiratoires ordinaires, on en observe parfois, dans certains états du système nerveux , notamment dans la fatigue, et après comme avant le sommeil, d'autres périodiques qui dépendent du cerveau ; tel est le bâillement, qui consiste en une profonde inspiration, suivie d'une expiration profonde, avec affection du nerf facial, dont les branches dévolues à la face déterminent les contractions des muscles faciaux, et dont la branche destinée au muscle digastrique fait ouvrir largement la bouche. Ici se range encore le hoquet, qui survient sous forme périodique dans quelques affections nerveuses.

Les mouvemens respiratoires ne sont pas les seuls mouvemens automatiques périodiques ayant lieu dans le cours journalier de la vie, qui dépendent des parties centrales du système nerveux. Les muscles oculaires et l'iris en offrent un autre exemple pendant le sommeil. Chez l'homme qui s'endort, l'œil est placé un peu en dedans et en haut, et l'iris fort étroit, bien qu'entièrement dans l'ombre. Dès avant que l'on s'endorme, l'œil prend cette situation, et l'on reconnaît que les yeux se placent en dedans, d'après la situation des doubles images que la personne tourmentée par l'envie de dormir aperçoit lorsqu'une circonstance fortuite la force brusquement à s'observer. Comme dans le cas de convergence des yeux, ces doubles images sont placées, celle de l'œil droit à droite, et celle de l'œil gauche à gauche. J'ai prouvé plus haut que l'iris est rétréci toutes les fois que les yeux se tournent en dedans, volontairement ou involontairement. Les deux phénomènes, qui dépendent du nerf oculo-musculaire commun, coïncident aussi ensemble pendant le sommeil. Donc, dans le sommeil, il s'accomplit toujours un mouvement involontaire des muscles oculaires et de l'iris, qui, durant la veille, n'est produit que par un acte de la volonté. Le principe nerveux, réparti entre tant de fonctions chez l'homme qui veille, se tourne, à l'occasion de ce phénomène, vers une province particulière du cerveau et les conducteurs de ces mouvemens. Cependant la situation des yeux en dedans lorsqu'on s'endort et le rétrécissement de la pupille durant le sommeil dépendent peut-être uniquement d'un antagonisme entre les diverses branches du nerf oculo-musculaire commun, de telle sorte que ces mouvemens surviennent toutes les fois que l'élévateur de la paupière supérieure cesse d'agir.

2. *Mouvemens automatiques du système animal à type continu.*

Les mouvemens involontaires périodiques du système animal ne sont pas les seuls qui dépendent des parties centrales du système nerveux : certains mouvemens continus, ou du moins rarement interrompus, se trouvent également sous la dépendance de ces parties. Tels sont ceux des sphincters de la vie animale. Quoique nous puissions à volonté rendre l'action de ces muscles plus énergique, ils n'en sont pas moins continuellement contractés, tant dans l'état de sommeil que dans celui de veille ; il n'est pas en notre pouvoir d'interrompre volontairement leur action, à moins que nous ne la contreba-

lancions par celle de leurs antagonistes. Ceci s'applique surtout au sphincter de l'anus, et même à celui de la vessie, en
tant que le système nerveux de la vie animale exerce aussi
de l'influence sur ce dernier. La force et la contraction de ces
muscles dépendent de la moelle épinière. Les lésions du cordon rachidien sont la cause de leur relâchement continu et de
la sortie involontaire des excrémens et de l'urine, effet auquel
donnent également lieu quelquefois les passions déprimantes,
qui affaiblissent l'énergie de la moelle épinière. Marshall-Hall
a fait voir que le sphincter de l'anus de la Tortue conserve
sa puissance aussi long-temps que la partie inférieure de la
corde spinale n'est point détruite. L'action des sphincters
doit dépendre d'une excitation motrice non interrompue des
nerfs qui s'y rendent. Cependant, lorsque nous traiterons des
mouvemens par antagonisme, nous apprendrons à connaître
des faits qui prouvent que les sphincters ne sont pas seuls exposés à une influence motrice continue, et qu'à proprement
parler les muscles de la vie animale se trouvent dans le
même cas qu'eux, sous ce rapport.

D'après les faits qui ont été exposés jusqu'ici, nous voyons
que des mouvemens involontaires, les uns périodiques, les
autres continus, dépendent du cerveau et de la moelle épinière. Nous observons la même chose dans les maladies de
ces organes, dont les états s'expriment tant par des contractions permanentes que par des convulsions périodiques,
souvent très-régulières, par un branlement continuel de la tête,
par des tremblemens, ou même par des spasmes toniques
revenant à des périodes fixes. Les causes de ces types sont
inconnues : on sait seulement que les contractures permanentes ont lieu de préférence dans les cas de dégénérescences
tout-à-fait locales et invariables, quoique ces altérations de
texture déterminent aussi des accès périodiques de spasmes. On peut dire, en général, que presque toutes les maladies nerveuses accompagnées de mouvemens se dessinent par

accès ; les spasmes tétaniques eux-mêmes qui proviennent d'une inflammation de la moelle épinière affectent cette forme, quoique la cause agisse sans interruption. Ces phénomènes, auxquels il faut joindre la périodicité des accès de l'épilepsie, malgré la persistance des causes, semblent annoncer que l'excitabilité des organes centraux s'éteint par la prolongation de l'impression des causes morbides sans cesse agissantes, tout comme l'aptitude des nerfs à recevoir les impressions sensitives cesse momentanément par l'effet du changement matériel qui en est inséparable, et que le pouvoir de réagir contre les influences dépend, dans les deux cas, du rétablissement de l'excitabilité pendant la période du repos. Parmi les phénomènes typiques de ce genre, on doit citer l'effacement de l'impression d'une tache colorée que l'on contemple long-temps, la réapparition de cette tache au bout d'un certain laps de temps, et la périodicité de la veille et du sommeil ; car, ici également, les réactions cessent quoique les impresions persistent, et elles se rétablissent d'elles-mêmes après un intervalle plus ou moins long.

III. Mouvemens par antagonisme.

Les mouvemens musculaires ne surviennent pas seulement de temps en temps, à la suite des décharges du principe nerveux que le système nerveux opère sur eux. Il y a des raisons d'admettre que, surtout dans le système musculaire de la vie animale, les fibres musculaires ne cessent jamais de se trouver dans un léger état de contraction, et que celle-ci persiste, bien qu'à un plus faible degré, durant ce qu'on appelle le repos. On peut s'en convaincre non seulement par la rétraction qu'un muscle vivant éprouve lorsqu'on le coupe en travers, mais encore, et d'une manière bien plus sensible, par la force contractile considérable que les muscles déploient d'eux-mêmes quand leurs antagonistes sont coupés ou frappés de paralysie. Dans la paralysie d'un côté de la face, les mus-

cles du côté opposé se contractent d'eux-mêmes, et attirent
à eux les traits du côté malade. Dans la paralysie d'une moitié
de la langue, cet organe est constamment tiré du côté opposé.
Après l'extirpation de la portion moyenne de la mâchoire inférieure, qui fait perdre leur point fixe aux muscles chargés
de ramener en avant l'os hyoïde (ventre antérieur du digastrique, mylo-hyoïdien, génio-hyoïdien), et la langue (génio-
glosse), l'hyoïde et la langue sont tirés avec tant de force
en arrière, le premier par le stylo-hyoïdien et la seconde par
le stylo-glosse, qu'il y a danger imminent de suffocation.
D'après tous ces faits, on voit que le repos de diverses parties de notre corps n'est pas l'expression d'un repos absolu des muscles ; que, loin de là, divers grouppes de muscles se font équilibre par l'action égale qu'ils exercent en
sens inverse les uns des autres, et que toutes les fois
qu'une partie sort de sa situation moyenne, ou de ce qu'on
appelle son état de repos, le mouvement d'un ou de plusieurs
des muscles antagonistes devient plus fort. Il a des groupes
antagonistes de muscles dans presque toutes les parties du
corps. Aux membres, ce sont les fléchisseurs et les extenseurs, les supinateurs et les pronateurs, les abducteurs et les
adducteurs, les rotateurs en dehors et en dedans. Fréquemment aussi les faisceaux de fibres nerveuses destinées à ces
groupes sont réunis en nerfs spéciaux. Ainsi, par exemple,
les fléchisseurs de la main et des doigts reçoivent leurs filets
du nerf médian et du cubital ; ceux des extenseurs proviennent du nerf radial ; le nerf musculo-cutané anime les fléchisseurs de l'avant-bras, et le radial ses extenseurs. Les extenseurs de la jambe dépendent du nerf crural, et les fléchisseurs du sciatique. Les muscles péroniers, qui soulèvent le
bord externe du pied, appartiennent au nerf péronier, et le
tibial postérieur au nerf tibial. Les moteurs du pied et des
orteils en arrière et en bas sont pourvus par le nerf tibial, et
ceux qui meuvent ces organes en sens inverse le sont par le

nerf péronier. Les spasmes qui affectent si souvent une direction déterminée dans les maladies de la moelle épinière, comme l'opisthotonos, l'emprosthotonos, et le pleurotonos, montrent aussi que le mouvement simultané des extenseurs ou des fléchisseurs doit être favorisé par la disposition des fibres dans les parties centrales, quoique l'opinion de Bellingeri, qui faisait présider les cordons antérieurs de la moelle à la flexion, et les postérieurs à l'extension, n'ait point de base expérimentale. Il ne faut cependant pas donner trop d'extension à cette remarque. Le fait précédemment mentionné de la répartition des nerfs n'est point général. Il arrive quelquefois qu'un même nerf fournit des filets à des muscles antagonistes : ainsi le grand hypoglosse en donne aux abaisseurs de l'hyoïde et à un de ses protracteurs ; le nerf péronier en fournit aux muscles péroniers, qui élèvent le bord externe du pied, et au tibial antérieur, qui agit en sens inverse de ceux-là. Les muscles antagonistes peuvent s'associer avec la plus grande facilité dans leurs effets ; les péroniers et le tibial antérieur deviennent élévateurs du pied quand ils agissent ensemble. Le fléchisseur radial et les extenseurs radiaux de la main deviennent abducteurs de cet appendice lorsqu'ils se contractent simultanément. L'hypothèse de Ritter, qui supposait un antagonisme entre les fléchisseurs et les extenseurs par rapport à l'excitation galvanique, ne s'est point confirmée.

Certains muscles sont tellement disposés qu'ils n'ont que de faibles antagonistes, ou même qu'ils en manquent ; dans ce cas, leur action tend toujours à donner une situation déterminée aux parties. Ainsi il y a beaucoup de muscles pour opérer la rotation de la cuisse en dehors, comme les fessiers, les obturateurs, le pyriforme, les jumeaux, le carré ; mais la rotation de la cuisse en dedans n'est confiée qu'à un muscle faible, celui du fascia-lata, etc. ; d'où résulte la tendance involontaire à tourner le membre entier en dehors quand on marche, qu'on s'asseoit ou qu'on se couche. Les sphincters sont aussi des muscles sans antagonistes proprement dits. On peut donc expliquer l'occlusion continuelle par eux des ouvertures qu'ils garnissent, d'après le fait bien constaté que la constriction de tous les muscles ne cesse jamais, même dans l'état de repos; par cela seul que ces muscles n'ont pas de véritables antagonistes, ils doivent demeurer fermés, sans qu'il soit nécessaire qu'un courant du principe nerveux se dirige vers eux. Ils s'ouvrent quand le contenu de la vessie ou du rectum s'est accumulé, et que les contractions plus visibles des parois, excitées par ce contenu, le poussent contre eux. L'iris, qui est aussi un sphincter, se contracte continuellement pendant la veille, et avec plus de force encore durant le sommeil. On voit cette membrane onduler sans cesse, même sous l'influence d'une lumière dont l'intensité ne varie pas.

L'antagonisme des mouvemens musculaires a une grande importance en pathologie. La destruction de l'équilibre de ces mouvemens peut donner lieu à des déviations. Le pied-bot, par exemple, qui se développe chez les enfans, tantôt après les premiers mois de la grossesse, tantôt après la naissance, dépend fort souvent d'une rupture de l'équilibre entre les muscles qui élèvent le bord interne et le bord externe du pied, et il suffit de rétablir cet équilibre pour le guérir (1). Ou les muscles qui lèvent le bord interne du pied, les péroners, sont à demi paralysés, ou ceux qui lèvent le bord interne sont atteints de contracture. Dans les deux cas, le pied doit être amené en dedans par le muscle tibial postérieur. Peu à peu aussi la position des os change dans les articulations; l'os naviculaire se tourne généralement en dedans, et la tête de l'astragale, mise à nu en partie, fait saillie sur le dos du

(1) Comparez J. Cruveilhier, *Anatomie pathologique*, 2e livraison, in-fol., fig. col. — Bouvier, *Mémoires de l'Académie royale de médecine*, Paris, 1838, t. VII, pag. 444 — *Bulletin de l'Académie royale de médecine*, t. II, pag. 800 ; t. III, pag. 477 et suiv.

pied. Dans le pied équin, où le talon est fortement élevé, et où le sujet marche sur les orteils, les gastrocnémiens sont contracturés, et cependant parfois atrophiés. Car il y a un état de faiblesse, presque paralytique, des muscles, qui coïncide avec leur contracture, et nous avons même vu la contracture des gastrocnémiens accompagner leur atrophie.

Quoique les déviations de la colonne vertébrale aient fréquemment pour cause une inflammation scrofuleuse des ligamens intervertébraux et des vertèbres, avec ramollissement, gonflement, suppuration et perte de substance, elles proviennent bien plus souvent encore d'une rupture de l'équilibre entre les muscles du tronc. On reconnaît ces sortes de scolioses à ce qu'il n'existe aucun signe de rachitisme, et à ce que les exercices gymnastiques corrigent la difformité. Ces phénomènes ont donc de l'analogie avec ceux qu'on observe dans le pied-bot et dans le pied équin. La paralysie des muscles pectoraux d'un côté, qui accompagne la suppuration d'un poumon, n'est qu'apparente : ce côté de la poitrine cesse de pouvoir se soulever parce que le poumon ne peut plus être distendu.

IV. Mouvemens réflectifs.

J'ai déjà expliqué fort au long la nature des mouvemens réflectifs. Cette classe comprend tous ceux qui se manifestent à la suite d'une excitation des nerfs sensitifs, et dans lesquels les courans centripète et centrifuge passent par le cerveau et la moelle épinière. On peut en distinguer deux groupes principaux.

A. *Mouvemens réflectifs du système animal.*

A ce groupe se rapportent les mouvemens réflectifs des muscles recevant leurs filets nerveux des nerfs cérébraux et spinaux, que l'excitation centripète ait pris naissance dans les nerfs de la vie animale ou dans ceux de la vie organique, par exemple à la peau ou au canal intestinal. Tels sont la toux par irritation de la membrane muqueuse des poumons et du larynx ; le vomissement par irritation de la membrane

muqueuse du pharynx , de l'estomac, de l'intestin ; le te-
nesme vésical et anal par irritation de la membrane muqueuse
de la vessie et du rectum , en tant qu'il est accompagné de
mouvemens musculaires étendus ; le mouvement de l'iris par
irritation du nerf optique ; la contraction du pharynx par
les attouchemens exercés sur sa membrane muqueuse ; enfin
une foule de phénomènes dont la théorie des mouvemens réflectifs peut seule donner l'explication. Cette catégorie comprend
encore tous les spasmes, dits sympathiques, qu'on rencontre
dans les maladies accompagnées d'irritations sensitives , les
convulsions des enfans et des femmes , dont le point de départ est si sujet à varier, etc. Toutes les fois que la moelle épinière se trouve irritée à un haut degré par un stimulus qui
fait naître des sensations , les mouvemens réflectifs involontaires des muscles soumis à la volonté peuvent prendre le caractère de contractions rhythmiques qui se succèdent avec
rapidité. Tels sont le tremblement déterminé par l'application
du moxa , ou par le séjour prolongé dans un bain froid , et le
claquement de dents qu'on éprouve aussi à la sortie de ce
dernier. Cependant, ce qu'il y a de plus remarquable , sous
ce rapport , ce sont les contractions rhythmiques des muscles
du périnée après l'irritation voluptueuse des parties génitales,
et l'expulsion également rhythmique de la semence par ces
mouvemens. Le dernier phénomène est d'autant plus digne de
fixer l'attention que les vésicules séminales paraissent ne pas
se contracter d'une manière rhythmique , et n'avoir qu'un
mouvement vermiforme continu. Par ce dernier mouvement,
leur contenu arrive continuellement dans l'urètre ; par les
contractions rhythmiques du muscle bulbo-caverneux, il est
forcé de parcourir le canal, et dardé au dehors.

B. *Mouvemens réflectifs du sytème organique.*

Ici se rangent les mouvemens réflectifs des muscles qui
n'obéissent jamais aux ordres de la volonté , soit que l'irrita-

tion centripète propagée au cerveau et à la moelle épinière parte des nerfs cérébro-rachidiens, soit qu'elle ait sa source dans des organes pourvus par le système nerveux de la vie organique. Ces phénomènes ont déjà été amplement examinés.

Les mouvemens du cœur peuvent être changés par la réflexion d'une irritation sensitive agissant sur une partie quelconque du cœur, la moelle épinière jouant alors toujours le rôle d'intermédiaire. Cependant je dois insister sur une remarque dont il n'a pas été question précédemment : je veux dire la part que la réflexion prend à ce que nous appelons fièvre. Cette ombre de la maladie, qui se dessine dans tant de parties du corps, et qui néanmoins a généralement, peut être même toujours, une cause purement locale, n'est pas seulement accompagnée de changement dans les battemens du cœur, et par conséquent aussi dans le pouls ; elle s'exprime encore par un ensemble de symptômes, dont la moelle épinière seule est le lien unissant. La sensation générale de la violence d'une maladie, cette lassitude ne peut être autre chose que l'expression de l'impression qu'une violente maladie locale fait sur la moelle épinière. Les sensations de chaud et de froid, le frisson, sont des symptômes qui ne reposent que sur l'état de cet organe. Le changement de la plupart des sécrétions, tant de la partie organique que de la partie animale du corps, ne peut non plus s'expliquer qu'au moyen de cet organe central, qui, s'il ne domine pas également les deux systèmes, leur sert au moins de régulateur. L'apparition du délire n'annonce que la force de l'impression sur les organes centraux. Si tous ces phénomènes d'une cause locale trouvent leur explication non dans les propriétés énigmatiques du grand sympathique, mais dans l'aptitude bien connue de la moelle épinière et du cerveau à provoquer des effets réflectifs, le changement que les battemens du cœur subissent constamment pendant la fièvre, doit être considéré comme l'expression de la réflexion. Les affections locales des nerfs cérébraux et spinaux ne produisent pas aisément cette impression sur la moelle épinière que nous appelons fièvre : il leur arrive souvent, sans doute, de donner lieu aussi à des phénomènes de réflexion, par exemple, à des spasmes , mais ils n'entraînent pas tout ce cortége de symptômes qui constitue la fréquence du pouls, le changement des sécrétions, celui des sensations, et celui du développement de la chaleur , jusqu'au délire. Au contraire , rien ne provoque plus facilement les symptômes fébriles qu'un changement violent des actions organico-chimiques dans les vaisseaux capillaires d'une partie quelconque , que ce soit ou un changement de l'état des membranes muqueuses , ou une inflammation parenchymateuse. Comme, dans tous ces changemens, non seulement le système nerveux organique joue un rôle, mais encore, et plus sûrement, il doit transmettre l'impression à la moelle épinière et au cerveau, on est tenté d'admettre que l'impression propagée d'un organe à la moelle épinière , et en même temps au cerveau , et de là réfléchie sur d'autres parties , dépend d'une vive sympathie des nerfs organiques d'un organe quelconque , dans l'inflammation ou autres irritations.

V. Mouvemens associés.

Les phénomènes que présentent les mouvemens associés ont déjà été examinés dans la physique des nerfs. Ce qu'ils offrent de particulier consiste en ce que l'impulsion à un mouvement volontaire détermine simultanément un mouvement involontaire. C'est ainsi que le mouvement de l'iris accompagne la torsion de l'œil en dedans. L'association des mouvemens est d'autant plus grande, que le système nerveux est moins développé. L'éducation seule nous apprend à isoler l'influence nerveuse , quand nous exécutons un mouvement volontaire, de telle sorte qu'elle ne se concentre que sur une certaine somme de fibres primitives partant du cerveau. L'homme maladroit fait beaucoup de mouvemens associés

quand son intention est d'exécuter tel ou tel acte. Le joueur
de piano nous montre l'extrême opposé, le cas d'une personne
qui a porté au plus haut point de perfection la faculté d'isoler
l'influence nerveuse sur certains groupes de mouvemens. Le
défaut d'isolation rend la mine insignifiante ; c'est en grande
partie au perfectionnement de cette faculté qu'il faut rappor-
l'expression des traits de la face. Les mouvemens faciles à
associer ensemble sont ceux de parties homonymes appartenant aux deux côtés du corps , et ceux d'organes qui dépendent d'un même tronc nerveux. Le mouvement toujours simultané des deux iris offre un exemple du premier genre.
Cette tendance aux mouvemens associés existe même à la face
et aux extrémités. Il est difficile, parfois même impossible , de
faire agir isolement une paupière ou les muscles auriculaires,
et lorsque nous cherchons à tourner rapidement les deux
bras en sens inverse, nous sentons au dedans de nous une re-
sistance qui trouble à chaque instant ces mouvemens, pour les
ramener, sans le concours de la volonté , à des mouvemens
identiques des deux membres.

Quelques uns des faits les plus remarquables d'association
de mouvemens et d'antagonisme ont lieu dans les muscles
oculaires. Les branches homonymes des nerfs oculo-musculaires communs des deux yeux ont une tendance aux mouvemens associés, qui leur est innée, et qu'on ne peut considérer
comme acquise par l'exercice. Nous sommes obligés de porter les deux yeux ensemble en haut, en bas et en dedans;
personne ne peut tourner simultanément l'un de ces organes en dedans et l'autre en dehors. Comme cette tendance
à l'association de mouvemens existe dès la naissance, et
avant l'éducation du sens de la vue , elle ne peut avoir sa
source que dans l'organisation des origines des nerfs oculo-
musculaires. Mais, quelque frappante qu'elle soit dans les
muscles droits homonymes qui reçoivent des filets de ces
nerfs , il n'est pas moins digne de remarque qu'elle manque

dans les muscles droits externes des deux yeux et dans les deux nerfs abducteurs. Nous pouvons bien faire agir ensemble, jusqu'à un certain degré, les deux nerfs abducteurs, et par eux les muscles droits externes des deux yeux, en diminuant la convergence des axes visuels, et amenant les yeux jusqu'au point où ces axes sont parallèles ; mais là se trouve la limite, et, quelque effort qu'on fasse, personne ne saurait aller jusqu'à rendre les yeux divergens. La raison n'en est point dans la faiblesse des muscles droits externes, non plus que dans leur mode d'insertion, car ces muscles sont droits, comme leurs trois congénères. Le phénomène n'est point non plus un résultat de l'habitude, car il date de la naissance, et le nouveau-né, quoiqu'incapable encore de rien fixer, peut donner toutes les positions à ses yeux, hors les rendre divergens. On ne saurait également l'expliquer par l'antagonisme du muscle droit interne, qui reçoit ses filets du nerf oculo-musculaire. Le droit externe d'un œil peut porter l'organe tout-à-fait en dehors, par l'action du nerf abducteur ; mais les deux abducteurs ne peuvent accomplir ensemble ce que chacun d'eux seul à la faculté de faire. En un mot, les branches homonymes des deux nerfs oculo-musculaires ont une tendance innée à l'association de mouvement, et non seulement cette tendance manque aux deux nerfs abducteurs, mais encore l'action prononcée de l'un est exclusive de celle de l'autre. Ces tendances préétablies dans les deux nerfs sont de la plus haute importance pour les mouvemens des yeux relatifs à la vue. Supposons qu'au lieu de donner le nerf abducteur au muscle droit externe, la nature lui ait envoyé une branche de l'oculo-musculaire commun ; la tendance à l'association de mouvement, qui appartient aux branches homonymes de ce dernier nerf, aurait rendu la divergence des deux yeux aussi facile que la convergence ; mais alors nous n'aurions pas la faculté de porter simultanément ces deux organes, l'un en dehors, l'autre en dedans, avec parallélisme ou convergence des axes visuels, comme nous faisons lorsque nous regardons obliquement des objets placés de côté. Le muscle droit externe d'un œil tendrait à associer ses mouvemens à ceux du muscle droit externe de l'œil opposé, comme il arrive aux branches homonymes des deux oculo-musculaires. Les deux yeux seraient donc alors tirés simultanément ou vers le haut par le muscle droit supérieur, ou vers le bas par l'inférieur, ou en dedans par l'interne, ou en dehors par l'externe : il y aurait impossibilité absolue de tourner l'un en dedans et l'autre en dehors. Pour que ce dernier mouvement fût possible, il y avait nécessité d'un nerf spécial, du nerf abducteur, qui n'eût point de tendance à l'association de ses mouvemens avec ceux du nerf de l'autre côté. Dès-lors, en effet, l'un des yeux peut être porté en dehors par l'abducteur, et l'autre en dedans par le droit interne. A la vérité, la tendance des deux droits internes à l'association de mouvement fait bien que, dans ce dernier mouvement, l'œil porté en dehors a éprouvé une certaine tendance à se tourner en dedans ; mais cette tendance est vaincue par l'action plus forte que le nerf abducteur exerce sur lui. Or, nous sentons parfaitement ce mouvement plus fort du muscle abducteur, lorsque nous faisons effort pour porter un œil tout-à-fait en dehors. Cette théorie, fondée sur des faits certains, explique parfaitement une circonstance dont on n'avait jamais pu se rendre raison jusqu'à présent, la présence, chez tous les Mammifères, d'un nerf particulier, le nerf abducteur, pour le muscle droit externe (1).

On explique aussi de la même manière pourquoi le muscle oblique supérieur de l'œil devait recevoir un nerf spécial, le pathétique, qui n'a également point de tendance à associer ses mouvemens à ceux du nerf du côté opposé. Examinons

____

(1) *Comp.* Jessen, *Beitraege zur Erkenntniss des psychischen Lebens*, 1831, p. 183.

d'abord quels sont les effets des muscles obliques. L'inférieur tire l'œil en dedans et en haut, comme il est facile de s'en convaincre sur le cadavre, l'orbite demeurant intact, en mettant la partie antérieure du muscle à découvert et exerçant ensuite une traction sur son origine. L'oblique supérieur tourne l'œil en bas et un peu en dehors. Bell l'a démontré par des expériences sur les animaux et sur les cadavres. Dans une expérience instituée par moi, et qui consistait à découvrir le muscle par en haut, sans déranger l'œil de son coussin graisseux, puis à tirer sur lui, j'ai toujours vu l'œil décrire un segment de cercle de haut en bas et un peu de dedans en dehors. Le mouvement en dehors par l'oblique supérieur est beaucoup moins étendu que celui en dedans par l'oblique inférieur. Quand les deux muscles agissent ensemble, l'œil est poussé en avant, et placé en dedans. Le muscle oblique supérieur n'a aucune tendance à associer ses mouvemens à ceux du muscle de l'autre côté, et son nerf se comporte à cet égard comme l'abducteur. Lorsque l'un des yeux se porte en dehors et en bas, l'autre n'exécute pas le même mouvement, mais se dirige en dedans et en bas. Ce jeu est inné : il prouve que le mouvement du muscle oblique supérieur d'un des yeux exclut l'action de celui de l'autre œil. Les choses se passent autrement pour le muscle oblique inférieur ; il tourne l'œil en dedans et en haut, par le moyen d'une branche du nerf oculo-musculaire qui a de la tendance à l'association de mouvement ; le mouvement s'exécute avec facilité dans les deux yeux à la fois, et il a même lieu involontairement durant le sommeil. Cette situation de l'œil pendant le sommeil et dans les maladies nerveuses peut être considérée comme l'expression du mouvement simultané de toutes les branches que le nerf oculo-musculaire distribue aux muscles de l'œil. Nous avons vu que, même dans l'état de repos, les muscles sont un peu contractés. Qu'on suppose maintenant toutes les branches du nerf oculo-musculaire envahies par une faible irritation, les deux yeux doivent se placer en dedans et en haut. Le droit supérieur et le droit inférieur se font équilibre ; le droit interne tire l'œil en dedans, l'oblique inférieur le porte en haut et en dedans, et comme les branches homonymes du nerf oculo-musculaire des deux yeux ont de la tendance à l'association de mouvement, cette situation en dedans et en haut est celle que prennent les deux yeux. Supposons de nouveau, qu'au lieu du nerf abducteur, la nature ait envoyé au muscle droit externe une branche de l'oculo-musculaire ; il n'y aurait point alors possibilité de porter simultanément l'un des yeux en dedans et en haut, l'autre en dehors et en haut, comme on le fait si souvent. L'oblique inférieur de l'un des yeux et l'action simultanée des muscles droits interne et supérieur dirigeraient cet organe en dedans et en haut ; la tendance à l'association de mouvement qu'auraient les muscles droit interne et supérieur de l'autre œil, porterait également celui-ci en haut et en dedans ; la situation précitée serait donc impossible. Il fallait donc pour ce mouvement un nerf particulier, l'abducteur, qui n'eût pas de tendance à associer ses mouvemens avec ceux de l'autre œil. Si les muscles oblique inférieur, droit interne et droit supérieur d'un œil agissent, et que l'organe se trouve par-là porté en dedans et en haut, l'autre œil, malgré la tendance de ces muscles à s'y mouvoir ensemble, peut cependant être dirigé en dehors par l'action renforcée du nerf abducteur, en dehors et en haut par la contraction simultanée des muscles droits supérieur et externe. Il en est de même pour la position simultanée de l'un des yeux en bas et en dedans, de l'autre en bas et en dehors. Quand l'un des yeux est porté en dedans et en bas par le droit interne et le droit inférieur, le nerf abducteur de l'autre œil, et son droit interne, qui a de la tendance à l'association de mouvement, le tournent en dehors et en bas. Ce dernier mouvement est fortifié par le nerf pathétique, qui n'excite aucune tendance aux mouvemens associés dans son homonyme du côté opposé. Le nerf pathétique fait d'ailleurs partie aussi des nerfs physionomiques.

L'association du mouvement de l'iris avec l'action accrue du nerf oculo-musculaire a déjà été analysée. Lorsque les muscles dépendans de ce nerf, dans les deux yeux, ne se contractent que faiblement et involontairement, comme le font tous les muscles dans ce qu'on nomme leur état de repos, les deux yeux se placent en dedans et en haut; car le droit supérieur et le droit inférieur se font équilibre, et le droit interne ainsi que l'oblique inférieur tournent l'organe en dedans et en haut. Cette action de l'oculo-musculaire est toujours accompagnée de tendance à l'association de mouvement dans la courte racine du ganglion ophthalmique, et par conséquent de contraction de l'iris. Comme le nerf abducteur n'a point de tendance à associer ses mouvemens avec ceux de son congénère du côté opposé, et que le nerf pathétique se trouve absolument dans le même cas, les yeux, pendant le sommeil, doivent être portés en dedans et en haut par ceux de leurs muscles qui éprouvent cette tendance, et l'iris doit tout aussi nécessairement être contracté. Le placement volontaire des yeux en dedans ou en dehors et en haut, amène aussi la contraction de l'iris, parce que cette membrane se contracte toutes les fois que l'action de l'oculo-musculaire devient plus prononcée. Le nerf abducteur, au contraire, se trouve en antagonisme avec l'action de l'oculo-musculaire. Lorsque le principe nerveux afflue dans ce nerf, lorsqu'il n'y a qu'un seul œil qui soit tourné en dehors, l'iris s'agrandit régulièrement, et plus encore lorsque les deux yeux sont écartés jusqu'au parallélisme des axes visuels.

Les muscles organiques sont soumis aussi, jusqu'à un certain point, aux lois de l'association de mouvement. Plus les muscles de notre corps sont mis volontairement en action, et plus ils y demeurent long-temps, plus les battemens du cœur changent. En effet, la fréquence du pouls, que l'on observe alors, ne saurait être attribuée au seul trouble de la circulation. Le mouvement des muscles volontaires exerce aussi de l'influence sur celui du canal intestinal; moins nous prenons d'exercice, plus ce canal est exposé à tomber dans un état de torpeur; chacun sait combien les mouvemens des muscles du système animal influent salutairement sur la régularité des fonctions du tube alimentaire et sur celle des excrétions.

VI. Mouvemens qui dépendent d'états de l'âme.

Les mouvemens dont il s'agit ici forment trois classes, suivant qu'ils sont la conséquence d'idées, de passions, ou de déterminations de la volonté.

A. *Mouvemens qui succèdent à des idées.*

Certains groupes de muscles du système animal sont constamment disposés à des mouvemens involontaires, à cause de la facilité avec laquelle leurs nerfs s'affectent, ou plutôt à cause de l'excitabilité des parties cérébrales d'où ces nerfs procèdent. Tous les nerfs respiratoires, y compris le facial, se trouvent dans ce cas. Cette excitabilité, cette tendance à opérer des décharges s'observe déjà dans l'éternuement, qui survient de temps en temps, par l'effet de causes internes. Mais les états de l'âme peuvent aussi déterminer la décharge du principe nerveux vers les muscles respiratoires. Toute modification brusque de l'état de l'âme est susceptible de provoquer la moelle allongée à effectuer une décharge dans ses nerfs. Le sensorium agit alors précisément comme le nerf isolé, dans lequel tout changement brusque de son état, quelle qu'en puisse être la cause, met le principe nerveux en action. C'est par-là qu'on explique comment il se fait que, même en l'absence de toute passion, une succession rapide d'idées, comme celle à laquelle donne lieu l'impression du ridicule, détermine cette décharge, qui se manifeste alors dans les muscles de la face et de la respiration.

Le bâillement se range également ici, en tant qu'il peut être occasioné par la pensée, la vue ou l'audition de cet acte. En effet, la disposition aux mouvemens respiratoires et faciaux du bâillement existait déjà; elle se réalise parce que l'idée donne au mouvement du principe nerveux la direction déterminée qui doit y conduire. Dans ce mouvement aussi agissent les nerfs respiratoires et le facial, tant par ses branches faciales que par celle qui se répand dans le muscle digastrique. L'idée brusquement soulevée d'un objet effroyable ou horrible, même lorsqu'elle n'est rappelée que par un récit inventé à plaisir, détermine quelquefois, chez les personnes irritables, le mouvement musculaire du frisson, et la même chose arrive souvent à la seule idée d'un médicament qui inspire du dégoût; l'idée d'une saveur répugnante peut même occasioner des vomituritions.

B. *Mouvemens provoqués par des passions.*

La portion respiratoire du système nerveux est sujette aussi, d'une manière toute spéciale, à être déterminée involontairement par les états passionnés de l'âme. Ce qui arrive en pareil cas confirme de nouveau que tout changement brusque dans le cerveau qui se propage à la moelle allongée, modifie sur-le-champ le mode des mouvemens respiratoires, l'activité de tous les nerfs respiratoires proprement dits et l'influence du nerf respiratoire de la face. Ce n'est point ici le lieu d'examiner la nature des passions, et je ne puis en dire que ce qui est nécessaire à l'intelligence des détails dans lesquels j'aurai à entrer. Suivant Spinosa, dont l'excellente analyse des passions n'a été surpassée par aucune autre, la cause de tout mouvement quelconque de l'âme est une tendance de celle-ci à se placer dans un état déterminé et à faire tout ce qu'il faut pour y parvenir. Si cette prédisposition continuelle de l'âme à vouloir ce qui peut être utile à son état présent vient à être favorisée par un objet, le mouvement passionné qui résulte de là est de la joie, et comme l'objet qui détermine cet effet que l'âme croit utile, et qu'en ce sens elle juge bon, diffère beaucoup quant à son espèce et à sa nature, il naît de là différentes passions, dont l'état fondamental est le même, généralement parlant, la différence entre elles ne portant que sur l'objet approprié à la tendance persévérante de l'âme. Toutes les passions de ce genre peuvent être dites excitantes. Si, au contraire, quelque chose contrarie la disposition de l'âme à se mettre dans un état déterminé, qu'elle juge utile et bon, la passion qui surgit est l'abattement, dont il peut y avoir autant de variétés que les objets réputés bons varient. La tendance elle-même à se procurer ce qui paraît bon et approprié à un certain état de l'âme, est le désir, lequel varie également selon ses objets. Beaucoup de passions sont complexes, soit en raison des objets sur lesquels elles portent, soit à cause de la lutte qui s'établit entre plusieurs passions élémentaires. Spinosa les a toutes analysées d'après une méthode mathématique, et il a établi une sorte de statique des passions, qui nous montre avec la plus grande précision ce qui, au milieu de leur conflit, doit arriver chez un homme, tant qu'on le suppose mu et non libre. Mais la froide raison agit en sens inverse de toutes les passions à la fois; elle seule affirme ce qu'il y a de raisonnable; l'état de l'âme, dans la passion, n'affirme que ce qui semble momentanément convenable, et qui, par rapport aux exigences de la raison, peut être tantôt bon, tantôt mauvais.

Nous manquons de toutes données soit pour affirmer soit pour nier que le principe affectif réside dans une province particulière du sensorium, d'où ses effets émanent en rayonnant. Du reste, ceux-ci ont lieu dans toutes les directions des conducteurs moteurs, qui, suivant l'état de la passion, sont ou excités ou affaiblis et même paralysés.

Dans les passions excitantes, il survient des tensions et souvent même des mouvemens convulsifs, notamment des muscles qui sont placés sous la dépendance des nerfs respiratoires et du nerf facial. Non seulement les traits de la face sont décomposés, mais encore les mouvemens de la respiration sont changés, jusqu'aux pleurs, aux soupirs, au hoquet. Toute passion vive, quelle qu'en soit l'espèce, peut déterminer les pleurs et le hoquet. On peut pleurer de joie, de douleur, de colère, de rage. Dans les passions déprimantes, comme l'anxiété, la peur, l'effroi, tous les muscles sont tendus, parce que l'influence motrice du cerveau et de la moelle épinière diminue; les jambes ne portent plus le corps, les traits s'affaissent, l'œil devient fixe, la voix s'éteint. Certaines passions sont mixtes, en ce sens que l'âme ne peut plus se débarrasser d'une idée déprimante, mais que l'instinct de sa propre conservation l'excite à éloigner les influences qui l'oppriment. Il peut alors arriver que certains muscles, ceux de la face surtout, expriment l'abattement, tandis que d'autres déploient leur action, soit que les antagonistes des muscles frappés d'inertie entraînent les traits du visage de leur côté, soit qu'eux-mêmes se meuvent convulsivement. Souvent, tant dans les passions mixtes que dans les passions déprimantes, il survient un tremblement de quelques uns des muscles de la face. Le mouvement volontaire d'un muscle à demi frappé de paralysie par la passion doit aussi devenir tremblotant, parce qu'il n'obéit plus complétement à l'influence de la volonté. C'est ce que nous éprouvons surtout dans les muscles de la face, lorsque nous voulons les mouvoir quand nous sommes en proie à une passion déprimante ou mixte : ils tremblent alors, ainsi que ceux de l'organe vocal, et si nous essayons de parler, notre voix manque d'assurance.

Le conducteur le plus sensible des états passionnés est le nerf facial. C'est le nerf de la physionomie, et son volume diminue déjà chez les Mammifères à mesure que les traits de la face perdent de leur expression mobile. Chez les Oiseaux, il n'exerce plus aucune influence sur l'expression de la face; il ne reste plus de lui que celles de ses branches qui se distribuent aux muscles hyoïdiens et au muscle cutané du cou ; le froncement de la peau du cou , et, chez quelques Oiseaux, le redressement des huppes, sont la seule expression par laquelle il représent eencore des états passionnés. Outre le nerf facial , les nerfs respiratoires , tant internes , comme les laryngés et le diaphragmatique , qu'externes , comme ceux des muscles pectoraux et abdominaux , sont forts sujets à être affectés dans les passions. Cependant , lorsque les passions arrivent au plus haut degré , leur effet s'étend à tous les nerfs rachidiens , de manière à déterminer une paralysie incomplète et le tremblement.

L'expression si variée des traits de la face dans les diverses passions montre que chaque état de l'âme met en jeu ou relâche certains groupes des fibres du nerf facial. Les motifs de ce phénomène, de cette connexion entre les muscles de la face et certaines passions , sont totalement inconnus (1).

C. *Mouvemens volontaires.*

Il n'y a que les nerfs du système animal, les cérébraux et les rachidiens, qui soient capables d'exciter le mouvement volontaire. L'histoire des lésions de la moelle épinière prouve que si les nerfs spinaux possèdent cette aptitude, c'est uniquement parce que leurs fibres remontent dans le cordon rachidien, et ressentent l'influence de la volonté à la source de tous les mouvemens volontaires, à la moelle allongée. D'un autre côté, l'origine des nerfs cérébraux, dont la plupart naissent de la moelle allongée, la possibilité de poursuivre jusqu'à cette dernière ceux qui proviennent d'autres parties de l'encéphale, et enfin l'histoire des lésions cérébrales, démontrent que là aussi se trouve la source de l'action que tous les nerfs moteurs déploient par rapport aux mouvemens volontaires.

On peut se figurer les fibres de tous les nerfs moteurs, cé-

(1) *Voy.*, sur les mouvemens mimiques , Huschke , *Mimices et physiognomices fragmenta physiologica* , Iéna , 1831.

rébraux et spinaux, aboutissant à la moelle allongée. La volonté fait entrer en action les origines de ces fibres, comparables aux touches d'un clavecin. Le mouvement volontaire n'exige que l'excitation d'un courant ou d'une oscillation dans les origines d'une certaine somme de fibres. Tout le reste se réduit à un simple mécanisme. La volonté ne peut point agir tout le long du trajet des fibres nerveuses ; celles-ci accomplissent elles-mêmes l'action motrice jusqu'aux parties les plus éloignées. Une corde tendue, un fil élastique entrent en mouvement dans toute leur longueur, dès qu'on les fait parler sur un point quelconque de cette dernière. Il en est de même des fibres nerveuses; le principe qui agit en elles a une tension telle que la moindre oscillation qui lui est imprimée dans une partie quelconque de la longueur d'une fibre met aussitôt la fibre entière en action, et le mouvement du muscle s'opère à l'extrémité périphérique ou musculaire de cette fibre. Ainsi, il n'y a que les origines des nerfs cérébraux et rachidiens qui soient mises en jeu par l'influence de la volonté elle-même. Tout le reste dépend du mécanisme de l'action nerveuse motrice. On pourrait donc se contenter, en analysant le mouvement volontaire, de chercher à expliquer comment il se fait que les origines des fibres nerveuses entrent en action lorsque la volonté prononce ses déterminations dans la moelle allongée, comment il se fait que des courans ou des oscillations s'établissent instantanément en elles. La solution de ce problème est impossible dans l'état présent de la science, et peut-être le sera-t-elle toujours. La seule chose que nous puissions faire, c'est de présenter les faits réduits à leur plus simple expression.

On pourrait se figurer que le mouvement volontaire tient à l'intensité de l'idée acquise par la conscience du but de ce mouvement et de la nécessité de son accomplissement immédiat. Toutes les fois que cette idée serait parvenue au maximum d'intensité, le mouvement nécessaire pour arriver au but aurait lieu. Il est facile de renverser cette hypothèse; car alors la vitesse du mouvement devrait s'accélérer en raison de l'intensité de l'idée. On pourrait imaginer aussi que le mouvement volontaire s'accomplit chaque fois que le sensorium est bien pénétré de l'idée de sa nécessité immédiate pour atteindre à un but, et quand cette idée ne se trouve neutralisée par aucune autre; qu'il s'effectue lorsque, dans le sensorium, il n'y a absolument que la seule idée de sa nécessité immédiate, sans seconde ou troisième idée concomitante. Quand je dis que je veux faire telle ou telle chose, et que cependant je ne la fais pas, c'est que, ou je n'avais que l'idée du vouloir et non la conscience de la nécessité immédiate de l'exécution, ou que l'exécution a été neutralisée par quelque chose. Mais si la certitude absolue de la nécessité immédiate d'un mouvement existe, et que rien ne la neutralise, le courant ou l'oscillation du principe nerveux indispensable pour provoquer le mouvement volontaire a lieu nécessairement aussi, pourrait-on dire. Vouloir ne serait alors que se représenter une chose comme absolument nécessaire, et le courant qui s'effectue dans la moelle allongée serait comparable à l'abaissement du fléau de la balance, dont l'équilibre dépend de celui des actions de l'âme. Cependant il est facile de prouver que le mouvement n'a pas lieu uniquement lorsque nous avons l'idée de la nécessité absolue de ce mouvement, et nulle autre idée en même temps que celle-là. Car nous sommes en état d'accomplir simultanément et pendant long-temps deux ou plusieurs mouvemens différens, qui n'ont pas le moindre rapport ensemble. Nous lisons, nous chantons, et nous jouons; nous composons, nous chantons, et même nous fumons. Mais alors la vraie cause du mouvement volontaire ne dépend point de l'idée d'un but : car les mouvemens volontaires ont lieu déjà chez le fœtus, avant qu'il puisse y avoir aucune idée de but, avant que l'idée de ce qui est accompli par le mouvement volontaire soit possible. Il faut donc concevoir la chose d'une manière plus simple.

Comment les premiers mouvemens volontaires sont-ils déterminés chez le fœtus? Ici manque cette réunion si compliquée d'états sous l'influence desquels les mouvemens volontaires ont lieu chez l'adulte. Le propre corps du fœtus est tout seul le monde qui produit en lui des idées confuses, et sur lequel il réagit. Il ne meut pas d'abord ses membres pour atteindre un but extérieur ; il les meut uniquement parce qu'il peut les mouvoir. Cependant comme, dans cette supposition, il n'y a aucun motif pour mouvoir une partie plutôt qu'une autre, et qu'au contraire le fœtus en a pour faire agir tous ses muscles à la fois, une cause quelconque doit le déterminer à exécuter tel mouvement volontaire de préférence à tel autre, à remuer tantôt un bras ou une jambe, et tantôt l'autre (1).

La connaissance des changemens de situation qui sont produits par des mouvemens déterminés, ne s'acquiert que peu à peu et par le fait des mouvemens eux-mêmes. Le premier jeu de la volonté sur certains groupes d'origines de fibres des nerfs moteurs, dans la moelle épinière, ne peut donc évidemment point avoir pour but un changement de situation : c'est un simple jeu sans idée des effets qu'il provoquera dans les membres. Cette excitation volontaire, mais sans but, des origines des fibres, amène des mouvemens déterminés, des changemens de position, des sensations de ces mouvemens; l'excitation de certaines fibres entraîne toujours les mêmes mouvemens, les mêmes déplacemens et les mêmes sensations. De là naît la vague conscience d'une liaison entre certaines sensations et certains mouvemens. Lorsqu'ensuite une partie quelconque du corps vient à recevoir une sensation du dehors, il existe déjà assez d'expérience, dans le sensorium, pour apprendre au sujet que le mouvement volontaire provoqué par

(1) Sur les déterminations instinctives ou volontaires du fœtus humain, voyez le Mémoire de P. Dubois (*Mémoires de l'Académie royale de médecine*, Paris, 1832, t. II, pag. 265).

cette sensation se manifestera dans le membre irrité, pour
que le fœtus meuve ce membre et ne fasse point agir tous
les autres en même temps. C'est de cette manière aussi qu'il
faut se représenter les mouvemens volontaires chez les animaux. Un Oiseau qui commence à chanter, obéit à une obligation intérieure instinctive lorsqu'il met volontairement en
action les origines des nerfs de ses muscles laryngiens ; de là
naissent des sons. Ce n'est qu'en répétant ce jeu qu'il apprend
à lier la cause avec l'effet. Chez l'homme aussi, cette impulsion,
qui agit involontairement , et comme une espèce de songe,
dans le sensorium, prend part d'abord à la production de certains mouvemens , volontaires quant à leur essence. Il y a,
dans le sensorium du nouveau-né , quelque chose qui l'o-
blige à exécuter des mouvemens de succion avec sa bouche ;
mais l'accomplissement de ces divers mouvemens est un jeu
tout-à-fait volontaire. De là suit donc que l'excitation volontaire des origines des nerfs moteurs est un fait immédiat et
primitif, qui se rattache au développement de l'animal, et que
la cause des mouvemens volontaires ne dépend pas, comme
chez l'adulte, d'un but dont l'âme ait l'idée.

Nous avons déjà vu , d'après beaucoup d'autres faits, que
le principe nerveux qui agit dans la moelle allongée a un
degré extraordinaire de tension, et que le moindre changement du *statu quo* détruit l'équilibre de la distribution , d'où
résultent des décharges de ce principe, qui se manifestent par
le rire, l'éternuement , le hoquet. Tant que l'équilibre subsiste, nous sommes également aptes à tous les mouvemens
volontaires de toutes les parties de notre corps , et c'est là ce
qui constitue l'état de repos. Toute tendance au mouvement
qui part de l'âme , trouble cet équilibre , et amène une décharge dans une direction déterminée, c'est-à-dire excite
une certaine somme de fibres de l'appareil nerveux moteur.

L'influence de la volonté sur les fibres de l'appareil moteur
n'est pas le seul fait de ce genre. Les parties centrales de

tous les nerfs cérébraux et rachidiens , même de ceux qui sont sensitifs et de ceux qui appartiennent aux organes des sens , sont susceptibles de l'intention volontaire. Il est important , pour la théorie des mouvemens volontaires, d'analyser ces phénomènes. Nos phénomènes sensoriels sont ordinairement accompagnés du concours de la volonté. En apercevant une figure complexe , nous nous attachons plus à telle ou telle de ses parties qu'aux autres. C'est là ce qu'on nomme l'attention. Nous voyons , par exemple , un polygone dont les angles sont réunis par des lignes. Quoique l'image demeure la même , nous sentons plus vivement tantôt une partie de la figure et tantôt une autre partie ; nous regardons , soit la périphérie , soit les triangles ou les carrés qui sont compris dans l'ensemble. Ce phénomène ne tient pas uniquement à ce qu'au moyen de mouvemens imprimés à nos yeux , nous suivons ces figures avec nos axes visuels , et en décrivons pour ainsi dire les contours ; car , sans que nos regards se détournent le moins du monde , nous pouvons , par l'effet de l'intention , rendre plus vive l'intuition de telle ou telle partie de la figure , tandis que les autres , bien que senties , demeurent inaperçues. C'est le concours de l'attention avec les sensations visuelles qui fait que nous croyons quelquefois reconnaître une forme bien déterminée dans des impressions fort obscures sur le sens de la vue , chose à l'égard de laquelle il nous arrive souvent de nous tromper. Le sens de l'ouïe se trouve dans le même cas , et là il devient bien plus clair encore que ce changement des impressions sensorielles par l'intention ne dépend point de mouvemens musculaires. Il est rare que nous soyons assez passifs au milieu du jeu d'un orchestre , pour ne sentir vivement que l'intensité de tous les sons qui frappent simultanément notre oreille ; au contraire , nous sommes en état de suivre les sons d'un seul instrument au milieu des sons beaucoup plus forts de tous les autres , auxquels alors nous ne faisons point attention. Lorsque deux personnes nous parlent ensemble à l'oreille, nous pouvons consacrer notre attention à ce que l'une dit, et ne point écouter l'autre. Ce qui a lieu dans un seul et même organe sensoriel peut arriver aussi quand plusieurs organes de sens sont affectés simultanément. Suivant la direction que nous donnons à notre attention, nous entendons sans voir, ou nous voyons sans entendre ; car l'intention ne peut jamais nous procurer une vive intuition que d'un seul objet à la fois.

Cette analyse des sensations par l'attention s'accomplit souvent d'une manière tout-à-fait involontaire, d'après les lois de l'association des idées. Mais nous pouvons aussi faire agir volontairement l'intention par rapport aux sensations que nos sens nous procurent. Quand deux personnes nous parlent ensemble à l'oreille, il dépend de notre volonté, toutes choses égales d'ailleurs, de choisir celle dont nous voulons comprendre les paroles. Lorsque nous éprouvons à la fois des sensations par la vue, par l'ouïe, par le goût, etc., nous sommes libres de choisir celle que nous voulons seule sentir d'une manière vive ; les autres produisent alors des impressions si confuses qu'elles ne parviennent point à notre conscience. La même chose arrive en ce qui concerne un seul genre de sensations. Nous pouvons l'analyser volontairement ; nous pouvons à volonté sentir plus vivement le jeu d'un violon au milieu de tout un orchestre, apercevoir telle ou telle partie d'une rosace plus distinctement que les autres. En un mot, la volonté agit ici avec non moins de force que dans les nerfs du mouvement. La seule différence consiste en ce que, dans les mouvemens, la volonté peut exciter la fibre nerveuse tranquille, tandis que, pour ce qui concerne les phénomènes sensoriels, elle n'a que le pouvoir de rendre la sensation plus vive.

L'intention volontaire ne se borne pas non plus aux nerfs du mouvement et du sentiment : elle joue aussi un rôle dans les actions de l'âme. A la vérité, notre imagination agit sans nulle impulsion de la part de la volonté ; elle produit continuellement, lorsque les autres facultés de l'âme reposent, des formes ou des images dépourvues de lumière, de couleur, parce qu'elles ont lieu sans sensation. Ces images peuvent même acquérir de la lumière et de la couleur par le conflit avec les parties centrales des organes sensoriels. En effet, quiconque s'observe avec attention, reconnaît, au sortir d'un rêve, que, bien qu'il soit éveillé, les images lui flottent encore devant les yeux, éclairées d'une lumière pâle ; j'ai constaté souvent ce phénomène, et Spinosa l'avait remarqué une fois sur lui-même. Quoique nous ne soyons point en état de produire à volonté des images lumineuses quand nous fermons les yeux, nous pouvons cependant diriger nos idées suivant notre caprice. En un mot, nous voyons que l'intention volontaire d'une action n'est autre chose que l'intention spontanée du principe nerveux dirigé du cerveau vers divers appareils de la nature desquels il dépend que l'effet voulu soit un mouvement, une sensation plus vive, ou une idée. On peut se représenter cette intention volontaire comme un courant ou une oscillation qui survient spontanément, au su de la conscience, dans le principe nerveux, et qui porte celui-ci vers un appareil quelconque d'organes.

Sous le rapport du mouvement volontaire, comme sous celui de la liberté de la volonté, l'idée peut s'offrir à l'esprit qu'il n'y a point de libre arbitre, et que ce qu'on appelle ainsi n'est qu'un enchaînement de nécessités, dont le résultat final ne saurait être autre que la volonté exprimée. C'est tantôt, pourrait-on dire, à une sensation, tantôt à une passion, à une idée, ou à une association d'idées, que nous devons d'exécuter des mouvemens qui sont tellement nécessaires qu'on ne saurait les considérer autrement que comme le résultat final de cet enchaînement, et qui sont tout aussi inévitables que la conclusion après les prémisses. La passion peut déterminer un mouvement : comme elle occupe l'âme entière, l'obligation d'accomplir ce mouvement peut être parvenue au plus haut

degré , et si alors la raison s'oppose à ce qu'il ait lieu , c'est
parce qu'il entre dans l'enchaînement des faits qu'il ne s'exécute pas. Si l'on connaissait l'homme entier, tous les antécé-
dens de son action , tout ce qui a pu agir sur lui auparavant,
la force de ses passions, et le degré de développement de ses
principes rationnels, on pourrait vraisemblablement calculer
d'avance qu'elle sera sa conduite à tous les instans de sa vie.
Dans cette hypothèse, le mouvement volontaire serait une impulsion que le moi communique au principe nerveux vers les
nerfs moteurs, et dont la direction dépendrait de la détermination instantanée de ce même moi par une cause venue à la
conscience ou agissant à son insu. La conscience peut aussi
être informée d'un mouvement involontaire, mais seulement
après son accomplissement, par les sensations qu'il détermine :
cette particularité distinguerait les mouvemens involontaires
des mouvemens volontaires, dans les mêmes muscles du système
animal. Comme, d'après cette hypothèse , le mode et le lieu
du mouvement volontaire dépendent toujours de la détermination du moi par un motif dont il a une idée nette ou qui agit
à son insu, elle semble détruire toute liberté de la volonté, et
ne laisser subsister que la liberté dans le sens moral , consistant en ce que l'âme n'est point obligée de suivre les déterminations externes ou internes des passions, et que loin de là elle
peut être déterminée par la raison elle-même, autant du moins
qu'elle a déjà acquis la conscience de ce qui est raisonnable.
C'est là, comme on sait, l'idée que Spinosa se faisait de la liberté , et qu'il a développée dans le dernier livre de son Éthique.

Nous rencontrons de grandes difficultés quand nous cherchons à faire l'application de cette théorie. Un simple jeu
spontané du principe nerveux ne suffirait point à chaque incurvation du corps d'un Ver. Il faudrait qu'à chaque fois le
sensorium de l'animal fût déterminé par un motif quelconque à
diriger le principe nerveux vers telle partie des nerfs et non
vers telle autre ; il en serait de même chez le fœtus, dont les

mouvemens volontaires, qui commencent dès le cinquième mois, sont sans intention et sans connaissance des effets qu'ils entraînent (1). Ici donc, les motifs qui déterminent le moi à mettre en activité tantôt telle partie de l'appareil nerveux et tantôt telle autre, seraient totalement inconnus. La seule chose qu'on pouvait se représenter comme cause de la détermination du moi à l'égard de fibres nerveuses déterminées, serait que les groupes de ces fibres qui n'ont pas ressenti depuis long-temps l'influence de la volonté, sont par cela même plus prédisposés que d'autres à s'y prêter. Quand on réfléchit aux mouvemens volontaires si vifs du nouveau-né, qui ont lieu sans que le sujet ait la moindre connaissance du résultat qu'ils entraîneront, il faut renoncer à tout espoir de trouver les motifs qui déterminent le moi à imprimer cette direction au principe nerveux, à moins d'admettre une puissance agissant instinctivement sur le *sensorium*, et des impulsions de laquelle dépendraient la direction et la succession des mouvemens voulus par le moi. Les partisans de cette hypothèse peuvent alléguer en sa faveur que toute faculté quelconque a nécessairement besoin de motifs pour se manifester de telle ou telle manière, quand il y a pour elle plusieurs manières possibles de le faire. Il est dans la nature d'une plante d'avoir telles feuilles et telle tige; quant à ce qu'un individu de telle ou telle plante ait ses branches disposées d'une façon, tandis qu'un autre les a d'une autre façon, eu égard au nombre et à la situation, ceci ne peut pas dépendre d'une spontanéité soustraite à toute espèce de loi, mais doit tenir à des causes internes déterminées, qui se manifestent pendant le progrès du développement (2).

(1) P. Dubois, *Mémoires de l'Académie royale de médecine*, Paris, 1832, t. II, p. 265.

(2) Raspail, *Nouveau système de physiologie végétale*, Paris, 1837, t. I, pag. 453.

Lorsqu'on s'arrête à l'idée que le principe de la détermination volontaire, inhérent à la conscience ou au moi, peut donner lieu au mouvement sans causes déterminantes extérieures, et n'en provoque à la suite de telles causes que parce qu'il a la faculté de produire par lui-même tout mouvement quelconque, ce qui est l'idée qu'on se fait ordinairement du libre arbitre, les difficultés dont il vient d'être question s'évanouissent, mais il faut aussi renoncer à toute explication scientifique.

La détermination de la quantité de l'influence nerveuse sur le mouvement volontaire, ou la force de l'oscillation et celle du mouvement, dépendent des mêmes causes que la détermination du lieu où doit s'accomplir le mouvement volontaire. Toutes deux ont une certaine limite. Le plus facile de tous les mouvemens volontaires est celui de groupes entiers de muscles, quoiqu'alors aussi la force se trouve épuisée plus vite, et l'on peut dire en général qu'un mouvement volontaire est d'autant plus difficile à exécuter, que le nombre des fibres nerveuses qui y concourent est moins considérable et la partie qui doit être mue plus petite. Le principe nerveux met bien plus aisément en action beaucoup de fibres nerveuses qu'un petit nombre ; de là la facilité des mouvemens associés. Beaucoup d'hommes ne sont pas capables de contracter isolément les muscles de leur visage ou de leurs oreilles, les abducteurs ou les adducteurs de leurs doigts, et ils n'y parviennent qu'autant qu'ils font agir en même temps d'autres muscles. Mais tous sont en état de mouvoir séparément les divers ventres des fléchisseurs sublime et profond des doigts. Il est douteux que nous puissions faire agir volontairement des portions isolées de l'étendue d'un long muscle. La localisation de l'action du principe dans l'influence volontaire présente également plus de difficultés ici que dans le cas d'irritations involontaires occasionelles. On voit souvent une petite partie d'un muscle, par exemple, du biceps brachial, se contracter par l'effet de causes internes : ce phénomène n'a jamais lieu dans les mouvemens volontaires. L'exercice développe notre faculté d'isoler l'intention du principe nerveux sur certains groupes de fibres nerveuses, et plus certaines fibres nerveuses reçoivent fréquemment des courans ou des oscillations du principe nerveux par des déterminations de la volonté, plus leur aptitude à agir isolément se développe, comme chez les joueurs de piano, etc. Cependant, lorsque le mouvement de certains muscles s'est fréquemment répété dans un court espace de temps, il finit par rencontrer un obstacle, et l'homme même exercé devient alors maladroit, tout comme des efforts soutenus accroissent l'énergie de nos mouvemens, mais semblent la diminuer pendant un certain laps de temps lorsqu'ils ont été très-considérables. L'explication de ces phénomènes est facile à donner. L'irritation du nerf et du muscle change leur état, et rend ce dernier inhabile à produire ses effets accoutumés, de même qu'une impression prolongée rend la rétine insensible en proportion du changement matériel qu'elle y occasione. Mais l'intention du principe nerveux portée sur des groupes déterminés des fibres, fait aussi que, pendant le repos, ces groupes se restaurent proportionnellement plus que d'autres, et que leur pouvoir réactionnaire s'accroît. Alternative de repos et d'action, voilà donc le secret de ce qui fortifie nos organes et les rend plus aptes à l'exercice de leurs fonctions, tandis que les muscles et les nerfs qui participent rarement à l'intention du principe nerveux, comme les muscles auriculaires, perdent une partie de leur aptitude au mouvement.

En traitant de la physique des nerfs, j'ai examiné la question de savoir pourquoi les parties soumises au nerf grand sympathique résistent à la volonté, et j'ai cité les faits qui prouvent que les décharges volontaires du principe nerveux vers les muscles dociles aux ordres de la volonté ne sont pas entièrement sans influence sur ceux qui s'y montrent rebelles. Les mouvemens de l'iris coïncidant avec certaines positions de l'œil, la fréquence des battemens du cœur lors de la longue durée des efforts d'un grand nombre de muscles, et l'influence salutaire de l'exercice du corps sur les mouvemens du canal intestinal, en sont des exemples sur lesquels j'ai déjà insisté.

Des mouvemens passés en habitude finissent par s'accomplir à la moindre intention ; tels sont ceux des bras pendant la parole. On doit donc conclure, et de tout cela, et de tout ce qui précède, que la conductibilité des fibres nerveuses se développe en raison de la fréquence des excitations imprimées à ces fibres. De là vient que des idées vagues, sans conscience nette, provoquent souvent des mouvemens déterminés et harmoniques, pourvu qu'elles se soient déjà présentées fréquemment dans le même ordre.

CHAPITRE II.

Des mouvemens volontaires complexes.

J'entends par-là les mouvemens qui, avec le concours de l'organe de l'âme, s'associent en groupes déterminés. Ceux dont il a été parlé dans le chapitre précédent peuvent constituer les élémens de ces associations. Il faut surtout ranger ici les séries simultanées de mouvemens volontaires après plusieurs séries d'idées, les associations des mouvemens et des idées avec des mouvemens, les mouvemens instinctifs, et les mouvemens coordonnés de la locomotion.

I. Séries simultanées de mouvemens.

Le mouvement volontaire tendant à un certain but peut avoir lieu dans plusieurs parties très-différentes du corps à la fois : mais il peut arriver aussi que des mouvemens volontaires ayant des buts divers soient accomplis ensemble. Un homme écrit et fume en même temps ; un musicien lit sur son cahier de musique les notes du chant et de l'accompagnement, en même temps qu'il joue d'un instrument et qu'il chante. Comment expliquer la simultanéité de ces actes ? Sommes-nous en état de poursuivre à la fois des séries d'idées qui n'ont pas de liaison les unes avec les autres, ou bien n'avons-nous jamais à la fois que la conscience d'une seule idée, et les actes tels que ceux qui viennent d'être cités, ne sont-ils complexes qu'en apparence, l'intention sautant sans cesse, avec une grande rapidité, de l'une à l'autre des diverses séries d'actes qui appartiennent à une action? La première chose à faire, c'est de rechercher si l'âme est capable, généralement parlant, de suivre à la fois deux séries d'idées : si elle en a le pouvoir, les mouvemens correspondans à ces deux séries pourront aussi être produits.

Le mouvement volontaire simultané d'appareils moteurs différens, par exemple des muscles de la voix et des doigts, n'est pas difficile à expliquer : car il importe peu que plusieurs muscles qui se meuvent ensemble occupent un seul et même membre, ou soient très-éloignés l'un de l'autre : dans les deux cas, l'intention du principe nerveux se dirige sur une certaine somme d'origines de fibres nerveuses. La difficulté consiste à déterminer si deux séries d'idées peuvent coïncider ensemble comme causes de l'intention des fibres nerveuses.

Un exemple fort simple répandra du jour sur la question. Nous voulons faire visite à quelqu'un ; en nous rendant à son logis, nous sommes tellement absorbés par d'autres pensées, que nous ne voyons même pas les personnes qui nous saluent, et cependant nous arrivons au lieu où nous avions formé le projet d'aller ; ainsi, tandis que nous nous plongions dans une série particulière de pensées, nous suivions en même temps la série des images des maisons et des rues, à travers lesquelles nous nous orientions presque à notre insu pour parvenir à l'endroit de notre destination.

Mais le meilleur exemple pour résoudre la question est fourni par l'éducation relative aux mouvemens. En effet, ils sont d'abord si lents, si difficiles à associer ensemble, si dépourvus d'habileté et d'adresse, que nous pouvons prendre la nature pour ainsi dire sur le fait. Qu'une personne qui débute sur la guitare ou le piano ait à chanter et à jouer en même temps, on s'aperçoit sans peine qu'elle ne peut pas lire à la fois les notes du chant et celles de l'accompagnement : a-t-elle saisi la note du chant, et se dispose-t-elle à l'entonner, celle de l'accompagnement lui manque, et *vice versá*. Ici, il s'agit moins de la lecture que de la transformation de ce qui a été lu en idées de mouvement. Chaque note devient, dans notre *sensorium*, la tendance au mouvement de tels ou tels muscles des doigts et du larynx, et parallèlement à ces deux séries simultanées de transformations des notes lues en intentions de mouvement, en marche encore une troisième, la traduction des paroles lues en intentions de mouvement pour les organes de la phonation. Cette dernière série ne présente pas de difficultés, parce que nous y sommes accoutumés dès l'enfance; mais l'aptitude à opérer rapidement les transformations des deux premières séries ne s'acquiert qu'à force d'exercice.

On voit, d'après cet exemple, que les mouvemens volontaires dépendant de plusieurs idées peuvent bien être exécutés simultanément, mais qu'ils ne peuvent pas être conçus ensemble. Le musicien exercé fait comme le débutant, c'est-à-dire qu'il lit les unes après les autres, seulement avec la rapidité de l'éclair, les notes du chant et celles de l'accompagnement; de là résulte pour lui l'idée du rapport de temps qui existe entre elles, et la transformation en intentions de mouvement, qui s'effectue alors dans le sensorium, se trouve simultanément exécutée. On pourrait objecter que, comme le souvenir complet de la valeur des deux séries de notes est nécessaire pour pouvoir donner aux mouvemens qui leur correspondent la durée qu'ils doivent avoir, qu'en même temps qu'il le conserve le sensorium s'occupe déjà des notes suivantes, que par conséquent il peut à la fois retenir deux choses différentes dans la mémoire et en concevoir une troisième, on pourrait objecter, dis-je, que la conception simultanée de plusieurs séries de mouvemens qui dépendent d'idées différentes doit être également possible. Mais cette objection n'a que l'apparence de la justesse ; car il ne faut pas d'intention du sensorium pour donner à un mouvement une durée correspondante à la valeur d'une note : chaque mouvement continue jusqu'à ce que l'intention d'un nouveau mouvement, rendu nécessaire par une autre note lue, vienne l'interrompre. Pour le répéter encore une fois, la simultanéité des mouvemens les plus différens ne présente pas la moindre difficulté : car il n'est pas plus difficile de mouvoir à la fois des muscles du larynx et des doigts que plusieurs muscles du bras. Mais la conception de ces mouvemens provenant de séries différentes d'idées, paraît ne pouvoir avoir lieu que d'une manière successive, bien qu'avec la rapidité de l'éclair.

Revenons maintenant à notre premier thème : Voulant aller chez un ami, nous parcourons tout un dédale de rues, tellement plongés dans nos pensées, que nous oublions de rendre les saluts qui nous sont adressés chemin faisant, et néanmoins nous arrivons au but que nous nous étions proposé, sans savoir comment nous y sommes parvenus, tant la passion ou l'idée qui s'était emparée de nous, absorbait nos facultés. Comme la locomotion volontaire, cette alternative continuelle de flexions et d'extensions n'est qu'une simple répétition rhythmique de deux mouvemens ; elle peut, une fois mise en train, continuer, tout aussi bien qu'un mouvement unique, au milieu d'un cours d'idées qui changent à chaque instant. Ce qui est plus difficile, c'est de comprendre comment nous parvenons à nous orienter dans le dédale des rues, sans pour cela perdre le fil de nos pensées. Mais on l'explique par de petits sauts d'un thème à un autre. Il faut avoir égard ici aux lois de l'association des idées. Lorsque deux séries d'idées ont un intérêt également faible, nous passons sans peine de l'une à l'autre alternativement, et même à une troisième toute différente. Mais lorsqu'une série d'idées domine dans le sensorium, comme quand on est entraîné par une passion, toute idée nouvelle, excitée par les sens, peut bien nous détourner un instant de la série dominante, mais, après chaque interruption, le sensorium revient toujours au thème fondamental, avec plus de facilité qu'il ne passe à de nouvelles associations.

II. Association des mouvemens et des idées.

La rapidité et la succession des mouvemens sont favorisées par la répétition. C'est là ce que nous appelons exercice. Celui qui n'est pas exercé ne peut point se livrer à des alternatives très-rapprochées de mouvement et de repos, ou accomplir d'une manière régulière des mouvemens compliqués. De ce fait, il suit que plus le principe nerveux est mis fréquemment en oscillation dans certaines fibres, plus aussi cette oscillation ou ce courant devient facile. A la vérité, un bras même exercé éprouve de la fatigue au bout d'un certain laps de temps, quoique le mouvement du principe nerveux ait été répété très-souvent, parce que l'action entraîne un changement matériel momentané dans les nerfs; mais le membre ainsi fatigué répare ces pertes plus vite que ne le font les autres, et une fois reposé, il n'en est que plus disposé à reproduire les mêmes mouvemens, à cause de la fréquence avec laquelle les courans ou les oscillations du principe nerveux ont eu lieu dans certaines fibres.

Les lois de l'association des mouvemens ont été si souvent exposées, qu'elles sont généralement connues, et qu'on les trouve même dans les ouvrages de médecine (1). Darwin surtout s'en est beaucoup occupé.

L'association doit être envisagée ici sous deux points de vue.

A. *Association de mouvemens à des mouvemens.*

Jadis on confondait souvent les mouvemens associés et l'as-

(1) Reil, *Fieberlehre*, t. IV, p. 609. — Brhndis, *Versuch ueber die Lebenskraft*, Hanovre, 1695.

sociation des mouvemens volontaires. Ce qui constitue essentiellement les mouvemens associés, c'est que l'intention volontaire dirigée sur un nerf en appelle une involontaire sur un autre nerf. Il n'est pas possible de lever volontairement un œil, sans que l'autre soit entraîné dans le même mouvement, ni de tourner l'œil en dedans sans que l'iris se rétrécisse. L'homme qui ne s'y est pas exercé, ne saurait étendre un doigt isolément des autres. Ces phénomènes ne sont points acquis, ils sont innés. Le mouvement associé se remarque surtout chez les personnes qui manquent d'exercice, et le but de l'exercice ou de l'éducation des mouvemens musculaires est en partie d'apprendre à isoler le principe nerveux sur des groupes particuliers de fibres. Le résultat de l'exercice est donc, par rapport aux mouvemens associés, d'éteindre la tendance à leur reproduction. Dans les associations des mouvemens volontaires, les choses se passent tout autrement. Ici l'exercice apprend aux muscles à mettre de la rapidité dans la succession ou la simultanéité de mouvemens qui, par eux-mêmes, ont peu de propension à s'associer ensemble. Son résultat est donc inverse de celui qu'il produit eu égard aux mouvemens associés. L'exercice fait perdre aux muscles leur tendance innée aux mouvemens associés, et il facilite l'association volontaire des mouvemens de plusieurs muscles. Darwin et Reil ont plus d'une fois confondu ensemble ces deux états différens du système nerveux. La loi que Darwin exprime est celle-ci : Tous les mouvemens animaux qui sont souvent excités simultanément ou immédiatement les uns après les autres, s'associent ensemble de telle manière que lorsqu'un d'entre eux s'accomplit, les autres ont de la tendance à l'accompagner ou à lui succéder. On peut accorder le fait d'une manière générale ; mais les exemples que Darwin et Reil citent à l'appui de cette loi appartiennent en partie à celle des mouvemens associés. D'ailleurs la loi de Darwin n'exprime pas les faits avec exactitude. Si les choses se passaient comme le dit l'écrivain anglais, l'éducation et l'exercice nous rendraient plus maladroits que nous ne l'étions auparavant. Nous rencontrerions souvent des obstacles nés de mouvemens associés dont il nous auraient fait contracter l'habitude, au lieu d'éteindre en nous la tendance innée que ces mouvemens ont à se manifester. Darwin et Reil citent la difficulté que nous éprouvons à couper l'air horizontalement avec un bras, tandis que nous tournons l'autre en cercle. Cet exemple n'explique point l'association des mouvemens par l'exercice ; car la tendance au mouvement symétrique est innée dans les bras, comme dans les yeux. L'exercice a pour effet, au contraire, de nous rendre aptes à exécuter simultanément ces mouvemens hétérogènes. Un autre exemple choisi par Darwin et Reil est plus propre à rendre raison de l'association des mouvemens volontaires. Celui qui apprend à tourner prend d'abord ses idées pour guide dans la direction qu'il donne au ciseau, plus tard il place sa volonté à la pointe de l'instrument. Ici, en effet, des mouvemens musculaires sont associés de manière à se succéder rapidement, aux ordres de la volonté ; mais aucun d'eux n'est la cause des autres : leur association seule devient plus facile, et il en est de même pour toute association de mouvemens volontaires. Lorsque nous avons souvent associé les mouvemens suivant un certain ordre, leur association devient de plus en plus facile, de manière que la volonté reproduit avec rapidité la série tout entière, sans cependant qu'aucun chaînon de cette série paraisse malgré elle. Reil prétend qu'il suffit que l'intention de la volonté se porte sur l'un des chaînons pour reproduire tous les autres ; cette assertion ne me semble pas d'accord avec les faits. Il y a sans doute beaucoup de mouvemens, purement habituels, qui reviennent en toute occasion, comme les mouvemens sans expression des bras chez les acteurs ou les chanteurs, et les gesticulations chez la plupart des personnes douées d'une grande vivacité ; mais ces mouvemens acquis par l'habitude rentrent dans la loi de l'association d'idées et de mouvemens , et non dans celle de l'association de mouvemens à des mouvemens.

B. Association d'idées et de mouvemens.

L'enchaînement des idées et des mouvemens peut devenir aussi intime que celui des idées entre elles , et ici il arrive réellement que quand une idée et un mouvement ont été fréquemment associés ensemble, la seconde se joint souvent involontairement à la première. C'est cet enchaînement qui fait que nous fermons les yeux malgré nous , quand un mouvement menaçant s'opère devant eux, même lorsqu'un étranger promène sa main au devant de nôtre figure ; que nous nous accoutumons à ne point exprimer certaines idées sans les accompagner de certains gestes ; que nous présentons involontairement les mains à un corps qui va tomber sur nous. En général, plus il arrive souvent à des idées et à des mouvemens de s'offrir volontairement ensemble , plus il est facile aux mouvemens de s'exécuter à l'occasion des idées qui les rappellent , plus ils sont soustraits à l'empire de la volonté. Ce mode d'enchaînement ne joue pas un moins grand rôle dans la mécanique et les arts que l'association des mouvemens entre eux. L'association des mouvemens entre eux ne peut s'expliquer que par un écoulement de l'influx cérébral rendu plus facile suivant une certaine direction ; l'enchaînement des idées et des mouvemens semble annoncer qu'à chaque idée il se développe , dans l'appareil destiné à la traduire par des mouvemens, une tendance au mouvement, à laquelle l'exercice et l'habitude font prendre un si grand développement , qu'au lieu de rester simple disposition, comme elle le fait dans les cas ordinaires, elle entre en action toutes les fois que l'occasion se présente. Le bâillement peut servir d'exemple sous ce rapport. Il suffit d'y penser pour bâiller, lorsque la disposition à cet acte existe. Quelle liaison y a-t-il entre l'image d'un homme bâillant qui se produit dans le cerveau et le mouvement involontaire du bâillement ? Comment se fait-il que, parmi tant d'images, il n'y ait que celle-là qui provoque les mouvemens du bâiller ? C'est une preuve manifeste que l'idée d'un mouvement suffit seule pour produire une tendance dans l'appareil chargé de la mettre à exécution, pour déterminer un courant du principe nerveux dans cette direction. Mais on pourrait citer plusieurs exemples analogues. Personne n'ignore que les spectateurs d'un assaut ou d'un duel accompagnent chaque passe d'un léger mouvement involontaire de leur corps. Le jeu de quilles fournit matière à la même remarque. De là vient aussi que quand nous nous trouvons sur de grandes hauteurs, et dans une situation dangereuse, nous sentons en nous quelque chose qui nous pousse à nous précipiter. C'est encore ici que se place le penchant à l'imitation des mouvemens. On a beau vouloir garder son sérieux, si l'on pense sans cesse au rire, on finit par rire, comme les enfans qui, avant de rire, regardent si ceux qui les entourent rient. Il arrive souvent que, long-temps après avoir été témoin d'une scène plaisante, on éclate encore de rire, si l'on voit quelqu'un rire en cachette, ou faire des efforts pour s'en abstenir. Enfin, les personnes sujettes aux spasmes en éprouvent lorsqu'elles deviennent témoins d'accès convulsifs : ce phénomène n'est pas rare dans les hôpitaux.

La tendance à des mouvemens qui naît d'idées de mouvemens a été comparée par Chevreul aux oscillations d'un pendule qu'on tient à la main. D'après ses remarques, malgré l'immobilité apparente du bras, le mouvement du pendule est déterminé par un léger mouvement musculaire qu'on exécute involontairement lorsqu'on regarde la verge en même temps qu'on la tient, mais qui cesse dès qu'on se bouche les yeux. Les deux principaux faits ici sont qu'un pendule tenu à la main peut être mis en oscillation par un mouvement si léger qu'il échappe à la conscience, et que la vue du mouvement une fois établi suffit pour occasioner une série de mouvemens involontaires, qui l'accroissent. Chevreul s'est servi aussi de ces faits pour expliquer le bâillement. Behr a, du reste, fait voir qu'une des principales causes de l'agitation du pendule tenu à la main tient aux légers mouvemens que le pouls communique aux parties de notre corps.

Le fait que des mouvemens s'associent à des idées n'est point isolé, même en faisant abstraction du champ le plus riche des associations, savoir celle des idées entre elles. Les idées n'agissent pas seulement sur les appareils moteurs qui ont des connexions avec leur contenu : elles agissent aussi non moins souvent sur les organes de sens dans lesquels se sont présentées les impressions sensorielles qui leur ont donné naissance. Il y a une grande différence entre l'idée d'une sensation dégoûtante et la sensation du dégoût lui-même ; cependant la première suffit pour provoquer l'envie de vomir. La qualité de la sensation est une énergie du nerf sensitif, qui se trouve excitée ici par la simple idée, sans cause extérieure. Darwin cite pour exemple que la seule vue d'un homme qui passe un instrument pointu sur du verre ou de la porcelaine suffit pour déterminer la sensation désagréable connue sous le nom d'agacement des dents. L'idée d'un objet dont la présence pourrait faire naître le frisson, occasione un frissonnement général chez les personnes fort irritables. Les énergies des sens supérieurs, la sensation de la lumière et celle du son, ne sont mises en jeu que rarement dans l'état de veille, mais elles le sont très-fréquemment pendant le sommeil et les rêves. En effet, pour peu qu'on s'observe avec attention, et que l'on contracte l'habitude d'ouvrir les yeux en s'éveillant au milieu d'un rêve, on ne tarde pas à se convaincre que les images de ce rêve sont réellement vues, et qu'elles ne flottent pas seulement dans l'imagination : car on s'aperçoit souvent qu'elles sont encore dans les yeux , et qu'elles disparaissent peu à peu.

III. Mouvemens instinctifs.

Les mouvemens instinctifs sont sans contredit les plus compliqués de tous ceux dont il est difficile] de découvrir les causes. On appelle ainsi ceux dont l'accomplissement est volontaire, mais qui ne reconnaissent pas la seule volonté pour cause première, et dont le but rationnel n'est pas connu de la conscience. Les penchans instinctifs à agir sont rares dans l'espèce humaine : on peut citer pour exemple celui que le nouveau-né éprouve à exécuter les mouvemens réclamés par la succion. Les actions qui se rapportent à l'appétit vénérien sont toutes accomplies instinctivement chez les animaux, mais ne le sont qu'en partie chez l'homme ; car, bien que le penchant à saisir et embrasser les formes excitatrices de l'amour soit inné en nous, les premiers individus de notre espèce ont du apprendre d'eux-mêmes tout le reste. Chez les animaux , le nombre des actions instinctives croît en proportion de l'inaptitude à remplir le but de l'espèce par les fonctions de l'âme. Il ne saurait entrer dans notre plan d'énumérer tous ces faits, qui se rapportent aux migrations , à la nidification , à la construction des gîtes, à la fabrication des toiles , à l'éducation des petits.

La cause de l'instinct paraît être la même que celle qui fait naître l'animal et réalise son organisation d'après des lois éternelles. Les idées que nous nous formons de la nature d'un être organisé sont tranquilles ; elles ne créent rien, elles sont stériles. La forme organisante, qui agit bien plus sûrement, d'après des idées raisonnables et des plans divins, organise ses produits mêmes, et reparaît dans chacun d'eux. Pour elle, la physique n'a pas de secrets. C'est aussi cette force , cause finale d'une créature, qui répare les pertes , qui rend la guérison

possible à la suite d'une maladie, et qui, primordialement
contenue dans la matière prolifique fécondée du nouvel individu, crée les organes dans lesquels naissent plus tard des
images stériles des choses, les idées. Comme cette force crée
tous les organes de la masse amorphe du germe, elle n'est
enchaînée à aucun d'eux ; elle se manifeste aussi dans la nutrition chez le fœtus privé d'encéphale ; elle change le système
nerveux, comme tous les autres organes, chez la larve d'Insecte qui se métamorphose, de manière que certains ganglions
du cordon nerveux disparaissent, et que d'autres se réunissent ensemble ; elle fait que, dans la métamorphose de la
Grenouille, la moelle épinière se raccourcit à mesure que
l'organisation de la queue s'efface et que les nerfs des membres naissent. Les actions instinctives des animaux nous prouvent encore que la force qui agit dans un but déterminé,
d'après une loi éternelle, que cette pensée divine qui ne
se révèle pas à notre conscience, pour parler le langage de
Spinosa, exerce aussi de l'influence sur l'origine des êtres
organisés, sur leur organisation, et sur les mouvemens volontaires. Le but auquel tend le mouvement instinctif est tout
aussi nécessaire à l'existence de l'espèce et de l'individu que
l'organisation elle-même ; mais ici le but se trouve hors de
l'organisme, tandis que, dans l'organisation, il en fait partie,
et cette idée de l'essence animale, que nous avons appelée
stérile, est déterminée elle-même par la force dont il vient d'être
parlé, à représenter et atteindre quelque chose de particulier.
La cause finale de l'instinct ne réside donc pas non plus dans
un organe particulier ; elle ne fait qu'un avec la force de l'organisation agissant d'après une loi nécessaire et un principe
raisonnable. Cependant, c'est dans le sensorium que les effets
de cette force se révèlent d'abord. Cuvier s'exprime d'une
manière parfaite à cet égard, quand il dit que les animaux,
en exécutant leurs actions instinctives, obéissent à une idée
innée qui les poursuit comme un songe. Du reste, l'organi-

sation des animaux eux-mêmes favorise singulièrement la réalisation des images, des idées, des penchans, qui apparaissent dans le sensorium. Comme l'intérieur et l'extérieur dépendent de la même cause finale, la forme de l'animal correspond parfaitement à ses penchans ; il ne veut rien que ce qu'il peut exécuter au moyen de ses organes, et ses organes ne le sollicitent à rien dont il n'éprouve le penchant. La Taupe, destinée par ses penchans intérieurs à vivre sous terre, n'a rien dans ses organes qui la pousse à s'écarter de cette destination. Quoi qu'elle voie, quoique son œil ne soit point couvert par la peau, puisqu'elle a des paupières, sa vue manque de précision, tant à cause de la petitesse des yeux, que parce qu'ils sont entourés de poils épais. Ses pattes de devant sont organisées entièrement pour fouir, et non pour servir à la marche : en effet, sa main a une forme et une disposition, par rapport à l'avant-bras, qui lui permettent à peine de marcher sans creuser en même temps la terre. Les Paresseux, qui marchent sur le bord externe du pied, les orteils repliés en dedans, sont extrêmement lents sur un sol uni, ce qui a fait naître, dans quelques esprits, la pensée fausse que la nature les avait traités en marâtre ; loin de là, ils sont aussi parfaits, dans leur genre, que tous les autres animaux ; leurs membres sont disposés de manière à leur permettre de grimper, de passer leur vie sur les arbres, où ils déploient des mouvemens pleins d'adresse et de vigueur, quoique lents, comme ceux de quelques autres grimpeurs, le Caméléon par exemple. L'Araignée a ses pattes insérées et organisées de manière qu'elle marche mal sur un plan ; ces appendices sont destinés à agir sur une ligne, sur un fil : elle porte avec elle les matériaux des fils qu'elle doit tisser, et ses penchans instinctifs lui représentent comme une sorte de rêve le thème de ses actions, de la construction de sa toile.

On ne saurait trop admirer combien l'instinct procure aux animaux d'aptitudes et d'intuitions que nous sommes obligés d'acquérir par la voie pénible de l'expérience et de l'éducation. Lorsque nous commençons à voir, nous n'avons pas encore la faculté de juger, d'après les images des objets qui se produisent dans notre œil, quel peut être l'éloignement ou le rapprochement de ces mêmes objets. Tous les objets du champ visuel se peignant sur une surface, comme dans un tableau, nous avons besoin d'une longue expérience et de la coopération du toucher et des mouvemens pour joindre à l'image d'un corps compris dans notre champ visuel les idées de sa distance, de sa grandeur et de sa forme. L'animal vient au monde comme s'il avait déjà subi cette éducation ; peu après sa naissance, le Veau se dirige vers le mamelon de sa mère. Nous n'apprenons à marcher que par un exercice pénible, durant lequel les lois de l'équilibre, de la pesanteur, etc., entrent en jeu à chaque instant ; nous ne l'apprenons qu'après avoir acquis peu à peu, par l'expérience, et à force de nous tromper, quelle est la quantité de contraction de nos muscles qu'exige chaque sorte de mouvement. Les animaux, du moins les Solipèdes et les Ruminans, apportent déjà ces connaissances en venant au monde ; ils ne tardent pas à se dresser sur leurs pattes, et à marcher vers leur mère. Tout cela ne peut avoir lieu que par le concours de la force instinctive, devant laquelle aucun problème de la physique ne demeure sans solution. Il faut que le sensorium de l'animal nouveau-né renferme une force qui fait agir d'une manière pleinement harmonique les leviers des membres locomoteurs. Nous devons éloigner des actions instinctives certaines autres actions que divers animaux exécutent avec beaucoup de facilité, même pendant leur sommeil, après qu'ils en ont acquis peu à peu l'aptitude. Beaucoup d'Oiseaux dorment perchés sur une seule patte : ils se tiennent parfaitement en équilibre, et la force qui préside à ces actions ne se repose jamais, alors même que les effets sensoriels du sensorium sont dans un repos absolu. Les somnambules se trouvent dans un cas analogue. Ce n'est pas l'instinct qui les dirige, mais l'expérience acquise pendant la veille, et qui leur sert encore durant le sommeil ; ils profitent, pour conserver l'équilibre, de toutes les connaissances que l'expérience et l'éducation leur ont procurées sous ce rapport ; c'est l'action seule de leur âme qui les empêche de tomber ; mais leur sensorium n'agit que dans une seule direction, et il est fermé dans toutes les autres : or, comme cette limitation ne leur permet pas de sentir le danger, ils marchent d'un pied ferme, et passent sans trembler sur le bord de l'abîme. Ces phénomènes ne sont réellement pas aussi difficiles à expliquer qu'ils le paraissent. Pour qu'un homme marche sans broncher sur un plan médiocrement incliné, il lui suffit de savoir que ce plan n'est pas situé à distance de la terre ; le même plan lui paraîtrait dangereux et difficile à gravir, s'il se trouvait à une grande hauteur ; or, celui qui n'aperçoit point le danger dans ce dernier cas, n'a pas le pied moins sûr que dans l'autre.

Comme il y a évidemment, chez les animaux, des sentimens instinctifs et innés, qui se manifestent aussitôt après la naissance ou plus tard, la question est de savoir si l'homme aussi a des idées innées exerçant sur lui, à un degré supérieur seulement, la même influence obligatoire que les penchans instinctifs des animaux ont sur eux. Nous reviendrons sur ce problème quand il s'agira des fonctions de l'âme. Quelques écrivains ont prétendu que l'action raisonnable instinctive de la force organisatrice peut, dans certains états, communiquer à la conscience des choses dont la notion ne pourrait être acquise par la voie des opérations de l'âme, et ils ont exagéré la portée de l'instinct chez l'homme. Il n'y a aucun motif d'admettre cette hypothèse, et je ne sache pas que la puissance créatrice de la nature qui agit en nous sans que notre conscience en soit instruite, ait jamais rien communiqué à cette dernière qui soit la conséquence d'une lo supérieure, ou que la pensée divine, qui est créatrice, se mêle jamais à nos images des objets. Ce qu'on allègue à cet égard, d'après les prétendus états magnétiques, ne mérite pas la croyance qu'y ont attachée quelques médecins crédules, et toutes les fois qu'on l'approfondit, on n'y découvre que jonglerie ou sottise. Les notions qui nous parviennent de cette manière ne sont que des images confuses, dont le contenu se trouve en harmonie avec la capacité de celui qui les conçoit et de celui qui y ajoute foi.

IV. Mouvemens coordonnés.

Quelque dépendans de la volonté que soient les mouvemens, leur association pour le but de la locomotion semble être favorisée par des dispositions intérieures dans les organes centraux; une sorte d'harmonie préétablie paraît avoir lieu entre certaines parties des organes centraux du système nerveux et les groupes de muscles, ainsi que leurs conducteurs nerveux. On est conduit à cette idée par les expériences sur les forces dévolues tant au cervelet qu'à la moelle épinière. Nous avons déjà vu que les Oiseaux décapités essaient encore de se mouvoir. Le même phénomène a lieu chez les Grenouilles. Ces sortes de mouvemens ne ressemblent point à ceux que la volonté détermine, et pour lesquels le concours du cerveau est nécessaire. Cependant il règne une certaine harmonie entre les différens actes des mouvemens tumultueux qu'exécute une Oie à laquelle on a coupé la tête. L'animal bat des ailes; or il faut pour cela l'action simultanée et harmonique d'un grand nombre de fibres nerveuses, de sorte qu'il semble que l'action coordonnée de ces fibres soit favorisée par une disposition organique quelconque dans les parties centrales. Ce ne sont point là de simples convulsions de tous les muscles qui dépendent de la moelle épinière. Car, quand toutes les fibres nerveuses de ce cordon blessé sont frappées d'irritation, tous les musles du tronc doivent également se contracter; mais il ne résulterait pas de là un battement d'ailes ; du moins ne voit-on pas pourquoi l'Oiseau décapité n'appliquerait pas tout aussi bien ses ailes à son corps par un mouvement convulsif. L'enroulement des Anguilles décapitées, et les coups de queue que donnent d'autres Poissons auxquels on a coupé la tête, sont des phénomènes du même genre. Chez les animaux sans vertèbres, on voit même quelquefois la décapitation ne pas empêcher la locomotion de s'accomplir, comme elle l'eût fait sans cette circonstance. Un *Carabus granulatus*, auquel Treviranus enleva la tête, continua de courir comme auparavent ; un Bourdon, mis sur le dos, faisait des efforts pour se retourner. La *Cerceris ornata* poursuit les Abeilles qui nichent dans des trous ; Walckenaer coupa la tête d'un de ces Hyménoptères, au moment où il allait pénétrer dans le trou d'une abeille ; il continua ses mouvemens, et lorsqu'on l'eut retourné, il chercha à reprendre sa première direction, pour pénétrer dans le trou. Les Sangsues qu'on coupe en deux, marchent encore de même que quand elles étaient entières. Il est clair, d'après cela, que des mouvemens coordonnés de muscles sont possibles après la décapitation, tant chez les animaux vertébrés que chez les invertébrés ; l'influence de la volonté paraît même ne point être abolie, chez ces derniers, par la perte de la tête.

Les expériences de Flourens sur le cervelet montrent que la moelle épinière n'est pas la seule partie dans laquelle réside une harmonie préétablie de certains mouvemens coordonnés, et que c'est surtout le cervelet qui domine l'action coordonnée des muscles pour la locomotion. Lorsqu'il enlevait cet organe, couche par couche, à des Oiseaux, non seulement les mouvemens musculaires s'affaiblissaient, mais encore ils manquaient d'accord. Dès après l'ablation des couches superficielles, les animaux éprouvaient de l'agitation ; sans être atteints de convulsions, ils faisaient des mouvemens violens et désordonnés ; mais leurs fonctions sensorielles ne paraissaient subir aucune altération. Après l'enlèvement des couches profondes, l'animal avait perdu la faculté de sauter, de voler, de marcher, de rester debout, de conserver l'équilibre. Si on le mettait alors sur le dos, il ne pouvait pas se retourner; il battait constamment des ailes, et n'était point frappé de stupeur, car il se mettait en défense dès qu'on cherchait à l'attrapper. Flourens conclut de là que la volonté, le sentiment et la connaissance persistaient, mais que la faculté de grouper les muscles pour des mouvemens de locomotion était abolie. D'un autre côté, ses expériences sur les lésions des hémisphères cérébraux démontrent que le principe coordinateur ne réside point en eux. La perte d'une grande partie des hémisphères frappe bien les animaux de stupeur, mais elle les laisse aptes à tous les mouvemens volontaires et groupés, puisqu'un Oiseau ainsi mutilé, que l'on jette en l'air, conserve la faculté de voler. Cependant le battement des ailes après l'ablation du cervelet annonce encore des traces d'un mouvement coordonné qui, comme nous le voyons après la décapitation des Oies, peut dépendre de la moelle épinière seulement. Cette coordination des mouvemens doit être toute à la disposition des animaux quand ils commencent à faire usage de leurs membres, puisqu'ils ne montrent alors ni embarras ni maladresse, et en général les mouvemens coordonnés entrent fort souvent comme élémens dans la composition des mouvemens instinctifs. Chez l'enfant à la mamelle il y a, dans le cerveau, un stimulus interne pour les mouvemens coordonnés de la succion, et Mayer a même observé que la tête d'un petit chat, détachée du corps, suce encore le doigt qu'on lui introduit dans la bouche.

CHAPITRE III.

De la locomotion.

Il y a beaucoup d'animaux qui, ayant une portion de leur corps fixée, manquent de la faculté locomotive, ou du moins n'ont qu'une locomotion relative des diverses parties qui les constituent.

Le premier cas est celui des Entozoaires composés, comme le Cœnure cérébral, dont les petits vers, unis par une vésicule commune, ne peuvent que s'élever à la surface de celle-ci et se rétracter. A la même catégorie appartiennent les Polypes composés, dont la locomotion se réduit à la protraction des têtes et de leurs bras dans les calices. Les Plumatelles, qu'on a crues pendant long-temps aptes à se mouvoir librement dans la mer, sont également enfoncées dans le sol, comme les Vérétilles, et il n'y a que leurs Polypes qui puissent se développer et revenir sur eux-mêmes. Les influences qui agissent sur quelques uns des Polypes du tronc commun, ne déterminent non plus que la rétraction de ceux qu'elles atteignent (1). Ces faits ont été observés par Rapp, qui cependant a remarqué aussi des flexions lentes au tronc des Vérétilles. Un de ces animaux qu'il jeta dans le canal de Cette, s'implanta dans le sol. Il n'y a encore qu'un petit nombre de Polypes du tronc desquels on connaisse bien la structure et les propriétés vitales. Celui des Sertulaires contient un canal dans lequel, d'après les observations de Meyen et de Lister, s'opèrent des courans alternativement ascendans et descendans de liquide. Suivant Lister, ce canal communique avec l'estomac, et les deux courans communiquent aussi ensemble, ce que nie Meyen (2). Rapp assure que l'axe du tronc épais des Vérétilles renferme quatre

(1) RAPP, *Ueber die Polypen*, p. 8.
(2) LISTER, *Philos. Trans.*, 1835, P. II.

canaux droits, entourés de fibres musculaires transversales ; ces canaux sont pleins d'eau de mer. La cavité buccale de chaque Polype mène à un canal étroit et brun, qui s'ouvre dans le tube transparent du Polype, lequel a plus d'un pouce de long. C'est là l'estomac : celui-ci se prolonge, dans le tronc principal, en une cellule qui communique avec les canaux parcourant l'axe. Les quatre canaux du tronc s'ouvrent, à l'extrémité inférieure, par quatre trous, indépendamment desquels il y en a d'autres petits, qui mettent les canaux en rapport avec la substance spongieuse de l'axe (1). On ne sait pas encore bien positivement quelle est la liaison qui existe entre les mouvemens propres à chaque Polype et les inflexions lentes du tronc des Vérétilles ; en général, d'ailleurs, l'explication de la connexion physiologique des Polypes avec leur axe est un des problèmes les plus complexes. D'après Ehrenberg, qui a réuni tant d'observations sur ce sujet, le Corail n'est ni un simple assemblage d'animaux volontairement réunis, ni un animal unique à plusieurs têtes ou seulement fendu, ni un tronc végétal portant des fleurs animales, mais un tronc animal vivant, dont les animaux se développent sans cesse sur leurs prédécesseurs, et sont susceptibles de jouir d'une pleine indépendance, bien qu'ils ne puissent pas se la procurer eux-mêmes (2).

Les Polypes à bras sont les uns capables de se mouvoir librement, comme les Hydres, les autres fixés, comme les Corynes. Parmi les Annélides, il s'en trouve quelques uns qui ne jouissent pas de la locomotion ; tels sont les Sertules, qui vivent dans des tuyaux. Les Tubulibranches, parmi les Mollusques, comme le Vermet, la Siliquaire, habitent également des tubes fixés. Les Ostracés, soit que leur coquille

(1) *Nov. act. Nat. cur.*, XIV, II, 650.

(2) EHRENBERG, *Die Corallenthiere des rothen Meeres*, Berlin, 1834, p. 27.

adhère aux rochers, soit qu'elle n'ait aucune adhérence, ne changent pas de place, et leur mouvement se réduit à fermer la coquille, qui s'ouvre d'elle-même par l'élasticité du ligament. D'autres Bivalves, comme les Pinnes, s'attachent à des corps solides par le moyen d'un byssus provenant de leur rudiment de pied, et qui, suivant l'expression de Cuvier, leur sert d'ancre. Les Mytilacés emploient également leur long pied plutôt pour fixer leur byssus que pour ramper. D'autres Bivalves font servir cet organe à la reptation, comme les Anodontes, les Unio, etc. Les Ascidies sont fixées aux rochers, et dépourvues de toute locomotilité. Leurs mouvemens volontaires se réduisent à chasser l'eau par l'ouverture du manteau qui est destinée à cet usage. Parmi les Ascidies composées, les Botrylles reposent sur des corps, à la surface desquels ils sont réunis en masses stelliformes. Cuvier fait remarquer que, quand on irrite l'ouverture d'un seul de ces animaux, il n'y a que lui qui se resserre, mais que tous se contractent lorsque l'irritation porte sur le centre. Les Pyrosomes sont des Mollusques composés, réunis en un cylindre creux, ouvert à une de ses extrémités : ils sont libres dans la mer, et l'on dit que le cylindre marche par l'effet des contractions simultanées de tous les animalcules. Les détails d'un phénomène si remarquable sous le point de vue physiologique sont inconnus. L'extinction de la phosphorescence dans toute partie du cylindre qui vient à être lésée, parle aussi en faveur d'une action commune ou collective de ces êtres. Les Polypes composés ne nous offrent aucun exemple d'une particularité si singulière. Plusieurs animaux de classes très-différentes sont libres durant une partie de leur existence et fixés pendant le reste. L'inverse a lieu pour d'autres, par exemple les Vorticelles, au dire d'Ehrenberg. Les Vorticelles sont implantées plusieurs ensemble, par des pédicules, à une racine rampante commune. Plus tard, le corps de l'animalcule se divise en deux portions, qui se séparent du pédicule, lequel a perdu alors la propriété, dont il jouissait auparavant, de se contracter et de s'étendre. Chaque animalcule ainsi séparé, nage librement. D'autres animaux sont libres dans leur jeunesse, et fixés dans un âge plus avancé. Les observations de Nordmann sur les Lernéacées, de Dugès sur les Hydrachnes et de Burmeister sur les Cirripèdes en fournissent des exemples. Les jeunes Lernées ont la conformation des Crustacés, et sont libres ; plus tard, les femelles changent tellement de forme, qu'on les a prises pour des Vers intestinaux. Dans cet état, elles vivent en parasites sur d'autres animaux, sur des Poissons. Les mâles s'attachent par des crochets à l'abdomen des femelles. Les Hydrachnes, à l'état de larves, ont six pattes ; plus tard elles s'attachent à des Insectes aquatiques, aux dépens desquels elles vivent. Alors la partie postérieure du corps s'allonge extraordinairement, et l'animal, devenu nymphe, présente la forme d'une ellipse allongée. Sous la peau de cette nymphe, se développent les membres et les yeux de l'animal parfait. Celui-ci sort de sa prison, et se met à nager, mais il n'est point encore parfait; au bout de quelques semaines, il s'attache par la trompe à une feuille de potamogéton, et devient immobile; ses pattes disparaissent de nouveau, pour faire place à celles qu'il doit définitivement conserver. Les Cirripèdes, au sortir de l'œuf, ressemblent à de jeunes Lernées, et nagent librement. Le corps possède déjà trois paires de pattes ventrales. A une époque plus avancée, il offre une coquille coriace. Un prolongement charnu, qui sort entre les valvules, fixe alors le jeune animal à un fucus. Dans cet état, il possède même un œil. Pendant la période suivante il acquiert un nombre double de pattes, mais la mue lui fait perdre l'œil et les antennes qu'il avait auparavant (1).

(1) Burmeister, *Beitraege zur Naturgeschichte der Rankenfuesser*, Berlin, 1834. , in-4°, fig. — Martin-Saint-Ange, *Mémoire sur l'organisation des Cirripèdes*, Paris, 1835, in-4°, fig.

Les organes moteurs des animaux qui se déplacent librement, sont tantôt des cils, des soies, des lamelles, des nageoires, tantôt des membres articulés ; ici, le mouvement est dû à l'expulsion de liquides qui avaient été absorbés précédemment : là, il résulte des mouvemens ondulatoires de parties du corps qui sont ou fixées, ou susceptibles de se prolonger, ou aptes à se rétracter ; enfin le déplacement peut être l'effet d'une alternative d'expansion et de contraction de la masse entière du corps.

Ehrenberg est entré dans de grands détails sur les organes du mouvement chez les Infusoires (2). Parmi les plus simples de ces organes, les uns sont des prolongemens variables, qui sortent d'un grand nombre de points du corps, comme dans le genre *Amoeba*, anciennement appelée Protée ; les autres des soies, comme sur le dos du *Chætonotus*, ou des cils, qui, chez les Polygastriques, sont souvent répartis sur tout le corps, ou enfin des crochets. Les organes locomoteurs composés sont les roues des Infusoires rotateurs et de quelques Polygastriques. Ehrenberg en a décrit plusieurs variétés. Les vibrations de ces organes servent non seulement à la natation, mais encore à produire dans l'eau des tourbillons, qui amènent les alimens à la portée de l'animal. Au reste, les Infusoires rotateurs peuvent aussi ramper en fixant alternativement les deux extrémités de leur corps, qu'ils attirent ensuite tantôt vers le bout antérieur, et tantôt vers le bout postérieur.

Les Acalèphes en forme de disque ou de cloche se déplacent par des contractions et des expansions alternatives de leur corps, qui chassent l'eau contenue dans l'intérieur de la cloche. Les Beroës se meuvent, en partie, par les vibrations des lamelles qui garnissent les huit côtés de leur corps sphérique.

(1) *Zur Erkenntniss der Organisation in der Richtung der kleinsten Raums*, Berlin, 1832, p. 28.

Les Acalèphes tubuleux ont pour organes natatoires des cavités qui agissent à la manière de la cloche des Méduses,
comme chez les Diphyides. Les Vésiculeux ont leur corps
mou surmonté d'une vessie pleine d'air, au moyen de laquelle ils peuvent se tenir à la surface de la mer. Chez les
Physalies, indépendamment de cette vessie, il y a encore
une partie faisant office de voile ; car la vessie est garnie en
dessus d'une crête membraneuse, qui se remplit d'air, mais
qui peut aussi en être débarrassée. La vessie présente, à chacune de ses deux extrémités, une ouverture qui est close par
un sphincter.

Parmi les Echinodermes, les Holothuries peuvent se porter
en avant par l'expulsion de l'eau qu'elles ont admise dans
leur organe respiratoire ; de forts muscles longitudinaux rendent leur corps susceptible de se raccourcir. Mais, de même
que les Étoiles de mer et les Oursins, ces animaux ont encore
cela de particulier qu'ils possèdent un système de tubes aquatiques, découvert par Tiedemann, lequel communique,
d'un côté, avec un réservoir contractile, de l'autre, avec le
pied, qui est creux et susceptible non seulement de s'étendre
lorsque l'eau y afflue, mais encore de se rétracter par le fait
de sa contractilité propre.

Les Vers libres nagent dans l'eau, et la frappent avec les
replis onduleux de leur corps. Les Biphores, parmi les Mollusques, exécutent la natation en faisant pénétrer l'eau par
l'ouverture postérieure, qui est garnie d'une valvule, et la
chassant par une autre ouverture située près de la bouche.
Les Vers et les Chenilles rampent en fixant des parties aliquotes de leur corps, tirant alors celles qui sont en arrière,
puis fixant celles-ci à leur tour, et reportant en avant les antérieures. Les moyens de fixation sont tantôt les parties de
la bouche, tantôt des moignons de pattes, comme chez les
Chenilles, quelquefois des suçoirs, comme chez les Sangsues.
Dans d'autres Vers, et chez les Mollusques, la reptation,

au lieu de s'effectuer par des extensions et des flexions en arc, résulte de contractions et d'expansions alternatives du corps ou du pied. Les Vers de terre ne rampent pas comme les Sangsues, en étendant des arcs de leur corps et reproduisant ensuite d'autres arcs, mais en fixant des parties de leur corps annelé, vers lesquelles ils attirent simplement les suivantes, ce qui rend celles-ci plus larges et plus courtes ; en fixant l'extrémité postérieure de la partie qu'ils ont ainsi attirée, ils peuvent la contracter transversalement, ce qui l'oblige à s'étendre d'arrière en avant. Cette forme de mouvement a lieu aussi chez les Sangsues. Chez les Gastéropodes, parmi les Mollusques, les temps de la reptation sont si nombreux que quand un Limaçon rampe sur une plaque de verre, on n'aperçoit que de très-petites ondes successives, l'animal avançant toujours sans interruption. La même ondulation se remarque au pied des Lymnées, lorsque ces animaux, étendus sur le dos, sont en quelque sorte suspendus à la surface de l'eau. Il est difficile de concevoir comment des parties aliquotes d'une surface aussi lisse que le pied d'un Limaçon peuvent se fixer.

Au reste, l'essentiel de la locomotion consiste, chez presque tous les animaux, et malgré la diversité des formes du déplacement par natation, reptation, progression, marche, en ce que certaines parties de leur corps décrivent des arcs dont les branches s'étendent après s'être appuyées sur un point fixe. Tantôt ces arcs sont produits par le corps lui-même, qui est vermiforme, comme dans la reptation et la natation ; tantôt l'extension et la flexion résultent du rapprochement et de l'éloignement des deux côtés d'un angle, cas où l'un des deux côtés forme, par la résistance que des corps solides ou liquides lui opposent, le point fixe à partir duquel les autres parties sont portées en avant par l'ouverture de l'angle. C'est à cela que se réduit le mouvement dans l'eau, dans l'air, ou sur la terre, des animaux qui sont pourvus de membres, nageoires, ailes ou pattes. Car l'air et l'eau opposent aussi de la résistance aux corps qui cherchent à les déplacer, et la force qui tend à les refouler, réagit proportionnellement à cet obstacle sur le corps de l'animal, auquel elle imprime une projection dans un sens déterminé. Les lois du levier jouent ici un grand rôle. Quelque diversement que les leviers soient appliqués chez les animaux pourvus de pattes, ils le sont presque toujours d'une manière désavantageuse, car les muscles exercent généralement sur eux une action fort oblique, outre que leur insertion est fréquemment très-rapprochée du point d'appui. Des considérations d'un intérêt majeur ont commandé cette disposition, dont la beauté des formes n'est pas le but unique. Si la nature avait disposé les leviers de tous les membres de la manière la plus favorable, il serait résulté de là que le corps aurait eu une forme complexe, anguleuse, gênante, et que, malgré toutes les précautions prises en apparence pour économiser la force, la dépense, sous ce rapport, eût été plus considérable, en dernière analyse, à cause de la multiplication des obstacles au concours harmonique des actions (1).

I. Natation.

La locomotion dans l'eau et celle dans l'air ont cela de commun ensemble, que le milieu qui oppose la résistance est celui-là même dans lequel vit l'animal. Pendant la marche et la reptation, soit dans l'eau, soit dans l'air, l'eau et l'air sont coupés, mais c'est un corps solide, la terre, qui offre l'appui pour la projection du point de sustentation : pendant le vol et la natation, au contraire, l'eau et l'air soutiennent le corps, en même temps qu'ils lui fournissent un appui. Dans les deux

____

(1) Borelli, *De motu animalium*, Leyde, 1685. — Barthez, *Nouvelle mécanique des mouvemens de l'homme et des animaux*, Carcassonne, 1798, in-4.

cas, le milieu servant d'appui au mouvement est susceptible de céder, tandis que, dans la marche et le saut, il est solide : le mouvement a d'autant plus d'étendue que la force avec laquelle l'organe locomoteur presse l'eau ou l'air est plus considérable, proportionnellement à la masse qui doit être mue et à la résistance que le fluide oppose au corps qui cherche à le pénétrer. Par résistance, on entend ici la perte de force motrice qu'un corps qui se meut dans un milieu fluide éprouve en raison des parties de ce fluide qu'il chasse devant lui : car il perd autant de son propre mouvement qu'il en communique à d'autres corps.

Chez les nageurs, le principal temps du mouvement est celui pendant lequel un arc que le corps avait décrit, refoule l'eau en se débandant. Supposons plongée dans l'eau une verge flexible, élastique, et de même masse partout, qui soit courbée au milieu, et qui s'étende ; ses deux extrémités frappent l'eau obliquement avec une égale force, et la verge n'avance point dans le sens de sa longueur. Il en est de même quand deux branches de masse égale, mues par une charnière, se ploient l'une sur l'autre, puis s'étendent. L'égalité de la masse des deux branches et celle de la résistance font que la force qui agit dans le milieu rapproche ou éloigne également les branches l'une de l'autre, suivant qu'elle opère ou la flexion ou l'extension. Mais, si la masse principale du corps constitue l'une des deux branches, la force agissant sur le point de flexion meut plus facilement la branche la plus légère vers la plus lourde, que celle-ci vers l'autre : tandis que la masse principale conserve la même situation dans l'eau, l'autre portion en change par rapport à elle, tant dans la flexion que dans l'extension. Tel est le cas du bateau armé d'un gouvernail ; tel est aussi celui du poisson. Dans l'un et l'autre, la force qui change la situation du gouvernail ou de la queue par rapport à la masse principale, imprime à la partie la moins considérable du corps un mouvement qui la rapproche de l'autre. Mais le gouvernail, qui se trouve ainsi tourné vers le bateau, venant à être reporté dans une direction droite , il presse l'eau située derrière lui. Si l'eau ainsi refoulée était un corps solide, non susceptible de se déplacer, le bateau serait poussé obliquement en avant , c'est-à-dire en sens inverse, avec toute la force du mouvement du gouvernail ; mais celui-ci communique à l'eau une partie de sa propre force motrice, et le liquide se déplace proportionnellement à la quantité qu'il en reçoit ; tout le reste de la force du gouvernail sert à éloigner l'une de l'autre l'eau refoulée et la masse du bateau , et celui-ci se porte obliquement en avant. Le coup en sens inverse du gouvernail imprime au bateau la projection dans une direction oblique opposée à la précédente, et une succession rapide de coups du gouvernail fait prendre au bateau une direction moyenne, c'est-à-dire droite. Comme, après chaque coup, le gouvernail est obligé, pour en donner un nouveau, de se replacer à angle par rapport à l'axe du bateau, cet indispensable mouvement préliminaire, qui a lieu en sens inverse du coup précédent, s'opposerait à la projection du bateau , s'il avait la même intensité, et, en effet, un gouvernail auquel on se contente d'imprimer des mouvemens alternatifs d'une égale force , ne communique point d'impulsion au bateau. Le mouvement du Poisson qui nage ressemble parfaitement à celui du bateau qui n'est poussé en avant que par le jeu du gouvernail. La queue représente le gouvernail. Deux coups de queue alternatifs, qui se succèdent rapidement, suffisent chez les Poissons qui ont cet organe court, comme les Carpes, pour pousser l'animal dans une direction moyenne ; néanmoins , il arrive souvent, dans la natation lente, que ces coups alternatifs, à droite et à gauche, le projettent plutôt obliquement qu'en ligne droite. Les Poissons à queue longue peuvent faire décrire simultanément,à celle-ci deux arcs en sens inverse, qu'ils débandent à la fois, ce qui pousse de suite leur corps dans la direction moyenne.

Les Pleuronectes et les Cétacés frappent l'eau perpendiculairement. La natation des Raies s'opère en partie par des coups de leur queue, qui agit de même que chez la plupart des Poissons ; mais comme leurs nageoires pectorales sont étalées en façon d'ailes, la progression de l'animal dépend surtout du mouvement de ces appendices, dont l'action ressemble à celle des ailes des Oiseaux. Chez les autres Poissons, les nageoires ne prennent qu'une part subordonnée aux principaux mouvemens de la natation, ainsi que Borelli (1) l'a démontré : elles ne leur servent qu'à se maintenir droits dans l'eau, et à corriger les vacillations du corps. Cuvier pense qu'elles contribuent aussi aux mouvemens de côté ; mais il est facile de voir, chez les Carpes, que la flexion unilatérale de la queue est bien plus efficace pour cela.

Les Quadrupèdes nagent au moyen de leurs pattes, qui font office de rames. La résistance de l'eau pressée par ces appendices est la cause qui fait que le corps se trouve projeté en avant. Si le mouvement des membres avait lieu avec la même force et suivant la même direction, en avant et en arrière, l'animal ne changerait pas de place. Le mouvement dans une direction donnée dépend de ce que la rame est reportée dans l'air et non dans l'eau, ou, si elle rentre dans le liquide, de ce qu'elle s'y introduit par son tranchant. La natation avec les pieds est dans le même cas. La reposition des mains et des pieds a lieu de telle sorte qu'ils pressent l'eau par une moindre surface que pendant le mouvement de translation. L'homme met ses bras en place par le bord tranchant des mains, et il agit sur l'eau par le plat de celles-ci. Dans la natation même des Quadrupèdes sans large main, comme le Cheval, l'action des pattes est plus grande au moment de frapper l'eau que quand il s'agit de les remettre en place, et de là vient que le corps avance ; la surface avec laquelle ils

(1) *De motu animalium*, Leyde, 1685, p. 257.

choquent l'eau est plus étendue quand ils jettent leurs membres en arrière que quand ils les ramenent en avant. La plupart des Quadrupèdes sont naturellement nageurs, parce qu'ils employent leurs pattes de la même manière en nageant qu'en marchant, et parce que la longueur de leur face, jointe à la petitesse de leur crâne, fait qu'ils peuvent, en relevant la tête, maintenir le trou respiratoire hors de l'eau. Chez l'homme, l'entrée des organes de la respiration n'est placée en haut que lorsqu'il se tient dans l'eau sur le dos ; il est obligé, en outre, d'apprendre une chose dont il n'a pas l'habitude, c'est-à-dire à disposer ses membres de manière qu'ils présentent moins de surface à l'eau quand ils n'agissent pas sur elle que quand ils la frappent. Le nageur exercé n'a besoin que d'un faible mouvement pour rester à la surface ; il y demeure tant que ses poumons distendus par l'air le rendent plus léger que l'eau. L'homme est, comme les animaux, plus pesant que l'eau, et, s'il ne fait aucun mouvement, il s'y enfonce dès qu'il expire ; mais, tant que sa poitrine est remplie d'air, il demeure en place, après s'être étendu sur le dos. Si nous n'éprouvions pas le besoin d'expirer, et que nous pussions tenir nos poumons constamment pleins d'air, nous n'enfoncerions pas dans l'eau, ne fissions-nous même aucun mouvement ; mais nous sommes obligés de corriger, par des chocs imprimés de haut en bas à l'eau, l'affaissement qui résulte nécessairement de l'expiration. Les Oiseaux sont maintenus sur l'eau par l'air contenu dans leurs cellules abdominales et leurs os, qui communiquent avec les poumons ; ils ont besoin d'expirer fortement pour plonger. Les Palmipèdes emploient leurs pattes en guise de gouvernail ; les Cygnes se servent aussi de leurs ailes étendues comme d'une voile.

La vessie natatoire des Poissons se développe du pharynx, comme les poumons, d'après les recherches de Baer (1). Chez

—————

(1) MULLER. *Archiv*, 1835, p. 234.

beaucoup de ces animaux, elle facilite la natation dans les hautes régions de l'eau, et la faculté qu'ils ont d'en comprimer plus ou moins l'air au moyen des muscles latéraux, leur permet de se tenir à des hauteurs diverses. Comme cet organe est situé à la partie supérieure de la cavité abdominale, où le centre de gravité correspondrait, à cause du volume des muscles dorsaux et latéraux, il sert aussi à maintenir les Poissons droits dans l'eau, quoiqu'il ne soit pas absolument nécessaire pour cela. Les Poissons dont la vessie natatoire est crevée, ne viennent plus à la surface de l'eau, et sont exposés à tomber de côté.

II. Vol (1).

Le vol tient à ce que les extrémités antérieures d'un animal, étendues en forme de lames, frappent l'air par la plus grande surface possible. Leur résistance et la réaction que l'air oppose, en vertu de son élasticité, au mouvement qu'elles lui communiquent, sont la cause qui fait que le corps de l'Oiseau est soulevé. L'accomplissement d'un pareil mouvement exige une force considérable dans les muscles pectoraux, et une conformation particulière de la poitrine. En effet, celle-ci est immobile dans sa partie dorsale, la crête du sternum offre un large espace à l'attache des muscles pectoraux, et les articulations scapulo-humérales sont consolidées non seulement par de fortes clavicules, mais encore par l'os furculaire, qui les unit l'une avec l'autre. Si l'animal, en ramenant ses ailes, leur laissait occuper autant de surface qu'elles en présentent au moment du choc, l'effet de celui-ci serait détruit; mais, aussitôt après chaque choc, il les replie, puis les étale de nouveau, ce qui rend

(1) Borelli, *loc. cit.*—Cuvier, *Anat. comp.*, t. I. — Fuss, dans *Nov. act. soc. sc. Petrop.* XV, 1806.—Silberschlag, dans *Schriften der Berl. Gesellsch. naturf. Freunde,* 1784, t. III.—Horner, dans Gehler, *Physik. Wœrterbuch*, t. IV, p. 477.

possible la projection dans un sens déterminé. Pour que l'aile, en frappant l'air, ne cède point à la résistance que ce dernier lui oppose, il est nécessaire que la main ne puisse ni se fléchir, ni s'étendre sur l'avant-bras ; en effet, elle n'est susceptible que de mouvemens d'abduction et d'adduction, qui la ramènent vers l'avant-bras, ou la déploient. Une suite de battemens d'ailes, celles-ci étant tenues horizontalement, fait monter l'Oiseau en ligne verticale, comme il arrive aux Alouettes. Les ailes étant inclinées, de manière que leur face inférieure regarde en arrière, l'animal doit monter obliquement, suivre la ligne de projection, et retomber avec la même obliquité qu'il s'est élevé. En répétant d'une manière régulière les battemens de ses ailes, il décrit une ligne horizontale ondulée. Cependant il ne faut pas, pour le mouvement horizontal, que les ailes aient beaucoup d'inclinaison ; car, même lorsqu'elles frappent horizontalement l'air, la flexibilité des rectrices fait qu'elles cèdent à la résistance de l'air, et présentent de suite un plan oblique par rapport au bord antérieur non mobile de l'aile. Borelli avait déja démontré cette influence. Les flexions de l'aile sur le côté sont le résultat d'oscillations inégales des deux membres, et non d'une inflexion latérale de la queue; car des Pigeons auxquels on a enlevé les plumes caudales, n'en tournent pas moins bien qu'auparavant. La flexion de la queue soulève la partie postérieure du corps, et abaisse l'antérieure.

L'immobilité du dos des Oiseaux procure au tronc, dans la partie inférieure duquel se trouve le centre de gravité, la solidité nécessaire pour exécuter le battement des ailes. L'allongement en pointe de la tête la rend propre à couper l'air, et la longueur du cou procure à l'animal un moyen de changer le centre de gravité, en repliant ou allongeant cette partie de son corps. L'accroissement de la surface de l'aile tient non seulement aux plumes rémiges, mais encore à la peau qu'un muscle particulier tend dans l'angle compris entre le

bord antérieur du bras et celui de l'avant-bras, de manière
à produire un pli dont le bord renferme un ligament élastique
qui, dans l'état de repos, rapproche l'avant-bras du bras. Le
muscle tenseur de ce repli cutané se termine par deux tendons ; l'un, de nature fibreuse, fait corps avec le muscle long
radial externe et l'aponévrose antibrachiale ; l'autre est le ligament élastique précité, qui s'attache au carpe et à la
main (1). L'Autruche, la *Rhea americana*, le Casoar des In-
des, le *Dromaius* de la Nouvelle-Hollande, et quelques Oiseaux aquatiques, comme les Manchots et les Alques, ne
peuvent point voler, à cause de la petitesse de leurs ailes.

L'air contenu dans les os des Oiseaux a évidemment pour
but de rendre ces parties plus légères qu'elles ne le seraient
si elles renfermaient de la moelle. Du reste, celui qui remplit
les sacs aériens communiquant avec les poumons, ne saurait
diminuer la pesanteur spécifique de l'animal, puisqu'il a
presque la même densité que l'air atmosphérique. Chez
beaucoup d'Insectes, l'air contenu dans les trachées que renferment leurs ailes paraît contribuer à la rigidité de ces organes.

Outre les Oiseaux, il y a aussi, dans les autres classes de
Vertébrés, quelques animaux qui volent, ou qui du moins
peuvent rester suspendus dans l'air au moyen de membranes
ou de longues nageoires. Parmi les Mammifères, les Chauve-
Souris ont leurs extrémités antérieures parfaitement organisées pour le vol. La surface destinée à frapper l'air est formée ici par une membrane tendue entre les quatre doigts et
les os du métacarpe allongés outre mesure ; cette membrane
remplit l'angle compris entre le bras et l'avant-bras ; elle se
prolonge aussi entre les humérus et les côtés du corps, jusqu'aux pattes de derrière, de même qu'entre celles-ci et la
queue. La membrane avec laquelle les Chauve-Souris volent

(1) Lauth, dans les *Mém. de la Soc. d'hist. nat. de Strasbourg*, t. I.

contient également du tissu élastique. Parmi les Reptiles, les Ptérodactyles de l'ancien monde étaient des animaux volans ; mais le doigt externe seul s'allongeait en support de la membrane, et les quatre autres, réduits aux dimensions ordinaires, portaient des ongles, comme le pouce des Chéiroptères.

D'autres animaux de différentes classes ont bien une membrane volitante tendue soit entre les doigts courts, et tous armés de griffes, soit entre le bras et l'avant-bras, ou entre les bras et les jambes ; mais cette membrane ne fait l'office que d'une espèce de parachute, comme chez les Galéopithèques. On peut en rapprocher la membrane étalée entre les membres antérieurs et postérieurs des *Pteromys* et des *Petaurus*, ainsi que celle qui couvre les côtes postérieures allongées des Dragons.

Certains Poissons (*Dactylopterus*, *Exocœtus*) peuvent se soutenir quelque temps au dessus de l'eau à l'aide de leurs nageoires pectorales, qui ont une grande longueur.

III. Reptation.

Dans la reptation et la marche, c'est un corps solide qui oppose la résistance. Ces deux mouvemens ne diffèrent pas essentiellement l'un de l'autre ; seulement, dans le second, des membres spéciaux servent à l'appui et à la projection du corps, tandis que, dans le premier, ces deux effets dépendent de parties aliquotes d'un corps allongé en forme de ver. Pendant la marche, les angles des jambes sont alternativement étendus et fermés ; pendant la reptation, c'est le corps même qui s'arque et se détend. Les deux mouvemens peuvent avoir lieu ou dans l'eau ou dans l'air. La manière de ramper varie beaucoup. Le mode qui se rapproche le plus de la marche, est celui dans lequel il n'y a que deux points du corps qui touchent au sol, tous les autres étant soulevés. Les Sangsues,

par exemple, fixent la partie postérieure de leur corps au
sol à l'aide de la ventouse, allongent le corps, fixent de même
l'extrémité antérieure, attirent à elles l'arrière-train, le fixent
à son tour, et reportent le corps en avant. Chez d'autres Vers,
tels que celui de terre, ce jeu se répète plusieurs fois dans
la longueur du corps, et la Sangsue peut aussi ramper de
même ; il y a là beaucoup de parties qui s'appuyent, tandis
que d'autres sont poussées en avant du point d'appui. Les
moyens de fixation sont ou des anneaux, ou des soies, ou des
moignons de pattes couverts d'aspérités, comme chez les
Chenilles. Ce qu'il y a de plus remarquable et de plus énigmatique, c'est la reptation des Limaçons sur la surface de leur
pied. En plaçant un de ces Mollusques sur une plaque de
verre, on voit le corps s'avancer d'une manière parfaitement
uniforme, et l'on n'aperçoit qu'un mouvement ondulatoire à
la surface du pied. Comme il n'y a pas d'autres appareils pour
procurer l'appui nécessaire au mouvement dans une direction, on doit présumer que certaines parties du pied s'élèvent
ou agissent en manière de ventouse, et opèrent ainsi une
fixation momentanée, qui est bientôt transmise à d'autres
parties.

La reptation des Serpens s'opère d'une manière toute spéciale, le corps s'avançant continuellement et rapidement dans
la direction d'une ligne horizontale onduleuse, par laquelle
toutes ses parties passent l'une après l'autre. L'appui a lieu au
moyen de l'extrémité des côtes et des écailles ; l'animal tire à
lui les parties situées en arrière, et projette les antérieures
en avant.

IV. Marche et course.

Dans la natation, le corps est porté par l'eau, ou en totalité,
ou en partie, et sa force ne sert guère qu'à la projection de la
masse. Dans le vol, le milieu ne porte pas le corps, et l'animal
est obligé d'employer assez de force pour compenser la chute

après chaque projection. Dans la marche, le corps est porté et mu par sa propre force, et ce mouvement a cela de particulier encore qu'alternativement le corps se trouve porté par un membre appuyé contre le sol, tandis que l'autre le projette en avant. Un bateau que l'on ferait mouvoir à l'aide d'un croc implanté dans le sol, représenterait une moitié de ce mouvement. Ce que l'eau fait ici pour le port du fardeau, l'une des jambes doit l'opérer pendant le mouvement de la marche dans l'air. Dans le saut, où le corps reste quelque temps en l'air par suite de la projection qui lui a été communiquée, ce second temps du mouvement manque jusqu'à la fin du saut; ici le corps se soutient, comme dans le vol, par le même mouvement qui l'a projeté, mais le milieu servant d'appui diffère, puisque c'est un corps solide. A la fin de l'effet d'un coup d'aile, le corps de l'Oiseau se trouve garanti de la chute par un nouveau mouvement de projection; à la fin du saut, c'est en se soutenant lui-même que le corps prévient sa chute.

Le moyen à l'aide duquel ces mouvemens s'accomplissent est l'extension de deux articulations ployées en sens inverse, celle du pied et celle du genou. Par-là se trouve opérée la projection du centre de gravité, tandis que l'autre membre porte le fardeau vers l'extrémité de cette projection. Les deux membres alternent ensemble pour le port et le mouvement du fardeau. Comme ces mouvemens partent toujours du côté, le membre qui s'étend donne au tronc une impulsion, non seulement en avant, mais encore un peu du côté opposé. Quant au bras, il s'avance toujours du côté de l'extrémité qui s'étend.

Les recherches d'E. Weber sur les articulations et celles d'E. Weber et W. Weber sur les mouvemens de la marche et de la course (1) ont signalé un grand nombre de faits remarquables, qui ont trait à ces deux modes de locomotion, et qu'on avait négligés. Elles ont porté cette branche de la phy-

(1) *Mechanik der menschlichen Gehewerkzeuge*, Gœttingue, 1836. — Gerdy, *Bulletin de l'Académie roy. de médecine*, Paris, 1839, t. III, p. 758.

siologie à un degré de précision rationnelle inconnu jusqu'ici. Je vais en présenter les résultats les plus importans.

En tête, et comme clef d'une foule d'autres faits remarquables, se place la découverte d'E. Weber, que la pesanteur du membre inférieur ne peut éloigner la tête du fémur de la surface de la cavité cotyloïde, qui s'y adapte exactement ; la seule pression de l'air suffit pour l'y retenir appliquée, et c'est dans cette situation que ses mouvemens s'exécutent. On a beau couper tous les muscles qui entourent l'articulation coxo-fémorale , le poids du membre ne détache pas la tête de la cavité qu'elle remplit. Mais, dès que l'air peut agir sur la surface de cette tête, à l'aide d'un trou pratiqué par le bassin, sur-le-champ elle tombe. Les frères Weber ont aussi examiné l'influence de la machine pneumatique sur l'articulation ; j'étais présent à leurs expériences, avec Magnus. L'articulation coxo-fémorale d'un homme fut dépouillée de toutes les parties qui l'entourent; on scia le fémur au dessous des trochanters, on ouvrit la capsule avec circonspection, par une incision circulaire, on attacha un poids de deux livres au fémur, et on suspendit l'articulation dans une cloche. Lorsqu'on eut enlevé assez d'air pour réduire la pression à un pouce , la tête s'abaissa rapidement de sept lignes , sans cependant abandonner le rebord cartilagineux; en laissant rentrer l'air, on la vit remonter non moins vite. Alors même qu'on l'avait violemment éloignée de la cavité cotyloïde, puis réappliquée avec force, de manière à chasser tout l'air intermédiaire, elle tenait assez pour qu'il fût difficile de la retirer par une traction verticale; l'articulation, plongée dans le vide, présentait les mêmes phénomènes ; mais alors la tête sortait réellement de la cavité , quand la pression était réduite à un pouce. Toutes les amphiarthroses paraissent être dans le même cas. D'après cette importante découverte, la seule pression de l'air suffit pour faire que le membre pendant conserve ses rapports avec l'articulation dans tous les modes de rotation , et il n'est pas possible à la tête du fémur de quitter la cavité cotyloïde par le seul fait du relàchement des muscles. Au contraire , lorsqu'on gravit une haute montagne , où l'air est très-raréfié , la force des muscles devient nécessaire pour maintenir les têtes des os dans leurs cavités articulaires , et il paraît que c'est à cela qu'il faut attribuer le genre particulier de lassitude qu'éprouvent ceux qui voyagent dans des régions très-élevées. Ainsi, c'est seulement dans un espace où l'air est raréfié que les articulations peuvent devenir lâches et mal assurées.

Les frères Weber ont appelé aussi l'attention sur l'importance du rôle que les oscillations des membres jouent dans la marche. Lorsqu'on a l'une des jambes placée sur un support élevé, l'autre , mise en mouvement, peut osciller comme une pendule. Ces vibrations peuvent aussi avoir lieu quand on a l'une des jambes sur un sol plat, et qu'on fléchit l'autre assez pour qu'elle ne pose point à terre. Leur durée, comme celle des oscillations d'un pendule , dépend de la longueur de la jambe et de la manière dont sa masse est répartie. Aussi sont-elles plus rapides chez les hommes à jambes courtes, et plus lentes chez ceux qui ont les jambes longues. Mais leur nombre est toujours le même , dans un temps donné , chez un même sujet. Cette propriété des jambes , jointe à la circonstance que le pas de la jambe postérieure , préalablement tendue , commence toujours par une oscillation , fait que les pas peuvent avoir la plus grande régularité, même alors que notre attention ne se porte point d'une manière spéciale sur la marche. Dans la marche, la jambe agitée du mouvement oscillatoire est un peu fléchie, pour ne pas heurter contre le sol.

Voici maintenant quel est le mécanisme de la marche. Les deux jambes alternent ensemble dans la fonction de porter le tronc, et le moment où l'extrémité porte fait promptement place à celui où , par le soulèvement du talon, elle projette en même temps le tronc. Au moment où le mouvement de projection est accompli par la jambe de derrière A, le corps repose sur la jambe B; mais, pendant le mouvement de projection du corps, ce membre portant prend une direction oblique, afin de pouvoir, tandis que la jambe A exécute son oscillation en avant pour le nouveau pas, s'allonger en détachant la plante du pied du sol, et donner une nouvelle impulsion au corps. Le membre A, qui se trouve osciller en avant, devient alors celui qui sert d'appui, etc. Les frères Weber comparent le détachement de la plante du pied au roulement d'une roue sur le sol; il allonge le pas de toute la longueur du pied. On peut distinguer deux temps dans chaque pas; l'un pendant lequel le corps n'est en contact avec le sol que par une seule jambe, et l'autre, plus court, pendant lequel ce sont les deux jambes à la fois qui établissent ce contact. La marche très-rapide, qui tient de près à la course, est la seule durant laquelle une jambe commence à porter lorsque l'autre cesse de le faire. Dans la marche ordinaire, il y a, entre ces deux états, une transition qui dure depuis le moment où la jambe de devant s'applique sur le sol jusqu'à celui où la jambe de derrière l'abandonne. Suivant Weber, cet intervalle, dans la marche lente, est à peu près moitié du temps qu'on reste sur une jambe; plus on marche vite, et plus il se raccourcit.

Le tronc reste incliné en avant pendant la marche, et cette disposition est nécessaire pour marcher aisément; car il y a impossibilité de mouvoir en avant, sans qu'elle tombe, une verge perpendiculaire qu'on balance sur ses doigts. Si l'on voulait marcher le corps droit, il faudrait qu'à chaque instant la force musculaire rétablît l'équilibre dérangé par la résistance de l'air. Dans la marche rapide, il y a inclinaison plus grande du corps, on reste très-peu ou même on ne reste pas du tout sur les deux jambes à la fois, enfin les pas sont grands et précipités. Les conditions fondamentales de tous ces effets tiennent, comme l'ont fait voir E. et H. Weber, à la hauteur moindre qu'on donne aux deux têtes des fémurs au dessus du sol. Lorsque ces têtes sont portées bas, les pas sont plus grands, parce que la jambe qui doit être menée en avant ne peut s'éloigner que très-peu de la ligne verticale quand son extrémité supérieure est située haut. Mais les pas ont moins de durée aussi en pareille circonstance; car plus les têtes des fémurs sont basses pendant la marche, plus la jambe qui sert d'appui est inclinée, et plus le mouvement qu'elle imprime au tronc est rapide. Quant à ce qui concerne le nombre des pas dans un temps donné, il dépend en partie de la longueur de la jambe qui se porte en avant, en partie du plus ou moins de durée des oscillations qu'elle exécute. Plus la jambe est longue, plus ses oscillations sont lentes, abstraction faite de l'accélération que leur imprime l'effort musculaire. Aussi, en laissant de côté cette dernière circonstance, y a-t-il, pour chaque homme, un certain nombre de pas qu'il ne peut outrepasser sans être gêné dans sa marche; ce plus grand nombre possible de pas, compatible d'ailleurs avec une marche commode, a lieu quand la jambe oscillante se pose après avoir exécuté la moitié seulement de son oscillation. Mais la succession des pas peut être ralentie quand on laisse à la jambe oscillante le temps de parcourir, avant qu'elle se pose, plus de la moitié de son arc d'oscillation.

Il est dans la nature de la marche que, après chaque impulsion, le corps s'élève un peu, puis s'abaisse. Cependant, comme les jambes peuvent s'allonger et se raccourcir, ces oscillations verticales sont très-courtes, et ne s'élèvent qu'à environ trente-deux millimètres, selon Weber.

Les oscillations des bras ont toujours lieu en sens inverse de celles des jambes. La jambe arcboutée communique au tronc une impulsion dont la suite pourrait être la projection de la jambe opposée et des deux bras. Cependant, avec la jambe opposée, il ne part jamais que le bras correspondant à la jambe arcboutée, celui de l'autre côté se trouvant en oscillation rétrograde. Cette répartition des oscillations, qui nous est devenue tellement familière qu'elle s'établit d'elle-même à notre insu, ne contribue pas peu à la bonne tenue et au maintien de l'équilibre. Ainsi il se projette à la fois d'eux-mêmes, d'un côté une jambe, et de l'autre côté un bras, ce qui corrige les fautes qui pourraient, dans le mouvement du tronc, résulter de l'oscillation en avant de la jambe.

Ce qui caractérise la course, c'est qu'il n'y a jamais qu'une seule jambe qui touche terre, au lieu qu'à un certain moment, dans la marche, les deux extrémités inférieures se trouvent en contact avec le sol. Durant la course rapide, il y a même un instant où le corps ne s'appuie ni sur l'une ni sur l'autre, et demeure suspendu en l'air, en vertu du mouvement de projection qu'il a reçu.

La marche des Quadrupèdes a lieu, en général, d'après les mêmes principes que celle des Bipèdes; seulement elle présente un plus grand nombre de modifications relativement à la manière dont les animaux appuient sur le sol et à la succession ou à la simultanéité des actions de leurs membres. Certains animaux, comme les Singes, les Ours, etc., marchent sur la plante des pieds. Le tarse s'élève déjà chez les Marsupiaux. Les Digitigrades et les Carnivores ne s'appuient que sur les doigts seulement; les Chats marchent sur les deux dernières phalanges, les premières, ou les onguéales, étant rétractées par des ligamens élastiques. Les Cochons, les Solipèdes, les Ruminans ne prennent leur appui que sur la phalange onguéale; les Ruminans sur celles de deux orteils seulement, les autres n'atteignant pas jusqu'au sol; les Solipèdes sur une seule.

Le concours des quatre extrémités varie beaucoup dans la marche. C'est par les pattes de derrière et le déploiement de leurs articulations que la première impulsion est donnée au mouvement. Les pattes de devant servent principalement à l'appui. Dans certains cas néanmoins, où ces dernières sont construites d'une manière défavorable à la marche, l'animal porte ses pattes antérieures en avant, et s'en sert pour tirer son corps. Tel est le cas des Paresseux.

Le *pas* se compose de quatre actions différentes, et les quatre jambes s'avancent l'une après l'autre dans un ordre déterminé $\begin{smallmatrix} a & b \\ c & d \end{smallmatrix}$; d'abord a, puis d, ensuite b, et enfin c. Ainsi les jambes diagonales se portent en avant l'une après l'autre, et elles forment l'appui, tandis que le corps reçoit l'impulsion par le déploiement des articulations de la jambe postérieure restée en arrière. Pendant cette projection sur l'appui des jambes diagonales portées en avant, la jambe antérieure diagonale à celle de derrière qui fait arcboutant se porte en avant, et celle-ci ne tarde pas à la suivre. Alors les membres diagonaux qui servaient d'appui changent de rôle avec les deux autres ; la jambe de derrière sur laquelle l'animal s'appuyait est devenue la plus postérieure, et c'est elle qui pousse. Tel est le mode de progression le plus ordinaire tant chez les Mammifères que chez les Reptiles.

Dans l'*amble*, le corps repose alternativement sur les bipèdes latéraux, en sorte qu'il oscille d'un côté à l'autre. On observe cette marche chez les Poulains, chez les chevaux ruinés, et aussi chez la Girafe.

Le *trot* n'a que deux temps, à chacun desquels se soulèvent les deux jambes diagonales. C'est la marche accélérée ordinaire des Mammifères ; on la rencontre aussi dans la classe des Reptiles, par exemple chez les Salamandres.

Le *galop* présente trois mouvemens. Le corps entier se soulève sur les jambes de derrière, dont l'effort le rejette en avant. Les jambes de devant se lèvent en deux temps, c'est-à-dire l'une après l'autre, de droite à gauche (galop à droite), ou de gauche à droite (galop à gauche), puis la partie postérieure du corps se détache du sol par le déploiement des articulations, et les jambes de derrière sont portées en avant, etc. Plus les jambes de derrière sont hautes, plus l'animal, en les arcboutant pour mouvoir le tronc en avant, est obligé de soulever la partie antérieure de son corps, afin que celui-ci ne tombe pas. C'est ce que sont forcés de faire, par exemple, les Lièvres et les Souris. Ces animaux marcheraient peu commodément à la manière des autres Quadrupèdes. Leur marche ressemble au temps du saut. Sur un sol plat, les Rongeurs avancent les pattes de devant, et tirent ensuite celles de derrière, sorte de mouvement dont les Grenouilles offrent aussi l'exemple.

Dans le *galop forcé*, il y a deux temps. Il diffère du galop simple, en ce que les jambes de devant se lèvent aussi en même temps l'une que l'autre.

Cuvier avait déjà fait remarquer que, dans les mouvemens des Mammifères, leurs articulations se fléchissent et s'étendent suivant des plans presque parallèles à la colonne vertébrale. Chez les Quadrupèdes ovipares, comme les Lézards et autres, les articulations du genou et du coude sont, au contraire, dirigées souvent fort en dehors, ce qui influe sur la position des pattes; de là vient qu'il est si facile de distinguer la trace de ces animaux de celle d'un Mammifère.

V. Saut (1).

Le saut est un déplacement ayant pour caractère que le corps demeure plus long-temps tout-à-fait détaché du sol. Il a lieu par l'extension de trois articulations qui, auparavant, se trouvaient fléchies en sens inverse les uns des autres, celles de la hanche, du genou et du pied. Avant le saut, l'animal s'appuye ou sur la plante entière du pied, ou sur les orteils seulement : dans le premier cas, la plante entière se

______

(1) TREVIRANUS, dans *Zeitschrift fuer Physiologie*, t. IV, p. 87.

détache au moment de l'extension de l'articulation ; dans le second, l'articulation du pied, déjà étendue pour se préparer au saut, s'étend encore davantage. Toujours le corps est préalablement incliné sur les cuisses. Un déploiement simultané des trois articulations est nécessaire pour produire un mouvement qui ait la force de soulever le corps à une grande distance du sol. S'il n'y avait pas de résistance, l'extension produirait l'allongement du corps aux deux extrémités opposées ; mais l'obstacle opposé par le terrain fait que, l'impulsion étant communiquée au centre de gravité du corps, celui-ci décrit un mouvement de projection suivant la direction moyenne des articulations qui se déploient. La direction du saut ne dépend pas uniquement de l'inclinaison d'un des segmens des extrémités, et, par exemple, il n'est pas nécessaire, pour sauter verticalement, que la cuisse soit presque perpendiculaire au sol, comme le prétend Treviranus. L'inclinaison de la cuisse par rapport au sol peut être celle qu'on voudra lui donner, et cependant on n'en parviendra pas moins à sauter droit, soit en avant, soit en arrière. Les moyens qui servent essentiellement au saut deviennent plus évidens lorsqu'on cherche à exécuter le saut en arrière le plus simplement possible. Effectivement, on peut sauter en arrière sans la participation de l'articulation du pied, en se posant sur le bord des talons de la chaussure, et étendant avec force l'articulation du genou préalablement pliée, sans que l'articulation coxo-fémorule exécute aucun mouvement. En pareil cas, le corps reçoit un mouvement oblique dans la direction d'une ligne tirée entre le talon et l'articulation de la hanche, et comme cette ligne tombe derrière la perpendiculaire abaissée du centre de gravité sur les talons relevés, le corps reçoit, dans l'articulation coxo-fémorale, une impulsion de bas en haut et d'avant en arrière.

On peut aussi, élevant la plante du pied entière, sans étendre l'articulation du pied, sauter en arrière par la détente de l'articulation fémoro-tibiale. Le cas où l'on saute en arrière en se tenant sur les orteils, est absolument le même : il n'y a de différence que par rapport au point d'appui ; l'impulsion a lieu également par l'articulation du genou. C'est ce qui fait qu'on ne peut plus sauter en arrière dès que l'articulation de la hanche se trouve portée jusqu'à la perpendiculaire du centre de gravité ou du point d'appui.

On parvient à sauter en avant en se tenant sur les talons, de manière que le déploiement de l'articulation du pied ne prenne aucune part au saut. Si l'on s'observe alors, on voit que le genou conserve sa flexion presque sans changement, mais que l'angle compris entre le tronc et la cuisse s'ouvre beaucoup, et que le tronc entier prend part au mouvement. Les deux bouts de l'arc qui se déploie sont ici, l'un, le membre tout entier, tenu roide, depuis le talon jusqu'à la tête du fémur, l'autre le tronc entier : ces deux bouts tendent à s'écarter dans une direction qui tombe au devant de la perpendiculaire au point d'appui.

Il est possible aussi de sautiller en avant, les genoux ployés et raides, par le seul déploiement de l'articulation du pied, lorsque la ligne que les deux bouts de cet arc font effort pour atteindre, s'incline en avant de la perpendiculaire au point d'appui.

Enfin on peut sauter en avant et en arrière avec le secours de toutes les articulations, dès que la direction moyenne que celles-ci impriment au corps tombe soit en avant, soit en arrière, ou que la direction de leur développement tombe en dehors du point d'appui.

Le saut perpendiculaire peut avoir lieu quelle que soit l'inclinaison des diverses articulations, pourvu que les différentes impulsions se compensent assez bien pour que la moyenne soit parallèle à la perpendiculaire.

Chez les Quadrupèdes, le saut a lieu de deux manières, avec ou sans appui du corps sur les membres de devant. Dans le premier cas, le corps s'arc-boute sur les membres de derrière, dont l'effort le jette en avant ; les pattes de devant se soulèvent aussitôt, et entraînent avec elles celles de derrière. Parmi les sauteurs qui ne se servent pas de leurs pattes de devant, on compte plusieurs Mammifères qui ont ces pattes très-courtes, et celles de derrière fort longues, comme les Gerboises, les Macroscélides, les Halmatures, un grand nombre d'Oiseaux sautillans, notamment parmi les Passereaux, et chez les Reptiles, les Grenouilles.

VI. Action de grimper.

Le mécanisme de l'action de grimper est suffisamment connu. Les animaux grimpeurs se fixent tantôt par leurs ongles, comme les Chats, les Écureuils, les Didelphes, les Phalangistes et les Oiseaux grimpeurs qui ont un ou deux doigts dirigés en arrière, tantôt, comme les Didelphes et les Phalangistes, au moyen d'une queue prehensile, et même d'un pouce opposable aux pieds de derrière. D'autres doivent la faculté d'embrasser les corps à la longueur et à la liberté de leurs doigts, comme les Singes, dont les quatre pouces sont opposables, et parfois en même temps à leur queue préhensile, comme les Alouattes et les Sapajous. Les Singes sans pouce ne sont pas moins habiles à grimper, parce qu'ils ont des doigts fort longs, et que leur queue est enveloppante. Les Paresseux grimpent au moyen de leurs longues griffes qu'ils implantent dans l'écorce des arbres, et les Fourmillers ont de plus une queue susceptible de s'enrouler : la longueur des ongles fait que les uns et les autres marchent mal, et qu'ils s'appuient de préférence sur le bord externe du pied ; la longueur démesurée des bras et, des avant-bras du Paresseux le rend même si peu propre à marcher sur ses pattes, que, quand il se trouve à terre, il s'appuie sur ses coudes. Cependant on a tort de dire que la nature a traité ces

animaux en marâtre, puisque leurs membres sont aussi favo-
rablement disposés qu'ils pouvaient l'être pour grimper et se
mouvoir sur les arbres. On peut leur comparer, parmi les
Reptiles, les Caméléons, qui ont les doigts séparés en deux
paquets, l'un antérieur, l'autre postérieur, et dont, en outre,
la queue est enveloppante.

C'est à l'anatomie comparée qu'il appartient de faire ressortir la construction si variée des membres chez les vertébrés,
suivant que ces animaux sont destinés à voler, à nager, à em-
poigner, à grimper, à fouir. Quelle énorme différence entre
la main d'une Raie et celle d'un Cheval! Là, un nombre infini de doigts réunis en nageoires et de phalanges, sans bras
ni avant-bras, tandis que, chez les Mammifères pisciformes,
l'accroissement du nombre des phalanges reparaît, mais
l'avant-bras et le bras sont raccourcis; dans le Cheval, l'autre
extrême a lieu, la main et le pied se trouvent réduits à un seul
doigt (1).

Un coup d'œil sur les mouvemens et en particulier sur la
locomotion des animaux articulés, ne sera pas sans intérêt
pour ceux qui s'occupent d'histoire naturelle. Si beaucoup de
ces animaux se servent de leurs pattes ambulatoires (*Hydro-
philus*) ou de leurs pattes aplaties et ciliées (*Dyticus*, *No-
tonecta*) comme d'un gouvernail, les Hydromètres s'élèvent à
la surface de l'eau, et nous offrent le spectacle remarquable
d'un corps vivant léger qui sautille à la surface du liquide,
sur lequel il fait agir ses pattes. La marche des Insectes sur
la terre paraît plus régulière qu'au premier abord elle ne semblerait devoir l'être d'après le nombre accru des extrémités.
Toute action à laquelle beaucoup de membres prennent part,
est rendue plus facile par un ordre déterminé établi entre les

(1) *Voyez*, sur la signification physiologique de la main dans les différens ordres d'animaux, l'ouvrage de Charles Bell, *The hand*, Londres,
1834.

appendices ; voilà pourquoi la marche des Insectes paraît fort simple , malgré leurs six pattes. Si l'on observe un de ces animaux marchant avec lenteur , on voit que constamment trois de ses membres sont portés en avant , et servent d'appui , tandis que les trois autres font effort pour pousser le corps ; la patte de derrière d'un côté , celle de devant du même côté , et celle du milieu du côté opposé s'avancent d'abord , puis la patte antérieure de ce dernier côté , sa patte postérieure , et la patte médiane de l'autre côté , de manière que toutes les pattes de l'animal agissent dans les deux pas. Chez les Araignées , qui sont octopodes , il paraît que quatre pattes se portent à la fois en avant, tandis que les quatre autres se soulèvent ; l'observation présente ici beaucoup plus de difficultés que chez les Insectes ; cependant il paraît qu'entre deux pattes qui s'avancent, il y en a toujours une qui se lève. De même, chez les Cloportes, qui ont quatorze pattes , il semble y avoir un ordre très-régulier dans l'action simultanée d'un certain nombre de ces appendices , tandis que l'effet total donne l'impression d'un mouvement ondulatoire.

Certains animaux légers , notamment parmi les Insectes , ont les pattes armées d'organes dont ils se servent pour se tenir à des surfaces perpendiculaires lisses , ou même pour s'accrocher au plafond. Tels sont ceux qu'on trouve à la plante des pattes des Mouches , et qui sont peut-être susceptibles d'agir comme des ventouses, au moyen d'une rétraction de leur centre. Tels sont encore , chez d'autres Insectes, plusieurs appareils analogues , qui permettent d'opérer ou une application intime aux surfaces , une adhésion complète, ou même une véritable succion.

VII. Succion.

Les Geckos , parmi les Reptiles, offrent une disposition semblable : leurs doigts sont garnis , à la face inférieure , de plis transversaux réguliers, qui rappellent la ventouse des Echeneis, et qui produisent probablement , en se redressant, un vide au moyen duquel l'animal se trouve fixé. Ces animaux ont la faculté , à ce qu'on assure , de courir sur des murs perpendiculaires et même sur les plafonds. Je dois aussi mentionner ici le mécanisme à l'aide duquel certains animaux peuvent se tenir facilement dans une situation qui semble exiger de grands efforts musculaires. La station des animaux et de l'homme est le résultat d'un effort soutenu des muscles extenseurs : mais, chez quelques animaux , une disposition spéciale la facilite au point qu'elle peut être prolongée jour et nuit sans fatigue. Les Cicognes et plusieurs autres Oiseaux demeurent quelquefois pendant très-long-temps perchés sur une seule patte, et dorment même dans cette situation. Cuvier avait déjà signalé la conformation particulière de l'articulation du pied de la Cigogne qui rend le phénomène possible. Au milieu de la face antérieure de l'extrémité inférieure du fémur , se trouve un creux qui peut recevoir une saillie du tibia ; pour fléchir la jambe , il faut que la saillie sorte du creux , et passe sur son bord postérieur ; mais alors elle tiraille les ligamens plus qu'ils ne le sont dans l'extension, en sorte que ces ligamens maintiennent d'eux-mêmes la jambe étendue comme des espèces de ressorts , et sans que les muscles aient besoin d'y contribuer. Cependant la nature n'a point employé ce mécanisme chez tous les animaux capables de se tenir long-temps sur une seule jambe. Ainsi , par exemple , il n'existe pas chez les Canards. Cette circonstance nous prouve donc que , même pendant le sommeil, l'action des muscles extenseurs chargés de maintenir l'équilibre peut être dominée par la province des organes centraux d'où partent tous les mouvemens volontaires.

La manière dont les Oiseaux qui se perchent pour dormir serrent les branches , est le résultat d'un mécanisme que Borelli avait indiqué le premier. Vicq d'Azyr révoqua en doute cette explication , en faveur de laquelle Cuvier s'est prononcé avec raison. Les tendons des fléchisseurs des doigts non seulement passent sous l'articulation du talon , et tirent les orteils pendant la flexion du pied , mais encore peuvent être tirés eux-mêmes par un muscle accessoire , situé au côté interne de la cuisse , dont le tendon passe sur l'articulation du genou. La flexion des deux articulations par le poids du corps doit donc fléchir en même temps les orteils, et leur faire serrer mécaniquement la branche. Et cela est si vrai qu'on peut reproduire le phénomène même après la mort de l'animal.

Quelque chose d'analogue a lieu pour d'autres muscles chez le Chien. Si l'on étend le genou de cet animal , le gastrocnémien se trouve tendu en même temps et le talon attiré. De là vient qu'un Chien peut encore marcher un peu après la section du nerf sciatique , aussitôt que les muscles extenseurs de la cuisse , qui ne se ressentent pas de cette lésion , étendent la jambe.

FIN DU PREMIER VOLUME.

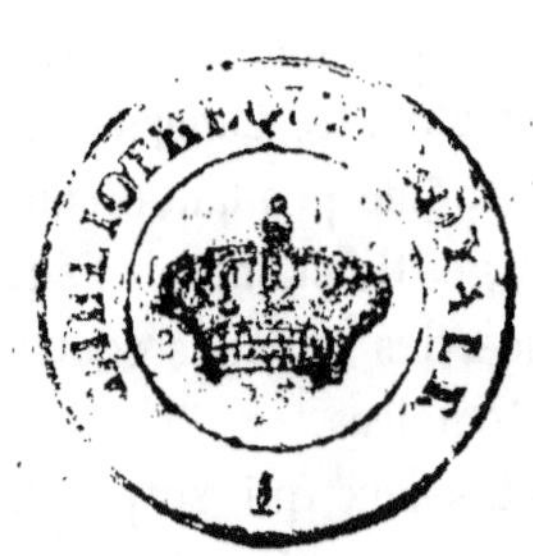

TABLE

DU TOME PREMIER.

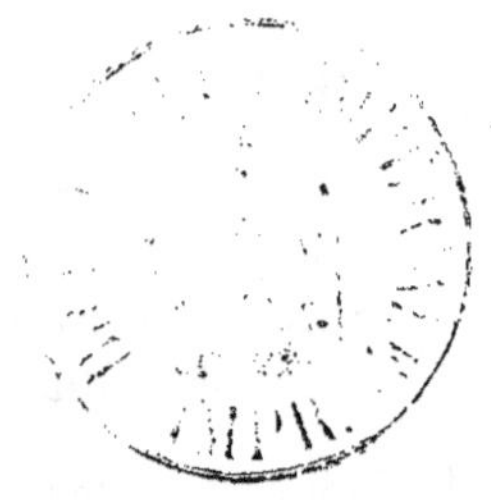

FIN DE LA TABLE DU PREMIER VOLUME.

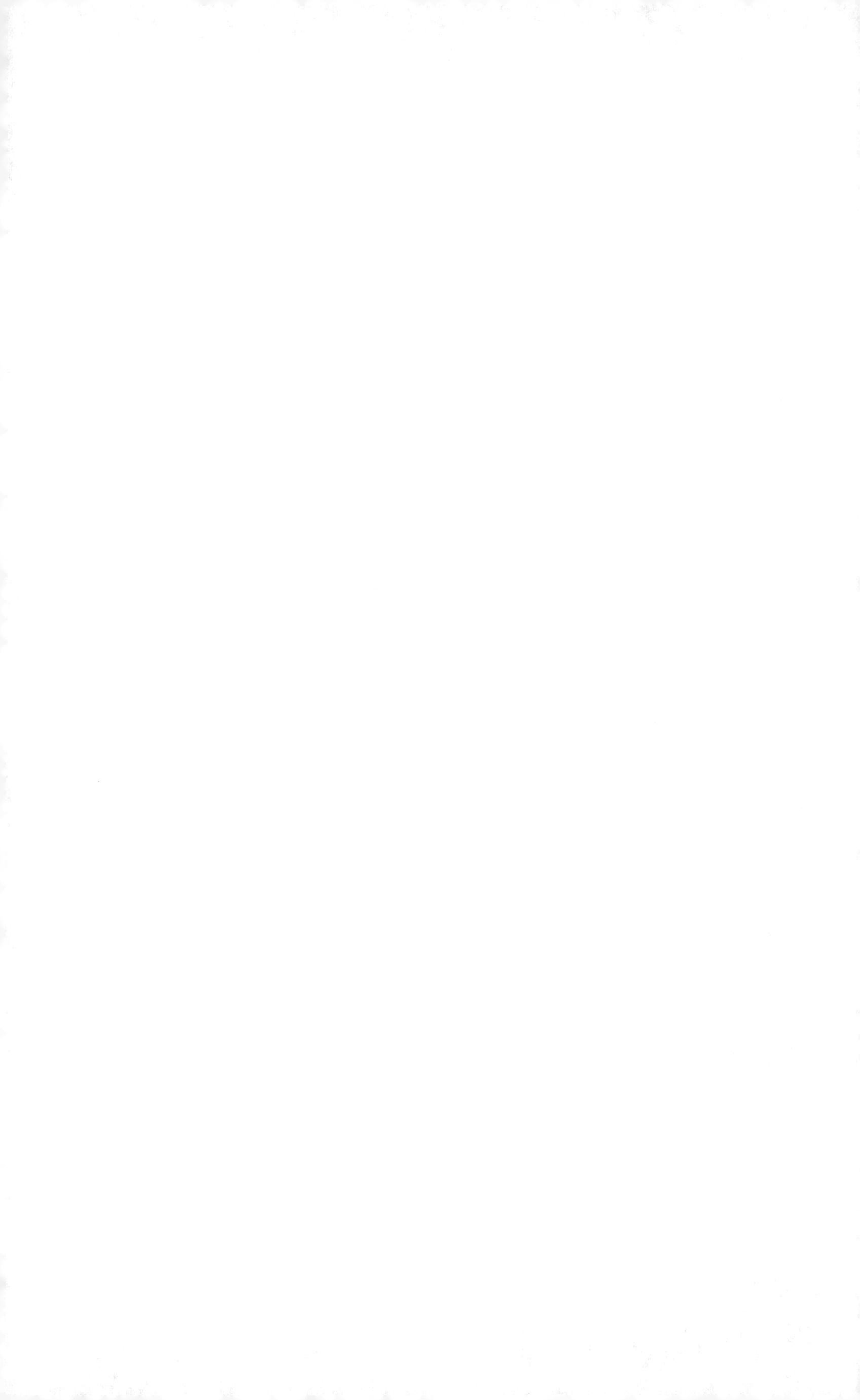